XIIIe CONGRÈS INTERNATIONAL DE MÉDECINE. PARIS 1900

COMPTES RENDUS

Publiés sous la direction de A. CHAUFFARD, Secrétaire général

SECTION

d'Anatomie descriptive & comparée

COMPTES RENDUS PUBLIÉS PAR

M. A. PETTIT

SECTION

d'Histologie & d'Embryologie

COMPTES RENDUS PUBLIÉS PAR

M. Ed. RETTERER

SECTION

de Physiologie, Physique et Chimie biologiques

COMPTES RENDUS PUBLIÉS PAR

M. GLEY

PARIS

MASSON ET Cie, ÉDITEURS

LIBRAIRES DE L'ACADÉMIE DE MÉDECINE

120, BOULEVARD SAINT-GERMAIN

XIIIe CONGRÈS INTERNATIONAL DE MÉDECINE. PARIS 1900

SECTION D'ANATOMIE DESCRIPTIVE ET COMPARÉE

SECTION D'HISTOLOGIE ET D'EMBRYOLOGIE

SECTION DE PHYSIOLOGIE, PHYSIQUE ET CHIMIE BIOLOGIQUES

Les Comptes rendus des Travaux des Sections du XIIIe Congrès international de Médecine sont publiés en 17 volumes ainsi répartis :

1. Anatomie descriptive et comparée. — Histologie et Embryologie. — Physiologie. Physique et Chimie biologiques.
2. Pathologie générale. Pathologie expérimentale.
3. Anatomie pathologique. — Bactériologie. Parasitologie.
4. Pathologie interne.
5. Médecine de l'enfance. — Chirurgie de l'enfance.
6. Thérapeutique. Pharmacologie. Matière médicale.
7. Neurologie.
8. Psychiatrie.
9. Dermatologie et Syphiligraphie.
10. Chirurgie générale.
11. Chirurgie urinaire.
12. Ophtalmologie.
13. Laryngologie. Rhinologie. — Otologie.
14. Stomatologie.
15. Obstétrique. — Gynécologie.
16. Médecine légale.
17. Médecine et Chirurgie militaires : Sous-sections de Chirurgie, d'Épidémiologie et Hygiène, de Médecine navale, de Médecine coloniale.

Chaque volume est vendu séparément 5 fr. — On peut souscrire pour l'ensemble des 17 volumes au prix de 50 fr.

Chaque congressiste reçoit gratuitement le volume de la section à laquelle il a été inscrit. Il peut se procurer les volumes des autres sections au prix de 4 fr. et souscrire à l'ensemble au prix de 45 fr.

11762. — Imprimerie Lahure, rue de Fleurus, 9, à Paris

XIIIE CONGRÈS INTERNATIONAL DE MÉDECINE. PARIS 1900

COMPTES RENDUS

Publiés sous la direction de A. CHAUFFARD, Secrétaire général

---

SECTION

d'Anatomie descriptive & comparée

COMPTES RENDUS PUBLIÉS PAR

M. A. PETTIT

SECTION

d'Histologie & d'Embryologie

COMPTES RENDUS PUBLIÉS PAR

M. Ed. RETTERER

SECTION

de Physiologie, Physique et Chimie biologiques

COMPTES RENDUS PUBLIÉS PAR

M. GLEY

PARIS

MASSON ET Cie, ÉDITEURS

LIBRAIRES DE L'ACADÉMIE DE MÉDECINE

120, BOULEVARD SAINT-GERMAIN

SECTION D'ANATOMIE DESCRIPTIVE
ET COMPARÉE

COMPTES RENDUS

publiés par A. PETTIT

Secrétaire de la Section

SECTION D'ANATOMIE DESCRIPTIVE
ET COMPARÉE

COMITÉ D'ORGANISATION DE LA SECTION

Président : M. FILHOL.

a. *Anatomie comparée.*

Vice-Présidents : MM. PERRIER et LAVOCAT.
Secrétaire : M. Auguste PETTIT, rue Saint-André-des-Arts, 60, à Paris.
Membres : MM. GIARD, ROULE (Toulouse), SABATIER (Montpellier).

b. *Anatomie descriptive.*

Vice-Présidents : MM. FARABEUF, PAULET, POIRIER.
Secrétaire : MM. RIEFFEL, rue de l'École-de-Médecine, 7, à Paris.
Membres : MM. CHARPY (Toulouse), DEBIERRE (Lille), LEDOUBLE (Tours), NICOLAS (Nancy), TESTUT (Lyon).

Présidents d'honneur :

MM. DE LACAZE-DUTHIERS (France), VAN GEHUCHTEN (Belgique), HIS (Allemagne), KOGANEI (Japon), OBERSTEINER (Autriche), ROMITI (Italie), WALDEYER (Allemagne).

VENDREDI 3 AOUT

Séance d'ouverture

ALLOCUTION

prononcée par M. H. FILHOL.

Président de la section d'anatomie comparée et descriptive, Membre de l'Institut
Professeur d'Anatomie comparée au Muséum d'Histoire Naturelle.

MESSIEURS,

Veuillez me permettre, avant d'aborder l'ordre du jour de la séance, de reporter un instant mes souvenirs vers celui qui, en ce moment, devrait vous souhaiter la bienvenue à ma place, vers A. M. Edwards qu'une mort cruelle, brutale, nous a enlevé, alors qu'une période de longs jours semblait lui être encore réservée. Au moment où commencèrent les premiers travaux d'organisation du Congrès de Médecine, on songea, tout de suite, à constituer une section d'Anatomie descriptive et comparée. Deux savants furent alors proposés pour en assumer la direction : MM. de Lacaze-Duthiers et A. Milne Edwards. Le nom des deux maîtres s'imposait et nous ne pouvions tous qu'applaudir à un semblable choix.

M. de Lacaze-Duthiers retenu, malheureusement, loin de Paris, durant une grande partie de l'année, par l'état de sa santé, déclara ne pouvoir accepter les fonctions qu'on lui proposait, quelque grands que dussent être l'honneur et le plaisir qu'il éprouverait à se trouver au milieu de savants et de travailleurs de tous les pays. A. M. Edwards dut alors accomplir la tâche que refusait le savant et vénéré professeur, un peu lassé par une vie de labeur incomparable. Edwards se sentait pourtant déjà atteint : mais son énergie était si grande, son désir si ardent de pouvoir encore en cette circonstance servir la science, du progrès et de la grandeur de laquelle il se montra jusqu'à sa dernière heure soucieux, qu'il ne recula pas devant cette nouvelle charge.

Mais le mal impitoyable, contre lequel il lutta jusqu'à la fin avec une énergie inouïe, finit par venir à bout de lui et le terrassa.

Je ne rappellerai pas devant vous l'œuvre considérable qu'il accomplit, tant au point de vue anatomique que zoologique. Il fut tout jeune le fondateur de la Paléontologie ornithologique et carcinologique. Ses travaux sur les Crustacés se placent au premier rang, parmi ceux concernant les invertébrés et ses admirables descriptions publiées en collaboration avec Grandidier, au sujet de l'organisation des Lémuriens de Madagascar, constituent une des œuvres anatomiques les plus remarquables de notre époque. Ses succès dans les explorations sous-marines sont trop présents à l'esprit de tous pour que je ne fasse autre chose que de les remémorer.

Ainsi par le savoir, il était absolument digne de présider nos réunions, de diriger les discussions qui viendraient à se produire. Mais il l'était également par l'élévation de son caractère, par sa grande bonté, par l'esprit de conciliation et de justice, qui le caractérisaient. Nous avons perdu en lui un président certainement incomparable, dont vous auriez tous apprécié les admirables qualités et emporté un précieux souvenir.

Appelé à lui succéder à cette présidence, je ne saurais invoquer, en ma faveur auprès de vous une œuvre scientifique comparable à la sienne, mais ce dont je peux vous assurer, c'est que vous retrouverez chez moi ce grand désir de bien servir la science, que possédait le

Maître disparu, sa grande bonté, son esprit de justice et d'équité. Vous aurez en moi, Messieurs, le collaborateur le plus dévoué, heureux de pouvoir faciliter vos travaux, de vous offrir les moyens de les mener à bonne fin et ce que je dis là ne s'adresse pas au moment présent, il faut l'étendre à l'avenir; car j'espère que les relations que nous allons nouer ou renouer entre nous se prolongeront pendant longtemps au plus grand profit de notre chère science. Soyez les bienvenus, Messieurs, dans ce Paris où les sciences anatomiques ont été en honneur depuis des siècles et où nous reportons avec fierté nos souvenirs vers les grands maîtres qui illustrèrent notre Académie des sciences, le Muséum, la Faculté de Médecine, la Sorbonne, le Collège de France.

—

DE L'INFLUENCE DU MILIEU

SUR LES ORGANES DES SENS DES ANIMAUX DES CAVERNES

RAPPORT

par M. Armand VIRÉ.

L'étude des influences du milieu sur les êtres vivants passionne les biologistes depuis un demi-siècle, et l'on est loin d'être d'accord sur les résultats de ces influences.

C'est qu'il est vraiment très difficile d'arriver à des résultats certains; le milieu physiologique dans lequel évolue l'être vivant est, non point une entité simple et facilement définissable, mais la résultante d'un grand nombre de facteurs agissant dans des sens différents; d'où les résultats variés et souvent contradictoires de l'observation et de l'expérimentation, suivant que l'on néglige involontairement tel ou tel facteur.

Il est cependant une expérience naturelle, qui se poursuit depuis des siècles et qui vient nous fournir des résultats bien établis. Nous voulons parler de ce qui se passe dans les cavernes. Là, le milieu ne diffère, d'une façon profonde, de celui que les animaux rencontrent à la surface du sol que par un seul facteur, le facteur *lumière*, qui est complètement éliminé.

Ce sont les résultats connus, à l'heure actuelle, de cette absence de lumière que nous voulons exposer ici, pour ce qui concerne l'être vivant.

La faune souterraine est une faune restreinte. On n'y trouve guère, à part de rares types que nous allons passer en revue, que des Arthropodes et des Vers.

Examinons donc les principales formes ; et de l'étude des phénomènes qu'elles vont présenter, nous tâcherons de dégager quelques conclusions générales.

Vertébrés. — Les Vertébrés sont peu nombreux. Quelques types en sont cependant connus aux États-Unis, en Carniole et en Bosnie-Herzégovine.

MAMMIFÈRES. — Rares sont les types de Mammifères exclusivement souterrains et, il faut le dire, peu étudiés.

Un Rat, *Neotoma*, a été rencontré dans les cavernes d'Amérique. Il possède des yeux à peu près normaux, mais absolument impropres à percevoir les impressions lumineuses. Cependant, au bout d'un temps très long, et d'ailleurs variable, il peut recouvrer les perceptions oculaires.

Quelques autres types, *Spalax typhlus*, de l'Asie, *Ctenomys braziliensis*, *Bathyergus*, du sud de l'Afrique, *Syphnus*, de l'Asie orientale, n'ont que des yeux rudimentaires.

La *Talpa caeca* des Apennins est dans le même cas.

REPTILES. — On cite un *Typhlops* dont l'œil serait dégénéré et invisible à l'extérieur.

BATRACIENS. — Une *Caecilia* et un *Siphonops* sont également aveugles.

Beaucoup plus intéressant et mieux étudié est le *Proteus anguineus* Laur., des cavernes de la Carniole.

Le Protée est un batracien urodèle à peau unie, au corps allongé, avec une queue persistante, quatre petites pattes, avec ou sans branchies extérieures.

C'est une forme morphologiquement assez variable, ce qui avait conduit les anciens naturalistes à en faire sept ou huit espèces, qui ont été ramenées récemment à une seule.

Nous ne décrirons pas en détail les caractères qui lui sont communs avec les animaux qui habitent à la lumière ; nous insisterons seulement sur ceux qui lui sont particuliers et le distinguent des animaux lucicoles.

Le Protée est incolore ; aucune trace de pigmentation n'est visible sur ses téguments, sauf chez la femelle, qui présente — et seulement vers le moment de la reproduction — une couleur rosée. L'œil.

d'abord normal dans les premiers stades embryogéniques, subit plus tard une atrophie graduelle. Parfois on l'aperçoit encore à travers le tégument, sous forme d'une petite tache noire; tantôt on n'aperçoit plus rien.

Le cristallin prend d'abord la forme ordinaire; il croît jusqu'à prendre la forme d'une sphère solide de cellules épithéliales : puis il s'atrophie, devient plus petit, se résorbe et disparaît. Il n'y a pas de corps vitré; la rétine est également formée d'une sphère solide traversée par le nerf optique. Il n'y a pas de cornée.

Voici donc un animal privé complètement d'un sens.

On peut prévoir qu'en compensation, d'autres organes vont prendre une sorte de suppléance.

C'est en effet ce que l'on observe.

On remarque au-dessus de l'œil, dans la peau de ces animaux, de grosses cellules muqueuses qui paraissent constituer un organe particulier.

Un Batracien voisin du Protée, le *Typhlomolge Rathbuni*, vient d'être découvert au Texas et présente des particularités analogues à celles que nous fournit le Protée.

On a signalé également en Amérique une Salamandre aveugle, le *Typhlotriton speleus*.

Poissons. — On connaît une dizaine d'espèces de Poissons souterrains, toutes plus ou moins modifiées.

Elles sont en général décolorées et leurs yeux subissent des atrophies analogues à celles des yeux des Batraciens.

Elles ont été surtout rencontrées aux États-Unis et en Bosnie-Herzégovine.

Invertébrés. — Grâce à l'étude des Invertébrés, nous pouvons pénétrer beaucoup plus avant dans la connaissance de ces modifications.

Les formes cavernicoles sont beaucoup plus nombreuses et mieux étudiées.

Elles se répartissent entre les groupes suivants : Crustacés, Insectes, Arachnides, Mollusques et Vers. Une étude détaillée des modifications observées nous entraînerait trop loin; aussi n'étudierons-nous à fond que l'un de ces groupes, nous bornant à quelques mots sur les autres.

Crustacés. — Les Crustacés souterrains sont les uns terrestres, les autres aquatiques.

Ils se répartissent dans les trois groupes suivants : Isopodes, Amphipodes et Copépodes, ces derniers rares et mal connus.

Isopodes et Amphipodes. — Les Isopodes aquatiques sont particulièrement remarquables par leurs modifications sensorielles.

Ils constituent un groupe composé d'un très petit nombre d'espèces dont la plupart ne sont connues que depuis trois ou quatre ans à peine.

Ce sont : *Asellus cavaticus*, espèce ubiquiste; *Cæcidotea stygia* et *C. nikajakensis* (Amérique), *Monolistra cæca* et *Proæga Virei* (Autriche), *Sphæromides Raymondi*, *Cæcospheroma Virei*, *C. Galimardi*, *C. Faucheri*, *Stenasellus cæcus* (France).

Tous sont décolorés et aveugles. Nous avons pu suivre récemment une partie des phases par lesquelles passait l'œil avant de disparaître.

L'observation a eu lieu sur l'*Asellus aquaticus*. Certains exemplaires vivaient dans les conduites souterraines d'eau de Seine, certains autres furent élevés dans des aquariums au Laboratoire des Catacombes, au Jardin des Plantes de Paris. Voici ce que nous constatâmes :

Modifications visuelles. — La partie externe de l'œil se compose, dans l'*Asellus aquaticus*, d'un petit nombre de cornéules; cet œil est fortement coloré par un pigment noir.

Chez les *Asellus* de l'eau de Seine souterraine, cet œil est tantôt d'apparence normale, tantôt réduit en volume et présentant une teinte rougeâtre, comme chez les Vertébrés albinos.

Dans nos individus du Laboratoire des Catacombes, nous n'avons constaté que peu de changements. Mais chez l'*Asellus* des ruisseaux souterrains des Catacombes, l'œil est absent ou représenté par quatre ou cinq faibles taches ou globules ronds et rougeâtres situés à l'emplacement de l'œil normal; d'autres n'ont plus trace de cet organe.

L'*Asellus cavaticus*, espèce souterraine, est complètement privé de l'organe externe de l'œil, de même que les Sphæromiens.

Chez les Amphipodes, on constate des phénomènes du même ordre.

Chez le *Gammarus fluviatilis* Koch, l'œil est composé d'un certain nombre de cornéules fortement pigmentés; on les voit réduits en nombre chez ceux qui vivent dans les conduites souterraines d'eau de Seine de la ville de Paris.

Le *G. lacteus* P. Gervais est dans le même cas ou ne présente que des points rouges à la place de l'œil; enfin le *Niphargus puteanus* Koch tantôt présente ces globules rougeâtres, tantôt n'en porte pas trace. Le *N. Virei* Chevreux est toujours aveugle.

Mais pour ces deux dernières espèces, on peut aller encore beaucoup plus loin. Si l'on fait des coupes dans la tête de ces animaux, on constate plusieurs degrés d'atrophie. Tantôt l'œil, qui n'est plus apparent au dehors, est encore représenté par un groupe de cellules pigmentaires internes, où aboutit le nerf optique encore normal; tantôt ces cellules sont disparues et le nerf optique est réduit à un mince filament: puis on voit sur d'autres exemplaires ce filament lui-même s'atténuer et disparaître; et enfin le lobe optique suit cette régression et s'en va radicalement. On ne saurait trouver un exemple plus caractéristique des modifications qu'entraîne la suppression d'une fonction sous l'influence d'un changement de milieu.

Et nous avons dans ce groupe cet avantage particulier de pouvoir suivre le phénomène d'un bout à l'autre.

On peut d'ailleurs effectuer l'expérience inverse, et partant d'un Niphargus aveugle, reproduire un Niphargus oculé en soumettant à l'action de la lumière une série de générations successives.

On trouverait des exemples analogues chez les Coléoptères, chez les Thysanoures et chez les Arachnides; nous n'y insisterons pas.

Hypertrophie du tact, de l'ouïe et de l'odorat. — En constatant cette atrophie de l'organe visuel, on peut supposer *a priori* qu'elle sera compensée par des hypertrophies des autres organes sensoriels; la vue cessant de fonctionner, les autres organes sont beaucoup plus sollicités à l'action et, travaillant davantage, doivent se développer en proportion de ce nouveau travail.

C'est en effet ce que l'on constate et, grâce à une expérience assez simple, on a pu, comme pour l'œil, reconstituer presque toutes les phases de l'hypertrophie de ces organes.

Système tactile. — Si l'on examine un *Gammarus*, on constate qu'il porte sur tout le tégument, et principalement sur les antennes, des sortes de poils variés de forme, mais pouvant être tous comparés à un cône cuticulaire plus ou moins allongé, inséré librement sur les bords d'un pore du tégument. Un ramuscule nerveux vient s'épanouir à la base de ce poil et se met en rapport à son autre extrémité, et par l'intermédiaire d'une ou plusieurs cellules sensorielles, avec un nerf sensitif.

Un lot de ces *Gammarus* pêché dans un ruisseau du bois de Meudon fut mis par nous en observation dans le laboratoire des Catacombes, dans l'obscurité la plus profonde, et fut examiné en détail de temps en temps.

Au bout de trois mois, nous constatâmes déjà un allongement faible de ces organes, qui alla en s'accentuant jusqu'au quinzième mois, époque à laquelle, sur 86 pour 100 des échantillons examinés, ils avaient atteint une longueur à peu près double de la longueur normale.

Quant aux Niphargus des cavernes, la longueur de leurs organes tactiles est quadruple, quintuple ou sextuple de celle des organes normaux.

Pareils phénomènes s'observent chez les Isopodes souterrains.

Organes olfactifs. — Les organes olfactifs des Amphipodes et des Isopodes sont constitués par des sortes de capsules (*Riechzapfen*, de Leydig), lamelles ou bâtonnets, situés sur les derniers articles des courtes antennes.

Ce sont des lamelles aplaties, portées sur un pédoncule étroit, et paraissant toujours, soit divisées en deux cellules, soit plutôt ornées d'une sorte de couronne plus foncée vers le milieu de leur longueur. Elles reposent par leur base dans une sorte de fossette de la partie externe et tout à fait distale de chaque article de l'antenne, au voisinage de l'articulation.

Elles sont richement innervées par un ramuscule du nerf antennaire.

Enveloppées d'une cuticule mince et transparente, elles sont remplies d'un protoplasma très finement granulé, avec quelques grosses vacuoles.

Ce protoplasma, qui remplit toute la cavité à l'état vivant, et que l'on aperçoit encore très nettement dans cet état lorsque l'on sectionne rapidement sous le microscope l'antenne d'un individu vivant, ne tarde pas à se condenser au centre de l'organe.

Le sommet de la capsule paraît souvent perforé. Grossièrement coniques chez les Amphipodes, ces organes sont plus généralement rectangulaires chez les Isopodes.

Presque tous les auteurs ont considéré cet organe comme l'organe olfactif.

Mais quelques objections avaient été faites et l'on manquait d'expériences précises à cet égard.

Pour fixer nos idées, nous mîmes à profit un de leurs défauts qui devint pour nous une qualité de tout premier ordre.

Alors que les poils qui l'entourent sont solidement insérés sur la cuticule, l'organe olfactif est lâchement articulé et se détache très facilement.

Nous prîmes donc un pinceau fin, et immobilisant l'animal à l'aide de pinces douces, nous frottâmes vivement les antennes avec le pinceau de façon à enlever tous ces organes, en respectant tout le reste.

Portés dans des cristallisoirs, les individus soumis à l'expérience ne paraissaient plus percevoir les odeurs, qui les frappaient vivement avant l'opération. La viande de bœuf macérée quelques heures dans l'eau, qui est un de leurs appâts préférés, les laissait indifférents.

Cet appât mis dans les rivières souterraines était au bout de quelques heures couvert parfois de plusieurs dizaines de ces crustacés.

Or, avec nos *Niphargus* en expérience, la viande pouvait rester plusieurs heures sans attirer leur attention, et si le hasard de leurs courses les amenait directement dessus, ils s'y heurtaient comme à un obstacle et le contournaient en le tâtonnant avec leurs antennes. Quand la faim les pressait, ils finissaient par s'y attacher. Il est vrai de dire qu'ils agissaient identiquement de même pour les petits morceaux de bois lestés avec un caillou, avec des débris d'éponge, des boulettes d'argile, des graviers, toutes choses que les *Niphargus* non amputés de l'organe en question se gardaient bien de faire. Ces matières hétérogènes ne les attiraient pas, et s'ils venaient parfois à les rencontrer, ils les tâtaient de leurs antennes et s'éloignaient aussitôt.

Donc il paraît bien établi par cette expérience que ces bâtonnets sont bien des bâtonnets olfactifs.

Or ces appendices se développent considérablement par l'effet de la vie obscuricole.

A peine longs comme le tiers de l'article antennaire qui les porte, chez le *Gammarus fluviatilis* normal, nous les vîmes atteindre une longueur égale à la moitié et aux deux tiers de l'article chez les *Gammarus* des conduites d'eau de Seine souterraine et dans le laboratoire des Catacombes, et nous les voyons atteindre jusqu'à une longueur double de celle de l'article chez certains *Niphargus* des cavernes.

Les Isopodes nous présentent des phénomènes du même ordre.

Dans l'*Asellus aquaticus* recueilli dans les conduites d'eau des ruisseaux aériens, ces organes atteignent une taille minime que l'on peut évaluer en moyenne au tiers de la longueur d'un article de l'antenne.

Chez les individus des conduites d'eau de Seine, et dans ceux qui furent élevés aux Catacombes, nous les voyons atteindre la longueur de l'article.

Chez l'*Asellus cavaticus*, ils sont un peu plus longs.

Chez le *Stenasellus Virei*, curieuse forme recueillie au gouffre de Padirac (Lot), ils sont encore beaucoup plus longs.

Il en est de même chez les Sphæromiens.

Le *Sphæroma gigas*, lucicole, porte de petits bâtonnets équivalents au quart de la longueur de l'article qui les porte.

Chez le *Cæcosphæroma Virei* Dollfus, ils atteignent la longueur de l'article, chez le *C. Galimardi* Dollfus, ils atteignent une fois et demie cette longueur : enfin chez le *C. Faucheri*, curieuse espèce récemment découverte, ils atteignent deux fois la longueur de l'article.

Organes de l'ouïe. — L'ouïe est très aiguë chez les Isopodes. On suppose que son siège est localisé dans les poils pluriramifiés, d'une délicatesse infinie, situés sur l'antenne.

Or nous voyons ces organes atteindre chez les animaux souterrains une longueur 6 et 7 fois plus grande que chez les animaux lucicoles.

On a observé des phénomènes du même genre chez les Coléoptères, les Thysanoures et les Arachnides.

Mais on n'a guère observé chez eux d'une façon certaine, — outre l'atrophie de l'œil, — que l'hypertrophie tactile.

Nous bornerons donc là cette rapide étude et tâcherons d'en tirer une conclusion.

Ajoutons cependant que chez tous ces animaux on voit en général s'accroître les antennes, les palpes buccaux et les pattes, à mesure que l'œil disparaît et que s'hypertrophient tous les autres sens.

Conclusion.

Ainsi nous avons pu constater sous l'influence de la disparition d'une seule des conditions de milieu, la lumière, toute une série de modifications des plus remarquables.

Ces modifications sont les unes atrophiques, les autres hypertrophiques.

Les organes qui sont directement chargés de recevoir les impressions lumineuses (yeux et ocelles) subissent, faute d'avoir l'occasion de s'exercer, toute une série de dégradations qui peuvent aller non seulement jusqu'à la disparition de l'organe, mais encore jusqu'à l'ablation de toute une partie du *système nerveux* et *même du cerveau*.

Par contre, les autres organes sensoriels prennent une prépondérance marquée et s'hypertrophient d'une façon très notable.

Les organes (antennes, et parfois pattes) qui portent ces appareils sensoriels s'hypertrophient eux-mêmes notablement.

En sorte que, d'une manière générale, on peut dire que l'animal se transforme pour se mettre en équilibre avec le nouveau milieu qui lui est imposé.

Ces modifications sont parfois si profondes que les naturalistes sont allés souvent jusqu'à voir dans les animaux ainsi tranformés de nouvelles espèces.

L'étude des animaux souterrains est donc précieuse à un double titre : 1° en ce sens qu'elle nous fait voir les modifications éprouvées par les animaux sous l'influence d'un changement d'une seule des conditions de milieu ; 2° en ce qu'elle nous fait assister à la lente transformation des espèces, à la création même des espèces nouvelles.

CONSIDÉRATIONS SUR L'APOPHYSE ORBITAIRE INTERNE ÉPINEUSE DU FRONTAL HUMAIN ET SA SIGNIFICATION MORPHOLOGIQUE

NOTE

par M. le Docteur F. LE DOUBLE

de Tours.

Au lieu de se terminer par un bord horizontal sinueux, plus ou moins dentelé, l'apophyse orbitaire interne du frontal humain peut se terminer par une pointe triangulaire effilée. Un de mes anciens collègues et ami d'internat des hôpitaux de Paris, M. le docteur A. Herpin, m'a donné en 1890, le crâne brachycéphale d'un homme de 45 ans environ qu'il tenait d'un de ses parents, M. le docteur Herpin, de Veretz, et sur lequel la portion inter-orbitaire du bord antérieur du coronal, descendant une fois plus bas que d'habitude, est limité, à droite et à gauche, par une expansion triangulaire, à sommet inférieur très pointu, mesurant 4 millimètres de largeur à sa base et 15 millimètres de longueur, intercalée entre l'os propre du nez et l'apophyse montante du maxillaire supérieur du même côté. L'apophyse ascendante de chacun des deux sus-maxillaires de ce crâne est normale. Il en est de même de tous les autres os, sauf des nasaux. Ceux-ci, raccourcis par suite de l'extension en bas de la portion inter-orbitaire du frontal, diminuent progressivement de largeur à partir du milieu de leur hauteur et se réunissent supérieurement en formant un angle à sommet mousse. Je donne le dessin de cette malformation dont je ne connais qu'un autre exemple. Elle a été observée également, en effet, sur un homme et des deux côtés par Calori et a été de la part de ce savant professeur l'objet d'une communication faite le 20 novembre 1892, à l'Académie royale des Sciences de Bologne. Dans ce cas les *processi nasali anomali* — pour employer les expressions mêmes de l'anatomiste italien pour désigner les apophyses orbitaires internes transformées du frontal — aplatis, triangulaires, effilés, longs de 11 millimètres et larges de 5 millimètres à leur base, sont situés de chaque côté entre l'os du nez, court et étroit, principalement en haut et l'apophyse montante du maxillaire supérieur dont le sillon ou *sutura imperfecta*, séparant la portion lacrymale de la portion nasale, est très accusé et offre inférieurement un foramen vasculaire[1].

Ce mode de conformation n'existe pas ou, du moins n'existe qu'anormalement, chez la plupart des *Mammifères*, y compris les *Singes*. Par contre, Calori l'a rencontré sur 9 têtes de *sanglier* (*Sus scrofa*) et sur :

A) Le chien domestique (*Canis familiaris*), le loup (*Canis lupus*), le renard (*Canis vulpes*), le chacal (*Canis aureus*), le zibet (*viverra zibetha*), le pougoumié (*Paradoxurus typus*), l'hyène rayée (*Hyæna vulgaris*), le lion (*Felis leo*), le tigre (*Felis tigris*), le chat domestique (*Felis catus domesticus*), etc. : *Carnivores digitigrades*.

B) L'ours brun (*Ursus arctos*), le coati solitaire (*Nasua solitaria*), l'arctictis pénicillé (*Arctictis penicillata*), le blaireau commun (*Meles vulgaris*), etc. : *Carnivores plantigrades*.

C) Le neitsek (*Phoca fœtida*) et le cystophore à crête (*Cystophora cristata*) : *Carnivores amphibies*.

Le professeur Calori a pris soin toutefois d'observer qu'il fait aussi d'ordinaire défaut dans quelques genres de *carnassiers*, notamment dans les genres *Procyon*, *Mustela*, *Nydaüs*, *Lutra* (*Procyon labor*, *Mustela putoria*, *Nydaüs meliceps*, *Lutra vulgaris*).

Ces assertions de Calori concordent avec celles de Cuvier, de Pander et Dalton, de Ducrotoy de Blainville, de Saturnin Thomas, de W. Ellenberger et H. Baum, de Strauss Durckheim, etc., et avec ce que j'ai vu moi-même.

« Dans le *chien*, dit Cuvier[2], les frontaux... s'avancent en pointe, chacun de son côté, entre le nasal et le maxillaire. »

« Le bord externe des nasaux du *chien*, a écrit Saturnin Thomas[3], s'articule par un biseau externe, à peu près dans une égale étendue avec l'inter-maxillaire et l'apophyse nasale du sus-maxillaire. Le frontal envoie une pointe très longue dans la partie supérieure de cette dernière articulation. »

Il est également fait mention en des termes analogues des apophyses nasales latérales antérieures du frontal dans le traité d'anatomie du *chien* de W. Ellenberger et H. Baum et dans celui de l'anatomie du *chat* de Strauss Durckheim.

A propos de l'*ours*, Ducrotoy de Blainville a noté que l'os pré-

1. L. Calori. Soprà due processi nasali anomali dell' osse frontale nell'uomo. *Memorie della R. Accademia delle Scienze dell' Instituto di Bologna*. Série V. t. III Bologna, 1892.
2. Cuvier. *Leçons d'anatomie comparée*, t. I. p. 206. Bruxelles, 1834.
3. S. Thomas. *Éléments d'ostéologie descriptive et comparée de l'homme et des animaux domestiques*, p. 179. Paris, 1865.

maxillaire remonte à la façon d'un cône allongé, avec la branche verticale du maxillaire supérieur jusqu'au frontal. Tel est l'arrangement que j'ai observé, en effet, sur le crâne d'un *ours blanc* du Musée du Havre et sur celui d'un ours des Pyrénées, que m'a montré, à Bagnères-de-Bigorre, l'un des membres de la Société Ramond. Il y a, au surplus, déjà longtemps que Pander et Dalton[1] ont montré que dans l'hyène striée (*Hyæna striatata*), l'ours blanc (*Ursus maritimus*), l'ours des cavernes (*Ursus spelæus*), le processus nasal de chaque hémi-frontal s'unit à l'inter-maxillaire du même côté. Ce mode de conformation constitue un mode de conformation intermédiaire entre celui des *carnassiers digitigrades* et celui des *rongeurs* et de l'*éléphant* dans lesquels l'os incisif énorme rejoint le coronal qui est dépourvu de prolongements antéro-inférieurs. Entre l'état normal chez les *Primates* y compris l'homme et celui des *Mammifères* qui leur sont bien inférieurs, il y a donc, en ce qui touche les connexions du frontal et de l'inter-maxillaire, des transitions graduelles qu'on peut facilement suivre. Dans le *bœuf*, le *bélier*, etc., les *processi nasali anomali* se retrouvent aussi, mais ils sont intercalés entre le nasal et la portion faciale de l'unguis. Dans les genres de *Carnivores* où leur présence constitue la règle, Calori les a même vus manquer chez le *blaireau*, et moi chez un chat d'Angora (*Felis catus angorensis*). Ils sont à peine marqués sur un crâne de tigre que possède le Cabinet d'histoire naturelle du lycée de Tours. Chez les *sangliers*, autant du moins que j'ai pu en juger, d'après deux d'entre eux sur lesquels j'ai constaté l'existence de la malformation en question, chacun des nasaux se termine supérieurement par un bord dentelé transversal, tandis que dans le *porc domestique* chacun de ces os se termine par une pointe triangulaire en dehors de laquelle se prolonge le frontal.

DE LA POSSIBILITÉ DU DÉVELOPPEMENT DANS L'ESPÈCE HUMAINE DU MUSCLE OBLIQUE SUPÉRIEUR DE L'ŒIL DES VERTÉBRÉS INFÉRIEURS A L'ORDRE DES MAMMIFÈRES

RAPPORT

par M. le Docteur F. LE DOUBLE
de Tours.

Parmi les variations du muscle grand oblique ou plutôt de l'oblique

1. Pander et Dalton. *Vergleichende Anatomie*. Bonn. 1821-1831.

supérieur de l'œil[1] il en est deux que j'ai eu l'occasion de rencontrer depuis deux ans et qui ne sont pas indiquées dans mon *Traité des variations du système musculaire de l'homme et de leur signification au point de vue de l'Anthropologie zoologique*. Elles sont très curieuses, tant au point de vue de leur rareté qu'au point de vue de leur caractère réversif indiscutable. La première a été observée par moi sur un homme âgé de soixante-sept ans, mort d'une congestion pulmonaire, au mois de novembre 1898, à l'Asile des aliénés de Tours. Elle était bilatérale, symétrique et consistait dans la suppression complète du croissant fibro-cartilagineux de la poulie de renvoi de l'oblique supérieur de l'œil et dans celle de la portion antéro-postérieure de ce muscle située entre cette poulie et l'insertion, en arrière, à la gaine du nerf optique, entre le droit supérieur et le droit interne. Le grand oblique était donc seulement représenté par sa portion qui se dirige en dehors et en arrière, passe au-dessous du muscle droit supérieur, et va s'attacher par une large expansion fibreuse à la partie postérieure, supérieure et externe du bulbe oculaire. Cette portion rubanée était entièrement charnue, sauf au niveau de son point d'insertion à la sclérotique où elle était formée par du tissu fibreux, avait, en un mot, beaucoup d'analogie avec l'oblique inférieur. En dedans elle était fixée sur la paroi interne de l'orbite, au fond d'une petite dépression correspondant à celle qui est normalement en rapport avec le sommet du coude que décrit le tendon terminal de l'oblique supérieur quand il sort de sa trochlée. Ce tractus aplati, d'un rouge brun, examiné au microscope, à l'état frais, d'abord, et, après durcissement dans l'alcool, dans l'alcool et l'acide picrique, ensuite, était constitué par des fibres musculaires striées. L'orbite et son contenu n'offraient rien autre d'insolite et les deux faisceaux du droit externe étaient bien distincts.

La seconde malformation de l'oblique supérieur de l'œil a été rencontrée par moi sur une femme de vingt-neuf ans, morte de tuberculose, au mois de mars 1899, à l'hôpital général de Tours. Elle existait seulement à droite. De ce côté, la portion prétrochléaire du tendon de l'oblique supérieur était longée supérieurement par une bandelette excessivement grêle, d'un rouge pâle. Des deux extrémités de cette bandelette, terminées par quelques fines et courtes fibres conjonctives, l'externe était fixée sur la sclérotique, au-dessus et un peu en dehors de l'insertion terminale du muscle en question : l'interne, sur la poulie

1. Dans les *Vertébrés inférieurs*, les deux muscles obliques de l'œil ont à peu près les mêmes dimensions ou, du moins, l'oblique inférieur n'est pas plus petit que l'oblique supérieur et l'un et l'autre sont plus larges que les muscles droits.

de réflexion et la paroi interne de l'orbite contiguë à cette poulie. L'examen microscopique de ladite bandelette a permis de reconnaître qu'elle était constituée par du tissu musculaire strié. Elle n'était accompagnée d'aucun autre vice de conformation de la cavité orbitaire ni des organes qu'elle renfermait.

Ces deux anomalies sont expliquées, comme tant d'autres, par l'anatomie comparée.

L'oblique supérieur de l'œil est un des muscles dont les insertions, les rapports, la direction, la structure, etc., varient le plus dans les différents ordres de Vertébrés. Dans les *Poissons*, les *Reptiles*, les *Amphibiens* et les *Oiseaux*, il est entièrement charnu et attaché à l'angle interne de l'œil, tout près du petit oblique ou oblique inférieur. Chez les *Mammifères*, sauf chez quelques *Cétacés*, il s'attache au fond de l'orbite et se réfléchit dans un anneau ostéo-fibro-cartilagineux, alors que le petit oblique ne subit que des modifications peu importantes. Sa portion réfléchie, d'abord charnue comme le reste du muscle, devient insensiblement tendineuse. Il convient toutefois de remarquer que, même dans l'espèce humaine, le tendon terminal de l'oblique supérieur n'est pas complètement constitué par du tissu fibreux quand il sort de sa poulie de renvoi, et que si on pratique une coupe de ce tendon au niveau de cette poulie et qu'on examine cette coupe au microscope on constate que la partie interne du tendon susdit, celle qui est immédiatement en contact avec la fossette trochléaire, renferme un certain nombre de fibres musculaires qui deviennent de plus en plus rare à mesure que le tendon se rapproche de la sclérotique, à quelque distance de laquelle ils disparaissent complètement.

Parmi les *Mammifères* possesseurs d'une trochlée pour la réflexion de l'oblique supérieur, cette trochlée est d'autant plus rapprochée de l'arcade orbitaire que l'animal occupe un rang plus élevé dans l'échelle zoologique. Il s'ensuit des différences sensibles dans la direction et dans les attaches de la portion réfléchie du muscle en cause. Chez les *Ruminants*, les *Rongeurs* et les *Solipèdes*, où la poulie est située à deux ou trois centimètres du rebord orbitaire et la portion réfléchie, presque charnue, insérée sur la sclérotique en arrière du droit supérieur, cette portion réfléchie a une direction à peu près transversale, tandis que l'oblique supérieur musculeux et non réfléchi des *Poissons* a une direction oblique de dedans en dehors : disons d'arrière en avant pour prendre un point de comparaison unique[1].

1. Les termes de dedans en dehors employés dans le cas présent correspondent aux termes d'arrière en avant usités pour les *Primates* et ne sont motivés que par la latéralité de l'orbite et de l'axe du globe oculaire.

Dans les *Carnivores*, la trochlée s'avance près de l'arcade orbitaire et la portion réfléchie tendineuse de l'oblique supérieure garde la même insertion sclérolicale. Il en résulte que cette portion a une direction un peu oblique d'avant en arrière. Cette obliquité est très marquée dans les *Primates* dont la poulie orbitaire n'est éloignée que de quelques millimètres de la base de l'orbite et dont le tendon terminal du grand oblique se fixe sur l'hémisphère postérieur de l'œil.

Ces transformations progressives et régulières d'un des muscles les plus importants de l'œil et le déplacement graduel en avant de la trochlée orbitaire concordent avec la convergence de plus en plus marquée des axes visuels.

De cet exposé succinct d'anatomie comparée il appert, au total, que la première variation myologique humaine décrite ci-dessus répond à un mode de conformation habituel chez les *Poissons*, les *Reptiles*, les *Amphibiens* et les *Oiseaux*; la seconde, à la fois à un mode de conformation habituel chez les *Poissons*, les *Reptiles*, les *Amphibiens* et les *Oiseaux* et à un mode de conformation habituel chez les *Primates*. Il n'y a pas lieu d'être trop surpris de cette association inattendue dans l'espèce humaine et sur le même sujet de deux dispositions si différentes et dont l'une est normale dans les ordres des *Vertébrés inférieurs* à celui des *Mammifères*. D'abord, l'une de ces deux dispositions, celle qui est la règle, au-dessous de l'ordre des *Mammifères*, est très rudimentaire chez ce sujet alors que l'autre a acquis son parfait développement. Ensuite, ces deux dispositions, ainsi que je l'ai déjà noté, se succèdent, dans la série animale, graduellement et progressivement l'une à l'autre, et dans celle qui existe chez les êtres même les plus élevés de l'échelle zoologique, on trouve des vestiges de celle qui l'a précédée.

L'oblique supérieur de l'œil de quelques *Cétacés*, entièrement charnu, n'a pas encore, je le rappelle, de portion directe, s'insère toujours dans l'angle interne de l'orbite. Chez les autres *Mammifères*, ce muscle ne s'attache plus à l'angle interne de l'orbite par suite de l'apparition d'une portion directe, mais l'*insertion physiologique* a persisté par suite de la présence d'une trochlée dans laquelle cette portion glisse pour devenir une portion réfléchie. Chez l'homme, cette dernière portion paraît complètement tendineuse : elle contient cependant dans sa partie interne, on le sait, quelques fibres musculaires striées ; chez le *lapin*, elle est composée de tissu musculaire strié dans les trois quarts de sa largeur ; chez le *cheval*, de tissu musculaire strié et de tissu conjonctif, en quantités à peu près égales, etc.

Depuis plus d'un quart de siècle que je m'occupe de la question des variations du système musculaire de l'homme, je n'ai rencontré qu'une fois le remplacement, dans l'espèce humaine, de l'oblique supérieur des *Primates* par celui des *Vertébrés* inférieurs à l'ordre des *Mammifères* et la persistance à l'état rudimentaire de ce dernier avec celui des *Primates* parfaitement développé. Ces deux variations me paraissent donc aussi rares que l'apparition chez l'homme du muscle choanoïde des animaux ou, pour parler exactement, du choanoïde du *Macaque*, sur lequel j'ai appelé le premier l'attention des anthropo-zoologistes.

QUEL EST LE MODE DE CONFORMATION LE PLUS HABITUEL DES GOUTTIÈRES DE LA TABLE ENDOCRANIENNE DE L'ÉCAILLE DE L'OCCIPITAL HUMAIN QUI CONTIENNENT LES SINUS POSTÉRIEURS DE LA DURE-MÈRE

NOTE

par M. le docteur F. LE DOUBLE

de Tours.

On note dans les descriptions et les dessins que les anatomistes donnent de la direction, des anastomoses, de la largeur, de la longueur, de la profondeur, etc., des gouttières de la table endocrânienne de l'occipital humain qui contiennent les sinus postérieurs de la dure-mère des différences extraordinaires. Autant de traités d'anatomie de l'homme, autant pourrait-on presque dire de descriptions et de dessins dissemblables de ces gouttières. Mieux encore, il est des Traités d'anatomie de l'homme où le texte ne concorde pas avec les planches. Pour en être convaincu, il suffira d'ouvrir les Traités classiques français et étrangers d'anatomie humaine, de Cruveilhier, Sappey, Debierre, Poirier, Testut, Henle, Gegenbaur, Krause, Macalister, Quain, Morris, Romiti, Leidy, etc.

Pour mettre fin à ce désaccord, j'ai chargé, en 1898, mon prosecteur, M. Pathault, de me remettre un croquis avec une description succincte de la face endocrânienne de chacun des occipitaux humains qu'il pourrait se procurer. Parmi les nombreux croquis qu'il m'a remis, je choisis les cinq cas suivants.

Décrire une à une et minutieusement toutes les variations des gout tières des sinus postérieurs de la dure-mère est impossible, et, cela fût-il possible, qu'un tel travail, complet aujourd'hui, serait incomplet demain. Je me contenterai donc, à défaut de mieux, d'indiquer les principales en les classant par types.

Ier type.

La gouttière longitudinale est absente et remplacée :

α) Par un méplat et les gouttières latérales transverses, de dimensions égales ou inégales, se continuent ou ne se continuent pas l'une avec l'autre.

β) Par une crête médiane, rectiligne, continue ou discontinue, plus ou moins saillante qui s'étend de l'opisthion au lambda et dont une partie renflée (protubérance occipitale interne) ou non sépare l'une de l'autre les deux gouttières latérales transverses de dimensions égales ou inégales.

γ) Par une crête, continue ou discontinue, plus ou moins saillante, dont l'extrémité supérieure correspond au lambda et l'extrémité inférieure à la protubérance occipitale interne, mais dont la partie moyenne est incurvée à droite ou à gauche.

IIe type.

La gouttière longitudinale est simple, rectiligne et se continue :

α) Avec la fossette cérébelleuse moyenne soit directement, soit en contournant, à droite et à gauche, la protubérance occipitale interne, après avoir reçu l'une ou l'autre ou l'une et l'autre des deux gouttières latérales transverses de dimensions égales ou inégales.

β) Avec la fossette cérébelleuse moyenne en se divisant en deux branches qui contournent, à droite et à gauche, la protubérance occipitale interne et dont chacune reçoit ou ne reçoit pas la gouttière latérale transverse du même côté.

γ) A angle droit avec les gouttières latérales transverses réunies bout à bout et de dimensions égales ou inégales.

δ) En s'incurvant en dehors, avec la gouttière latérale droite plus large que la gouttière latérale gauche. Sur 512 crânes M. Sperino a trouvé : 269 fois la gouttière longitudinale déviée à droite et continuée par le sillon latéral droit plus large que le gauche, 78 fois déviée à gauche et continuée par le sillon latéral gauche plus large que le droit, 150 fois occupant la ligne médiane, 54 fois divisée, plus ou moins près de la protubérance occipitale interne, en deux branches à chacune desquelles faisait suite le sillon du même côté et 1 fois, les sillons latéraux étant excessivement grêles, continuée par les sillons occipitaux postérieurs très marqués. Sur ces 512 crânes, 6 provenaient de nègres, 15 de microcéphales et de semi-microcéphales et 1 d'un phocomèle. Sur les 6 crânes de nègres, le sinus longitudinal était 3 fois dévié à droite, 1 fois à gauche et 2 fois situé sur la ligne médiane; chez les 15 microcéphales il était 5 fois dévié à droite, 9 fois situé sur la ligne médiane, 1 fois divisé au-dessus de la protubérance occipitale interne: chez le phocomèle il était dévié à droite[1]. Sur 100 crânes M. Rudinger a vu 70 fois le sillon latéral droit plus grand que le sillon latéral gauche, 27 fois le sillon latéral gauche plus grand que le sillon latéral droit et 3 fois les deux sillons égaux[2]. Sur 200 crânes de tourangeaux j'ai noté 137 fois la continuité de la gouttière longitudinale et de la gouttière latérale droite plus vaste que la gauche; 29 fois la continuité de la gouttière longitudinale avec la gouttière latérale gauche; 11 fois la bifurcation de la gouttière longitudinale au-dessus de la protubérance et 23 fois l'un ou l'autre des autres modes de conformation décrits dans les alinéas précédents et dans ceux qui suivent. EN SOMME LA VARIÉTÉ EN QUESTION EST CELLE QU'ON OBSERVE LE PLUS COMMUNÉMENT ET QU'ON DEVRAIT INDIQUER DANS TOUS LES TRAITÉS CLASSIQUES D'ANATOMIE HUMAINE.

ε) En s'incurvant en dehors, avec la gouttière latérale gauche plus large que la gouttière latérale droite. *Cette variété est celle que l'on rencontre le plus habituellement après la précédente.*

θ) En se divisant en deux branches dont la plus large rejoint la gouttière latérale droite plus ample que la gouttière latérale gauche. CETTE VARIÉTÉ EST REGARDÉE A TORT, DEPUIS HUNAULD[3] ET MORGAGNI[4], COMME LA PLUS FRÉQUENTE. Bien qu'elle constitue le type classique elle est certainement beaucoup moins commune que les deux précédentes.

κ) En se divisant en deux branches dont la plus large rejoint la gouttière latérale gauche plus vaste que la gouttière latérale droite. *Comme degré de fréquence cette variété occupe le 4e rang.*

λ) En se divisant en deux branches d'égale largeur dont chacune rejoint la gouttière latérale du même côté. Ce mode de conformation est celui qui est représenté dans les traités d'anatomie humaine de MM. Morel, M. Duval, Testut, etc., dans l'article *Crâne* de Pozzi, du *Dict. encyclopéd. des sc. méd.*, p. 380, t. XXII, Paris, 1879.

IIIe type.

La gouttière longitudinale est simple et s'étend :

Du lambda à la protubérance occipitale interne, mais sa partie moyenne est incurvée à droite ou à gauche. Dans le dessin de cette variation que M. Poirier a donné dans son *Traité d'anatomie de l'homme*, la gouttière longitudinale se continue avec la gouttière latérale droite plus large et située dans un plan plus élevé que celle du côté opposé. J'ai vu une disposition inverse sur le crâne d'une jeune fille.

IVe type.

La gouttière longitudinale est simple, rectiligne :

α) Mais située en dehors de la ligne médiane indiquée par son bord

1. SPERINO, Rapporto fra la circolazione endo et extra craniana avuta riguardo alla applicazioni pratiche, p. 23. Torino, 1884.
2. RUDINGER, Die Hirnsch'agaden, etc. *Arch. f. anat.*, 1888.
3. HUNAULD, Histoire de l'Académie royale des Sciences, p. 559, Paris, 1730.
4. MORGAGNI, Adversaria anatomica, VI, pl. I, fig. I, Leyde, 1741.

droit plus ou moins saillant et se continue avec la gouttière latérale gauche plus large que la gouttière latérale droite. Voyez les dessins de la face endocrânienne de l'écaille de l'occipital dans les *Traités d'anatomie humaine* de Sappey, de Leidy, etc.

β) Mais située en dehors de la ligne médiane marquée par son bord gauche plus ou moins saillant et se continue avec la gouttière latérale droite plus large que la gouttière latérale gauche.

V° *type.*

La gouttière longitudinale est double :

α) Autrement dit subdivisée en deux gouttières secondaires, de largeur égale ou inégale, par une crête verticale continue ou interrompue, plus ou moins saillante, dont l'une se jette dans la gouttière latérale droite et l'autre dans la gouttière latérale gauche.

β) Et se comporte comme dans le cas précédent, mais chacune des gouttières latérales transverses communique avec une gouttière située de chaque côté de la crête occipitale interne; la protubérance occipitale interne de la face endo-crânienne de l'occipital ainsi conformée, est entourée par quatre sillons qui se rejoignent pour constituer un losange plus ou moins régulier.

J'ai noté aussi (1 fois chez un homme) l'absence de la gouttière latérale transverse droite et 2 fois l'absence de la gouttière latérale transverse gauche (1 fois chez l'homme et 1 fois chez la femme). Un de mes anciens élèves, M. Lelot, possède un occipital dont la gouttière transverse droite est divisée dans toute sa longueur en deux gouttières secondaires par une crête très mince peu élevée, mais continue. Dans ce cas, on peut voir que l'extrémité interne de la gouttière latérale transverse gauche est creusée d'une fossette circulaire assez profonde.

Les variations des gouttières des sinus occipitaux postérieurs seront décrites ailleurs.

Ces différentes variations des gouttières de la table endocrânienne de l'écaille de l'occipital trouvent, comme la plupart des variations organiques, leur justification dans l'embryologie et l'anatomie comparée. On admet généralement aujourd'hui que l'embryon possède primitivement un système veineux symétrique pour chaque moitié du corps. La transformation de l'ébauche paire et symétrique du système veineux en un système impair et asymétrique résulte principalement du passage du sang veineux de la moitié gauche du corps dans les vaisseaux du côté droit, ce qui détermine l'atrophie progressive des troncs veineux gauches. Il y a d'autant plus lieu d'être convaincu de l'exactitude de cette donnée embryogénique qu'on retrouve dans la série animale et chez l'embryon humain tous les types intermédiaires entre le système veineux pair symétrique et le système veineux impair et asymétrique. Les deux veines caves supérieures persistent dans les *Reptiles*, les *Oiseaux* et plusieurs *Mammifères*. Dans les derniers cependant la gauche est moins développée que la droite. J. Marshall a établi que la veine cave supérieure gauche se transforme chez l'homme en trois parties : une supérieure, ouverte, qui est la veine intercostale supérieure gauche; une moyenne, fermée, réduite à un cordon fibreux contenu dans le pli vestigial du péricarde; une inférieure, ouverte, qui devient la veine oblique de l'oreillette gauche et le sinus coronaire.

L'étude des variations des sinus veineux postérieurs de la dure-mère est également favorable à la thèse d'un système veineux primitif double et symétrique. La plus grande part des variations de ces sinus consistent en effet, dans leur duplicité, leur division par une cloison continue ou discontinue, de longueur variable (sinus en canons de fusil), leur bifurcation prématurée ou tardive, etc. Ceci dit, les variations des gouttières de la face endocrânienne de l'occipital sont expliquées : elles correspondent à celles des sinus veineux qu'elles contiennent. N'est-il pas acquis que tout vaisseau volumineux laisse une trace exacte et indélébile sur la face interne du crâne? Qui n'a pas vu et ignore la signification des ramifications de la feuille de figuier de la table endocrânienne du pariétal?

Or, on a signalé :

A. L'absence du sinus longitudinal supérieur (Portal, 2 cas[1]); sa rudimentation (Knott); sa duplicité (Theile[2]); sa bifurcation pour donner naissance aux sinus latéraux (Malacarne[3], de Laurenzi[4], etc.); sa déviation à droite ou à gauche pour se jeter l'un ou l'autre des sinus latéraux (Dumont[5], Knott, etc., l'auteur); sa division en deux branches se continuant, après avoir contourné la protubérance occipitale interne, celle de droite avec le sinus occipital postérieur droit, celle de gauche avec le sinus occipital postérieur gauche (Sperino, Dumont); sa prolongation jusqu'au trou occipital et sa division à ce niveau, après l'abouchement des sinus latéraux transverses très grêles en deux branches, le sinus occipital postérieur droit et le sinus occipital postérieur gauche (Malacarne, Dumont); sa terminai-

1. PORTAL. Cours d'anatomie médicale, t. IV, p. 2. Paris, 1804.
2. THEILE. Traité de myologie et d'angéiologie, p. 591. Paris, 1843.
3. MALACARNE, cité par Ch. Labbé. Anomalies des sinus de la dure-mère, etc. *Arch. de phys. norm. et pathol.* Paris, 1883.
4. DE LAURENZI, cité par Sperino, *loc. cit., supra*, p. 23.
5. DUMONT. Les sinus postérieurs de la dure mère, p. 30. Nancy, 1894.

son par une dilatation, dite pressoir d'Hérophile, qui communique avec les autres sinus, etc.

B. L'absence et l'état filiforme du sinus latéral transverse gauche (Lieutaud[1], Hallet[2], Henle, Dumont) ; la suppléance des deux sinus latéraux très petits par les sinus occipitaux postérieurs élargis ou des veines mastoïdiennes, etc.

Une dernière preuve de la corrélation qu'il y a entre les variations des sinus postérieurs de la dure-mère et celles des gouttières de l'occipital, c'est que les variations des premiers qu'on observe le plus communément sont aussi celles des secondes qu'on rencontre le plus fréquemment. Dans 50 pour 100 des cas, selon M. Dumont, le sinus longitudinal supérieur se dévie, à droite ou à gauche, de la protubérance occipitale interne (trois fois plus souvent à droite qu'à gauche), pour se continuer avec le sinus latéral de ce côté. Dans 30 pour 100 des cas, le sinus longitudinal supérieur se bifurque plus ou moins haut, d'ordinaire au niveau de la protubérance occipitale interne pour se jeter par une branche, habituellement la plus large, dans le sinus latéral droit et par une autre branche dans le sinus latéral gauche. Dans 20 pour 100 des cas seulement tous les sinus (les sinus longitudinal supérieur et latéraux) convergent vers un réservoir commun, connu sous le nom de pressoir d'Hérophile.

Sur 30 crânes qu'il a examinés à l'état frais, M. Sperino a noté 11 fois la déviation à droite du sinus longitudinal supérieur, 7 fois à gauche, 8 fois la situation de ce sinus dans le plan médian et 4 fois la division du même sinus au-dessus de la protubérance occipitale interne.

Je n'apporterai sous ce rapport aucun nouveau chiffre, mais je puis dire que, depuis 1878 où je professe l'anatomie à l'École de médecine de Tours, il m'est arrivé plusieurs fois de rencontrer l'une ou l'autre des malformations des sinus de la dure-mère précitées et principalement la déviation à droite de l'extrémité terminale du sinus longitudinal.

La crête qui borde un des côtés de la gouttière sagittale, située à droite ou à gauche du plan médian ou celle qui divise les deux gouttières secondaires, la gouttière longitudinale médiane rectiligne, acquièrent quelquefois, ainsi que la crête occipitale interne, un développement exagéré. Cette malformation, qui coïncide parfois avec l'hypertrophie de la crête endo-frontale médiane ou l'apparition de crêtes endo-frontales latérales, s'explique aussi aisément que les au-

1. Lieutaud, Essais anatomiques, p. 330. Paris, 1760.
2. Hallet, *Medical Times*, 1848.

tres. On doit considérer comme des replis ou des émanations de la dure-mère totale la faux du cerveau, la faux et la tente du cervelet et le diaphragme de l'hypophyse. Or, la dure-mère se compose de deux feuillets dont l'un remplit le rôle de périoste interne, préside à la réunion et à la nutrition des os du crâne. Les cloisons intra-cérébrales et intra-cérébelleuses sont donc susceptibles de s'ossifier. La portion de la dure-mère qui s'attache à la branche longitudinale supérieure de l'éminence cruciforme est ossifiée en totalité ou en partie, — cela résulte des dissections de Major[1], de Tyson[2], de Camper[3], de Rudolfi[4], de Meckel[5], etc., — chez le *Dauphin vulgaire*, le *Dauphin à front blanc*, le *Dauphin nésarnack*, le *Monodon*, le *Narwal laodon* ou *Dauphin à tête ronde*, les *Phoques* (*Phoca vitulina*, *Phoca cristata*, *Phoca Groenlandica*, *Phoca hispida*, etc.). La tente du cervelet des *Ateles* est encore osseuse et chez l'homme même il n'est pas rare de voir dans certaines conditions, telles que la sénilité, l'aliénation, de rencontrer des ossifications plus ou moins vastes de la faux du cerveau. Aussi a-t-on pu dire que ces cloisons appartiennent à l'ossature crânienne. S'il est plus commun de rencontrer des ossifications au niveau des sutures médio-frontale, sagittale et inter-occipitale, c'est parce qu'à ce niveau il y a une suractivité vasculaire de longue durée par suite de la fusion tardive des noyaux osseux aux dépens desquels se développent les deux os voisins.

En résumé les dispositions les plus communes des gouttières de la face endocrânienne de l'écaille de l'occipital humain qui logent les sinus postérieurs de la dure-mère sont par ordre de fréquence les cinq suivantes :

A

La gouttière longitudinale est simple, médiane, rectiligne et se continue en s'incurvant en dehors avec la gouttière latérale droite plus large que la gouttière latérale gauche. Cette disposition est la plus commune.

B

La gouttière longitudinale est simple, médiane, rectiligne et se continue en s'incurvant en dehors avec la gouttière latérale gauche plus large que la gouttière latérale droite. Cette disposition est celle *qu'on rencontre le plus souvent après la précédente.*

1. MAJOR, Miscell., nat. curios. Déc. I. A. 3, p. 34.
2. TYSON, Phocœna, p. 44. London, 1680.
3. CAMPER, Cétacés, p. 155.
4. RUDOLFI, Abhandl. der Berliner Acad., 1820-1821, p. 155.
5. MECKEL, *loc. cit. Supra*, t. III, 2ᵉ partie, p. 571 et suiv.

C

La gouttière longitudinale est simple, médiane, rectiligne et se continue en se divisant en deux branches dont la plus large rejoint la gouttière latérale droite plus vaste que la gouttière latérale gauche. C'est la disposition indiquée dans la plupart des traités classiques bien qu'il n'y ait aucun doute pour moi, qu'on l'observe plus rarement que les deux dispositions précitées.

D

La gouttière longitudinale est simple, médiane, rectiligne et se divise en deux branches dont la plus importante rejoint la gouttière latérale gauche plus ample que la gouttière latérale droite.

E

La gouttière longitudinale est simple, médiane, rectiligne et se termine en se divisant en deux branches dont chacune rejoint la gouttière latérale du même côté.

DAS BECKEN DER AINO UND DER JAPANER

MITTHEILUNG

Von Dr. Y. KOGANEI

o. Professor der Anatomie an der Kaiserlicken Universität zu Tokio.

Trotz der grossen Wichtigkeit des Beckens für die Geburtshülfe, sowie für die Anthropologie, müssen die Untersuchungen über das Becken der Aïno und der Japaner noch als sehr durftig bezeichnet werden. Das Becken der Japanerinnen wurde zwar von praktischem Interesse aufgefordert von einigen Gynaeco-Tocologen gemessen, dagegen das der Japaner und der Aïno beiderlei Geschlechts ist aber bis jetzt von Niemandem gründlich untersucht worden. So habe ich in Verbindung mit meinem Collegen *G. Osawa* eine genauere Untersuchung sowohl am knöchernen Material als auch am Lebenden vorgenommen, dessen wichtigsten Resultate ich mir erlaube hier in aller Kürze zu berichten.

Unser Material umfasst von dem knöchernen Becken 42 männliche und 22 weibliche aïnoische, und 58 männliche und 57 weibliche japanische, von den Lebenden 82 Aïno-Männer und 54 Aïno-Weiber und je 50 Japaner und Japanerinnen.

Gehen wir nun zu den Ergebnissen unserer Untersuchungen über, so ist das Becken der Aïno verhältnissmässig höher und weniger breit als das japanische, was auch durch die Messungen am Lebenden bestätigt ist. Dies beruht darauf, dass die Daxenbeinschaufeln bei den aïnoischen Becken viel steiler stehen als bei den japanischen. Ueber die Stellung der Daxenbeinschaufeln giebt am besten der *Divergenzwinkel* derselben Auskunft, das ist ein Winkel, den die beiderseitigen von dem Endpunkte des Breitendurchmessers des Beckeneinganges bis zum äussersten des inneren Saumes der *Crista iliaca* gezogenen Geraden mit einander bilden.

Derselbe beträgt :

bei den Aïno. . . . . ♂ 71°, ♀ 68°.
bei den Japanern . . . . ♂ 77°, ♀ 74°.

Besonders wichtig ist der *Beckeneingang*. Die Durchschnittmaasse und der Index desselben sind wie folgt :

		CONJUGATA VERA	BREITE DES BECKEN-EINGANGES	SCHRÄGER DURCHMESSER DES BECKENEINGANGES		INDEX DES BECKEN-EINGANGES
				Rechts.	Links.	
♂	Aïno . . .	105	121	121	120	85.0
	Japaner .	105	120	118	119	86.9
♀	Aïno . . .	111	129	127	127	85.7
	Japaner .	107	121	122	121	88.2

Der Unterschied des Index zwischen beiden Rassen ist nicht so bedeutend, doch haben die aïnoischen Becken etwas mehr Querspannung als die japanischen.

In der Gestalt des Beckeneinganges lässt sich doch der Unterschied zwischen beiden Völkern viel deutlicher nachweisen. Dieselbe ist nämlich bei den aïnoischen Becken im allgemeinen herzförmig, nach vorn mehr zugespitzt : die stärkste Ausschweifung des *Linea arcuata* die Stelle, wo die beiden Endpunkte des Breitendurchmessers liegen, ist nahe an der *Articulatio sacroiliaca* gelegen und von da läuft dieselbe mehr gerade nach vorn-medial gegen die Symphyse.

Bei den japanischen Becken ist der Beckeneingang dagegen mehr rund, die *Linea arcuata* ist mehr gleichmässig bogenförmig gekrümmt, so dass die grösste Breite des Beckeneinganges weiter vorwärts gerückt ist als bei den Aïno und geht an der Symphyse auch bogenförmig in einander über.

Ich habe hier einige Ausschnitte vom Beckeneingange aus einem starken Zeichenpapier[1], welche den eben erwähnten Formunterschied zeigen. Dieselben sind so hergestellt, dass sie genau in den Eingang hineinpasst. Sie stellen somit die Formen der Ebene der *Linea terminalis* dar, da ja das *Promontorium* nicht unerheblich höher als diese Ebene steht. Die Contour des Promontoriums, sowie die Stelle der Symphyse sind durch praktische Linien bezeichnet.

Mit diesem Unterschiede der Beckeneingangsform zwischen den Aïno und den Japanern steht wohl im Zusammenhange, dass die Breite der Symphysengegend, das heisst die kleinste Entfernung des beiderseitigen *Foramina obturata*, und somit auch die Entfernung der *Tubercula pubica* von einander bei den Japanern auffallend grösser ist als bei den Aïno.

Führen wir den Beckeneingangsindex für europäisches Becken nach einigen Autoren an, so heisst es bei den männlichen :

84.4.	nach *Krause*[2].
80.0.	nach *Verneau*[3].
77	nach *W. Turner*[4].
81	nach *W. H. Flower*[5].

bei den weiblichen :

85.9.	nach *Krause*[2].
78.5.	nach *Verneau*[3].
87.2.	nach *Hennig*[6].
79	nach *W. Turner*[4].
80	nach *J. G. Garson*[7].
78.7.	nach *C. Martin*[8].

fast genau

78	nach *W. H. Flower*[5].

Obwohl die Resultate der Autoren untereinander beträchtlich

1. Au cours de sa communication, l'auteur a fait circuler entre les mains de ses auditeurs des diagrammes.
2. *Handb. d. menschl. Anat.* 3. Aufl. 1879.
3. Le bassin suivant les sexes et dans les races. Thèse. Paris 1876.
4. The Index of the pelvic Brim as a Basis of Classification. *Journ. Anat. de Phys.* Vol. XX, 1885.
5. On the Osteology. A. Affinities of the Natives of the Andaman Islands. *Journ. Anthrop. Inst. Gr. Br. A. Irel.* Vol. IX, 1880.
6. Das Rassenbecken. *A. f. Anthr.* Bd. XVI, 1885.
7. Pelvimetry. *Journ. Anat. and Phys.* Vol. XVI, 1882.
8. Beckenmessungen an verschiedenen Menschenrassen. *Monatschr. f. Geburtskunde.* 28. Bd. 1866.

abweichen, was seinen Grund in verschiedenen Umständen haben mag, so dürfte man doch schliessen, dass der Eingang des europäischen Beckens stärkere Querspannung hat als der des japanischen wie auch des aïnoischen, da der Index bei allen angeführten Autoren unter dem der Japaner und, wenn wir weiblichen Index von *Krause* und *Hennig* ansucheinen, auch unter dem der Aïno steht.

Eigenthümlich ist die Stellung des Kreuzbeins bei den aïnoischen Becken; die Axe des Kreuzbeins ist nämlich stärker nach vorn geneigt als bei den japanischen, so dass die Spitze desselben mehr nach hinten zu stehen kommt. Der bedeutend grössere Längsdurchmesser des Beckenausganges bei den Aïno, was sowohl an knöchernen Becken als auch an Lebenden festgestellt worden ist, ist auf eine derartige Stellung des Kreuzbeins zurückzuführen.

Näher zu prüfen ist die *Beckenneigung*. Für knöchernes Becken wurden zwei Winkel bestimmt : erstens die Neigung der *Conjugata vera* gegen den Horizont, und zweitens die der *Conjugata externa* gegen den Horizont, wobei das Becken so gestellt ist, dass die beiden Spinæ il. ant.-sup. und die vordere Kante des oberen Symphysenrandes, resp. die Tubercula pubica in einer vertikalen Ebene liegen. Die beiden Neigungswinkel sind wie folgt :

		NEIGUNG DER CONJUGATA VERA	NEIGUNG DER CONJ. EXTERNA	DIFFERENZ ZWISCHEN BEIDEN
♂	Aïno	58°	48°	10°
	Japaner	64°	51°	13°
♀	Aïno	60°	51°	9°
	Japaner	64°	51°	13°

Der bei den Lebenden gemessene Winkel ist die Neigung der Conjugata externa gegen den Horizont[1]. Der Neigungswinkel beträgt :

bei den Aïno . . . . ♂ 55°, ♀ 50°.
bei den Japanern . . . . ♂ 45°, ♀ 44°.

Ob nun der Satz *H. v. Meyer's*, es sei das Becken bei der gewöhnlichen aufrechten Stellung so gestellt, dass die beiden Spinæ il.-ant.-sup. und die beiden Tubercula pubica in einer senkrechten Ebene

1. Die Stellung der Gemessenen war die sog. militärische oder eine dieser sehr nahe.

liegen, auch für die Aïno und die Japaner Geltung hat, ob somit unsere Resultate an den knöchernen Becken und an den Lebenden direkte Vergleichung zulassen, muss aber vorläufig dahingestellt bleiben.

Für Europäer beträgt der Neigungswinkel der Conjugata externa nach den Messungen von *Prochownick*[1] an lebenden Deutschen :

bei Männern. . . . . 51,72°.
bei Frauen. . . . . 54,17°.

Seine spätere Untersuchung[2] weicht davon etwas ab.

Streng an die von *Prochownick* angegebene Methode haltend, hat *P. Schröter*[3] die Beckenneigung an Polen, Juden und Russen gemessen und erhalten weit niedrigere Werthe als die von *Prochownick* für Deutsche.

In wieweit aber in den Verschiedenheiten der Beckenneigung bei verschiedenen Nationen, resp. Rassen eine thatsächliche Differenz zwischen denselben existirt, wieweit man somit berechtigt ist die strenge Uebereinstimmung der technischen Ausführung, die bei dem durch geringste Aenderung der Körperstellung so variablen Werthe wie der Beckenneigungswinkel nicht leicht erreicht werden kann, vorauszusetzen, das ist eine Frage, welche uns nur zu fortgesetzter methodischer Forschung in dieser Beziehung auffordert.

SAMEDI 4 AOUT

Présidence de M. ROMITI

DES VARIATIONS DU SYSTÈME MUSCULAIRE DE L'HOMME

RAPPORT

par M. le docteur F. LE DOUBLE

Professeur d'anatomie à l'École de médecine de Tours, Membre correspondant de l'Académie de médecine, Lauréat de l'Institut, etc.

La section d'anatomie du XIIIe Congrès international de médecine a décidé qu'un rapport lui serait présenté sur la question des variations du système musculaire de l'homme ; j'ai été désigné pour rédiger ce rapport et c'est lui que je viens lire devant vous aujourd'hui.

1. Beckenneigung. *Arch. f. Gynaecol.* Bd. XIX, 1882.
2. Beitr. z. Anthrop. d. Beckens. *Arch. f. Anthrop.* Bd. XVII, 1887.
3. Anthrop. Untersuch. am Becken lebender Menschen. Dorp. 1884.

Cette question des variations du système musculaire humain, de même que celles des variations osseuses, vasculaires, splanchniques et nerveuses humaines, doit son existence aux tendances qui se sont introduites, il y a environ trente-cinq ans, dans l'étude de l'anatomie de l'homme. Cette anatomie qui a été longtemps l'*Ancilla chirurgiæ et medicinæ* et dont l'étude avait pour but exclusif la connaissance d'un certain nombre de détails indispensables au praticien, cette anatomie s'est émancipée de cet état d'infériorité, a conquis de haute lutte ses lettres de noblesse et pris, enfin, une des premières places parmi les sciences morphologiques.

De tous les êtres vivants l'homme est celui qui a été le plus souvent et le plus complètement disséqué. On sait donc depuis longtemps qu'il se rattache par son organisation aux *Mammifères supérieurs* et par ceux-ci aux autres *Vertébrés*, on sait quel est son mode de conformation et les aberrations de ce mode de conformation que l'on rencontre le plus communément.

Ce que l'on discerne depuis peu, c'est que ces aberrations regardées comme des jeux de la nature, *lusi naturæ*, fournissent, dans la plupart des cas, au contraire, des indications précieuses au point de vue de la signification des organes, en rappelant une disposition existant habituellement soit au cours du développement embryonnaire de l'individu, soit pendant l'évolution de l'espèce.

Sans doute la connaissance des variations du système musculaire de l'homme a appris au médecin : que la bronche gauche est suspendue par un muscle, qu'il en est de même du duodénum, que le mérycisme est dû vraisemblablement à la présence d'un faisceau contractile qui, du pilier médian du diaphragme, se porte sur l'estomac, etc.; et au chirurgien : que, dans la ligature des artères, il peut trouver au-devant de ces vaisseaux un plan inaccoutumé de fibres rouges, que presque tous les muscles qui servent, en pareil cas, de points de repère, peuvent être déplacés ou faire défaut; que les muscles moteurs de l'œil peuvent augmenter de nombre (muscle choanoïde), se dédoubler ou avoir des tendons surnuméraires, et l'opération du strabisme être rendue ainsi plus délicate; que la section du sterno-cléido-mastoïdien pour remédier au torticolis chronique peut n'avoir aucun effet par suite de l'existence d'un cléido-occipital et que la section du tendon d'Achille pour remédier au pied-bot peut n'avoir également aucun effet par suite de l'existence d'un soléaire surnuméraire, etc. Mais elle a appris aussi à l'ethnologue et à l'anthropologiste :

1° Qu'en raison de leur diversité, de leur fréquence et de leur nombre les variations des muscles de l'homme infirment la doctrine de la fixité du système musculaire dans l'espèce humaine ;

2° Qu'en raison de leur apparition plus commune dans certains groupes ethniques elles doivent être consultées comme les autres caractères anatomiques sur lesquels on se fonde pour déterminer la nature et le classement des principales divisions de la famille humaine.

En tenant compte des dissemblances de trajet, de forme, d'insertions et de structure des muscles du tronc et des membres et principalement des connexions plus ou moins intimes des muscles du visage entre eux, il est permis d'induire également que les agents actifs du mouvement diffèrent dans les diverses races. Ce qu'il est défendu d'admettre encore sans réserve, c'est qu'une variation musculaire quelconque soit plus commune dans les races noire, rouge ou jaune que dans la race blanche et chez les criminels et les déments d'une race quelconque que chez les individus normaux. On n'a pas constaté jusqu'ici d'anomalies musculaires propres à une race, mais il n'est pas douteux que dans une même race il est des sujets que les malformations en question épargnent, tandis qu'il en est d'autres chez lesquels elles sont extrêmement fréquentes.

On peut diviser les vices de conformation des muscles de l'homme en *anomalies reversives*, en *anomalies progressives* et en *anomalies monstruosités*. On ne devrait pas, il faut le dire, se servir en zoologie du mot anomalie qui implique l'idée de la fixité de l'espèce et de la connaissance de toutes les lois, mais bien de l'un ou l'autre des deux mots *variété*, *variation*, et si j'ai employé et emploierai encore le mot anomalie, c'est uniquement pour me conformer à l'usage, pour éviter une répétition fastidieuse et parce que, pour moi, variation et anomalie sont des termes synonymes.

Les variations reversives, théromorphiques, ataviques ou d'héritage, sont celles qui reproduisent ou tendent à reproduire dans le corps de l'homme un mode de conformation du système musculaire des animaux et principalement des *Mammifères supérieurs* (*Primates*), — mode de conformation dont on peut suivre les modifications d'un ordre dans un autre. Dans le règne animal, il y a différence d'échelon, différence sériaire ; or, dans la comparaison des divers modes de conformation organique, on ne peut supprimer un échelon, on doit le suivre dans le rang où il se présente. Pour interpréter une anomalie musculaire humaine, quelle qu'elle soit, il importe donc non seulement de retrouver cette anomalie constituant une disposition habituelle dans un animal donné mais encore de suivre cette disposition dans des organismes moins élevés et dans des organismes plus élevés que celui de cet animal. En d'autres termes, il faut essayer d'établir l'évolution de cette anomalie. Un certain nombre d'anomalies musculaires humaines apparaîtront, alors, comme une étape quelconque de la phylogenèse, « un souvenir histogénétique d'états qui ne sont plus », pour employer les expressions de mon éminent ami, M. le professeur Macalister, de l'Université de Cambridge.

Les théromorphies musculaires humaines sont attribuées par la plupart des anatomistes à ce *quid ignotum* qu'on appelle l'atavisme et par quelques-uns à des arrêts de développement, de nature pathologique, qui rendent définitifs certains stades de l'ontogenèse. Il est certain que la rudimentation graduelle du peaucier, de l'adducteur transverse du pouce et de l'adducteur transverse du gros orteil, du sterno-cléido-hyoïdien, la dissociation non moins graduelle des deux radiaux externes, de l'opposant et du court fléchisseur du petit orteil, l'apparition du diaphragme pré-cardiaque avant le diaphragme post-cardiaque, la migration progressive du long péronier latéral, du premier cunéiforme vers le premier métatarsien, celle des interosseux dorsaux du pied de la face plantaire vers la face dorsale du pied et leur état bipenniforme primitif, etc., reproduisent successivement chez l'embryon humain tous les divers types du système musculaire des *Vertébrés*, depuis les plus infimes (*Scinque*, *Uromastix spinipes*, *Platydactylus*) jusqu'aux *Primates*[1]. Mais qu'importe, au surplus. Dans un cas comme dans l'autre, sous l'influence de l'atavisme aussi bien que par suite d'un arrêt de développement pathologique déterminant la permanence de certains stades de l'ontogenèse, les variations du système musculaire de l'homme n'en sont pas moins souvent des images fidèles de ce qui existe normalement chez maints animaux. Comme variations musculaires humaines réversives typiques, je noterai les muscles dorso-épitrochléen et épitrochléo-olécrânien qui persistent normalement, l'un sous forme d'aponévrose, l'autre sous forme de ligament, l'omo-trachélien, constant chez les *Anthropoïdes*, le choanoïde qui est normal chez les *Macaques*, les quadriju-

1. L'ontogenèse explique admirablement certaines anomalies musculaires humaines qui ne sont que des ébauches incomplètes de conformations animales. Tels sont ces faisceaux de l'angulaire de l'omoplate qui se portent, après un trajet plus ou moins long, sur un os, un muscle ou une aponévrose du cou, etc.; tels sont encore ces faisceaux provenant du grand dorsal et qui vont s'insérer à la coulisse bicipitale, à l'aponévrose de l'aisselle, au tendon de la longue portion du biceps, etc. Les premières peuvent être regardées comme des portions en voie de disparition du système transverso-episcapulaire des *Reptiles*, les seconds, de l'arc axillaire des *Makis*, de l'*hyène*, etc.

meaux du cou et du bras, l'arc axillaire qu'on retrouve chez nombre de *Mammifères*, etc.

Les membres pelviens étant les homologues des membres thoraciques, il était à croire qu'on devait retrouver quelquefois dans les membres pelviens de l'homme des muscles qui ont disparu dans les membres thoraciques et réciproquement. L'apparition au membre supérieur des muscles court et long coraco-brachiaux, court radial antérieur et manieux correspondant au court et au long adducteurs de la cuisse, au pédieux et le développement au membre inférieur d'un poplité à deux chefs, d'un péronéo-tibial, d'un extenseur propre du 5e orteil, d'un extenseur propre du 2e orteil, d'un *abductor opponens*, les analogues du rond pronateur, du carré pronateur, de l'extenseur propre du petit doigt, de l'extenseur propre de l'annulaire, du long abducteur du pouce, du court extenseur du pouce et du faisceau proximal de l'adducteur transverse du pouce confirment cette induction. Autant et plus peut-être que les autres, ces théromorphies musculaires méritent de retenir l'attention du philosophe et du penseur.

Les *variations progressives*, dites aussi *évolutives* ou de perfectionnement, sont celles qui résultent de l'adaptation d'un muscle à de nouvelles fonctions. Cette adaptation a tantôt pour conséquence la disparition totale ou partielle des faisceaux de ce muscle, tantôt leur dissociation ou leur fusion plus prononcées. De là deux genres d'anomalies musculaires progressives : des *anomalies passivement progressives* et des *anomalies activement progressives*. Les premières sont donc l'effet d'un *regrès* et c'est pourquoi l'emploi de l'adjectif *régressif* a des inconvénients en tératologie. On l'a appliqué jusqu'ici aussi bien à la reproduction accidentelle, chez l'homme, d'une disposition animale qu'à l'absence ou à l'atrophie d'un organe humain sous l'influence de l'évolution. Les variations musculaires reversives sont encore dénommées à tort *régressives* par beaucoup d'anatomistes.

Parmi les anomalies musculaires passivement progressives, je citerai : la disparition ou l'état rudimentaire du peaucier cervico-facial, du long palmaire, du pyramidal de l'abdomen, du petit psoas, du plantaire grêle, des muscles du pavillon de l'oreille, de la portion proximale de l'adducteur transverse du gros orteil et de la portion distale de l'adducteur transverse du pouce, l'état semi-aponévrotique et la réduction des intercostaux internes et externes, de l'ischio-coccygien, le ligament de Civinini, le ligament stylo-hyoïdien, le ligament sacro-sciatique, les trousseaux fibreux que le biceps crural, le demi-tendineux, le demi-membraneux et le droit interne envoient sur la jambe, etc.

Parmi les anomalies musculaires activement progressives, j'indiquerai : l'indépendance fonctionnelle du pouce, la segmentation des extenseurs des doigts en cinq faisceaux, la fusion des deux tendons du jambier antérieur, celle du corps charnu du court extenseur du gros orteil et de celui du pédieux, la disparition du quatrième péronier, etc.

Partout et toujours éclate chez les êtres vivants une harmonie parfaite entre la forme d'un muscle et les conditions dynamiques de son travail. Partout et toujours chez les êtres vivants se révèle l'adaptation d'un muscle à sa fonction par l'influence de cette fonction même. Chez les *Oiseaux*, les *Chauves-souris* et les *Mammifères fouisseurs*, le muscle sterno-claviculaire a le même mode de conformation parce que, chez les uns comme chez les autres, il a les mêmes usages, il tire fortement en arrière, contre l'air qui résiste et réagit le segment primaire des membres antérieurs, qui entre en jeu dans l'action de voler et de creuser. Chez les *Oiseaux* la fonction du vol s'exerce dans des conditions fort différentes pour les diverses espèces : aussi la disposition anatomique des muscles moteurs de l'aile, des muscles pectoraux, varie-t-elle d'une espèce à l'autre. Tout le monde a pu remarquer que les *Oiseaux* qui ont de grandes surfaces d'ailes, comme l'*aigle*, la *frégate*, ne font que des battements d'une faible amplitude; cela tient à la grande résistance que l'aile à large surface rencontre sur l'air. Les *Oiseaux*, au contraire, qui n'ont que de très petites ailes, font des mouvements d'une grande étendue et compensent ainsi le peu de résistance que l'air leur fournit; le *guillemot* et le *pingouin* appartiennent à ce deuxième groupe. Si l'on admet que, parmi les *Oiseaux*, les premiers doivent faire des mouvements énergiques mais peu étendus, tandis que les seconds doivent faire des mouvements de peu d'énergie, mais d'une grande amplitude, on conclura nécessairement que les premiers devront avoir des muscles pectoraux gros et courts alors que chez les seconds, ces muscles seront larges et grêles. C'est précisément ce qui a lieu : on peut s'en assurer à la simple inspection des dimensions du sternum chez ces diverses espèces, car cet os mesure en quelque sorte la longueur des muscles pectoraux qui logent dans ses fosses latérales. Or, les *Oiseaux à larges ailes* ont un sternum large et court, les autres, un sternum long et effilé.

Quels sont les muscles les plus développés chez l'*ours*, qui est un animal grimpeur? Ceux qui remplissent les gouttières vertébrales. Quels sont les muscles qui prédominent chez le *kangourou*, le *lièvre*? Les muscles du saut et principalement les psoas qui fléchissent le premier segment du membre postérieur dont les dimensions contrastent si étrangement avec celles du premier segment du membre antérieur. Quels sont les muscles faciaux les plus volumineux du *lion*, du *tigre*, *Mammifères carnassiers* qui doivent attaquer une proie qui résiste et la mettre en morceaux? Les muscles élévateurs de la mâchoire inférieure qui arrondissent le visage et lui donnent un aspect si caracteristique. Chez les *Marsupiaux* et les *Monotrèmes* le pyramidal de l'abdomen qui comprime les glandes mammaires dans la poche où ces animaux logent leurs petits est plus long et plus large que le grand droit de l'abdomen.

Les recherches de J. Guérin sur des hommes adultes atteints d'une ankylose du pied et celles de Cruveilhier sur des vieillards ont établi que la suppression totale des fonctions des jumeaux de la jambe, du soléaire, des muscles des gouttières vertébrales et du diaphragme a pour conséquence leur dégénérescence graisseuse et la suppression incomplète de leurs fonctions, une transformation fibreuse partielle, un changement des rapports du tendon et du corps charnu. Borelli a fait voir, d'autre part, que « l'effort dont un muscle est capable est proportionnel à la section transversale de ses fibres rouges, tandis que l'étendue de son mouvement est proportionnel à leur longueur », proposition qu'on formule aujourd'hui que la notion du travail mécanique est mieux définie :

Le travail qu'un muscle peut produire est en proportion du poids de ses fibres rouges, tandis que les deux facteurs de ce travail, l'effort et l'etendue sont proportionnels l'un à la section et l'autre à la longueur desdites fibres.

Avec ces données on comprend de suite pourquoi le nègre à l'état sauvage a les muscles du mollet moins gros que le blanc à l'état civilisé. C'est parce qu'ils agissent sur un bras de levier plus long. La longueur moyenne du calcanéum du nègre à l'etat sauvage, mesuree du centre des mouvements de l'articulation du cou-de-pied à l'insertion du tendon d'Achille est à cette même longueur mesurée chez le blanc civilisé, comme 7 est à 5. L'étendue du mouvement circulaire que les gastrocnemiens impriment à cet os étant plus grand chez le premier, leurs fibres rouges se sont prolongees en bas aux dépens du tendon d'Achille.

Une contre-expérience facile à faire est la justification de ce qui précède : de même que l'allongement du calcanéum est suivi de l'allongement de la partie contractile du triceps sural, le raccourcissement du même os est accompagné du raccourcissement de la partie contractile du même muscle. A la station physiologique du parc des

Princes, où il peut garder des animaux en liberté sans que leurs mouvements soient entravés par la réclusion, M. Marey a réséqué le calcanéum de plusieurs *chevreaux* et de plusieurs *lapins* de manière à réduire de moitié environ le bras de levier des gastrocnémiens. L'un de ces *lapins* chez lequel l'opération a été suivie d'une guérison rapide a été sacrifié au bout d'un an en même temps qu'un autre *lapin* normal. Or, tandis que chez le lapin normal, les faisceaux rouges et le tendon des gastrocnémiens avaient à peu près la même longueur, chez le lapin dont le calcanéum avait été réséqué, les faisceaux rouges n'avaient déjà plus guère que la moitié de la longueur du tendon.

Des recherches analogues entreprises par MM. Roux et Joachimsthal les ont conduit à formuler les mêmes conclusions. Ainsi est démontré par l'observation et par l'expérimentation, c'est-à-dire d'une façon irréfutable, que les gastrocnémiens sont chez le nègre à l'état sauvage et chez le blanc civilisé en harmonie parfaite avec les conditions de leur travail. Chez le nègre à l'état sauvage qui se couche ou reste accroupi dès qu'il ne marche plus et court plus volontiers qu'il ne marche : faisant ainsi le même chemin en moins de temps; chez lequel, par conséquent, les mouvements d'amplitudes des jambes sont plus grands, mais durent peu, les gastrocnémiens sont plats, c'est-à-dire formés par des fibres contractiles longues et raréfiées; le mollet paraît absent. Chez l'homme civilisé, au contraire, qui marche d'ordinaire à petits pas et lentement, demeure volontiers debout et use de ses gastrocnémiens soit pour supporter des fardeaux, soit pour s'arc-bouter dans l'effort pour pousser ou traîner quelque objet résistant, ils sont renflés, autrement dit constitués par des fibres contractiles courtes et multipliées; le mollet est plus ou moins saillant.

Le biceps fémoral, bien reconnaissable chez la plupart des *Mammifères*, y offre, dans ses attaches inférieures surtout, une extrême variabilité. Chez certains *Quadrupèdes*, il s'insère tout le long de la jambe, presque jusqu'au talon; chez ceux-ci la jambe ne s'étend jamais sur la cuisse. Chez les animaux qui jouissent de la faculté de sauter, l'attache inférieure du biceps est déjà plus élevée. Elle l'est plus encore parmi les *Simiens* qui peuvent presque étendre la jambe sur la cuisse et se tenir debout. Enfin chez l'homme, le biceps, qui, dans les *Quadrupèdes* est presque entièrement formé de fibres rouges, est devenu en partie tendineux et s'insère à la tête du péroné.

Le muscle droit interne de la cuisse présente cette même variabilité dans ses attaches et dans sa structure. Si on observe sa disposition chez l'homme on voit à la fois que l'attache de ce muscle à la jambe se fait très près du genou, que sa partie contractile est courte et que son tendon est assez long. Qu'on examine le même muscle sur un *singe*, on voit les fibres rouges gagner de la longueur aux dépens de celles du tendon qui se trouvent réduites à une brièveté extrême et l'attache inférieure beaucoup plus éloignée du genou. Cette variabilité du point d'attache est encore sensible dans le muscle demi-tendineux, qui emprunte son nom à la disposition qu'il présente chez l'homme où la moitié environ de la longueur de ce muscle est occupée par le tendon. Dans l'espèce humaine, en effet, l'attache inférieure du demi-tendineux est très voisine de l'articulation du genou, mais chez les *singes* où il se fixe plus bas, le muscle a presque entièrement perdu son tendon; il l'a perdu tout à fait chez la plupart des autres *Mammifères*, chez le *coaïta*, par exemple.

A quoi tiennent ces différences? A la substitution de la station bipède à la station quadrupède qui a entraîné une diminution progressive de l'étendue des mouvements de l'attache mobile de chacun de ces muscles.

Lorsque l'anatomie comparée nous montre une parfaite harmonie entre la forme des muscles dans les différentes espèces animales et les caractères de la fonction musculaire chez ces mêmes espèces, la conclusion la plus naturelle ne semble-t-elle pas être que l'organe a subi l'influence de la fonction?

La loi qui semble dans la série animale présider à l'évolution musculaire de l'avant-bras, consiste à diviser, à dissocier des masses primitivement réunies pour arriver à en former de secondaires. Si l'on voit un muscle se dédoubler en deux corps distincts et ensuite chacun de ces corps se modifier dans sa configuration et ses insertions pour acquérir une indépendance complète, il est évident que des mouvements plus déliés, plus variés, pourront être effectués par le *Mammifère* chez lequel une pareille transformation se sera opérée. Il sera mieux armé dans la lutte pour la vie et ce qui n'est d'abord qu'une anomalie pourra peut être à la longue devenir un organe fixe. Un fait digne d'intérêt sous ce rapport est la différenciation, devenue entière chez la généralité des hommes, du long fléchisseur du pouce d'avec le fléchisseur commun profond des doigts. Un travail analogue s'effectue insensiblement du côté des extenseurs des doigts[1]. Ce travail de morcellement tant de la masse des fléchisseurs que de la masse des extenseurs des doigts est l'inverse de celui qu'on remarque

1. Certains pianistes, pour donner plus de liberté au quatrième doigt, se font couper la bride fibreuse qui réunit le tendon de ce doigt à celui de l'extenseur du médius.

dans les membres inférieurs humains. Là, toutes les masses charnues sont compactes, solides; tout y est dirigé vers un but unique, le soutien du poids du corps et la marche. Aussi assiste-t-on à l'absorption des muscles l'un par l'autre. C'est le cas pour l'extenseur propre du gros orteil fusionné avec un abducteur qui apparaît encore parfois à l'état isolé; c'est encore le cas pour le groupe péronier, il s'est condensé en s'emparant d'un quatrième péronier qui se montre encore assez fréquemment. Il en est de même pour le court extenseur propre du gros orteil qui se joint à la masse générale du pédieux.

On peut suivre pas à pas dans la série animale cette adaptation lente mais progressive des agents actifs du mouvement à de nouvelles fonctions. L'indépendance fonctionnelle du pouce qui fait de la main de l'homme un si merveilleux organe de tact et de préhension, n'existe pas chez les *Cercopithèques* où le fléchisseur commun profond des doigts fournit un tendon à chacun des cinq doigts de la main. Dans les *Anthropoïdes* le mode de conformation est très variable. Ainsi la présence d'un long fléchisseur propre du pouce plus ou moins indépendant semble être la règle chez le *gibbon* comme l'absence de ce muscle plus ou moins isolé paraît être la règle chez l'*orang*. Dans la plupart des *gorilles* et des *chimpanzés* il n'y a qu'un fléchisseur commun profond des doigts divisé suivant l'axe vertical du membre en deux portions distinctes, une portion cubitale allant aux trois derniers doigts et une portion radiale allant à l'index, de laquelle se détache un tendon très grêle pour le pouce. A l'extrémité inférieure de l'échelle des Vertébrés, chez le *cryptobranche*, par exemple, le fléchisseur commun superficiel et le fléchisseur commun profond des doigts ne font qu'un.

Le peaucier qui se cantonne à la région cervico-faciale chez l'homme est déjà plus étendu chez les *Anthropoïdes* et se prolonge sur toute la nuque, la partie supérieure du dos, de l'épaule et de la poitrine chez le *Cynocéphale* qui établit la transition entre les *Singes bipèdes* et les *Singes quadrupèdes*. Dans les autres *Mammifères* et les *Oiseaux* il double toute l'étendue de la peau et sert à faire trémousser les poils et les plumes et à les débarrasser de tout corps malpropre ou dangereux. Est-il besoin d'ajouter que chez ces derniers animaux aucun des membres ne peut servir à cet usage? Les muscles de la face qui ne forment qu'un seul muscle qui est une dépendance du peaucier chez les *Singes inférieurs* sont intriqués et grossiers chez les *Anthropoïdes* et chez les individus appartenant aux races colorées et nettement divisés chez le blanc dont la mimique faciale est si expressive.

Parmi les anomalies musculaires humaines il en est enfin un certain nombre qu'on ne peut, en raison de l'insuffisance actuelle de nos connaissances, faire figurer, sans forcer la vérité, dans les deux classes d'anomalies sus-indiquées, ce sont les *anomalies-monstruosités*. Tels sont les muscles pharyngo-azygos, pubio-péritonéal, pubio-transversal, droit latéral de l'abdomen, unci-pisiformien, pré-sternal, etc. Telles sont aussi ces masses musculaires striées étranges auxquelles M. Zenker a donné le nom de *Rhabdomyomata* et qu'on peut rencontrer dans le rein et les autres glandes de l'organisme et qui ont été spécialement étudiés par MM. Huber et Borström. Mais de ce que l'explication de ces productions insolites nous échappe encore, qu'elles nous semblent aujourd'hui de véritables aberrations de développement, des monstruosités en un mot, il n'en résulte pas qu'il doive éternellement en être ainsi. Avec les progrès de l'anatomie comparée, de l'histologie, de l'embryogénie et de la tératologie expérimentale, ces variations iront certainement chaque jour en diminuant de nombre.

Est-il possible, ainsi qu'on l'a dit, de déduire de l'étude des variations musculaires humaines toute l'histoire de l'homme, son origine, sa généalogie et les parentés présentes ou passées qu'elle comporte? En aucune façon. D'abord parce que l'anatomie du système musculaire des *Vertébrés* est encore imparfaitement connue dans son ensemble, dans ses détails et dans ses variétés. Ensuite parce que l'homologation des muscles des animaux a été et est encore le sujet de dissidences très grandes entre les anatomistes les plus autorisés, dissidences qui s'expliquent dans les classifications par la distance des types comparés. Enfin parce qu'il n'existe pas encore une nomenclature anatomique qui réalise cette condition indispensable d'une bonne nomenclature : d'être applicable à la myologie humaine et à la myologie comparée. Ce qu'il est sagement permis de conclure de l'étude des variations musculaires humaines, c'est que les variations réversives rattachent l'homme aux animaux par d'étroits et nouveaux liens alors que les variations progressives tendent à l'en éloigner de plus en plus.

Quelles sont les régions du corps de l'homme qui offrent le plus de variations musculaires? Wood qui a disséqué un à un tous les muscles du cou, de la nuque et du tronc de 36 sujets (18 hommes et 18 femmes), a trouvé 90 variations des muscles du tronc et 411 variations des muscles des membres dont 292 variations des muscles des membres thoraciques et 119 variations des muscles des membres abdominaux. Dans chacun des membres il a remarqué que les muscles des extrémités distales avaient subi plus de changements que ceux des extrémités proximales. S'il en est ainsi des autres variations des artères, des nerfs, etc., des membres — et il paraît bien en être ainsi, — et s'il est donné d'ajouter à la statistique générale de mon bien regretté ami Wood, vérifiée et reconnue exacte et à celle que j'ai établie dans mon *Traité des variations du système musculaire de l'homme et de leur signification au point de vue de l'Anthropologie zoologique*, la doctrine de l'évolution en recevra un nouvel appoint. Quelles sont, en effet, si cette doctrine est plus qu'une hypothèse, les régions du corps de l'homme qui doivent nécessairement offrir le plus de variations musculaires :

α) Les membres. Pourquoi? Parce que les fonctions des muscles du tronc ont été moins modifiées que celles des muscles des membres dont le postérieur a été obligé de s'adapter à la station bipède et dont l'antérieur est devenu un organe de tact et de préhension.

β) Les membres thoraciques. Pourquoi? Parce que les fonctions des muscles des membres thoraciques ont été entièrement transformées, tandis que celles des membres pelviens ont été conservées bien que modifiées. Les membres thoraciques soutenus par le corps au lieu de le soutenir, ne servent plus qu'au tact et à la préhension alors que les membres pelviens servent toujours à la sustentation et à la locomotion.

γ) Les extrémités distales des membres. Pourquoi? Parce que les muscles des extrémités distales des membres, chargés plus spécialement que les muscles des extrémités proximales des nouvelles fonctions dévolues à ces membres ont subi plus de changements.

Mais la statistique de Wood et la mienne ne peuvent malheureusement pas être acceptées sans réserve : elles s'appuient, l'une et l'autre, sur un nombre insuffisant de dissections et les muscles de la tête, des parois de l'abdomen, du périnée et le diaphragme n'y figurent pas. La Société anatomique anglaise l'a si bien compris que sur l'initiative de MM. Cunningham et Macalister, elle a décidé, en 1889, que dorénavant on rechercherait chaque année et simultanément dans chacun des 56 Instituts anatomiques du Royaume le degré de fréquence d'apparition de quelques anomalies désignées d'avance et que les documents résultant de cette enquête, remis à une commission nommée *ad hoc*, serviraient à dresser une statistique qui fût à l'abri de tout reproche. Quand on songe combien peu de sujets sont mis à la disposition des élèves sans avoir été autopsiés et combien il faut de temps pour disséquer un à un tous les muscles d'un même sujet, cette manière de procéder paraît vraiment pratique.

Quels sont les muscles qui disparaissent le plus communément de l'organisme humain? S'il est encore impossible d'affirmer catégoriquement quelles sont les régions du corps de l'homme qui présentent le plus de variations musculaires, il n'est pas douteux, et cela de l'avis des anatomistes de tous les pays et de tous les temps, que les muscles qui font le plus souvent défaut chez nous sont ceux qui nous sont foncièrement devenus inutiles. Le pyramidal de l'abdomen qui, chez les *Didelphiens* joue un rôle considérable relatif à la nutrition du fœtus enfermé dans la poche marsupiale, le petit psoas dont le volume dépasse celui du grand psoas chez les *Animaux essentiellement sauteurs*, le petit plantaire et le plantaire grêle qui chez les *chauves-souris* et quelques *Quadrupèdes* constituent des fléchisseurs communs sous-cutanés des doigts superposés aux fléchisseurs communs superficiels, etc.

C'en est assez. Il ressort amplement de cet exposé succinct de l'état actuel de nos connaissances sur la question des variations du système musculaire de l'homme que, pour que l'étude de cette question devienne de plus en plus fructueuse, il faut :

I. — Poursuivre l'unification de la nomenclature des muscles humains et celle des muscles des animaux, entreprises par les Congrès internationaux de médecine humaine et de médecine vétérinaire tenus à Bâle, en 1895, à Berne, en 1895, à Moscou, en 1898.

II. — En attendant que cette réforme, longue et difficile à réaliser, soit menée à bonne fin, adopter de préférence dorénavant pour les muscles, comme pour les autres organes, les dénominations topographiques qui s'appliquent aussi bien à l'anthropotomie qu'à la zootomie. Au lieu d'antérieur, de postérieur, de supérieur, d'inférieur, d'interne, d'externe, dire : ventral, dorsal, crânial, caudal, proximal, distal et pour les membres : radial, péronéal, ulnaire, cubital. Signaler en même temps entre parenthèses le mot latin adopté pour chaque muscle par la « Basler nomenclatur ».

III. — Indiquer dans chaque Congrès annuel national ou international d'anatomie humaine une ou plusieurs anomalies musculaires qui devront être recherchées simultanément dans toutes les salles de dissection des Écoles médicales d'un même pays ou de plusieurs pays.

IV. — Transmettre au bout d'un an, à l'exemple des anatomistes anglais, les résultats ainsi obtenus à une Commission nationale ou internationale nommée *ad hoc*, chargée de les centraliser et de les discuter.

V. — Continuer les recherches sur les différences de largeur, d'épaisseur, de structure, etc., des muscles normaux dans les races de couleur et dans la race caucasique.

VI. — Décrire minutieusement toutes les aberrations musculaires humaines, sans oublier les modifications imprimées par elles aux vaisseaux, aux nerfs et surtout aux os des régions dans lesquelles elles se montrent.

VII. — Disséquer spécialement dans toutes les races l'appareil locomoteur des criminels et des déments pour infirmer ou corroborer définitivement les doctrines lombrosiennes touchant le moins grand degré de fréquence des anomalies chez les normaux.

VIII. — Multiplier les expériences physiologiques de MM. Roux, Marey et Joachimsthal, destinées à établir les modifications qu'impriment aux agents actifs du mouvement celles des leviers osseux sur lesquels ils se fixent.

IX. — Établir par un assez grand nombre de dissections quel est, non seulement chez les *Anthropoïdes*, mais aussi chez la plupart des *Mammifères supérieurs*, le type normal du système musculaire et ses variations les plus ordinaires.

X. — Fournir la preuve que les anomalies musculaires réversives et progressives qui relient naturellement les ordres entre eux manquent ou sont si rares dans certains ordres qu'on est forcé de croire à une ou plusieurs solutions de continuité dans la chaîne des animaux vivants.

XI. — Déterminer nettement l'homologie d'un nombre considérable de variations du système musculaire humain et de dispositions normales similaires du système musculaire animal.

XII. — Reconnaître — l'hypothèse de la filiation directe de tous les êtres vivants étant démontrée inadmissible en principe — pour quels chiffres figurent dans les variations musculaires humaines dont l'homologie a été déterminée d'une façon précise, celles qui reproduisent une disposition simienne et celles qui reproduisent une disposition autre.

XIII. — S'assurer positivement si, comme il paraît résulter des études de MM. Gegenbaur, His, Macalister, Ruge, etc., et des miennes, l'ontogenèse est pour les muscles de l'homme, de même que pour la généralité, sinon la totalité de ses autres organes, un résumé rapide et succinct de la phylogenèse.

XIV. — Constituer un ou plusieurs musées de myologie anthropologique dans lequel ou dans lesquels seront gardées, soit desséchées, soit dans des liquides conservateurs, soit à l'état de moulages coloriés ou de dessins, les variations les plus typiques et les plus communes des muscles de l'homme et les dispositions normales homologues certaines des autres *Mammifères*.

LES CENTRES DE PROJECTION ET LES CENTRES D'ASSOCIATION

RAPPORT

par M. DEBIERRE
Professeur d'Anatomie à la Faculté de médecine de Lille

L'écorce est étendue sur le cerveau comme un manteau couvert de plis. On a beaucoup attaché d'importance à ces plis en anatomie systématique. Ils ont servi à diviser le cerveau en lobes et en circonvolutions.

Partout, à quelques différences près, ce manteau présente la même structure ; et cependant, les expériences de vivisections et les observations cliniques et anatomo-pathologiques sur le cerveau de l'homme, ont montré que les diverses régions de l'écorce sont loin d'avoir la même valeur physiologique.

Qu'une lésion destructive frappe les circonvolutions centrales, il surviendra une paralysie plus ou moins étendue des muscles du côté opposé du corps, en un mot l'*hémiplégie*. Qu'une lésion frappe le pied de la troisième circonvolution frontale gauche, et elle sera suivie d'*aphasie motrice*. Supposez que la première circonvolution temporale soit détruite, et il y aura *surdité verbale*. La région des plis courbes est-elle frappée, il y aura *cécité verbale*. Est-ce l'écorce du pourtour de la scissure calcarine qui a subi une lésion destructive, il surviendra de l'*hémianopsie*. Par contre, une lésion étendue de l'écorce grise du lobe frontal ou du lobe pariéto-temporal, ou passera inaperçue ou ne se manifestera que par un certain trouble apparent dans l'activité psychique.

Que conclure de ces faits, sinon que la structure intime de l'écorce cérébrale n'a pas, au point de vue fonctionnel, une grande importance? Ce qu'il importe de connaître, ce sont les connexions de l'écorce avec les masses grises inférieures de l'encéphale et de la moelle, et les connexions qui existent entre les diverses régions de l'écorce cérébrale elle-même.

A ce point de vue on peut dire que l'écorce cérébrale tout entière est avant tout un organe où les fibres nerveuses viennent aboutir et d'où partent, à leur tour, des fibres nerveuses corticofuges.

Nous savons que toutes ces connexions s'établissent par les fibres de la substance blanche des hémisphères. Ces fibres ont été justement divisées en trois groupes :

1° Fibres de projection;
2° Fibres d'association;
3° Fibres commissurales.

Nos connaissances sur l'origine et la terminaison de ces trois ordres de fibres sont encore fort incomplètes et surtout manquent de précision.

Cependant il paraît aujourd'hui avéré, depuis les recherches de Flechsig, que les fibres de projection n'existent que pour un tiers environ de la surface de l'écorce. De telle sorte que les deux tiers de la surface des hemisphères du cerveau sont dépourvus de connexions anatomiques directes avec les centres nerveux inférieurs, notamment les centres bulbo-spinaux.

Le reste de l'écorce — et c'est là la *zone silencieuse* — est occupée par les fibres commissurales et les fibres d'association.

L'écorce cérébrale est la partie la plus élevée de l'encéphale des animaux. Elle n'existe pas chez les Poissons où le télencéphale est réduit au ganglion de la base, *ganglion basal*, homologue du corps strié des Vertébrés supérieurs.

Le manteau commence à apparaître chez les Batraciens, pour augmenter en volume et en importance fonctionnelle chez les Reptiles, les Oiseaux et les Mammifères Chez ces derniers il prend une ampleur considérable. Chez aucun animal cependant il n'a autant d'importance que chez l'homme.

Toutes les impressions sensitives et sensorielles de la périphérie viennent tomber sur l'ecorce après avoir parcouru les fibres nerveuses centripètes qui y aboutissent. De cette écorce partent, en sens contraire, d'autres fibres, fibres nerveuses centrifuges, par lesquelles le telencéphale reagit sur les organes périphériques moteurs ou sécretoires. Ces fibres centripètes et centrifuges constituent le système des *fibres de projection*.

Chez l'homme comme chez les autres Mammifères, les excitations qui viennent ébranler les extremites des nerfs sensibles périphériques sont conduites par des faisceaux de fibres centripètes, les *voies de sensibilité*, vers l'écorce grise du cerveau et y déterminent des modifications dont l'essence même nous échappe, mais qui donnent lieu à une impression perçue, à une *sensation*. Cette sensation sera tactile, visuelle, auditive, gustative, olfactive, suivant la terminaison nerveuse qui aura été excitée et suivant le point particulier de l'écorce auquel l'excitation périphérique aura été transmise. A toutes ces excitations du dehors, nous pouvons répondre par des mouvements périphériques correspondants, grâce à des faisceaux de fibres nerveuses centrifuges, les *voies motrices*, qui relient l'écorce à tous les muscles du corps.

Ce sont là les fonctions de relation qui sont communes à l'homme et à tous les autres Mammifères, et qui peuvent s'accomplir sans que nous en ayons conscience par le phénomène de la répétition et de l'habitude.

Mais à côté de ces fonctions il en est d'autres qui ont pour siège le cerveau et qui sont beaucoup moins développées chez les autres Mammifères que chez l'homme. Ces fonctions sont les *fonctions psychiques*. Les parties du manteau cérébral qui constituent les rouages de ces fonctions considérablement amplifiées dans le cerveau humain correspondent aux 2/5 de la face externe des hémisphères cérébraux. Là, la sensation peut être emmagasinée et remémorée à un moment donné. Elle donne lieu à des *images* à l'aide desquelles nous pensons, nous comparons, nous jugeons et agissons sans que la sensation primitive, de longtemps évanouie, soit présente.

La méthode embryologique de Flechsig et la methode de dégénérescences secondaires à la suite de lésions circonscrites, ont permis de suivre les connexions qui existent entre l'écorce du cerveau et les noyaux gris sous-jacents du névraxe. Elles ont permis à Flechsig de montrer que contrairement à ce que l'on avait cru jusqu'ici toutes les zones de l'écorce ne sont pas reliées par des faisceaux de fibres nerveuses aux masses grises inférieures de l'axe cérébro-spinal, c'est-à-dire qu'il est des parties de l'écorce dépourvues de fibres de projection.

Ce fait important a permis à Flechsig de diviser l'écorce du cerveau en deux zones distinctes : une zone comprenant toutes les régions de l'écorce reliées par des fibres de projection à des masses grises nerveuses situées plus bas dans le névraxe : la *zone des fibres de projection* ou les *sphères sensorielles*, et une zone comprenant toutes les parties de l'écorce dépourvues de fibres de projection, mais reliées par de nombreuses fibres d'association aux sphères sensorielles : la *zone des fibres d'association*.

A. *Centres de projection.*

La zone des centres de projection comprend quatre sphères sensorielles qui sont des centres phycho-sensoriels, quelque chose comme les régions où sont déposées les images commémoratives des impressions sensorielles.

1. *La sphère du tact et de la sensibilité organique*, la plus précoce dans son développement embryonnaire, la plus étendue de toutes,

comprend les circonvolutions centrales, la base des circonvolutions frontales et la majeure partie de la circonvolution du corps calleux. A toute cette partie de l'écorce aboutissent les fibres de la voie sensitive centrale amenant au cerveau les impressions de sensibilité générale recueillies par les terminaisons nerveuses sensitives périphériques de la moitié opposée du corps. Dans toute l'étendue de cette zone, on trouve des cellules pyramidales géantes semblables à celles des cornes antérieures de la moelle épinière : ce sont les cellules radiculaires des fibres de la voie motrice tactile. Cette sphère sensitive est le centre des sensations tactiles, musculaires et des sensations d'innervation du côté opposé du corps.

La sphère de sensation du corps est la sphère de beaucoup la plus importante pour le développement intellectuel. Les autres sphères pourraient en grande partie disparaître sans qu'il fallût renoncer à l'acquisition d'une activité mentale relativement bonne, ainsi qu'en témoigne l'exemple de Laura Bridgeman.

2. La *sphère de l'olfaction* comprend le trigone olfactif et la partie voisine du lobe orbitaire et du gyrus fornicatus, la substance perforée antérieure et la partie voisine de la circonvolution de l'hippocampe. Le sens olfactif, très réduit chez l'homme, est relié par des fibres de projection à la couche optique, au noyau lenticulaire et à la corne d'Ammon.

De la sphère olfactive partent des conducteurs qui vont au globulus pallidus et au thalamus (voies réflexes corticofuges?).

3. La *sphère de la vision* est concentrée autour de la scissure calcarine (lobe occipital), dans le cuneus et la portion postérieure de la circonvolution linguiforme et peut-être s'étend-elle jusque dans la région des plis courbes. Les fibres centripètes viennent de la couche optique, du corps genouillé externe et du tubercule quadrijumeau antérieur. Des fibres centrifuges la relient à la couche optique correspondante, et comme celle-ci est à son tour reliée, soit à des noyaux gris sous-jacents, soit à la sphère tactile, on peut comprendre l'influence de la sphère visuelle sur certains mouvements périphériques.

La destruction de la sphère visuelle (centre psycho-optique), champ des représentations visuelles, donne lieu à la cécité corticale (cécité psychique, amnésie optique) ou perte des sensations visuelles conscientes, dont la *cécité verbale* n'est qu'une forme particulière, et qui consiste, on le sait, en ce que l'individu ne comprend plus les caractères écrits ou imprimés (alexie). La lésion d'un côté détermine l'abolition de la vision de la moitié de la rétine du côté de la lésion. Les cas d'hémianopsie montrent que les deux moitiés gauches des deux champs visuels se projettent sur le lobe occipital droit, les deux moitiés droites sur le lobe occipital gauche. La destruction d'un cuneus produit l'hémianopsie du même côté, la lésion bilatérale, la cécité complète.

Shaw et Thompson ont montré (68e *Congrès des naturalistes allemands*, Francfort-sur-le-Mein, 1896), par des expériences faites sur le singe, qu'une lésion de l'écorce du lobe occipital donne lieu à des dégénérescences descendantes dans des fibres qui se rendent du lobe occipital dans le pulvinar, le corps genouillé externe et le tubercule quadrijumeau antérieur en passant par la partie la plus reculée de la capsule interne. Une autre partie des fibres dégénérées traversent le bourrelet du corps calleux et se rendent dans l'écorce du lobe occipital de l'hémisphère contra-latéral, ou descendent dans la calotte du pédoncule cérébral, en paraissant aller se perdre dans la substance grise du locus niger ou du pont de Varole. D'autres enfin passent par la voie de la commissure postérieure et semblent se terminer dans la substance grise de l'aqueduc, associant ainsi probablement l'écorce avec les noyaux des nerfs moteurs de l'œil.

4. La *sphère de l'audition* embrasse la première circonvolution temporale et ses contreforts sylviens. Elle est reliée par des fibres centripèdes aux tubercules quadrijumeaux postérieurs et au corps genouillé interne et par des fibres centrifuges (faisceau temporal cortico-protubérantiel ou faisceau de Türck) passant par le tiers externe du pied du pédoncule cérébral, aux noyaux du pont de Varole.

La destruction de la sphère auditive (centre psycho-acoustique) détermine la surdité psychique (amnésie acoustique ou perte des images commémoratives des impressions auditives). Cette destruction rend sourd du côté opposé à la lésion. La destruction partielle du centre du côté gauche produit la surdité verbale qui n'est qu'une forme de la surdité psychique.

Outre ces fibres de projection reliant les sphères sensorielles aux masses grises inférieures du névraxe, il y a encore, dans chaque centre de projection, des fibres descendantes et des fibres ascendantes reliant ce centre à la couche optique correspondante.

Enfin des centres sensitifs sortent l'ensemble des fibres motrices du cerveau. La plus grande partie de celles-ci proviennent de la sphère tactile. La sphère de l'audition pour son compte n'en fournit guère plus de la cinquième partie, et la sphère visuelle en renferme moins encore.

Il résulte de cette description que tous les centres sensitifs sont pourvus de fibres centripètes et de fibres centrifuges. Ce sont donc des *centres sensitivo-moteurs*. En outre, la *zone motrice de Charcot* n'est représentée que par la sphère tactile. Le cerveau moteur est de la sorte plus étendu que Charcot ne le supposait.

Les fibres nerveuses des centres olfactif, visuel et auditif n'apparaissent qu'après celles du centre tactile et dans l'ordre énoncé. Le centre tactile est le plus étendu de tous. Ce qui n'a pas lieu de surprendre si l'on veut bien retenir que les sphères sensorielles ne sont, au fond, que la projection sur notre écorce cérébrale des surfaces sensibles dans lesquelles se terminent les nerfs périphériques. La sphère représentant la zone dans laquelle se projette la surface tactile de chaque moitié du corps, la zone où aboutissent les impressions du monde extérieur et les impressions internes, devait fatalement occuper autrement d'espace que les sphères olfactive, visuelle et auditive. Cette sphère qui tient sous sa dépendance tous les mouvements du corps est, au même titre que les autres sphères sensorielles, un centre de perception simple, organe central d'un acte réflexe conscient ou même inconscient, dont la voie centripète est constituée par une série de neurones ascendants superposés et la voie centrifuge par une série de neurones descendants superposés. Les centres de projection, centres sensitivo-moteurs, centres psycho-moteurs considérés en eux-mêmes, indépendamment des centres d'association qui les entourent, constituent donc de vrais centres nerveux pour les réflexes d'origine corticale.

B. *Centres d'association.*

Les centres de projection sont séparés les uns des autres par des circonvolutions auxquelles n'aboutissent ni fibres nerveuses sensitives, ni fibres motrices, puisque leur destruction ne donne lieu à aucun trouble du côté de la sensibilité ou de la motricité. Ces circonvolutions constituent des *centres d'association*.

Ces centres sont au nombre de trois :

1° Le grand *centre d'association postérieur* localisé dans le lobe pariétal, la partie antérieure du lobe occipital (face externe), la circonvolution temporale inférieure, la circonvolution fusiforme, une partie de la circonvolution linguale et le précunéus.

2° Le *centre d'association moyen* correspond à l'insula de Reil.

3° Le *centre d'association antérieur* qui comprend la plus grande partie du lobe frontal, à l'exclusion de la 3e circonvolution frontale.

L'ensemble de ces centres, intermédiaires aux centres de projection, occupe les 2/3 de la surface de l'écorce cérébrale. Leurs fibres unissent entre elles différentes parties de l'écorce et restent indépendantes des masses grises du névraxe. Aucune impression partie du monde extérieur ou du milieu interne ne peut donc venir directement les atteindre, de même qu'elles restent sans influence immédiate sur nos organes et sur nos muscles. Apparues au second mois de la vie, elles vont se rendre d'un centre d'association dans un centre de projection. Par rapport aux centres d'association elles sont ou centripètes ou centrifuges. Les fibres centripètes proviennent des centres de projection et se terminent dans les centres d'association : elles transmettent à ceux-ci toutes les sensations recueillies dans les sphères sensorielles. C'est dans ces centres d'association que toute sensation perçue laisse une empreinte plus ou moins indélébile qui constitue le souvenir, sorte d'image qui se fixe dans l'écorce grise comme les rayons lumineux se fixent sur la plaque photographique. C'est là que se rencontrent les sensations tactiles, visuelles, auditives, olfactives ; c'est là qu'elles se combinent, qu'elles sont comparées entre elles et comparées à des sensations antérieures. C'est là que se donnent rendez-vous les sensations immédiates ou remémorées du monde extérieur et des milieux internes ; c'est là que l'esprit trouve les éléments de tous les actes psychiques.

Les fibres centrifuges qui partent des centres d'association vont se terminer dans les sphères sensorielles. Elles maintiennent les centres de projection sous la dépendance des centres d'association et permettent à ceux-ci d'exercer, soit une action inhibitrice, soit une action volontaire par réaction de l'esprit sur les cellules d'origine des voies motrices centrales qui actionnent à leur tour les neurones périphériques. Les centres d'association sont donc des centres de perception complexe (associations d'images et d'idées, jugement, volition).

Les centres de projection chez tous les mammifères présentent un développement correspondant à l'étendue des surfaces sensibles périphériques correspondantes. Les centres d'association, au contraire, sont développés parallèlement à l'étendue des facultés intellectuelles de l'animal. Ainsi, chez les rongeurs, les centres d'association feraient totalement défaut selon Flechsig, et les centres de projection se toucheraient dans l'écorce. Chez les carnassiers ils sont encore peu développés. Chez les singes supérieurs, les centres d'association atteignent une étendue égale à celle des centres de projection. Chez l'homme seul les centres d'association atteignent assez de développement pour occuper les 2/3 de la surface du manteau cérébral, et parmi les hommes ce sont les hommes à haute culture intellectuelle, les savants, les hommes de génie, qui ont les centres d'association les plus développés. Voilà pourquoi le lobe pariétal du cerveau qui forme une partie importante du grand centre d'association postérieur s'est montré particulièrement développé chez les grands hommes d'après His, Flechsig, Rüdinger Kupffer, tandis que chez les idiots, les arriérés, les imbéciles, ce lobe resterait ordinairement petit.

Je ne contredirai pas ces assertions. Toutefois je me permettrai de faire la remarque qu'il n'est pas rare de voir des sujets d'intelligence très ordinaire posséder un cerveau dont le lobe pariétal est très développé.

Ces centres d'association diffèrent entre eux au point de vue du siège qu'ils occupent : le centre postérieur relie l'une à l'autre la sphère tactile, la sphère auditive et la sphère visuelle ; le centre moyen est intercalé entre la sphère tactile et la sphère auditive, le centre antérieur sépare la sphère tactile de la sphère olfactive. Ils n'ont pas non plus la même valeur fonctionnelle. Le centre antérieur du frontal serait le siège du raisonnement et de la personnalité. Le centre moyen serait le carrefour où les impressions sensitives et acoustiques viendraient s'associer avec les images motrices des lèvres de la langue et du voile du palais. C'est donc un centre dont les rapports sont étroits avec la faculté du langage. Le centre d'association postérieur paraît être le rendez-vous de toutes les sensations tactiles, visuelles et acoustiques. C'est la région de l'écorce qui nous met immédiatement en relation avec le monde extérieur. Ce centre n'est pas simple, il est composé de petits centres à fonction différente. Ainsi une lésion limitée de l'écorce survenant au niveau du gyrus supra-marginalis détermine l'alexie ou aphasie optique, c'est-à-dire l'impossibilité d'interpréter le sens exact et le son des mots écrits, autrement dit, conduit à la perte du souvenir des images auditives et à la perte de la valeur conventionnelle des mots (cécité verbale). Dans ces cas, ce qui manque aux malades, c'est la liaison de leurs impressions sensibles avec les images fournies par la mémoire. C'est donc d'une destruction d'association qu'il s'agit.

Cependant je dois dire ici en passant que selon les recherches de Vialet le gyrus angularis n'appartient pas à la sphère visuelle. On ne peut, en effet, démontrer qu'il y ait dans ce gyrus des conducteurs corticopètes et corticofuges, par conséquent des fibres de projection. Mais cette région du cortex montre des rapports d'association nombreux avec la sphère visuelle, la sphère auditive et la sphère du sentiment du corps.

Le centre moteur pour les mouvements conjugués des yeux et de la tête admis par Wernicke au niveau de ce point n'existe probablement pas non plus.

Flechsig suppose que les parties du centre postérieur voisines des circonvolutions centrales sont en rapport avec les images mnémoniques du sens du tact et du sens musculaire, et que les parties temporales et occipitales de ce centre sont en rapport, les unes avec les images mnémoniques du sens de l'ouïe, les autres avec celles du sens de la vue.

L'étude que nous venons de poursuivre est d'une grande importance en psychologie.

Quand on compare le névraxe de l'homme au névraxe d'un mammifère quelconque, on constate que du télencéphale (hémisphères du cerveau) à l'extrémité de la moelle épinière, la conformation et les connexions sont à peu près les mêmes. Ces centres nerveux inférieurs présidant à la vie réflexe et végétative, et cette vie étant la même chez tous les animaux, devraient être construits sur le même modèle. Goltz a montré qu'un chien décérébré, s'il est capable de se tenir debout, de marcher, de réagir aux impressions extérieures (bruit, lumière), est incapable de rechercher par lui-même les objets nécessaires à ses besoins. Cependant, comme lorsqu'on le prive de nourriture il est agité et que lorsqu'on lui donne à manger il paraît satisfait ; comme lorsqu'on le soulève brusquement du sol, il hurle et mord, on peut admettre qu'il persiste certains mouvements psychologiques chez des chiens privés de leurs hémisphères cérébraux.

Le même état se retrouve d'ailleurs chez l'enfant nouveau-né. Chez lui les hémisphères sont si peu développés qu'ils sont encore endormis. Privées de myéline les fibres nerveuses des hémisphères sont incapables de tout fonctionnement. Cet enfant est donc, physiologiquement parlant, un enfant dépourvu d'hémisphères cérébraux. Et cependant il vient au monde en criant et en réclamant la satisfaction de ses besoins corporels. C'est la même situation qui est présentée par les anencéphales.

Par contre, en ce qui touche les impressions sensorielles objectivables, aucun fait ne permet de croire qu'elles puissent se produire sans écorce cérébrale. Si nous ne possédions pas de centres d'association, a dit Flechsig, nous serions incapables de ramener à l'unité, de rassembler en une représentation objective les impressions provenant des objets extérieurs et qui nous sont fournies par les sens. Les parties du cerveau auxquelles appartient le rôle de réunir des images, de les comparer et d'en tirer un acte de volonté, ce sont les centres d'association. On comprend donc que l'individualité intellectuelle ait son expression dans la forme de la surface cérébrale, dans le nombre des centres d'association, dans leur étendue relative par rapport aux centres de projection. Chaque cerveau a de la sorte sa physionomie particulière. Les lois d'une telle physionomie peuvent se déduire de l'étude des centres d'association. C'est cette doctrine des localisations qui doit désormais remplacer le système de Gall.

Les faits relatés ci-dessus sont contrôlés par les résultats obtenus à l'aide de la méthode de Flechsig et par les résultats des recherches anatomo-pathologiques.

Flechsig, il y a une vingtaine d'années, a montré que les faisceaux de fibres nerveuses qui ont les mêmes connexions, partant, les mêmes fonctions, apparaissent à une époque toujours la même, tandis que les faisceaux de fibres appartenant à d'autres systèmes prennent leur myéline à d'autres époques. C'était le moyen de pouvoir poursuivre les faisceaux de fibres à travers le névraxe et d'en déterminer l'origine et la terminaison.

D'autre part, une fibre nerveuse n'est apte à fonctionner que lorsqu'elle s'est entourée de sa gaine de myéline.

Poursuivant cette myélinisation des fibres nerveuses dans le cerveau, Flechsig a constaté que, parmi toutes les fibres du télencéphale, les fibres centripètes ou sensitives sont les premières qui arrivent à maturité.

Elles commencent à prendre leur gaine de myéline au huitième mois de la vie fœtale et ce sont les fibres qui sont en connexion avec les cordons postérieurs de la moelle qui débutent. Puis, viennent celles qui sortent du bulbe olfactif et des ganglions terminaux des fibres optiques et des fibres acoustiques. Sur le fœtus de 9 mois on peut facilement suivre les fibres sensitives dans leur trajet intra-cérébral, puisque ce sont les seules qui aient un cylindre de myéline, c'est-à-dire qui soient blanches. On peut se convaincre de la sorte que les fibres de la voie sensitive centrale aboutissent dans l'écorce grise des hémisphères au niveau des sphère tactile, olfactive, visuelle et acoustique.

Aussitôt la myélinisation des fibres centripètes achevée : aussitôt que ces fibres peuvent amener à l'écorce les excitations ambiantes, la myéline commence à se développer dans les fibres descendantes qui partent des sphères sensorielles.

Dans le courant du premier mois après la naissance ce travail est achevé. A cette époque, les seuls centres de projection possèdent des fibres myélinisées. Ils sont donc, à cette époque, les seuls qui puissent entrer en jeu dans la vie cérébrale.

Les centres d'association sont encore entièrement gris. A cet âge le cerveau de l'enfant n'est apte qu'à la vie réflexe corticale la plus simple. Si la lumière frappe son œil, elle est conduite jusque vers la sphère visuelle corticale où elle est perçue juste le temps que dure l'impression : dès que celle-ci a cessé de frapper la rétine, la vision cérébrale s'évanouit. Il en est de même pour les impressions tactiles, olfactives, acoustiques, gustatives. Aucune de ces impressions ne peut s'associer, puisque les centres d'association intercalés entre les centres de projection ne sont pas développés.

Le cerveau du jeune enfant est endormi ; sa vie est toute réflexe, la vie cérébrale, vie consciente et volontaire, n'est pas encore venue au monde.

Au commencement du deuxième mois, on voit des fibres myélinisées partir des sphères sensorielles pour pénétrer dans l'écorce grise avoisinante. Là va se former un centre d'association, un centre intellectuel, où seront conservés l'image et le souvenir des impressions sensibles parties du dehors. L'enfant commencera à conserver le souvenir des impressions tactiles, visuelles, auditives. Les fibres d'association pénétreront plus avant encore dans les sphères mentales : les unes relieront directement les sphères sensorielles entre elles, les autres se termineront directement dans les sphères intellectuelles. Il se formera des centres où viendront converger des fibres venant des sphères tactile, visuelle, auditive. A ce moment, les images des objets extérieurs (souvenir des sensations vraies) pourront être comparées entre elles et l'enfant commencera à saisir la signification des objets du monde extérieur.

Ce travail de myélinisation va se poursuivre longtemps encore, et au fur et à mesure que l'organisation cérébrale se complique, l'intelligence s'éveille et se développe.

Nous ne comprenons pas que Mme Cécile Vogt ait pu dire dans un travail récent (*Étude sur la myélinisation des hémisphères cérébraux.* Thèse de Paris 1900) que l'étude de la myélinisation du cerveau de l'homme et des animaux confirme les résultats de l'étude des dégénérescences secondaires, d'après lesquels toutes les régions corticales contiennent des fibres de projection, ce qui est opposé à la doctrine des centres d'association de Flechsig, parce que, si à la suite des destructions de l'écorce, on peut voir la dégénérescence secondaire frapper des groupes de fibres qui se rendent vers les centres d'association, ce sont sans doute des fibres cortico-thalamiques et des fibres qui de l'écorce vont au corps strié. Dans tous les cas, leur dégénérescence n'influence ni la sensibilité ni la motricité. Il n'y a toujours que les fibres de projection parties des centres sensoriels qui, frappées, soit au niveau de l'écorce, soit dans le centre ovale, soit dans la capsule interne, soit dans le pédoncule, le pont de Varole ou le bulbe rachidien, qui déterminent la paralysie sensitive ou la paralysie motrice.

La pathologie confirme les données précédentes.

La zone latente comprend, d'après Charcot et Pitres (*Centres moteurs corticaux*, Paris 1895), toute l'écorce, à l'exception des circonvolutions centrales, le lobule paracentral et l'opercule rolandique. Une lésion destructive quelconque de cette zone ne donne lieu à aucun phénomène paralytique, tant qu'elle respecte les faisceaux blancs qui relient l'écorce de la zone latente aux parties centrales des hémisphères, et jamais non plus elle ne détermine de dégénérations secondaires descendantes du faisceau pyramidal. Charcot et Pitres rapportent 40 observations rigoureuses de faits négatifs — et l'on pourrait en allonger la liste — qui établissent nettement cette affirmation.

Les lésions du grand centre postérieur d'association (centre pariéto-temporal) n'amènent ni surdité, ni cécité perceptives, ni anesthésie tactile : mais, par contre, il survient à leur suite des troubles divers, tels que cécité psychique, surdité psychique, insensibilité psychique, les trois réunies donnant l'image de l'agnosie, et, lorsque l'hémisphère gauche est frappé, des symptômes d'alexie optique, d'aphasie optique (cécité amnésique pour les couleurs), de la surdité verbale aperceptive, de la paraphasie verbale, c'est-à-dire un mélange de troubles de la mémoire et de l'association des représentations. En s'appuyant sur ces observations cliniques, on voit que le grand centre postérieur d'association est le lieu de la formation et de la réunion des représentations des objets extérieurs des sons et des mots représentant les images. C'est donc le centre d'association des idées et des formes du langage.

La liaison de ces centres est d'ailleurs intime et complexe. Les observations d'audition colorée ne rendent-elles pas incontestables les relations entres les centres acoustiques et les centres visuels ?

D'autre part, ne sait-on pas que les aphasiques moteurs ont tous un défaut d'évocation spontanée des images auditives verbales ? Ce trouble du langage intérieur ne saurait en effet à lui seul expliquer que le défaut de la parole spontanée et non le défaut de parole répétée ou de lecture à haute voix. Ce qui a disparu chez l'aphasique, c'est donc moins peut-être le pouvoir d'accomplir les mouvements d'articulation nécessaires pour prononcer les mots, que la provocation de ce mouvement par l'image auditive verbale.

En ce qui concerne l'agraphie, la liaison précédente se retrouve.

On peut considérer l'*agraphique moteur* (par lésion du pied de F_2), comme ayant simplement perdu le fruit des efforts qu'il a faits pour apprendre à écrire : l'écriture spontanée et celle sous dictée sont abolies : le malade peut encore copier et écrire de la main gauche.

L'agraphique sensoriel est sous la dépendance d'une lésion de la région du pli courbe qui serait un centre pour les images visuelles des mots (l'écriture, pour Wernicke et Dejerine, serait une simple copie de ces images). Or, dans ce cas, l'écriture est abolie dans toutes ses modalités (écriture spontanée, sous dictée et d'après modèle) aussi bien pour la main gauche que pour la main droite et ces symptômes sont associés à des symptômes de cécité verbale.

Arrivons enfin à la zone motrice du cerveau.

Toute lésion destructive totale ou étendue de la zone motrice corticale donne lieu à une hémiplégie totale, complète et persistante du côté opposé du corps. Ordinairement flaccide au début, cette paralysie motrice s'accompagne plus tard de contracture permanente; elle a pour corollaire constant la dégénération secondaire des fibres sous-jacentes du faisceau pyramidal. Vingt observations de Charcot et Pitres établissent rigoureusement cette loi (*loc. cit.*, p. 61 à 77).

La paralysie peut, exceptionnellement, s'accompagner dès le début de contracture (contracture primitive) ou de convulsions épileptiformes (épilepsie Jacksonienne). D'autre part, les faits anatomo-cliniques (Charcot et Pitres en ont rapporté 65 observations) permettent de diviser la zone motrice en trois segments superposés : 1° un supérieur comprenant le 1/4 supérieur des circonvolutions centrales et le lobule paracentral, où siègent les centres moteurs des mouvements volontaires du membre inférieur du côté opposé (monoplégie crurale); 2° un segment moyen, comprenant les 2/4 moyens des circonvolutions centrales, qui renferment les centres moteurs corticaux présidant à la motilité volontaire du membre supérieur du côté contralatéral (monoplégie brachiale); 3° un segment inférieur comprenant le 1/4 inférieur des circonvolutions centrales et l'opercule rolandique, qui renferme les centres moteurs corticaux du facial inférieur, et de l'hypoglosse du côté opposé (monoplégie faciale et linguale). Ces monoplégies peuvent du reste s'associer, si la lésion destructive de l'écorce motrice est quelque peu étendue. On peut alors avoir des monoplégies brachio-crurales et des monoplégies brachio-faciales; mais il est à remarquer de suite qu'on ne voit jamais de monoplégies associées de la face et du membre inférieur, à cause de la position respective des centres moteurs dans l'écorce de la région rolandique.

La distribution dans l'écorce du faisceau sensitif implique la nature fonctionnelle de la région à laquelle il se distribue, car il ne saurait en être autrement pour la sensibilité générale que pour les sensibilités spéciales (ouïe, vue, etc.).

La sensibilité générale de l'organisme doit donc être représentée dans les circonvolutions centrales de l'hémisphère, puisque le faisceau sensitif s'y termine. C'est dire que les impressions de toutes sortes, cutanées, musculaires, etc., dont sont le siège les diverses parties du corps, ne sont senties, perçues, conservées et associées à l'état de signes ou de symboles mentaux, c'est-à-dire d'images de la sensibilité générale, que dans l'écorce de ces circonvolutions.

C'est ce que l'expérience (Munk) et l'observation clinique (Wernicke, Exner, Nothnagel, etc.) ont démontré.

En rassemblant 88 observations cliniques de troubles de la sensibilité générale (anesthésie, hyperesthésie, paresthésie), Lisso a mis hors de doute que les lésions qui ont donné lieu à ces troubles siégeaient dans l'écorce des circonvolutions rolandiques, c'est-à-dire dans la zone considérée jusque-là comme région motrice. Aujourd'hui, en effet, depuis les observations de Darkschewitsh (1890), de Knapp (1891), de Ransom (1892), de Madden, Dejerine, Horsley, Bechterew, etc., on peut conclure avec Dejerine contre Ferrier que « les centres de la sensibilité générale, y compris le sens musculaire, occupent les *mêmes* parties de l'écorce que les centres moteurs ».

La région rolandique est donc à la fois le centre cortical moteur et sensitif de la moitié opposée du corps.

Dès lors on s'est demandé si les centres corticaux moteurs du cerveau étaient de vrais centres moteurs.

Est-il possible d'expliquer les paralysies motrices d'origine corticale, par des trouble primitifs ou concomitants du sens musculaire, de la sensibilité tactile ou de l'ensemble des sensations dites kynesthésiques, et nier à la suite, avec Munk, Schiff, Bastian, etc., l'existence des centres moteurs corticaux?

Rien n'autorise une semblable opinion, dit Pitres, car la clinique nous apprend d'une façon irréfutable que l'anesthésie ou l'analgésie des membres n'est pas, par elle-même, une cause d'impotence motrice.

Les hystériques, encore qu'elles soient anesthésiques n'en sont point pour cela paralytiques; d'autre part, la motilité peut également être conservée intégralement dans le cas d'hémianesthésie résultant des lésions destructives du carrefour sensitif de la capsule interne (Charcot et Pitres, *loc. cit.* p. 160).

Pour expliquer les troubles sensitifs observés dans le 1/5 des cas d'hémiplégie, Pitres est alors tenté d'admettre que ces symptômes sensitifs se rattachent, ou bien à des troubles circulatoires retentissant à distance au delà de la lésion destructive (Legroux et Brun), ou bien à des lésions coexistantes des centres ou des faisceaux sensitifs (Ferrier).

Dans tous les cas, outre que certains auteurs prétendent, Dana entre autres, que toute lésion destructive des régions motrices du cerveau détermine *constamment* des troubles de la sensibilité du tact et du sens musculaire, il paraît bien avéré que le courant nerveux centripète est indispensable au fonctionnement *volontaire* des centres sensitivo-moteurs corticaux. La preuve, c'est que la section des racines postérieures en aval du ganglion du plexus brachial ou lombaire chez le singe paralyse la sensibilité dans le membre correspondant et met l'animal dans l'impossibilité d'exécuter des mouvements volontaires, tandis que l'excitation électrique des centres mis à nu continue à provoquer des mouvements du membre, ainsi que l'ont observé Sherrington et Mott.

C'est également la conclusion des expériences de Tomasini qui a vu, qu'après la section des racines postérieures, les mouvements déterminés par l'excitation de la zone rolandique sont affaiblis et incoordonnés.

L'intégrité de la sensibilité générale paraît donc être une condition nécessaire pour la production des mouvements volontaires normaux.

A PROPOS DES VARIATIONS DU SYSTEME OSSEUX CHEZ L'HOMME

NOTE

par le Docteur F. LE DOUBLE

(de Tours).

Occupé à préparer un Traité des variations du système osseux de l'homme qui doit compléter mon *Traité des variations du système musculaire de l'homme et de leur signification au point de vue de l'anthropologie zoologique*, je crois devoir formuler, dès à présent, pour prendre rang, les conclusions suivantes :

I. Les variations des os de l'homme n'apparaissent pas avec le même degré de fréquence dans les divers groupes ethniques.

II. Dans un même groupe ethnique, il n'est pas absolument démontré qu'elles sont plus fréquentes chez les délinquants que chez les non-délinquants et chez les déments que chez les sujets normaux.

III. Elles peuvent être divisées comme les variations du système musculaire de l'homme en variations réversives, en variations progressives et en variations monstruosités.

IV. Les variations progressives peuvent être, ainsi que les malformations analogues des muscles humains, activement progressives ou passivement progressives (atrophie, disparition, etc.).

V. Les variations réversives sont plus communes que les variations progressives et celles-ci que les variations monstruosités.

VI. Les variations monstruosités sont plus rares que les vices de conformation du même genre du système musculaire de l'homme.

VII. Cette différence tient sans doute à ce que dans tous *les vertébrés*, y compris l'homme, les os sont plus faciles à étudier que les muscles, parce que : (α) les premiers sont moins nombreux et plus faciles à conserver que les seconds; (β) le développement du système osseux est mieux connu que celui du système musculaire; (γ) l'ostéologie comparée est une science bien plus avancée que la myologie comparée et que l'ostéologie paléontologique complète les données de l'anatomie et de l'embryologie humaine et comparée.

Ces conclusions sont applicables aux variations de tous les os humains. Et j'en fournis immédiatement la preuve en les appliquant au plus petit et au plus gracile d'entre eux, au lacrymal. Il faut ranger :

A. Parmi les variations réversives de l'unguis humain : son état semi-membraneux, l'exagération de son inclinaison en arrière, l'interposition entre son bord postérieur et la lame papyracée de l'ethmoïde d'un prolongement apophysaire ascendant du plancher de l'orbite et d'un prolongement apophysaire descendant du frontal, unis ou non entre eux, l'hamule facial, l'osselet de l'hamule, l'arc osseux qui, de l'hamule facial, remonte le long de la partie inférieure de la paroi externe du sac lacrymal, le remplacement de la portion lacrymale de l'apophyse nasale du maxillaire supérieur par la portion lacrymale de l'unguis prolongée au delà de la crête lacrymale antérieure jusqu'à l'hamule facial, la délimitation totale par l'unguis de l'orifice supérieur du canal nasal, les aiguilles osseuses, indépendantes ou soudées entre elles, implantées sur la crête lacrymale antérieure et la crête lacrymale postérieure, la division par une lamelle osseuse de l'entrée du canal nasal, etc., etc.

B. Parmi les variations progressives du même os : son ossification plus accentuée, son redressement en avant, ses rapports plus étendus avec la lame papyracée de l'ethmoïde par suite de l'accroissement des dimensions de celle-ci, l'absence ou l'état rudimentaire de l'hamule, etc.

C. Et parmi les variations monstruosités : son défaut de présence total ou partiel, les osselets ethmo-lacrymaux, de la gouttière lacrymale, du canal nasal, etc.

LA FOSSETTE TORCULARIENNE

NOTE

par le Dr. F. LE DOUBLE

de Tours.

Mon regretté ami le professeur Zoja[1], de l'Université de Pavie, a rencontré sur 4 sujets, au niveau de la protubérance occipitale interne, une excavation circulaire plus ou moins profonde et dont il a attribué la production à la pression exercée par le pressoir d'Hérophile ou torcular sur la face endo-crânienne de l'écaille de l'occipital. Je possède dans mon musée particulier deux spécimens de cette malformation. Dans un de ces spécimens, qui porte à six le nombre de cas de cette variation signalés jusqu'ici, la fossette, au lieu d'être située au centre de l'écaille de l'occipital, est située à l'extrémité interne de la gouttière latérale transverse gauche en dehors de la protubérance occipitale interne. Cette différence de situation ne saurait surprendre. Le pressoir d'Hérophile ne se rencontre, en effet, que chez 20 pour 100 des sujets environ. D'autre part ce confluent ne siège que dans 8 pour 100 des cas au niveau de la protubérance occipitale interne et dans les autres cas dans un point quelconque du pourtour de la protubérance et le plus ordinairement sur le côté gauche de cette protubérance dans le point où le sinus droit, le sinus longitudinal supérieur et le sinus latéral droit se jettent dans le sinus latéral gauche dont l'extrémité interne offre alors, ainsi que l'a remarqué M. Dumont, « un infundibulum quelquefois très dilaté ».

1. G. Zoja, *Bollettino scientifico*, anno XI, nº 1, p. 1, avec 1 pl. Pavia, 1889.

LA MÉCANIQUE DU POIGNET

NOTE

par MM. BERNARD CUNEO et VICTOR VEAU

En 1897[1] nous avons eu l'occasion de publier un mémoire sur le mécanisme des articulations du poignet. Depuis cette époque un certain nombre de travaux ont paru sur ce point. Leurs auteurs paraissent ignorer nos conclusions ou les rejettent sans les discuter. De nouvelles expériences nous permettent cependant de les maintenir dans leur intégralité.

La légitimité de nos conclusions résulte du simple examen des radiographies ci-jointes pourvu qu'on veuille les examiner avec soin et les interpréter comme elles doivent l'être.

Si nous suivons les mouvements des os du carpe lorsque la main passe de l'inclinaison cubitale à l'inclinaison radiale, voici ce que nous constatons. Tout d'abord on note un déplacement très net dans le sens latéral, tant dans la radio-carpienne que dans la médio-carpienne. Il semble à un examen superficiel que ses os se déplacent autour d'un axe horizontal antéro-postérieur. Jusqu'à présent la théorie classique paraît confirmée. Mais regardons avec attention les os de la première rangée: nous sommes immédiatement frappés du changement de forme de leur figure de projection. Ces changements sont surtout évidents pour le scaphoïde et le semi-lunaire. Dans l'inclinaison cubitale, le scaphoïde et le semi-lunaire nous laissent voir leur face supérieure qui est inclinée en avant. Dans l'inclinaison radiale, l'orientation change et c'est leur face inférieure qui nous montre ces deux os. Bien entendu, ce sont là des détails difficiles à constater et que seul peut apprécier l'observateur familiarisé avec la morphologie des os du carpe : encore est-il bon de comparer les épreuves à un squelette de la région.

Nous arrivons ainsi sans conteste possible à cette conclusion mathématique qu'au cours de ce mouvement d'inclinaison latéral les os de la première rangée semblent s'être déplacés autour d'un axe transversal. Ce mouvement est tel qu'il y a, dans le passage de l'inclinaison cubitale à l'inclinaison radiale, flexion dans la radio-carpienne, extension dans la médio-carpienne.

1. Contribution à l'étude de la physiologie des articulations du poignet. *Presse médicale*, n° 104, 15 décembre 1897.

L'examen des radiographies nous fait donc constater à la fois l'existence d'un déplacement autour d'un axe sagittal et d'un déplacement autour d'un axe transversal. Mais ce mouvement que dissocie l'analyse ne peut s'exécuter simultanément et, à défaut des notions mécaniques les plus élémentaires, le simple bon sens montre qu'ils doivent s'accomplir autour d'un axe unique intermédiaire comme direction aux axes des deux mouvements composants. Cet axe sera oblique en avant et en dedans pour la radio-carpienne, en avant et en dehors pour la médio-carpienne. Nous arrivons ainsi aux conclusions que nous avons déjà formulées.

« Il résulte de cette obliquité que lorsque la radio-carpienne entre seule en jeu, la main se porte de l'extension avec inclinaison cubitale dans la flexion avec inclinaison radiale ou inversement. De même tout mouvement dans la médio-carpienne porte la main de l'extension avec inclinaison radiale dans la flexion avec inclinaison cubitale.

Dans la *flexion* ou *l'extension directe* de la main, la flexion ou l'extension de l'une des articulations vient s'ajouter à la flexion ou l'extension qui se passe dans l'autre. Par contre, les mouvements d'inclinaison latérale dirigés en sens inverse s'annulent réciproquement.

Dans les mouvements *d'inclinaison latérale* de la main l'une des articulations se fléchit pendant que l'autre s'étend. Il y a addition des mouvements d'inclinaison latérale qui sont de même sens et annulation des mouvements de flexion et d'extension qui restent latents. C'est ainsi que l'inclinaison radiale est due à la flexion de la radio-carpienne et à l'extension de la médio-carpienne, l'inclinaison cubitale à l'extension de la radio-carpienne et à la flexion de la médio-carpienne. »

Nous tenons à rappeler que ces données sur la physiologie articulaire du poignet ont été émises pour la première fois par Henke (1865). On peut s'étonner à bon droit que les auteurs qui ont entrepris la revision de la mécanique articulaire du poignet à l'aide de moyens d'investigation aussi perfectionnés que la radiographie aient erré là ou Henke avait vu juste. Quelques-uns, comme Bühler[1], ont bien observé les mouvements de bascule de la première rangée dans l'inclinaison latérale, mais ils n'en ont pas vu la signification. Ce n'est pas tout d'avoir de bons clichés, il faut encore les interpréter.

1. Bühler. Das Verhalten der Carpalknochen bei den Seiten Bewegungen dü Hand. *Anat. Anz.* Bd. XVI. 1899. n° 9. p. 225.

LES LAMES VASCULAIRES

NOTE

par M. le Docteur Louis OMBREDANNE

Prosecteur à la Faculté de médecine de Paris.

Des recherches poursuivies depuis plusieurs années sur les formations fibro-conjonctives de l'économie m'ont amené à concevoir, autrement que les classiques, l'aponévrologie de l'abdomen, du bassin et du périnée. C'est cette conception personnelle que j'exposerai rapidement ici.

De tous les tissus de l'économie, le tissu conjonctif est de beaucoup le plus variable dans sa constitution suivant les points où on le considère ; et sans insister sur les modifications histologiques qu'il est susceptible de présenter, nous rappellerons cette notion courante que tous les intermédiaires existent entre le type fibreux des tendons et des ligaments, le type fibro-conjonctif des enveloppes des viscères, le type celluleux des tissus de remplissage, et le type séreux du tissu conjonctif sur lequel se font des glissements.

Or, ce sont, avant toutes autres influences, les actions mécaniques qui ont provoqué ces modifications de structure : plus les puissances qui tendent sur un point donné à déformer le tissu connectif soit par traction, soit par pression sont considérables, plus ce tissu s'élève dans cette série, plus il offre de résistance. Quand ces puissances sont portées au maximum, le tissu conjonctif constitue les tendons, les capsules articulaires et leurs ligaments de renforcement : ces puissances sont-elles moins considérables, nous avons toute la série des aponévroses, depuis les fascia les plus denses, jusqu'aux feuillets celluleux les plus ténus.

Le système conjonctif constitue un tout, comme constituait un tout le mésenchyme dont il dérive ; et si un segment quelconque de ce système acquiert une résistance, quelque considérable qu'elle soit, jamais il ne perd ses connexions avec le tissu conjonctif voisin. En d'autres termes, la dissection d'un tendon, d'un ligament est toujours artificielle : il y a toujours échange de fibres entre la formation fibreuse et le tissu cellulaire adjacent, et l'individualisation de cette formation que crée l'anatomiste ne correspond pas à la réalité.

Lorsqu'il s'agit de formations aussi résistantes qu'un ligament ou un tendon, ces connexions sont négligeables : le passage du type celluleux au type fibreux se fait trop brusquement pour qu'on ne puisse considérer ce point de passage comme une limite anatomique.

Mais lorsqu'il s'agira d'aponévroses moins résistantes, moins denses (et nous laissons ici de côté les aponévroses d'insertion, qui ne sont que des tendons aplatis), lorsqu'il s'agira d'aponévroses moins résistantes, disons-nous, le passage du type fibreux au type fibro-celluleux se fera insensiblement; et toute description donnant des bords à ces formations deviendra complètement fausse.

Toute dissection d'ensemble en sera donc *a priori* impossible, c'est vrai: mais des dissections partielles permettront de concevoir ce système fibro-conjonctif réduit à lui seul, comme constituant les parois d'une infinité de loges de forme et de taille variables, l'une correspondant à un muscle, l'autre à un viscère. Encore ces loges mêmes seront-elles artificielles, puisque le tissu conjonctif plonge au sein des parenchymes, y accompagnant les fines arborisations vasculaires. Le système conjonctif, c'est la pâte plastique et liquide au sein de laquelle sont plongés tous les organes; supposons leur disparition, les cloisons de séparation restent toutes continues les unes avec les autres.

Toutes ces parois de loges, toutes ces lames en continuité logent aussi les vaisseaux et les nerfs: elles sont le refuge, le soutien, la protection de ces paquets vasculo-nerveux: partout où se trouve une lame conjonctive, des vaisseaux rampent dans son épaisseur: c'est la relation étroite qui existe entre la distribution des vaisseaux et la situation des lames, c'est la constance de leur existence simultanée qui nous a fait dénommer ces formations *lames vasculaires*, et chaque lame pourra très simplement être désignée du nom de l'artère qu'elle contient.

Aux extrémités de l'arbre circulatoire, le tissu cellulaire se ramasse en gaine pour pénétrer avec le capillaire dans les parenchymes, quelquefois même on observe cette disposition en gaine du tissu conjonctif autour de vaisseaux de plus fort calibre : c'est la *gaine périvasculaire*; c'est une disposition rare, si nous ne tenons pas compte de réseaux terminaux dont l'etude ressort à l'histologie.

Mais les lames vasculaires importantes, tantôt planes, tantôt excavées, se moulent à la périphérie des viscères en accompagnant les vaisseaux qui les enveloppent : elles constituent une capsule mince, s'il s'agit d'un parenchyme au centre duquel pénètrent presque tous les vaisseaux, la circulation périphérique étant insignifiante: elles constituent une gaine résistante, *gaine vasculaire périviscérale*, s'il s'agit d'un organe creux, vessie ou rectum par exemple, dont les parois seules sont vascularisées.

Enfin la densité, la force de ces lames est réglée par les tractions ou les pressions qu'elles subissent : elles obéissent à la loi générale qui régit les modifications du tissu conjonctif.

En résumé :

Continuité parfaite de toutes les lames vasculaires.

Disposition de ces lames absolument réglée par le trajet des vaisseaux dont elles constituent le substratum.

Densité réglée par les pressions subies.

Voilà trois données qui, avec la notion des coalescences, permettraient presque d'établir *a priori* l'aponévrologie, connaissant le reste de l'anatomie et la physiologie humaine.

Mais c'est en suivant l'ordre inverse que nous avons procédé, et c'est, au contraire, de l'étude anatomique des aponévroses que nous avons déduit les règles précédentes.

Donc, dans l'abdomen en particulier, le système vasculaire est représenté schématiquement par l'aorte, verticalement située à la face dorsale, émettant des branches latérales dans le plan frontal, et des branches antérieures, ou morphologiquement antérieures, dans un plan qui, chez l'embryon, était sagittal.

Contenant l'aorte et ses branches latérales, existe une grande lame vasculaire que nous avons appelée *pariétale principale*, qui, étalée sous le péritoine, tapisse tout l'abdomen : elle diminue d'importance d'avant en arrière comme les branches lombaires de l'aorte. Véritable *tela subserosa*, elle contient les artères rénales et les reins, les artères génitales, les artères lombaires ; elle représente donc en arrière ce que Sappey appelait le *fascia propria*, latéralement le *fascia transversalis* celluleux ou aponévrose d'enveloppe du muscle transverse : il n'y a pas lieu de donner des noms différents à ce feuillet unique et continu : quant à la dénomination de *fascia propria*, nous pensons qu'il la faut abandonner ou tout au moins ne la réserver qu'à la trame conjonctive absolument inséparable de l'endothélium : tout feuillet isolable de la séreuse ne lui appartient pas en propre, et ne peut en bonne logique être appelé *fascia propria*. En admettant notre manière de voir, nous pouvons dire que la grande lame vasculaire pariétale enveloppe complètement la cavité abdominale.

D'autre part, contenant les branches morphologiquement antérieures de l'aorte, est une lame vasculaire sagittale verticalement implantée sur la pariétale principale au niveau de cette artère, au moins chez l'embryon. Logée entre les deux feuillets du mésentère primordial, sagittal à cette époque, elle contient les branches du tronc cœliaque et les mésentériques. Lorsque se produisent les soudures de ce mésentère commun à la paroi, c'est la lame vasculaire sagittale qui contribue surtout à former par sa fusion avec la pariétale principale les feuillets de coalescence, l'endothélium péritonéal favorisant d'abord l'accolement, mais disparaissant bien vite, de sorte qu'un stade d'accolement, stade passager, succède au stade de coalescence, état définitif.

Aussi préférons-nous cette expression de *feuillets de coalescence*, employée par nous, au terme de fascia d'accolement employé depuis.

Comme l'aorte, ou plutôt comme ses branches terminales, les iliaques primitives, la lame vasculaire pariétale principale descend dans le bassin et le tapisse ; à ce niveau, des lames secondaires s'implantent au niveau des artères principales, c'est-à-dire des hypogastriques : à ce niveau aussi les lames vasculaires sont modifiées dans leur force par les pressions et par les coalescences.

Sans insister sur la topographie de ces lames, que nous avons étudiée longuement et en détail dans un travail antérieur, nous voulons ici attirer seulement l'attention sur un ou deux points.

L'un est d'ordre général et a trait à la situation de l'artère principale, de l'hypogastrique, vis-à-vis de la lame conjonctive pariétale ; l'artère est-elle *couverte* par cette lame, est-elle *incluse* dans son épaisseur ?

Sans hésiter nous répondons que l'hypogastrique, comme toutes les artères de l'économie, est incluse dans sa lame vasculaire. Mais les pressions, susceptibles d'exercer leur action sur cette lame et de la modifier par conséquent, viennent ici des anses intestinales pelviennes, transmettent l'action de la paroi abdominale, et surtout de l'ampoule rectale et de la vessie, réservoirs alternativement vides et remplis. Aussi la face de cette lame vasculaire qui regarde l'excavation va-t-elle s'épaissir, s'interposant entre ces pressions et l'artère, alors que entre l'artère et la paroi osseuse du bassin d'où ne vient aucune pression, la lame vasculaire va rester fort mince.

Voilà pourquoi la lame vasculaire de l'hypogastrique est si dense en dedans de l'artère, si mince en dehors d'elle, qu'on a pu décrire un feuillet fibreux couvrant l'artère du côté de l'excavation.

Nous avons étudié les connexions des lames vasculaires avec la vessie et le rectum : et nous avons montré que de chaque lame hypogastrique partait une lame secondaire amenant les vaisseaux au rectum, une autre à la vessie ; et ces lames s'épanouissant comme les vaisseaux autour de ces réservoirs leur constituent à chacun une gaine vasculaire périviscérale : la gaine allantoïdienne a donc la même valeur que la gaine périrectale ; enfin nous avons établi que derrière le rectum, entre sa gaine vasculaire et la concavité sacrée, se trouvait une cavité rétrorectale absolument équivalente à la cavité prévésicale, à la cavité de Retzius, située entre la gaine allantoïdienne et la concavité pubienne. Les descriptions de chacune de ces cavités sont superposables; leurs parois sont constituées par des lames vasculaires équivalentes, lames secondaires de la lame hypogastrique, leurs limites latérales sont, pour chacune, un cul-de-sac appuyé le long de l'hypogastrique.

On ne saurait nous objecter l'existence anormale de vaisseaux cloisonnant cette cavité rétrorectale : les lames vasculaires sont fonction de la disposition artérielle : or les artères présentent de fréquentes anomalies ; dans ces cas, les lames vasculaires seront bien évidemment anormales. Ceci n'empêche nullement que la disposition normale ne soit la cavité rétrorectale, que nous avons décrite.

D'après ce que nous avons dit, des lames secondaires émanées des lames vasculaires principales accompagnent toutes les branches secondaires de l'artère principale. Le fait peut être vérifié une fois de plus sur l'artère honteuse interne. Et c'est l'étude de la lame vasculaire de la honteuse interne qui est la clef de l'aponévrologie du périnée. C'est seulement le périnée de l'homme que nous avons étudié : il nous semble probable que dans ses grandes lignes, et en tenant compte de l'homologie des organes, notre description s'appliquera au périnée de la femme.

Au niveau du périnée comme partout ailleurs, le tissu conjonctif, tissu de remplissage, est coulé, pour ainsi dire, entre les masses musculaires et enveloppe le conduit génito-urinaire ; là aussi, il forme des loges dont les parois se continuent toutes les unes avec les autres : et dans les parois de ces loges sont cachés les vaisseaux. Nous proposons de désigner chaque segment de la lame vasculaire du périnée du nom de l'artère qu'elle abrite : c'est d'ailleurs la nomenclature dont nous nous sommes servi dans l'abdomen et le bassin.

Et d'abord, nous avons vérifié tout ce qu'avait d'erroné l'ancienne conception d'un diaphragme uro-génital *perforé* par des vaisseaux : Zuckerkandl avait déjà montré que l'aponévrose du périnée se continuait avec les fascia situés à la face dorsale de la verge. Cette aponévrose moyenne, c'est la lame vasculaire des honteuses internes : elle se continue avec la lame vasculaire qui contient ses branches terminales, les dorsales de la verge.

Cette lame vasculaire périnéale principale, en continuité avec la lame de l'hypogastrique en arrière, c'est-à-dire au niveau de l'implantation des honteuses internes sur l'iliaque interne, est également en continuité avec elle au-devant de la vessie : à ce niveau, la lame qui recouvrait les releveurs, lame secondaire de l'hypogastrique, se continue avec la lame de la honteuse de la même manière que les deux lames hypogastriques se continuent l'une avec l'autre derrière la symphyse pubienne ou devant le sacrum. Partout où il y a des anastomoses artérielles, entre les branches de deux artères, les lames vasculaires de ces deux artères sont en continuité. La honteuse envoie des rameaux rétropubiens et des prévésicaux anastomosés avec les rétropubiens de l'épigastrique et les vésicaux de l'hypogastrique ; aussi la lame honteuse se continue-t-elle avec la lame hypogastrique.

Comme la lame hypogastrique, la lame honteuse donne des lames secondaires — périnéale superficielle par exemple, qui n'est autre que l'ancien feuillet ano-scrotal de Velpeau ; elle donne aussi, comme l'hypogastrique, des gaines vasculaires périviscérales, gaine des corps caverneux, gaine de l'urètre spongieux. Cette gaine de l'urètre spongieux implantée sur la lame honteuse en arrière, s'en écarte quelque peu, puis vient pour ainsi dire se fusionner à nouveau avec elle un peu plus en avant, au point où la dorsale de la verge, les corps caverneux et l'urètre spongieux se groupent pour constituer la verge. Entre ces deux points de contact, la gaine urétrale est séparée de la lame vasculaire honteuse qui la domine par une petite cavité que j'ai appelée *cavité sus-urétrale*.

Si la valeur de cette cavité est nouvelle, la notion de son existence l'est moins, car les classiques décrivaient entre les deux feuillets du ligament de Carcassonne une sorte de bourse séreuse qui n'est autre que notre cavité : en effet, le feuillet supérieur du ligament de Carcassonne est la lame vasculaire de la honteuse ; son feuillet inférieur, c'est le plafond de la gaine urétrale.

Quant à la force toute spéciale que prennent ces formations, elle est due aux pressions énormes qu'elles supportent ; le périnée est le seul segment mou du bassin, celui qui, dans la défécation, la miction, l'effort, va recueillir toutes les pressions dues aux contractions du diaphragme et des muscles de la paroi transmises par la masse intestinale : il est affaibli par le passage de l'urètre et du rectum, tous facteurs ayant eu comme résultat l'augmentation de la résistance des lames périnéales.

De plus, comme les pressions agissent sur ces lames vasculaires de haut en bas, ici comme pour l'hypogastrique c'est le segment de la lame sus-jacent à l'artère, c'est le segment de la lame sus-jacent à l'organe qui va se renforcer au maximum ; dans la lame vasculaire honteuse interne, l'artère honteuse incluse semble plus proche de la face inférieure que de la supérieure, et on a pu décrire l'artère comme située au-dessous de son feuillet comme on décrivait l'hypogastrique en dehors de sa lame. C'est cette apparence de l'artère honteuse située entre la lame vasculaire honteuse et la partie supérieure de la gaine urétrale qui explique la conception classique de l'aponévrose moyenne contenant l'artère honteuse entre ses deux feuillets.

De même, la gaine urétrale possède une paroi supérieure, exposée aux pressions, bien plus résistante que l'inférieure : la première était le feuillet inférieur du ligament de Carcassonne, la seconde, l'aponévrose périnéale superficielle.

Nous n'entrerons pas davantage dans le détail de dispositions que nous avons longuement étudiées ailleurs. Nous tenions simplement à attirer l'attention du Congrès sur une donnée d'anatomie générale susceptible à la fois de fournir la valeur morphologique des formations fibro-cellulaires de l'économie, d'expliquer facilement leur disposition si complexe, de rendre celle-ci simple à imaginer et à retenir, et de rectifier ce qu'avait d'erroné la conception de lames qu'une dissection artificielle seule avait pu isoler et limiter.

MARDI 7 AOUT

Présidence de M. WALDEYER

TOPOGRAPHIE DES GEHIRNS

RAPPORT

von Professor WALDEYER

Die Topographie des Gehirns in dem Sinne, wie wir sie heute verstehen, ist der jüngste Zweig der topographischen Anatomie. Die topographische Anatomie gewinnt erst Leben und Bedeutung, wenn sie zu praktisch verwerthbaren Ergebnissen führt und deshalb ist sie auch am meisten von den Chirurgen und den chirurgisch durchgebildeten Anatomen gefördert worden. Frankreich, welches man das Land der chirurgisch gebildeten Anatomen nennen kann, hat in der That wohl das Meiste zur Ausbildung der topographischen Anatomie und insbesondere der « Topographie crânio-encéphalique ou crânio-cérébrale » beigetragen. Unter den mehr als hundert Publikationen, welche ich für meinen Bericht zu verwerthen hatte, fällt mehr als ein Drittel auf Frankreich. Frankreich hat auch die Hirntopographie inaugurirt.

Sie wissen, dass *Gratiolet* und *Leuret* (69) es waren, welche die Grundlage zu einer genaueren Erforschung der Hirnwindungen legten; noch heute, nach so vielen Aenderungen in der Nomenklatur des Gehirns, haben manche Abgrenzungen von Hirnprovinzen, manche Namengebungen — ich erinnere nur an die « Plis de passage », an den « Pli courbe » u. A. — sich als dauerhaft erwiesen und werden es bleiben. So ist auch *Gratiolet* wohl der Erste, der sich auf die topographischen Beziehungen der Hirnoberfläche zur Schädeloberfläche einlässt, freilich nur kurz und nicht mit Glück. Er geht vor allem auf die Lage der Hirnwindungen zu den Schädelnähten ein und erörtert insbesondere die Lage des Sulcus centralis, welche er als der Sutura coronalis entsprechend annimmt: wir wissen heute, dass dies ein Irrthum war. Das Hauptgewicht seiner topographischen Darlegungen bringt *Gratiolet* aber einer Widerlegung der *Gall*'schen physiologischen Topographie zum Opfer, was damals wohl berechtigt erscheinen konnte, heute aber als überflüssig betrachtet werden muss.

Als Ausgangspunkt einer rationellen und praktisch wirksamen Hirntopographie muss die Epoche machende Arbeit *Paul Broca*'s (15) erscheinen, mit der er für alle Zeiten die Wege geöffnet hat, seine im *Bulletin de la Société d'Anthropologie de Paris* vor nunmehr 40 Jahren gemachte Mittheilung : *Sur le siège de la faculté du langage articulé*. Möge das Andenken an *Paul Broca*, den grossen Forscher und Meister, den grossen Sohn seines Vaterlandes, uns in dieser Stunde begleiten! Er war ein achter Mann der Wissenschaft, und gehört darum uns Allen an, die wir heute an der Stätte seiner Wirksamkeit versammelt sind.

Sollte die Hirntopographie Bedeutung haben, so mussten die Hirnfurchen und Hirnwindungen zunächst noch genauer in ihren constanten Verhältnissen umgrenzt und physiologisch belebt werden. Auf *Leurets* und *Gratiolets* Wegen weiter gehend, waren es *Th. Wilhelm Bischoff* und *Alexander Ecker*, Sir *William Turner* und *D. J. Cunningham*, *Sernow* und der leider so früh hingeschiedene *Carlo Giacomini*, *Broca* selbst mit *Hervé* und Anderen, so wie neuerdings *Gustaf Retzius*, welche wohl das Meiste dazu beigetragen haben, dass die Karte der menschlichen Hirnoberfläche jetzt mit ziemlicher Genauigkeit gezeichnet werden kann. Die Arbeit ist aber noch nicht zu Ende; ich werde am Schlusse meines Berichtes noch auf diesen Punkt zurückzukommen haben.

Die physiologische Belebung der Hirnwindungen, wie ich es nannte, ist nach *Broca* im wesentlichen auf die entscheidenden Versuche von *Fritsch* und *Hitzig* zurückzuführen. Seit der Zeit ruht die physiologische Hirnforschung nicht. Die Namen *Charcot* und *Pitres*, *Richet*, *Ferrier* und *Victor Horsley*, *Forel*, *Monakow* und *Bechterew*, *Fr. Goltz*, *Gudden*, *H. Munk* und *Flechsig*, um nur einige zu nennen, wie sie mir jetzt grade in's Gedächtniss kommen, und um von den zahlreichen Klinikern, welche sich mit Vorliebe diesem Arbeitsfelde widmen, zu schweigen, werden hinreichen, um dies zu belegen. Auf Grund der so gewonnenen Ergebnisse konnten Lokal-Diagnosen gestellt werden. Die Exstirpationsversuche der Experimentatoren erwiesen mehr und mehr, dass man kühn mit den Instrumenten des Chirurgen in das Hirn vordringen kann, wobei die jetzt sicher gestellte Erfahrung unserer Vorfahren aus praehistorischen Zeiten, mit ihrer vererbten Tradition, und Beobachtungen geheilter schwerer Verletzungen mitwirkten. Narkose, Asepsis und Antisepsis ermöglichten es dem Wundarzte selbst Eingriffe zu wagen, an die vor der Einführung dieser *Generalia chirurgica* Niemand hätte denken können. Nun gewann die genaue Hirntopographie Ziel und Leben, insbesondere die Oberflächentopographie, jetzt galt es die Lage der einzelnen Furchen und Windungen zum Schädel, insbesondere zum Schädeldache, möglichst genau festzustellen, um nach geschehener Diagnose dem *Armamentarium cranio-cephalicum* die sicheren Wege zu weisen. Hier an dieser Stelle möchte ich aber noch eines verdienstvollen deutschen Forschers gedenken, des verstorbenen *Adolf Pansch* in Kiel, der sich unzweifelhaft für die gesamte Hirnforschung, wie für die cranio-cerebrale Topographie ein grosses Verdienst dadurch erworben hat, dass er dafür eintrat, man solle bei den Beschreibungen der Gehirnoberfläche in erster Linie die *Furchen* in's Auge fassen und nicht die Windungen. Früher — man lese nur die älteren Darstellungen — wurde gewöhnlich auf die Windungen das Hauptgewicht gelegt; viel anschaulicher indessen gestaltet sich alles, wenn man genau den Lauf und das sonstige Verhalten der *Furchen* festlegt und bestimmt; eine praktisch verwerthbare cranio-cerebrale Topographie kann auf keine andere Weise gewonnen werden.

Man kann und muss, wie ich das vor kurzem in meiner *Topographie der Beckenorgane* durchzuführen versucht habe, die Topographie eines Organes von vier Gesichtspunkten aus darstellen : Zunächst ist anzugeben, in welcher Körpergegend überhaupt das betreffende, topographisch zu bestimmende Organ liegt; ich nenne dieses topographische Verhalten eines Organes seine *Holotopie*, solche Beziehungen der Lage oder Bestimmungen derselben *holotopische*. Für das Gehirn würde man diese Lagebestimmung kurz so fassen können, dass man sagt, es liege im oberen hinteren Abschnitte des Kopfes vollkommen eingeschlossen in der knöchernen Schädelkapsel.

Als besonders wichtig sind dann in zweiter Linie die Lagebeziehungen zum *Skelete* hervorzuheben, die ich die *skeletotopischen* nenne: hiervon wird in meinem Berichte vor allem die Rede sein müssen. Weiterhin kommen die benachbarten Organe und Weichtheile in Betracht: diese nachbarlichen Ortsbeziehungen nenne ich *syntopische*, ihre Darlegung mit Bezug auf ein bestimmtes Organ dessen *Syntopie*. Beim Gehirn kommen hier vorzugsweise in Betracht die anliegenden grossen Gefäss- und Nervenstämme, dann die Sinneshöhlen, zu denen das Organ in Beziehung tritt, die Nasenhöhle mit ihren Nebenhöhlen, die Augenhöhle, die Paukenhöhle und das Ohrlabyrinth, so wie der Wirbelkanal und das Rückenmark.

Bei grösseren Organen, die selbst wieder aus verschiedenen Theilen zusammengefügt sind, insbesondere beim Gehirne, kommen endlich in letzter Instanz in Erwägung die Lage der einzelnen Theile zu einander, zum Beispiel der Hirnventrikel zu einander und zur Hirnoberfläche, die des Kleinhirns zum Grosshirn, die der Grosshirnganglien zu einander und zum übrigen Gehirn. Diese Topographie eines Organes nenne ich dessen *Idiotopie*. Selbstverständlich kann man nun auch für jeden einzelnen Theil des Gesamthirns dessen Holotopie und Skeletotopie bestimmen; die Syntopie würde dann mit der Idiotopie zusammenfallen.

Es wird unmöglich sein alle diese topographischen Beziehungen im Rahmen der mir zugemessenen Zeit hier zu besprechen. Ich werde mich im wesentlichen auf die *skeletotopischen* und die *syntopischen* Beziehungen, und auf letztere auch nur zum Theil beschränken.

Vor allem müssen bei einer skeletotopischen Betrachtung des Gehirns hervorgehoben werden: 1. Die Umgrenzung des Raumes, den es im Kopfe einnimmt; 2. die Lage und der Lauf seiner Ränder innerhalb der Schädelkapsel, und 3. die Lage der grösseren Hirnabschnitte zur Schädelbasis und zum Schädeldache, wobei auch die Verhältnisse, wie sie bei der Profilbetrachtung, bei der frontalen und occipitalen Inspection des Schädels sich gestalten, hervorzuheben sind.

Ich will hier nur auf die wichtigsten Daten dieser Betrachtung eingehen, Daten die sich aus den hier aufgehängten Wandtafeln: 1. Medianschnitt eines Kopfes, nach einem Präparate des älteren *Burdach* zu Königsberg i. Pr. und einer Zeichnung in Fr. *Merkels* Handbuche der topographischen Anatomie, Abth. 1. Kopf; 2. drei Zeichnungen des Hirns und des Schädels in der Profilansicht nach Figuren von G. Dancer *Thane* in Quains "Elements of anatomy" 10th edition "Appendix", und 5. einer Profilansicht nach A. *Froriep* unmittelbar ergeben werden. Aus der letztgenannten Figur lernen wir die wichtige Thatsache, dass die Dicke der Schädelwand, welche das Gehirn noch deckt, die Hirnhäute und den Raum des Liquor cerebrospinalis mit einbegriffen, sehr erheblich ist. Die Kopfschwarte mit Schädeldachknochen und den Hirnhäuten mag durchschnittlich 1 bis 1,5 Centimeter im Durchmesser halten. In der Schläfengrube, wo der Knochen dünner ist, kommt der starke M. temporalis mit seinen Fascien und dem interfascialen Fettkörper hinzu. Vorn wird die Tiefe der Hirnbedeckung noch verstärkt durch den Sinus frontalis, hinten durch die grössere Dicke des Schädels und — unterhalb der Linea nuchae superior, also für das Kleinhirn — durch die Nackenmuskulatur. Es muss aber hervorgehoben werden, dass die Dicke des knöchernen Schädeldaches nicht nur nach den Gegenden des Schädels, sondern auch nach Alter, Geschlecht und Individualität erheblich wechselt.

Für alle weiteren topographischen Bestimmungen kommt es, falls sie vergleichbar sein sollen, auf eine bestimmte Haltung des Kopfes an. *Reid* (88), vgl. die drei nach G. Dancer *Thane* entworfenen Tafeln, legt eine Horizontallinie — *Basallinie* (Base-line) durch den unteren Augenhöhlenrand (tiefsten Punkt) und die Mitte des Porus acusticus externus. Nach einer in Frankfurt a/Main durch die deutschen Anthropologen getroffenen Vereinbarung wird die Horizontallinie des Schädels durch den tiefsten Punkt des Infraorbitalrandes und durch den höchsten Punkt des oberen Randes des Porus acusticus externus, also ein wenig höher, gelegt : Linie der Frankfurter Vereinigung oder kurz : *Frankfurter Linie*. Es ist hier nicht der Ort eine Discussion über die Vortheile oder die Nachtheile der einen oder der andern Horizontale herbeizuführen : wenn man sich bei den Lagebestimmungen nur für *eine* dieser Linien in Zukunft entscheiden wollte, so wäre das ein nicht gering anzuschlagender Gewinn, und die internationalen Kongresse könnten viel zur Verbreitung eines einheitlichen Messungssystems beitragen; ich möchte dies sogar als eine ihrer Hauptaufgaben bezeichnen!

Die Umrisslinien des Gehirns zum Schädel sind aus den eben erwähnten Figuren ersichtlich. Ich vermag nach meinen eigenen Erfahrungen im Ganzen mit G. D. *Thane* überein zu stimmen : nur muss nach den Ermittelungen von A. *Froriep* (45) der tiefste Punkt des Schläfenrandes, entsprechend der Mitte der Incisura semilunaris des Unterkiefers, etwas tiefer gelegt werden; ich habe die betreffenden Zeichnungen bereits in diesem Sinne abgeändert.

Das vordere Ende des Stirnhirns reicht am tiefsten hinab entsprechend der Sutura nasomaxillaris; man findet gute Abbildungen dieses Verhaltens u. a. in den topographischen Handbüchern von *Merkel* und *Poirier*. Von da geht die mediale Grenze jeder Hemisphäre dicht am Sinus longitudinalis superior entlang in einer Sagittalebene nach hinten bis fast zum Niveau der Protuberantia occipitalis externa, von dem sie durch die etwas wechselnde Höhe des Torcular Herophili geschieden ist. Entsprechend dem verschiedenen Verhalten des Abganges der beiden Sinus transversi an dieser Stelle, können auch die beiden Hinterlappen des Grosshirns verschieden tief hinabreichen; doch sind diese Unterschiede keineswegs beständig in ihrem Abmass, noch wesentlich. Die Entfernung jedes medialen Hemisphärenrandes von der Mittellinie muss auf rund 3 bis 4 Mm. angenommen werden, so dass demnach die Breite des Sinus longitudinalis superior einschliesslich seiner Duralwand auf 6 bis 8 Mm. zu schätzen ist. Mitten zwischen Lambda und Inion beginnt aber diese Dimension sich zu vergrössern und unmittelbar oberhalb des Inion stehen beide Hemisphärenränder nahezu um das doppelte, also 1,2 bis 1,5 Cm. von einander ab; meist steht, entsprechend dem angegebenen verschiedenen Verhalten der Sinus transversi an ihrem Ursprunge, die linke Hemisphäre der Mittellinie ein wenig näher.

Gehen wir von hieraus auf die untere hintere Grosshirngrenze über, so folgt diese bis zum Asterion genau der oberen Wand des Sinus transversus, d. h. also bis zu dessen Knie, wo er beginnt im Bereiche der Regio mastoidea sich nach abwärts zu wenden. Am Schädel entspricht diese Linie ungefähr dem Laufe der Linea nuchae superior, wobei zu bemerken ist, dass der Sinus transversus, und damit die hintere Grosshirngrenze immer ein wenig höher liegen, als die Linea nuchae superior. Ich füge hier auch noch ausdrücklich hinzu, dass ich die Linea nuchae superior und nicht die Linea nuchae suprema *Merkels* meine.

Die *seitliche* untere Hemisphärengränze theile ich mit G. D. *Thane* (l. c.) in *zwei Abschnitte*, den *occipitotemporalen* und den *frontalen*. Der occipitotemporale Rand geht vom Asterion, entlang der Crista supramastoidea, über die obere Grenze des *Antrum tympanicum* hinweg, nahezu dem Niveau des oberen Jochbogenrandes entsprechend, so dass er im Durchschnitt 5 Mm. oberhalb des oberen Randes des Porus acusticus externus gelegen ist. Dann senkt er sich, wie bemerkt, entsprechend der Incisura semilunaris des Unterkiefers, tiefer hinab. — in manchen Fällen bis zum Niveau des unteren Jochbogenrandes — und beginnt an der Stelle, wo sein Lauf die Sutura sphenotemporalis erreicht, in einem nach vorwärts convexen Bogen aufwärts zu steigen. Der vorderste Punkt dieser Convexität liegt in einer Frontalebene mit dem vorderen Rande des Processus coronoideus des Unterkiefers (oder der Sutura temporozygomatica) und entspricht in der Horizontalen etwa dem Processus marginalis des Jochbeines. Nach oben weicht die Grenze wieder etwas nach hinten zurück und geht am Anfange der Fossa Sylvii, entsprechend der Höhe der Sutura frontozygomatica, in den frontalen Grenzabschnitt über. G. D. *Thane* gibt an, dass der erwähnte am meisten vorspringende Punkt der Grenzlinie des Temporallappens, *Polus temporalis*, 20 Mm. oberhalb des Arcus zygomaticus und 15 Mm. hinter dem Processus marginalis (external angular process) gelegen sei.

Die Linie des frontalen Grenzabschnittes geht von dem Punkte, wo oben am Winkel der Fossa Sylvii die occipitotemporale Grenze aufhört — d. i. 15 Mm. hinter dem Processus marginalis des Jochbeines — in einer leicht geschwungenen Curve, erst ein wenig abwärts, dann wieder aufwärts steigend, über die Linea temporalis hinweg, etwa 15 Mm. oberhalb der leicht durchzufühlenden Sutura frontozygomatica: dann im Bogen über den oberen Augenhöhlenrand hin, 8 Mm. (G. D. *Thane*) von dessen Mittelpunkt entfernt, zu jenem Punkt oberhalb der Sutura nasomaxillaris, von dem als dem tiefsten Stirnpunkte wir vorhin ausgegangen waren.

Ich gehe hier nicht auf eine Einzelbeschreibung der *Lagebeziehungen zwischen Gehirnbasis und Basis Cranii* ein; ich möchte nur an der Hand der citirten Figur aus *Merkels* Handbuch der topographischen Anatomie (Zeichnung nach dem Praeparate *Burdachs* in Königsberg) auf die wesentlichsten Punkte kurz hinweisen :

1. Kommt die untere Fläche des Stirnlappens noch eine ansehnliche Strecke mit dem *Sinus frontalis*, also mit einem lufthaltigen Raume, in Berührung: diese kann, da der genannte Sinus in einzelnen Fällen, namentlich bei älteren Männern, fast über das gesamte Orbitaldach sich erstreckt, bis zum kleinen Keilbeinflügel reichen; dieser wieder kann vom *Sinus sphenoidalis* aus lufthaltig werden.

2. Sehen wir von dem *Sinus frontalis* ab, so ist die Lagebeziehung zur *Orbita* selbst im höchsten Grade wichtig, zumal das dünne Orbitaldach leicht, selbst von einer stumpf durch die Orbita vordringenden Gewalt, verletzt werden kann;

3. In der Nähe der Mittellinie, an der *Lamina cribrosa* und von da nach rückwärts bis zur Sattellehne, kommen die topographischen

Beziehungen zur Nasenhöhle, und zwar zum *Sulcus* und zur *Regio olfactoria*, den benachbarten Siebbeinzellen und zur Keilbeinhöhle in Betracht. Erwähnen wir synoptisch die *Sinus intercavernosi*, die *Nervi optici* mit der *Arteria ophthalmica* und das letzte und das vorletzte Stück der *Carotis interna*. Die betreffenden Hirntheile sind der *Gyrus rectus*, der *Tractus* und *Bulbus olfactorius* mit den *Nervi olfactorii*, dann das *Chiasma* mit den Anfangstheilen der *Tractus optici*, die *Substantia perforata* in *Brocas* " Espace quadrilatère", die *Hypophysis* nebst deren Stiel und das *Tuber cinereum*, welches über und ein wenig hinter der Sattellehne gelegen ist: Darüber in der nächst höheren Etage liegen die *Pars infundibuli* des *III. Ventrikels*, die *Lamina terminalis*, die *Commissura anterior*, der *Gyrus subcallosus*, das *Rostrum* und *Genu corporis callosi* und der vorderste Theil des *Septum lucidum* mit dem *Cavum septi lucidi*;

4. Seitlich auf die Orbitalfläche ziehen sich die *Gyri cruciati* und die *Pars orbitalis* der *III. Stirnwindung* hin und mitten in der Hirnmasse das *vordere Ende des Seitenventrikels*.

5. In der mittleren Schädelgrube haben wir von Hirntheilen die *dritte und vierte Temporalwindung*, so wie das *distale Ende* des *Gyrus fornicatus*, mit dem *Uncus* und den *Gyri ambientes* von *Retzius*, ferner die vorderen Partien der *Gyri lingualis* und *fusiformis* anzumelden. Dazu kommt das *Unterhorn des Seitenventrikels* mit dem *Cornu Ammonis*. Synoptischer Beziehungen seien hier gedacht mit dem *Sinus cavernosus* und den in dessen lateraler Wand gelegenen Nerven und der *Carotis cerebralis* (*interna*), ferner mit der *Arteria meningea media* auf welche wir zurückkommen werden, dem Ganglion Gasseri, dessen Aesten, so wie den *Nervi petrosi*.

Diese Beziehungen haben ein besonderes Interesse, weil die Chirurgie in neuester Zeit beginnt, das Ganglion Gasseri behufs der Resection oder Extirpation von der Unterschläfengrube aus aufzusuchen.

6. An der Stelle der Sattellehne tritt nun jene merkwürdige und auffällige Knickung der Hirnaxe ein, auf welche bereits *Reichert* mit besonderem Nachdrucke hingewiesen hat. Sämtliche nach rückwärts von der Sattellehne gelegenen Hirntheile : der hintere Abschnitt des Parietallappens, der Hinterlappen, die hinteren Strecken der *Gyri fusiformis* und *lingualis*, die grossen grauen Hirnganglien, markirt auf dem Medianschnitte durch den Thalamus, darüber der Fornix mit dem hinteren Abschnitte des *Septum lucidum* und des Balkens, die Zirbel mit den Vierhügeln krümmen sich und senken sich nach abwärts in den grossen trichterförmigen Raum zwischen die *Pars*

basilaris des Hinterhauptsbeins und die Occipitalschuppe hinein, wobei sie die Brücke, die *Medulla oblongata*, das Kleinhirn und den 4. Ventrikel unter sich haben. Die Längaxe der Brücke und *Medulla oblongata* ist fast senkrecht gestellt, desgleichen der 4. Ventrikel so wie der längste Durchmesser des Kleinhirns. Fast horizontal steht dessen centrale Marklamelle, so wie sich auch das *Fastigium ventriculi IV* nahezu horizontal erstreckt. Zwischen Gross- und Kleinhirn hätten wir dann den schräg nach abwärts verlaufenden *Sinus tentorii*.

Wichtig ist hier die Eintheilung des Schädelraumes in eine durch das Tentorium getrennte hintere obere und hintere untere Abtheilung; in der oberen finden wir den *Lobus* und *Polus occipitalis* des Grosshirns, in der unteren das Kleinhirn; zwischen beiden Theilen, entsprechend im Grossen und Ganzen der *Linea semicircularis superior*, den *Sinus transversus*, bis zu seinem Winkel, worauf ich noch zurückkomme; vgl. auch das vorhin Gesagte.

Die Brücke und die *Medulla oblongata* ruhen nach vorn auf dem Körper des *Os basilare*; das *Tuberculum jugulare*, welches sich zwischen beide Hirntheile in den von ihnen gebildeten lateralen Winkel einschiebt, zeigt bestimmt ihre gegenseitige Grenze an. Uebrigens liegt die Brücke ebensowenig wie die *Medulla oblongata* dem Knochen direkt an: die *Art. vertebralis* und die *Art. basilaris*, so wie die grosse basale *Cisterna lymphatica* (*G. Retzius*) trennen die Hirntheile vom Knochen, so dass ein ansehnlicher nur von *Liquor cerebro-spinalis* ausgefüllter Zwischenraum entsteht.

7. Die wichtigsten skeletotopischen und syntopischen Beziehungen, welche wir an der Schädelbasis haben, bestehen unstreitig zwischen dem *Felsenbeine* nebst seinem Inhalte und dem Schläfenlappen des Grosshirns, samt dessen Uebergangszügen zum Hinterlappen einerseits und dem Kleinhirn andererseits. Gehen wir ein wenig genauer auf diese Verhältnisse ein.

Die Kante des Felsenbeines erzeugt mit ihrer lateralen Partie in der Unterfläche des Temporooccipitallappens einen auch an dessen lateralen Rande sichtbaren Eindruck, *Schwalbe's Incisura*, s. *Impressio praeoccipitalis* s. *petrosa*. Dieser Eindruck wird sich nach der Ausbildung des Felsenbeinkante, die ja sehr wechselnd ist, verschieden verhalten und mehr oder minder deutlich sein. Nach vorn dacht sich das Felsenbein in einer etwas flacheren Böschung zur mittleren Schädelgrube ab, nach hinten in steilerem Abfalle zur hinteren Schädelgrube. Auf der vorderen Fläche — wir können sie wegen der hauptsächlich hierhin sich erstreckenden Paukenhöhle die "Tympanumfläche" oder "Paukenhöhlentfläche" nennen — liegt von Seiten des Gehirns die dritte Temporalwindung so wie der vordere Theil der *Gyri fusiformis* und *lingualis*. An der hinteren Fläche liegt das Kleinhirn; vom Grosshirn kann hier nichts gelegen sein, da das Tentorium sich an der oberen Kante des Felsenbeines befestigt und somit das auf ihm liegende Grosshirn von allen Beziehungen mit der hinteren Felsenbeinabdachung scheidet. Vom Felsenbeine aus können direkt also pathologische Processe auf das *Grosshirn* nur von *vorn* her, das ist von der Paukenhöhle, von dem *Recessus epitympanicus* (atticus, "attic" der Engländer und Amerikaner) und dem *Antrum tympanicum* aus übertragen werden; sie werden dann die genannten Windungszüge treffen. Auf das *Kleinhirn* werden von demselben Knochen aus solche Processe übertragen, welche sich in denjenigen Bildungen des Felsenbeines entwickeln, welche an der hinteren Abdachung gelegen sind. Da sind es aber verschiedene Dinge, welche in Betracht kommen : zunächst das *Antrum tympanicum*, welches sich bis zur hinteren Abdachung hin erstrecken kann, dann die *Cellulæ mastoideae*, dann der Bogenapparat und der Vorhof des Labyrinthes mit dem *Meatus auditorius internus* und dem *Aquæductus vestibuli*. Direkt von Labyrinththeilen aus mag wegen der starken Knochenwände, in denen sie eingepackt sind, selten eine Uebertragung vorkommen: häufiger geschieht dieses durch Vermittelung des *Sinus sigmoideus*, der, kurz gesprochen, dem mittleren Drittel der Basis des *Processus mastoideus* entspricht, während das vordere Drittel topographisch dem *Antrum tympanicum*, das hintere dem Kleinhirn angehört. So begreift es sich, dass vom *Antrum* aus eine infectiöse Thrombrose des *Sinus sigmoideus* entstehen kann. Aber auch von der Paukenhöhle aus kann ein solcher Process eingeleitet werden. Die untere Wand der Paukenhöhle grenzt zum grossen Theile an die *Fossa bulbi jugularis*: sehr treffend sprechen daher die französischen Anatomen von einer "Paroi jugulaire" der Paukenhöhle. Diese Wand kann papierdünn werden, ja selbst durchbrochen sein, so dass hier Sinuswand und Schleimhaut der Paukenhöhle einander unmittelbar berühren. Ist aber einmal, sei es woher immer, eine infektiöse Thrombose im Bereiche des *Sinus lateralis* eingeleitet, so kann sie auch weiter gehen, auf die *Sinus petrosi* übergreifen, u. s. f., so dass nun auf diesem Umwege pathologische Processe, vorzugsweise Eiterungen mit Abscessbildung, auch von der Labyrinthwand des Felsenbeins auf das Grosshirn überspringen können. Sie wissen Alle, wie häufig acute und chronische Mittelohrerkrankungen infektiöser Natur sind: in der That bilden denn auch diejenigen Abscesse und nekrotischen Heerde des grossen und kleinen Gehirns, welche vom Mittelohr aus ihren Ursprung nehmen — die otitischen oder otogenen Herderkrankungen des Gehirns — ein Hauptkontingent dessen, was der Chirurg am Gehirn unter sein Messer zu nehmen hat. Wir werden später uns mit den Wegen zu beschäftigen haben, welche anatomisch-chirurgisch zu diesen Heerden führen.

Wir gehen nunmehr zu den topographischen Beziehungen über, welche die convexe Oberfläche des Gehirns zum Schädeldache, zur *Calvaria* hat. Hier sind auch wieder Grosshirn und Kleinhirn zu unterscheiden.

Für das Grosshirn handelt es sich in erster Linie um die Lagebeziehungen der Furchen und Windungen zum Schädeldach, an welche sich diejenigen Lagebeziehungen anzuschliessen haben, welche zwischen den bis jetzt ermittelten physiologischen Rindencentren und dem Schädeldache bestehen. Praktisch genügt es, wenn wir die cranio-cerebrale Topographie der Furchen und Windungen kennen, denn jene physiologischen Rindencentren lassen sich doch, obwohl sie sich nicht genau an die Windungsgrenzen binden, mit Hülfe der Furchen und Windungen topographisch bestimmen.

In übersichtlicher Weise, mittelst einer *Lateralansicht* dargestellt, sehen wir im Bereiche des Stirnbeines die drei Stirnwindungen mit den beiden Stirnfurchen; ihre Wurzeln greifen noch über die Koronalnaht hinaus in den Scheitelbeinbezirk hinein. Die *Rami anteriores ascendens* und *horizontalis* der Sylvischen Furche reichen mit ihren distalen Enden noch bis unter das Stirnbein. Die untere Fläche des Stirnlappens mit dem *Sulcus cruciatus* bedeckt das Orbitaldach.

Der grösste Theil der convexen Hirnoberfläche liegt unter dem Scheitelbeine verborgen. Von Windungen gehören hierher die Wurzeln der Stirnwindungen, die beiden Centralwindungen, die Supramarginal- und Angularwindung und der *Gyrus parietalis posterior* mit den dahin auslaufenden Enden der drei an der lateralen Schädelfläche gelegenen Temporalwindungen, ferner das obere Scheitelläppchen, oder die obere Scheitelwindung — die untere wird wesentlich von der Angular- und Supramarginalwindung gebildet. Endlich kommen in das Gebiet des Seitenwandbeines noch hinein die Wurzeln der Hinterhauptwindungen. Die wichtigsten Furchen des Grosshirns gehören ebenfalls diesem Knochen an : der weitaus grösste Theil der Sylvischen Furche, die Centralfurche, die Praecentral- und Retrocentralfurche, der *Sulcus parietalis*, die distalen Stücke der I. und II. Temporalfurche so wie des *Sulcus parieto-occipitalis*.

Dem *oberen Theile* der *Hinterhauptsschuppe* entsprechen die drei äusseren Occipitalwindungen, die jedoch bekanntlich wenig genau abgrenzbar sind, dem unteren Theile derselben der grössere Theil des Kleinhirns; wir kommen auf dessen Lage noch zurück.

Dem Ostemporale lagern an, und zwar der *Pars mastoidea* nebst der hinteren Felsenbeinabdachung, das (kleinere) vordere Stück des Cerebellum; auf der vorderen Abdachung des Felsenbeines und dem angrenzenden unteren Theile der Schuppe liegen ein Stück der 3. Temporalwindung, die vorderen Enden der *Gyri lingualis* und *fusiformis*, während sich der Uncus und das vordere Stück der 3. und 4. Temporalwindung auf dem grossen Keilbeinflügel befinden, also vom vorderen Theile der Infratemporalgrube aus erreichbar sind. Ein Theil der dritten Temporalwindung (der obere laterale) nebst dem grösseren (vorderen) Abschnitte — 2/3 — der zweiten und ersten Schläfenwindung werden von dem lateralen (grösseren) Theile der Schläfenschuppe gedeckt; das vorderste Ende dieser Windungen geht noch in das Bereich des grossen Keilbeinflügels hinein.

Von Furchen sind für diesen Bezirk zu nennen : die Sylvische Furche, welche mit ihrem vorderen Theile meist eine Strecke weit entsprechend der Schuppennaht verläuft, dann die Temporalfurchen und der *Sulcus fornicatus* in seinem temporalen Abschnitte. — Das Centrum des *Tuber frontale* sollte nach *Féré* (*l. l. c. c.* 36-39) bei jungen Kindern der Mitte der zweiten Stirnwindung entsprechen, beim Erwachsenen der ersten Stirnfurche, oder auch der ersten Stirnwindung. *Poirier* (84) fand sowohl bei Kindern als bei Erwachsenen als die entsprechende Stelle die Grenze des inneren Drittels gegen die zwei äusseren Drittel der zweiten Stirnwindung; nur einmal unter 20 Fällen traf der eingeschlagene Stift die erste Stirnfurche.

Was das *Tuber parietale* anlangt, so muss ich mich denen anschliessen, welche mit *Huschke* darunter den *Gyrus supramarginalis* verlegen.

Der Rest der Windungen und Furchen des Grosshirns fällt auf die *Falx major* und auf das Tentorium. Genauer zu beschäftigen haben wir uns nunmehr mit der Frage nach den Verschiedenheiten, welche in der relativen Lage der Hirnfurchen und Windungen mit der Aenderung der Schädelform eintreten. Schon *Broca*, *Ecker* und andere haben erkannt, dass eine Verschiebung in der Lage der Hirnfurchen zu gewissen festen Punkten des knöchernen Schädels zu Stande kommen müsse, wenn der Schädel und damit das darin eingelagerte Gehirn nach der einen oder anderen Seite hin von einer mittleren Durchschnittsform abweicht. In einer sehr gründlichen Arbeit hat neuerdings *A. Froriep* (43) festgestellt, dass man wesentlich zwei

Typen der Hirnlage im Schädel zu unterscheiden habe, die er als den *frontipetalen* (I) und *occipitopetalen* Typus (IV) benennt. Des genaueren hat *Froriep* zwar 4 Typen der Hirnschädellage ermittelt; indessen praktisch wichtig sind nur die eben genannten Endformen, die Typen I und IV; die Typen II und III sind Zwischenformen. Der *frontipetale Typus* findet sich bei kurzen und hohen Schädeln; hierbei sind alle Furchen und Windungen weiter nach vorn zu finden, als bei den Durchschnittsformen; bei langen und niedrigen Schädeln verschieben sich die Furchen und Windungen nach hinten und unten — *occipitopetaler Typus*. Hauptsächlich kommt nach *Froriep* hierbei das Hinterhaupt in Betracht : « Je bedeutender die Länge des Hinterhaupts hinter der Ohröffnung ist, und je mehr sich die *Protuberantia occipitalis externa* zur Horizontalen oder gar unter diese neigt, desto sicherer ist auf die dem occipitopetalen Typus entsprechende Lagerung des Gehirns zu rechnen, und umgekehrt ist der frontipetale Typus zu erwarten, wenn die Ohroccipitallänge gering ist und wenn der Hinterhauptstachel hoch steht. » Man bekommt durchaus den Eindruck, als ob beim Uebergange aus dem frontipetalen in den occipitopetalen Typus das Gehirn eine Rotation um eine horizontale Queraxe und eine Verschiebung seiner hinteren Abschnitte nach hinten erfahre; eine solche Verschiebung nach hinten lässt sich direkt feststellen. Von den 25 Gehirnen, welche *Froriep* untersuchte, gehörten 14 dem frontipetalen (I), 11 dem occipitopetalen Typus (IV) an; hierbei sind die Zwischenformen II und III je nach ihrer Natur zu I oder zu IV gezogen worden. Ausdrücklich muss aber hervorgehoben werden, und *Froriep* betont dies auch ganz besonders, dass es bei diesen Typen nicht auf den Schädelindex (Längenbreitenindex) ankomme, dass also nicht etwa ein Brachycephale nothwendig eine frontipetale, ein Dolichocephale eine occipitopetale Hirnlage haben müsse; auf die *absolute Länge* des Schädels kommt es an; überschreitet diese ein gewisses Maass, so legt sich das Gehirn nach dem occipitopetalen Typus, bleibt sie unterhalb dieses Maasses, so kommt der frontipetale Typus heraus. Auch die Höhe hat, wie bemerkt und leicht verständlich, einen gewissen Einfluss. Um die erwähnte Drehung und Rückwärtsverschiebung beim occipitopetalen Typus nachzuweisen, stellt *Froriep* fest : 1. die Theilungsstelle der *Fissura Sylvii* in den *Ramus anterior ascendens* und *anterior horizontalis*, « Sylvian point » der Engländer; 2. das untere Ende des *Sulcus centralis*; 3. das obere Ende dieses *Sulcus*; 4. das distale (obere) Ende der *Fissura Sylvii*; 5. das laterale Ende der *Fissura parietooccipitalis*. 1 und 2 liegen *vor* der angenommenen Drehaxe, müssen also beim occipitopetalen Typus nach hinten und oben verschoben sein, 3. 4. 5 liegen *hinter* der Drehaxe. müssen also bei dem genannten Typus noch hinten und unten verschoben sein. Die Messungen stimmen hiermit überein.

Es braucht nicht noch besonders auf die praktische Wichtigkeit und Verwendbarkeit dieser Ergebnisse *Froriep's* hingewiesen zu werden. Eins folgt unmittelbar. was indessen auch schon nach den früheren Ergebnissen *A. Eckers* und *Brocas* erkannt worden war. dass nämlich alle Furchenbestimmungsverfahren, welche dieser Aenderung der Hirnlage mit der Schädellänge und Höhe nicht gebührend Rechnung tragen, praktisch ziemlich werthlos sind. Insbesondere haben *A. Broca* et *Maubrac* in ihrem ausgezeichneten Werke (14) darauf hingewiesen. wenn sie sagen : « Il serait à souhaiter que l'on parvînt à établir la topographie crânio-cérébrale à l'aide de lignes. dont les variations proportionnelles correspondraient aux variations des scissures avec les sutures crâniennes. mais, jusqu'à présent, les recherches faites dans ce sens n'ont donné que des résultats incomplets et. presque toujours. des mesures en chiffres absolus en sont le complément nécessaire » (p. 55, *l. c.*). Ebenso legt *Krönlein* (64) Werth auf Methoden, welche uns von dieser gesetzmässigen Variation emancipiren. « Man müsse. sagt er (*l. c.*) bei den topographischen Furchen- und Windungsbestimmungen, wenn irgend möglich die absoluten Zahlen durch relative Werthe ersetzen, die proportional seien den Grössenverhältnissen des Schädels und des Gehirns. » Die *Frorieps'chen* genauen Zeichnungen ermöglichen es Methoden der Art zu gewinnen. und *Krönlein* hat in diesen Beziehungen einen sehr beachtenswerthen Vorschlag gemacht, auf dem wir nachher bei der Besprechung der Bestimmungsverfahren zurückkommen.

Wir haben jetzt die *Lage der wichtigsten Furchen* zum Schädel genauer zu besprechen. Es sind dieses :

1. Die *Fissura Sylvii*,
2. Die *Fissura centralis* mit den *Gyri centrales*,
3. Die *Fissura parietooccipitalis*,
4. Daran schliessen sich die *I., II.* und *III. Stirnwindung*,
5. Die *I., II. und III. Temporalfurche.*
6. Der *Gyrus supramarginalis.*
7. Der *Gyrus angularis.*
8. Der *Sulcus parietalis* und
9. Das *Kleinhirn.*

1. Bei der *Sylvischen Furche* ist zu bestimmen : *a*) ihre Theilungs-

stelle. *Punctum Sylvii* (Sylvian point der Engländer, s. o.); *b)* der Lauf ihrer drei Aeste, des *Ramus anterior horizontalis*, *anterior ascendens* und *posterior horizontalis*; *c)* ihr distales Ende. Ich finde — am meisten entsprechend den Angaben von *G. D. Thane* — folgendes: Das *Punctum Sylvii* liegt entsprechend dem Broca'schen *Pterion* unter der Sutura *spheno-parietalis* nahe deren hinterem Ende. Von diesem Punkte aus zieht die Grenzlinie zwischen Temporal- und Frontallappen genau nach vorn in der Richtung zum *Proc. marginalis* des Jochbeines hin und nach hinten in derselben Richtung weiter zum distalen Endpunkte, das ist der *Ramus posterior horizontalis*. Es wird vielfach angegeben, u. von *A. Poirier* und von *G. D. Thane*, dass dieser *Ramus posterior*, der Hauptast der Furche, anfangs der Schuppennaht folge (4 Centimeter Poirier). *G. D. Thane* zeichnet es auch so, aber in der Zeichnung von *Poirier* läuft die Naht oberhalb des Anfangstheiles des *Ramus posterior horizontalis*. Ich finde keine bestimmten Beziehungen zwischen der Schuppennaht und diesem Aste; in der Nähe der Naht hält sich der Anfang des Astes allerdings immer. Das Ende des Astes krümmt sich, in der Frontalebene des Tuber parietale angelangt, in mehr oder minder steilem Winkel nach aufwärts und endet, umgeben vom *Gyrus supramarginalis*, gewöhnlich entsprechend der Mitte des untern Umfanges des Tuber parietale.

Der *Ramus anterior horizontalis* läuft ziemlich genau nach vorn, entsprechend der *Sutura sphenoparietalis*. Der *Ramus anterior ascendens* steht am *Punctum Sylvii* rechtwinklig auf dem *Ramus horizontalis posterior*, und kreuzt das untere Ende der Coronalnaht unter spitzem Winkel. Wir wissen, dass die dritte Stirnwindung in ihren drei Theilen, *Pars opercularis*, *Pars triangularis* (« Cap » *Broca*) und *opercularis* durch diese vorderen Aeste bestimmt wird, und dass in der *Pars opercularis* und *triangularis* das motorische Sprachrindenfeld sich befindet (*P. Broca*).

Kurz gefasst können wir sagen : *Die Sylvische Furche erstreckt sich in leicht schräg aufsteigender Richtung vom Pterion zum Tuber parietale; der Ramus anterior ascendens steht im Pterion senkrecht auf ihr, der Ramus anterior horizontalis verläuft vom Pterion aus unter der Sutura sphenoparietalis.*

Wie *Symington* (97), de la *Foulhouze* (41), insbesondere aber *Poirier* (84) und *Cunningham* (25-25), gezeigt haben, ist die Beziehung der *Fissura Sylvii* zum Schädel bei Neugeborenen und Kindern der ersten beiden Lebensjahre eine ganz andere: sie wird, da die Schuppe relativ kleiner ist und das Parietale tiefer hinabsteigt, noch ganz von dem letzteren Knochen, der den *Sulcus temporalis* I erreicht, bedeckt.

2. Bei dem *Sulcus centralis* sind das untere und das obere Ende zu bestimmen: der Verlauf im Ganzen ergibt sich dann von selbst. Das untere Ende ist durchschnittlich 5, das obere 4 bis 5 Centimeter hinter der *Sutura coronalis* gelegen: die ganze Furche in der Mitte des vorderen Scheitelbeindrittels: in ihren unteren zwei Dritteln liegt sie nahe zu parallel der Coronalnaht, das obere Drittel weicht ziemlich stark nach hinten ab. Bei Frauen (*Poirier*) sind die Entfernungen von der Coronalnaht etwas geringer als bei Männern (unten 27, oben 45 Millimeter). Beim Neugeborenen betragen dieselben Maasse 11 und 35 Millimeter (*Poirier*). Durch die Centralfurche sind die *Gyri centrales anterior* und *posterior*, so wie die gleichnamigen Furchen mit bestimmt, wenn man bedenkt, dass diese Gyri im Mittel eine Breite von 18 bis 20 Millimeter (beim Erwachsenen) besitzen. *G. D. Thane* (*l. c.*, 97 *a*) gibt 15 Millimeter an: das ist meines Erachtens zu gering bemessen: ich stimme hier mit *Hefftlers* (56) und *Poiriers* (84) Angabe überein.

3. Die *Fissura parietooccipitalis* ist im Durchschnitt dicht am *Lambda*, und zwar oberhalb desselben gelegen. Dies stimmt nach *Froriep* für den occipitopetalen Typus, wobei die Fissur auch, der gewöhnlichen Angabe entsprechend, in das Lambda selbst fallen kann. Beim frontipetalen Typus liegt dagegen die Fissur 1 Centimeter oberhalb des Lambda: ebenso bei jungen Kindern (*de la Foulhouze*, *Cunningham*). Das Lambda liegt 6 bis 7 Centimeter oberhalb der *Protuberantia occipitalis externa*.

4. *Die drei Stirnwindungen* werden ihrer Lage nach bestimmt durch die Mittellinie, von der man sich — des Sinus longitudinalis wegen — ein Centimeter jederseits entfernt zu halten hat, durch den *Sulcus praecentralis*, die Theilungsstelle der *Fossa Sylvii* und das Tuber frontale. Letzteres entspricht, wie wir sahen, der zweiten Windung: die erste Windung ist ein Zeigefinger breit neben der Mittellinie anzunehmen: die dritte Windung ist um die *Rami anteriores horizontalis* und *ascendens* der *Fossa Sylvii* herumgelegt. Die Basen aller drei Windungen liegen dem *Sulcus praecentralis* entlang, also 20 Millimeter vor der Centralfurche.

5. Die drei lateralen *Temporalwindungen* nebst den betreffenden Furchen werden bestimmt durch die *Fissura Sylvii* und die untere Temporalgrenze des Grosshirns. Hierbei ist zu bemerken, dass die Breite der ersten Temporalwindung im Mittel 15 Millimeter beträgt, und dass sie ziemlich genau der Sylvi'schen Furche parallel läuft; damit ist denn auch die erste Temporalfurche gewonnen, die wegen

ihres zur Sylvi'schen Furche parallelen Laufes den Namen « *Fissura parallela* » seit alters her hat. Um ihr oberes Ende ist der « Pli courbe » (*Gyrus angularis*) gelegt. Man kann denselben einigermassen durch das Tuber parietale bestimmen, hinter welchem und ein wenig höher die Windung unmittelbar gelegen ist. Theilt man die Strecke von der ersten Temporalfurche bis zur temporalen Grenzlinie in zwei gleiche Theile, so gewinnt man die zweite Temporalfurche, welche jedoch selten gut ausgeprägt ist. Bei *G. D. Thane* ist die erste Temporalwindung zu breit gezeichnet (Appendix. *l. c.*, Fig. 4).

6. Ueber die Bestimmung der *Gyri supramarginalis* (Lobule du pli courbe) und *angularis* ist vorhin bereits das Nöthige gesagt worden.

7. Besondere Schwierigkeiten bietet der *Sulcus parietalis* dar. G. Dancer *Thane* gibt an, dass ihr aufsteigender Theil 15 Millimeter hinter der Centralfurche gelegen sei: ich finde — vgl. das vorhin Bemerkte — diese Ziffer zu gering. Da dieser Theil der Furche mit der Retrocentralfurche zusammenfällt, so sind durchschnittlich 20 Millimeter anzunehmen. Der lange horizontale Theil der Furche zieht (nach *Thane*) dicht am oberen Umfange des Tuber parietale hin in einer Entfernung von 45 Millimeter abseits der Mittellinie, nähert sich aber dieser in der Gegend des Lambda bis auf 35 Millimeter. Diesen Zahlen kann ich zustimmen.

8. *Kleinhirn.* — Das Kleinhirn berührt die Schädelwand im Bereiche der hinteren Schädelgrube, entsprechend dem unteren Theile der Schuppe des Hinterhauptbeines und dem hinteren Drittel der *Pars mastoidea* des Schläfenbeines. Der Theil des Kleinhirns, welcher hier anliegt, also operativ unmittelbar erreicht werden kann, ist die untere Fläche der Hemisphären vom *Sulcus circularis magnus* ab. Der Markkern des *Cerebellum* im Wurm läuft ziemlich genau horizontal auf das *Confluens sinuum* hin. Die obere Grenze des Kleinhirns und später die vordere (vom Knie des *Sinus lateralis*) ab, wird vom *Sinus lateralis* gebildet, dessen unterer Rand nahezu mit der *Linea nuchae superior* vom Inion an zusammenfällt. *Remy et Jeanne* (89) sagen, indem sie das Verhalten des *Sinus* zur *Linea nuchae* näher beschreiben, mit Recht : « Le Sinus et la ligne courbe, partie de la ligne médiane s'avancent sur les côtés: mais tandis que la ligne courbe, après ses deux ou trois premiers centimètres où elle monte un peu, s'abaisse doucement vers l'astérion, la direction du *Sinus* est légèrement ascendante jusqu'à la partie postérieure de l'apophyse mastoïde où est son coude. Il suit de là, qu'à 4 centimètres de la ligne médiane, c'est-à-dire à mi-distance de l'*Inion* et de la pointe de la mastoïde le *Sinus* est toujours au-dessus de la ligne courbe occipitale ».

Zu praktischer Verwerthung können auch, man vergleiche die Figur 18 des so eben in 10*ter* Auflage erschienenen trefflichen Lehrbuches von *Tillaux* : « Traité d'anatomie topographique avec applications à la Chirurgie » die Ansätze des *Trapezius* und *Sternocleidomastoideus* dienen: hält man sich unter diese, so vermeidet man sicher den *Sinus*. Als Hülfslinien für die Abgrenzung des *Sinus* gegen das Kleinhirn nach vorn können (bei horizontaler Haltung des Kopfes) die Inioauricularlinie (vom Inion zur Mitte des *Porus acusticus externus*) und eine Vertikale, 55 Millimeter hinter diesem Ohrpunkte genommen werden: die erstere Linie bildet die obere, die andere die vordere Grenze. Soll der *Sinus* bei Bloslegung des Kleinhirns vermieden werden, so bleibe man noch 1 Centimeter unterhalb der erstgenannten Horizontalen. Uebrigens ist es nach den neueren Erfahrungen, wie mich *v. Bergmann*, der jüngst einen Kleinhirntumor unter Resection des *Sinus* operirt hat, versichert, nicht allzu schwer und nicht gefährlich den *Sinus lateralis* am Lebenden zu unterbinden oder zu reseciren. Dasselbe bezüglich der technischen Ausführbarkeit geht aus den Leichenversuchen *Remy's* und *Jeanne's*, so wie *Fritz Königs* [citirt bei *v. Bergmann* (9)] hervor. Allerdings stellen sich (*v. Bergmann*, *l. c.* 9. S. 559) dem Herausheben des *Sinus* manchmal auch grosse Schwierigkeiten entgegen; es liegt dies meines Erachtens dann vor, wenn der *Sinus* in einem tiefen *Sulcus sigmoideus* verborgen steckt; zwischen der Flachlage und Tieflage des *Sinus* gibt es alle möglichen Uebergänge. Man wird, um das Kleinhirn von allen Seiten chirurgisch angreifen zu können, den *Sinus* mit in das Bereich des Messers ziehen müssen, denn das Feld, was man von hinten her, unter Schonung des *Sinus* freimachen kann, ist auf den vorhingenannten Theil beschränkt und gleicht, wie *Remy* und *Jeanne* treffend bemerken, in Grösse und Form ungefähr einem Brillenglase: man vergleiche hierzu auch die Figur 4 bei *G. D. Thane* (*l. c.*, 97 *a*).

9. *Die grossen centralen Hirnganglien.* — Meine Untersuchungen haben im wesentlichen die Ergebnisse von *Féré* und *Dana* bestätigt; man muss aber, um genau zu sein, den drei Bestimmungsebenen dieser Autoren noch drei weitere hinzufügen. Nach *Dana*, geht eine Frontalebene 18 Millimeter hinter der *Sutura frontozygomatica* durch das vorderste Ende des *Corpus striatum*, eine zweite, der hinteren Grenze der Basis des *Processus mastoideus*, oder dem oberen Ende der Rolandoschen Furche entsprechend, durch dessen hinteres Knie, oder durch die hintere Grenze des Thalamus, eine 45 Millimeter unter den *Vertex cranii* gelegte Horizontalebene streift die obere Fläche des *Striatum*. Ich füge hinzu, dass die untere Grenze der Grosshirn-

ganglienmasse in die Nasion-Horizontale fällt: ihre laterale Ausdehnung liegt zwischen der Mittelebene und dem Seitenventrikel. Das Vorderhorn des letzteren liegt aber (nach *Poirier*) (an der Stirn) 6 *bis* 7 Centimeter von der äusseren Schädelhaut entfernt, das Hinter- und Unterhorn 4 Centimeter. *Tillaux* gibt mit Recht an, dass die grossen Hirnganglien *in toto* über der äusseren Ohröffnung so gelegen seien, dass diese Oeffnung ungefähr ihrer Mitte entspricht. Zwischen den genannten Ebenen liegt auch die *Insel* eingeschlossen, für welche noch genauere Bestimmungen nöthig sind; ich fand leider keine Zeit mehr solche noch selbst auszuführen.

G. D. Thane lässt den Inselpol dem *Punctum Sylvii* entsprechen; eine Stelle auf der *Linea Sylvii* — s. w. u. — 35 Millimeter hinter diesem Punkte zeige das hintere Inselende an, das vordere obere liege 15 Millimeter vor dem Sylvischen Punkte. Die obere Grenze gehe vom hinteren Ende im Bogen durch das obere Ende des *Ramus ascendensanterior Sylvii* bis zum vorderen oberen Ende, die untere vom hinteren Ende zu einem Punkte 15 Millimeter vorwärts vom Sylvischen Punkt auf der *Linea zygomaticolambdoidea* (s. w. u.): die vordere Grenze ergibt sich dann durch die Verbindung der beiden genannten vorderen Endpunkte.

10. *Hirnventrikel.* — Ich füge dem bereits über die Entfernungen der Hirnventrikel von der äusseren Haut gesagten nach den Angaben *Poiriers* noch Folgendes hinzu: Eine Horizontalebene 5 Centimeter oberhalb des Jochbogens berührt die höchste, eine solche 2 Centimeter oberhalb des Jochbogens die tiefste Stelle des Ventrikels (Unterhorn), eine Frontalebene senkrecht auf den Jochbogen an der Grenze zwischen vorderem und mittlerem Drittel desselben gestellt, streift das vordere Ende des Vorderhorns; eine andere solche Ebene 5 Centimeter hinter der Spitze des *Processus mastoideus* zeigt die Spitze des Hinterhorns an. Von der äusseren Haut ist das Vorderhorn seitlich 5 Centimeter, das Hinterhorn 4 Centimeter entfernt. Will man die Entfernungen zwischen Hirnoberfläche und Ventrikel bestimmen, so sind nach meinen Befunden noch 10 bis 12 Millimeter abzuziehen.

11. Wir haben endlich noch die Lage der grossen *Venensinus* und der *Arteria meningea media* zum Schädel und zum Gehirn anzugeben. Der *Sinus lateralis* und seine Fortsetzung, der *Sinus sigmoideus*, sind bereits beim Kleinhirn und beim Gehörorgane genügend besprochen worden; für den *Sinus longitudinalis*, *cavernosus*, und die *Sinus petrosi* braucht es keiner besonderen Angaben an dieser Stelle. Der *Breschet'sche Sinus sphenoparietalis* über den *Rieffel* (90), und *Merkel* (76 *a*) Genaueres bringen, verläuft mit dem vorderen Aste und Stamme der

Arteria meningea media bis zur Schädelbasis, wo er sich von der Arterie trennt, um in den *Sinus cavernosus* einzumünden.

Ueber die Lage der *Arteria meningea media* zum Schädel und der von ihr bei Blutungen gelieferten Hämatome haben wir in letzter Zeit durch *Merkel* (76 *a*), *Steiner* (95), *Plummer* (85) und *Krönlein* (63 und 64) sehr genaue Angaben bekommen, welchen ich eigene Untersuchungen beifügen kann. Diese bestätigen in der Hauptsache die Angaben *Steiners* und *Merkels*. *Steiner* bestimmt die Lage der Hämatome des vorderen und hinteren Astes durch zwei Linien: auf diese Linien sowie auf die Angaben *Krönleins* komme ich alsbald zurück.

Sollen die bis jetzt vorgetragenen Angaben praktische Bedeutung gewinnen, so handelt es sich vor Allem darum, aussen am Schädel beim Lebenden leicht auffindbare Punkte festzustellen, von denen aus jene Lageverhältnisse sicher zu bestimmen sind. Das zur Zeit bestehende Bedürfniss der Hirnchirurgie hat, abgesehen von den rhinogenen und otogenen Hirnabscessen, auf deren anatomische Zugangswege wir hier nicht näher eingehen, die Aufsuchung der Sylvischen Furche, der Rolando'schen Furche, der *Fissura parietooccipitalis*, des Schläfenlappens oberhalb des *Tegmen tympani*, des Kleinhirns, des *Sinus transversus* und der Hämatome der *Arteria meningea media* zur Haupt-Aufgabe.

Eine grosse Menge von Vorschlägen sind gemacht worden, um für diese Dinge die äusseren Anhaltspunkte zu gewinnen. Es wäre überflüssig sie sämmtlich hier anzuführen. Ich beschränke mich auf folgende :

1. Den Vorschlag von *G. D. Thane*.
2. — — *Poirier*.
3. — — *Masse-Woolonghan*.
4. — — *Lannelongue*.
5. — — *Chipault*.
6. — — *A. Köhler*.
7. — — *Krönlein*.
8. — — *Steiner*.

Vorerst jedoch sei als Hauptergebniss aller der topographischen Untersuchungen nach den Zusammenstellungen von *H. Rieffel*, *Merkel* und Anderen angegeben, dass man :

a) Das *untere Ende* der *Centralfurche* beim Lebenden aussen am Schädel bestimmt, wenn man auf der deutschen Horizontalen rechtwinklig zu ihr vor dem Tragus dicht hinten am Kiefergelenke (in der sogenannten *Depressio praeauricularis*) eine Linie errichtet und 5 bis 6 Centimeter auf dieser nach aufwärts geht.

b) Das *obere Ende* des *Sulcus centralis* findet, da wo eine am hinteren Umfange der Basis des *Processus mastoideus* errichtete Senkrechte den Mantelrand der Hemisphäre trifft.

c) Das *Punctum Sylvii* — die Theilungsstelle der *Fossa Sylvii* — senkrecht über der Mitte des Jochbogens in einer Höhe von 4 bis 4,5 Centimeter antrifft.

d) Das *obere Ende der Fissura Sylvii* als dem Gipfel des *Tuber parietale* entsprechend setzen kann.

e) Die *Fissura parietooccipitalis* an dem Lambda findet. *Froriep* hat nun seine genauen Ergebnisse mit diesen aus den bisherigen Untersuchungen abstrahirten Schulregeln verglichen und findet eine gute Uebereinstimmung. Für den Sylvischen Punkt erhielt er im Mittel 45 Millimeter Höhe über der Mitte des Jochbogens, und eine Schwankung nach vorn oder hinten um diese Mitte von 1 Millimeter vor bis 4 Millimeter hinter derselben. Das untere Ende und obere Ende der Centralwindung stimmte fast genau mit der Schulregel.

Das obere Ende der *Fissura Sylvii* ist durch das in seiner Ausbildung schwankende *Tuber parietale* überhaupt sehr wenig genau bestimmt, und es ist dem schwer abzuhelfen, weil das obere Furchen-Ende selbst sehr variirt; doch genügt die Schulregel dem jetzigen praktischen Bedürfnisse. *Froriep* fand, dass beim frontipetalen Typus das obere Ende der Fissur sich meist am vorderen unteren Rande des Tuber befand, beim occipitopetalen mehr am hinteren Umfange.

Am wenigsten stimmte die Schulangabe für die *Fissura parieto-occipitalis* beim frontipetalen Typus; ich habe bereits angegeben, dass die Fissur hier von *Froriep* im Durchnitt 1 Centimeter oberhalb des Lambda gefunden wurde.

Immerhin kann man aber sagen, dass die Schulregeln brauchbar sind, dass also die bisherigen Untersuchungen ein praktisch genügendes Ergebniss geliefert haben.

Um nun die unter a-e aufgeführten Punkte leicht und sicher zu bestimmen, verfährt *G. D. Thane* folgendermaassen : Er zieht eine Linie von der *Sutura frontozygomatica* durch das *Punctum Sylvii* und verlängert sie in gerader Richtung bis zum *Tuber parietale* — *Linea Sylvii* (Sylvian Line); diese entspricht dem *Ramus posterior horizontalis fissuræ Sylvii* bis zu dessen Aufwärtsbiegung. Eine zweite Linie, die *Linea zygomatico-lambdoidea*, wird vom äussersten Punkte des *Processus marginalis* des Jochbeins zum Lambda gezogen. Lässt sich letzteres nicht durchfühlen, so ist es durch seine Lage 6 bis 7 Centimeter über dem Inion leicht bestimmt; dies ist die *Linea parallela* (paralel Line), sie entspricht dem *Sulcus temporalis* I. Der *Ramus anterior ascendens Sylvii* wird gefunden dadurch, dass man im *Punctum Sylvii* eine Senkrechte zur *Linea Sylvii* errichtet, und der *Ramus horizontalis* durch eine von diesem Punkte aus gezogene Horizontale. Das *Punctum Sylvii* findet *Thane*, indem er parallel der *Reid'schen* horizontalen Basallinie (Base-line) — durch unteren Augenhöhlenrand und Mitte des *Porus acusticus externus* — von der *Sutura frontozygomatica* nach hinten eine Horizontale von 35 Millimeter Länge zieht und auf dem hintern Ende dieser Linie eine Senkrechte von 12 Millimeter errichtet, deren oberes Ende das *Punctum Sylvii* angeben soll.

Den oberen Rolando Punkt nimmt er 4 Centimeter hinter der Mitte der Inionasallinie (zwischen Nasion und Inion) an, den unteren Rolandopunkt auf der Sylvischen Linie 25 Millimeter hinter dem Sylvischen Punkte: dieser untere Rolandopunkt liegt aber nicht genau auf der Sylvischen Linie, sondern 1 Centimeter höher.

Wir können uns nicht verhehlen, dass wegen der vielen absoluten Maasse dies Verfahren den Anforderungen, die man nach *Broca-Maubrac* und *Krönlein* stellen muss, nicht entspricht.

Wohl die eingehendste Untersuchung über die craniocerebrale Topographie lieferte *Altuchow* (2) mit Hülfe des von *Sernow* (95) konstruirten *Encephalometers*. Zahlreich sind insbesondere die Angaben von dem Verhalten der Furchen auf beiden Seiten desselben Individuums, wobei sich vielfache Asymmetrien ergaben, und von dem Unterschiede in der Furchenbildung nach Lebensalter und Geschlecht. Da die Methode etwas umständlich ist, hat sie sich in der Praxis nicht eingebürgert. Vergleiche hierzu *Stieda* (96).

Poirier construirt die *Linea nasolambdoidea*, welche nahezu der Sylvischen Linie *Thane's* entspricht: dieselbe geht 6 Centimeter oberhalb des *Porus acusticus externus* her, und verläuft mit der Sylvischen Furche auf einer Strecke von 4 bis 6 Centimeter. Geht man vom Lambda aus, so findet man 7 Centimeter nach vorn auf dieser Linie (nach Poirier) den Pli courbe (*Gyrus angularis*), 10 Centimeter den Lobule du Pli courbe (*Gyrus supramarginalis*), senkrecht oberhalb des äusseren Gehörganges auf derselben Linie die Sylvische Furche (die Zeichnung entspricht dem nicht), und oberhalb der Mitte des Jochbogens das *Broca*'sche Cap = Theilungsstelle der *Fossa Sylvii*. — Die Rolando'sche Furche bestimmt *Poirier* mit absoluten Zahlen, die bereits angegeben worden sind: oberes Ende 48 Millimeter hinter dem oberen Ende der Kronennaht, unteres 28 Millimeter hinter dieser Naht. Die *Fissura parietooccipitalis* entspricht dem Lambda oder liegt etwas davor.

Masse-Woolonghan machen sich mit ihren Bestimmungen von absoluten Zahlen unabhängig. Sie ziehen eine mediane Ophryon-Inion-Linie und eine aequatoriale Ophryon-Inion-Linie welche ein wenig oberhalb der Insertion der Ohrmuschel durchgeht. Auf diesem Aequator messen sie vom Ophryon nach hinten 51/100 ab, dort ist der Sylvische Punkt: ferner nehmen sie oberhalb des Inion vom Inion aus 21/100 und verbinden beide Stellen: dies gibt die Sylvische Linie. Das obere Ende der Sylvischen Linie liegt 58/100 vom Sylvischen Punkte nach aufwärts. Für die Rolando'sche Linie messen sie vom Ophryon ab auf dem Aequator 42/100, ferner vom Ophryon auf der Medianlinie 55/100: die Verbindung beider Punkte gibt die Rolando'sche Linie: ihre Länge beträgt 66/100 von oberen Ende ab gezählt.

Lannelongue und *Manclaire* ziehen die *Linea apophyseozygomatico-protuberantialis*, das heisst eine Linie von dem *Processus marginalis* des Jochbeins horizontal nach hinten; diese endet in der Medianlinie etwas oberhalb der *Protuberantia occipitalis externa*. Auf dieser Linie liegt nun der vordere Ast der *Art. mening. med.* an der Grenze des ersten und zweiten vorderen Zehntels. Den unteren Rolandopunkt findet man entsprechend der Grenze des ersten zum zweiten Fünftel dieser Linie, indem man dort eine Senkrechte von der Höhe eines solchen Fünftels errichtet: das obere Ende dieser Senkrechten ist der untere Rolando'sche Punkt. Der obere liegt 1 1/2 Centimeter hinter der Mitte der Medianlinie. Die Wurzel der dritten Stirnwindung liegt an der Grenze des ersten und zweiten Sechstels; man errichte hier eine Senkrechte von der Höhe eines solchen Sechstels, das Ende der Senkrechten bezeichnet die Stelle. Die Region des Pli courbe liegt an der Grenze der vorderen zwei Drittel mit dem hinteren Drittel der Linie, und zwar von da in der Höhe eines solchen Drittels: in der Nähe ist dann auch das hintere Ende der Sylvischen Furche.

Um das Unterhorn zu punktiren, soll man in dieser Linie oberhalb des *Meatus auditorius externus* einstechen. Die Messungen beziehen sich auf Kinder im Alter von 2 bis 14 Jahren.

Eigenthümlich ist die Konstruktion von *Chipault*. (20) Letzterer nimmt auf der medianen Inionasal-Linie folgende Punkte: 1. *Punctum prærolandicum*, 45/100 vom Nasion gerechnet: 2. *Punctum rolandicum*, 55/100; 3. *Punctum prælambdoideum*, 70/100: 4. *Punctum lambdoideum*, 80/100: 5. *Punctum præiniale*, 95/100. Nun zieht er die Verbindungslinien vom *Processus marginalis* des Jochbeines zu den drei letztgenannten Punkten: die unterste entspricht dem queren Theile des *Sinus lateralis*, die mittlere dem *Sulcus temporalis primus*, die obere der Sylvischen Furche. Dann verbindet er die Grenze des dritten und vierten Zehntels dieser (Sylvischen Linie (vom Proc. marg. ab gerechnet) mit dem *Punctum rolandicum*, dies entspricht dem *Sulcus centralis*, und endlich die Grenze des zweiten und dritten vorderen Drittels mit dem *Punctum praerolandicum*; der untere Anfang dieser Linie entspricht dem *Ramus anterior ascendens fissurae Sylvii*.

Die genannten Konstructionen haben sich alle bereits in Praxi bewährt.

Unter den in Deutschland versuchten Verfahren erwähne ich zuerst das von *Albert Köhler* (61), welches freilich nur auf die Centralfurche sich bezieht, von *v. Bergmann* neuerdings aber auch verwendet worden ist, um das Operationsfeld otogener Schläfenlappenabscesse zu umgrenzen. *Köhler* stützt sich wesentlich auf die von *Reid* und *Giacomini* für die Centralfurche ermittelten Daten. Er legt einen Stahlbügel vom Nasion zum Lambda in der Medianlinie fest über den Schädel; ein vorderer Bügel geht vom präauricularen Punkte an diesen Medianbügel und ein hinterer vom hinteren Umfange der Basis des *Processus mastoideus*; diese beiden frontalen Bügel sind auf dem medianen verschiebbar. Der vordere Bügel wird vom Präauricular-Punkte bis zur Mittellinie in 3 gleiche Theile getheilt; das mittlere Drittel wird halbirt, und nun wird ein dritter kleinerer Bügel zwischen den beiden frontalen Bügeln so eingestellt, dass das obere Ende dieses dritten Bügels am oberen Ende des hinteren frontalen Bügels festsitzt, während das untere Ende sich in der unteren Hälfte des mittleren Drittels des vorderen Frontalbügels frei bewegen kann. Nach den neueren Untersuchungen von Froriep wird man bei frontipetalen Hirnlagen, also Kurzschädeln, das vordere Ende senken, bei occipitopetalen heben müssen, um die Lage und Richtung der Centralfurche herauszubekommen. Ich habe wiederholt diesen Rolandometer geprüft; häufig hat er schon bei Operationen gedient; er hat sich als sehr zuverlässig und einfach in seiner Anwendung erwiesen.

Am besten scheint mir die *Krönlein'sche* Konstruction zu sein, da sie in einfachster Weise das meiste leistet. *Krönlein* zieht 1) die deutsche Horizontale — *Linea auriculoorbitalis*, dazu 2) eine Parallele von der Mitte des Supraorbitalrandes — *Linea horizontalis supraorbitalis* 3) eine vordere vertikale Linie von der Mitte des Jochbogens aufwärts — *Linea verticalis zygomatica*, 4) eine mittlere Vertikallinie von der Mitte des Kiefergelenkes nach oben — *Linea verticalis articularis*, 5) eine hintere Vertikallinie von dem hinteren Rande der Basis des *Processus mastoideus* nach oben — *Linea verticalis mastoidea*. Nun wird der Kreuzungspunkt der vorderen Vertikalen mit der oberen Horizontalen mit dem Punkte verbunden, wo die hintere Vertikale auf die Medianlinie trifft: dies giebt die *Linea Rolandica*; endlich wird der so in dem genannten Kreuzungspunkte mit der obern Horizontalen entstehende Winkel halbirt und die Halbirungslinie bis zur Kreuzung mit der hinteren Vertikalen verlängert: dies gibt die *Linea Sylvii*.

Man erhält auf diese Weise das obere und untere Ende der Fissura Sylvii und deren Richtung, und wenn man die mittlere Vertikale bis zur Rolando-Linie verlängert, auch den unteren Rolandopunkt: der obere ist durch die hintere Vertikale gegeben und damit auch die Rolando'sche Linie. Ferner werden da, wo die vordere und hintere Vertikale die obere Horizontale schneiden, die vorderen und hinteren Hämatome der *Arteria meningea media* liegen, und das Viereck zwischen den beiden Horizontalen und der mittleren und hinteren Vertikalen bezeichnet das Feld, in welchem zur Entleerung otogener Schläfenlappenabscesse nach *v. Bergmanns* Vorschlage eingegangen werden soll. Für die *Fissura parietooccipitalis* ist nach deren leicht bestimmbarer Lagerung eine besondere Konstruction überflüssig.

Steiner (95) zieht zur Bestimmung der *Art. meningea med.* zwei Linien: 1) eine Horizontale durch das *Ophryon* (Glabella) ∥ zur deutschen Horizontale, 2) eine schräge Linie vom *Ophryon* zur Spitze des *Proc. mastoideus*. Der Punkt, wo eine auf der Mitte der Linie (2) errichtete Senkrechte die Linie (1) trifft, bezeichnet den vorderen Ast der *A. mening. med.*; der Punkt, wo eine unmittelbar vor der Spitze des *Proc. mast.* auf der Linie (1) errichtete Senkrechte diese Linie (1) trifft, zeigt den hinteren Ast an.

Was endlich noch die Wege angeht, die zu den otogenen Grosshirnabscessen führen, so liegen die letzteren von der Paukenhöhle ausgehend, wie angegeben, entweder, *im* Schläfenlappen oder *extradural* zwischen letzterem und dem *Tegmen tympani*. *v. Bergmann* geht jetzt in dem eben nach Krönlein bezeichneten Felde dicht oberhalb der Wurzel des Jochbogens ein und erweitert nach Bedürfniss die Oeffnung, welche er im wesentlichen nach *Wagners* Verfahren anlegt. — Für die Aufsuchung der Kleinhirnabscesse ist vorhin schon das Nöthige angegeben worden. Zu den nasogenen und orbitalen Abscessen und Tumoren des Stirnlappens dringt man durch die Stirnhöhle vor. *Fritz König* hat in neuester Zeit Leichenexperimente ausgeführt um, und zwar von der Nasenhöhle aus, durch den *Sinus sphenoidalis* zur *Hypophysis* zu gelangen, deren Neubildungen und Erkrankungen wir jetzt durch die akromegalischen Veränderungen nach *v. Bergmann* und *C. Benda* mit ziemlicher Sicherheit diagnosticiren können.

Ist nun mit dem erreichten Standpunkte eine weitere Forschung auf dem Gebiete der Hirntopographie überflüssig geworden? Fast könnte es scheinen, wenn wir sehen, dass die Chirurgen jetzt die breiten Aufmeisselungen des Schädels nach *W. Wagners* Vorgang an die Stelle der circumscripten Trepanation setzen. Aber das wäre sehr verfehlt anzunehmen. Abgesehen davon, dass noch die mit dem Geschlechte, der Rasse und etwa der Senilität wechselnden topographischen Verhältnisse, von denen *Rieffel* eine gute Uebersicht giebt, einer genaueren Erforschung bedürfen, wird sich auch mit der besseren physiologischen Kenntniss der einzelnen Hirnprovinzen noch eine feinere und sicherere Diagnostik ausbilden, und dann wird die Zeit gekommen sein, wo weitere topographisch-anatomische Forschungen den Chirurgen so sicher zu führen haben, dass er nun der grösseren Eröffnung des Schädels wird entbehren können. Auf dem Gebiete der beschreibenden und topographischen Anatomie stehen uns noch viele Aufgaben bevor: mögen sie ihre glückliche Lösung finden!

BIBLIOGRAPHIE

1. ADAMKIEWICZ (A.). *Tafeln zur Orientirung an der Gehirnoberfläche des lebenden Menschen bei chirurgischen Operationen u. klin. Vorlesungen.* (Deutscher, französ. u. engl. Text). Fol. Wien. 1893. (2. Aufl.). Braumüller.

2. ALTUCHOW (N.). *Encephalometrische Untersuchungen des Gehirns unter Berücksichtigung des Geschlechts, des Alters und des Schädelindex.* Moskau. 1891, gr. 8, 56 SS., 7 Taff., u. 1 Textzeichnung (Russisch).

3. ANDERSON and MAKINS. Cranio-cerebral Topography. *The Lancet*, 1889, 13th July, p. 61. — ANDERSON and MAKINS. Experiments in cranio-cerebral Topography. *Journ. of anatomy and phys.*, Vol. XXIII, 1889, p. 455.

4. ANTONA (D'). Determinazione della topografia cranio-encefalica con un nuovo metodo. *La Riforma medica.* 1891. Anno 4. Vol. 4. p. 475.

5. ARGENTO. Processo di topografia cranio-cerebrale. *Atti dell' XI congresso med. internaz.*, Roma. 1894. Vol. 4. « Chirurgia », p. 54.

6. ASSAKY. *Topographia cranio-cerebrală.* Bucuresti 189. I. II. — DESPRE. Topographia cranio-cerebrală. *Instit. de chirurg.*, Bucuresti. 1890. 125 pp. 5 Taff.

7. BARBESCU (N.). Cercetari assupra topograficei cranio-cerebrală. *Instit. chirurg.*, Bucuresti. 1892.

8. BENAVENTE (D.). Contribucion al estudio de la topografia cráneo-encefálica. *Rev. med. de Chile.* Santiago de Chile. 1894. vol. 22, p. 221.

9. BERGMANN (E. v.). *in Verhandlungen der deutschen Gesellschaft für Chirurgie*, 1895; und *Die chirurgische Behandlung von Hirnkrankheiten.* 3. Aufl., S. 551 ff. Berlin. 1899.

10. BERNARD. Tentatives chirurgicales dans le traitement de la méningite tuberculeuse. *Thèse de Paris.* G. Steinheil. 1895.

11. BIRMINGHAM (A.). Some practical Considerations on the Anatomy of the mastoid Region with Guides of operating. *The Dublin Journ. of med. Sc.*, Third. Ser., Febr. 1891.

12. Bischoff (Th. L. W.), Die Grosshirnwindungen des Menschen. *Abhandl. d. K. bayer. Akad. der Wiss.* Kl. II. Bd. 10. München. 1868.

13. Bonomo. Un nuovo metodo per la topografia cranio cerebrale nella regione auriculo-temporale. *XII Congresso della Società ital. di Chirurgia.* Ottobre 1897.

14. Broca (A.) et Maubrac (P.), *Traité de Chirurgie cérébrale.* Paris. Masson, 1896. 8.

15. Broca (P.). Sur le siège de la faculté du langage articulé. *Bull. de la Société anatomique de Paris.* 2 Sér., T. VI., 1861, p. 340; *Ibid.* 1871.

16. Broca (P.), Sur la topographie crânio-cérébrale, ou les rapports anatomiques du crâne et du cerveau. *Revue d'Anthropologie.* T. V. 1876.

17. Broca (P.), Instructions crâniologiques. Paris. 1875. (Citirt nach Cunningham and V. Horsley, s. Nro. 25.)

18. Broca et Sébileau, Chirurgie crânio-cérébrale: du trépan dans les traumatismes du crâne. *Gaz. des hôpitaux.* 1888. No. 75. — Byron Bramwell. *Intracranial tumors.* Edinburgh, 1888.

19. Ceccherelli (A.), La trepanazione del Cranio in rapporto alle sue indicazioni. *Ann. universali di med. e chirurg.*, 1885, Aprile-Giugno.

20. Charcot (J.-M.) et Pitres (A.). *Les centres moteurs corticaux chez l'homme.* Paris, Rueff et Cie. 8°. 1895. — Chipault. *Chirurgie opératoire du système nerveux.* Paris, 1894. T. I. p. 119. ff. — (Citirt nach Broca et Maubrac.)

20 *a*. Charpy (A.), in: *Traité d'anatomie humaine*, publié par P. Poirier, T. III. Système nerveux. p. 429. Paris, Bataille et Cie.

21. Clado, Topographie crânio-cérébrale. *Assoc. française de Chirurg. Procès-verbaux.* 1895. T. 7. p. 740.

22. Cox (R.), A new method of localising Brain-lesions. *The Dublin Journal.* 1896.

23. Cunningham (D.-J.), Cranio cerebral Topography. *Proceedings of the anatomical Society of Great Britain* and *Ireland. Journ. of Anat. and Physiology*, Vol. XXII (N. S. vol. 2). P. III. p. 499 (XIII-XIV).

24. Cunningham (D.-J.), Models illustratives of brain-growth and cranio-cerebral topography. *The Lancet.* 1888, vol. I. Nro 21. p. 1028. (Whole Nro 3378.)

25. Cunningham (D.-J.) and Horsley (V.). Contributions to the surface Anatomy of the cerebral Hemispheres with a chapter upon cranio-cerebral topography (by V. Horsley). With 8 Plates. *Publications of the Royal Irish Academy: Cunningham Memoirs.* VII. Dublin, London et Edinburgh. 1892. gr. IV. 358 pp.

26. Dana. A note on the means of topographical diagnosis of focal disease affecting the so called motor region of the cerebral cortex. New-York. *Med. Record*, Nro 2. 1889.

27. Dalton, Topographical anatomy of the Brain. Philadelphia, Lea Brothers, 1885.

28. Debierre (Ch.). La topographie crânio-cérébrale. Un nouveau procédé et un nouvel instrument. *Assoc. franç. pour l'avancement des sciences.* 19. Sess. Limoges, 1890. *Compt. rend.* P. II. Paris. 1891.

29. Debierre (Ch.), La topographie crânio-cérébrale. Un nouveau procédé et un nouvel instrument. *Verhandl. des X. intern. med. Kongresses.* Berlin. 1890. « Anatomie ». S. 48.

30. Debierre (Ch.), Les progrès de la topographie crânio-cérébrale. Applications à la préparation du crâne. *Gaz. hebdom. de méd. et de chir.*, 38e année. Sér. II. t. XXVIII. 1891. — Broca et Maubrac citiren noch: Debierre (Ch.) Travaux récents en topographie crânio-cérébrale. *Gaz. hebd. de méd. et de chir.* Paris. 1890, p. 254. — Decressac. Chirurgie du cerveau basée sur la connaissance des localisations. *Thèse de Paris.* 1890.

31. Dejerine (J.), *Anatomie des centres nerveux.* Paris. Rueff et Cie. 1894. —

Delagénière (H.). Étude critique des méthodes modernes de trépanation du crâne. *Gaz. des hôp.*, 1889.

32. Ecker (A.). Ueber die topographischen Beziehungen zwischen Hirnoberfläche und Schädel. *Arch. f. Psychiatrie.* 1876. — Ecker (A.). Ueber die Methode zur Ermittelung der topographischen Beziehungen zwischen Hirnoberfläche u. Schädel. *Arch. f. Anthropologie.* Bd. X. S. 255. 1877.

33. Ecker (A.). Zur Kenntniss der Wirkung der Skoliopädie des Schädels auf Volumen. Gestalt u. Lage des Grosshirns und seiner einzelnen Teile. *Arch. f. Anthropologie.* Bd. IX. 1876. S. 61.

34. Ecker (A.). *Die Hirnwindungen des Menschen.* 2. Aufl., Braunschweig. 1883.

35. Falcone (C.). Sulla topografia del lobulo di Broca. Contributo alla topografia cranio-cerebrale. *Ann. di nevrolog.*, Anno XII. p. 255. 1894.

36. Féré (Ch.), Note sur quelques points de la topographie du cerveau. *Bull. de la Société anatomique de Paris.* 24 Decbr. 1875. — Féré (Ch.). Contribution à l'étude du développement du cerveau considéré dans ses rapports avec le crâne. *Ibid.*, 1877. — S. a. *Bull. de la Société de Biologie.* 1876. und *Mémoires de la Soc. de Biol.*, 1876.

37. Féré (Ch.). Note sur le développement du cerveau considéré dans ses rapports avec le crâne. *Revue d'Anthropologie.* 1879. VIIIe année. p. 660 et 1881. p. 468.

38. Féré (Ch.). Nouvelles recherches sur la topographie crânio-cérébrale. *Revue d'Anthropologie.* année 1881. p. 468.

39. Féré (Ch.). Contribution à l'étude de la topographie crânio-cérébrale chez quelques singes. *Journ. de l'Anat. et de la Physiol.*, 1882. T. XVIII. p. 545.

40. Féré (Ch.). Deuxième note sur la topographie crânio-cérébrale chez les Singes. *Ibid.*, T. XXI. 1885. p. 298.

41. Foulhouze (P. de la). Recherches anatom. sur les rapports anatom. du cerveau avec la voûte du crâne chez les enfants. *These de Paris*, 1876.

42. Fraser. A guide to operations on the brain. London. 1891. Churchill. S. a. *The British med. Journ.*, Febr. 8th, 1890.

43. Froriep (A.). Die Lagebeziehungen zwischen Grosshirn und Schädeldach. Leipzig. Veit und Cie. Fol., 5 Taff.

44. Garnault. Anatomie chirurgicale du temporal. *Gaz. méd. de Paris.* 1895. No. 14.

45. Giacomini (C.). Topografia della scissura di Rolando. Torino. 1878. — S. a. Circonvuluzione cerebrali. editione seconda. Torino.

46. Giannelli (L.). Nuovo processo di topografia della scissura di Rolando con un cenno storico ed esame critico dei processi. Noti di topografia cranio-cerebrale. Siena. Lazzeri. 1893. 88 pp.

47. Giannelli (L.). Sulla topografia cranio-rolandica nei plagiocefali. *Processi verbali della R. Accad. di Fisiocritici di Siena.* Anno accad. 205. p. 56-57. 1894.

48. Giannelli (L.). Nuovo processo di topografia della Scissura di Rolando. *Atti della R. Accad. di Fisiocritici di Siena.* 1894. p. 259 e p. 571. 1. Tavol.

49. Giannelli (L.). Applicazione sopra un vivente con testa plagiocefala del mio processo di topografia cranio-Rolandica. *Atti della R. Accad. Fisiocrit. di Siena*, Ser. IV. Vol. 11. Anno Accad. 208. Nr. 5. p. 117.

50. Giannelli (L.). Applicazioni sul vivente del mio nuovo processo di topografia cranio-rolandica. *Processi verbali della R. accad. di Fisiocritici di Siena.* 1895. Febbrajo. 8 pp.

51. Giannelli (L.). Ricerche anatomiche sul arteria meningea media. *Atti di R. Accad. di Fisiocritici.* Siena. Ser. 4. Vol. 7. 1895.

52. Haffner (L.) et Trolard. Recherches pratiques sur la topographie crânio-cérébrale. *Thèse de Paris.* 1895. (Trolard beschreibt auf den ersten 21 SS. dieser These eine neue Methode d. craniocerebr. Topographie.

53. HARE (A.-W.). On a method of determining the Position of the Fissure of Rolando and some other cerebral fissures in the living subject. *Journ. of anatomy and physiol.*, Vol. XVIII. 1884. p. 174.

54. HAHN. Beiträge zur Gehirnchirurgie. *Deutsche med. Wochenschrift.* 1895, Nr. 37.

55. HANSBERG. Demonstration von Hirnpräparaten. *Verhandl. der deutschen otologischen Gesellsch.* Vierte Versamml. Jena. 1895. S. 152.

56. HEFFTLER. Die Grosshirnwindungen des Menschen und deren Beziehungen zum Schädeldach. *Russische Inauguraldiss.*, St.-Petersburg. 1873. S. *Landzert* in *Arch. f. Anthropologie.* Bd. X. 1878. S. 245. — S. a. *Beiträge zur Anatomie und Histologie*, herausgeg. von Landzert. 1878.

57. HORSLEY (V.). A note on the means of topographical diagnosis of focal disease affecting the so called motor region of the cerebral cortex. *The americ. Journ. of the med. Sc.*, N. Ser., Vol. 93, 1887. (S. a. unter « Cunningham ».)

58. JANSEN (A.). Erfahrungen über Hirnsinusthrombosen nach Mittelohreiterung. *Volksmanns klinische Vorträge*, fortgesetzt von E. von Bergmann u. A.

59. JOHNSTON (H.). The superficial mapping of the fissure of Rolando, with description of a simple form of Rolandometer. *Med. Press.* 1896, Sept. 2.

60. KEY (A.) und RETZIUS (G.). *Studien in der Anatomie des Nervensystems und des Bindegewebes.* Stockholm. 1875-1876. Bd. I und II. Fol.

61. KÖHLER (A.). Ueber die Methoden die Lage und Richtung der Hirnwindungen und Furchen an der Aussenfläche des Kopfes zu bestimmen. *Deutsche Zeitschrift für Chirurgie.* Bd. 32. 1891. S. 567.

62. KÖLLIKER (A. v.). Demonstration einiger Modelle zur Darstellung der Topographie der Oberfläche des Gehirns in ihrem Verhältniss zur Schädeloberfläche. *Sitz. Ber. d. Physik. mediz. Gesellsch. in Würzburg.* 1891.

63. KRÖNLEIN. Weitere Bemerkungen über Lokalisation der Hämatome der A. meningea und deren operative Behandlung. *Beiträge zur klin. Chirurgie*, red. von P. Bruns. Bd. 13, 1895.

64. KRÖNLEIN. Zur cranio-cerebralen Topographie. *Beiträge zur Klinischen Chirurgie*, redig. von P. Bruns. Bd. XXII. S. 364. Tübingen, 1898.

65. KRAUSS (W.-C.). A neurotopographical Bust. *Journ. of nervous and ment. Diseases*, New-York. Vol. XVIII. p. 812.

66. LANNELONGUE et MAUCLAIRE. Nouveau procédé pratique de topographie crânio-cérébrale chez les enfants brachycéphales et mésaticéphales de deux à quatorze ans. *Neuvième Congrès de chirurgie.* Lyon. 1894. (Procès-verbaux.) *Mercredi médical*, 1894. p. 569 (cit. d'après Broca et Maubrac).

67. LAQUEUR und MARTIN B. SCHMIDT. Ueber die Lage des Centrums der *Macula lutea* im menschlichen Gehirn. *Virchow's Archiv f. pathol. Anat.*, etc., Bd. 158, 1899, S. 466.

68. LE FORT (R.-L.). La topographie crânio-cérébrale : applications chirurgicales. *Thèse. Paris.* Paris et Lille 1890. (F. Alcan.)

69. LEURET (FR.) et GRATIOLET (P.). Anatomie comparée du Système nerveux considéré dans ses rapports avec l'intelligence. Paris. J.-B. Baillière et fils, 1839-1857. Atlas de 32 Pl.

70. LYSSENKOW (N.-K.). *Topographie und operative Chirurgie der Schädelhöhle.* Moskau. 1898. 32 Taff. (Nicht zugängig.)

71. LUCAS-CHAMPIONNIÈRE. Des localisations cérébrales, rôle qu'elles peuvent jouer dans le diagnostic et le traitement des maladies cérébrales. *Journ. de Méd. et de Chir. pratique*, 1876. — LUCAS-CHAMPIONNIÈRE. Des indications tirées des localisations cérébrales pour la trépanation du crâne. *Acad. de Médecine*, 9 janv. 1887.

72. Lucas-Championnière. De la trépanation guidée par les localisations cérébrales. Paris. 1878. 8. S. a. *Journ. de médic. et de chirurgie pratiques*. 1887.

73. Macewen (W.). Atlas of head sections. 53 engraved Copper-Plates of frozen Sections of the Head and 53 Key-plates with descriptive Text. Glasgow, 1893. Maclehose and Son. grd 4°.

74. Masse. Nouveaux essais de topographie crânio-encéphalique, méthode mixte. *Atti di 11 Congresso med. internaz.* Roma, 1894, vol. 4 (1895) : « Chirurgia ». p. 20.

75. Masse (E.) et Wooloxghan. Nouveaux essais de topographie crânio-encéphalique. Bordeaux. P. Cassignol. 1894. 8°. 76 pp.

76. Masse (E.) et Wooloxghan. Nouveaux essais de topographie crânio-encéphalique : association de l'auto-gravure aux procédés géographiques et géométriques. *Gaz. hebd. des Sciences médic. de Bordeaux*. année 15. 1894. p. 159.

76 *a*. Merkel (Fr.). Bericht über die « Topographische Anatomie. » In : *Ergebnisse der Anatomie und Entwicklungsgeschichte*, herausgeg. von Fr. Merkel und R. Bonnet. Bd. I. Lit. 1891. — Ferner : *Handbuch der topographischen Anatomie*. Braunschweig, Vieweg. Bd. I.

77. Mies (J.). Ueber ein Instrument zur Bestimmung korrespondirender Punkte an Kopf. Schädel u. Hirn. *Verhandl. des X. internat. med. Kongresses in Berlin*. Bd. IV. Abth. « Neurol. u. Psychiatrie ». 1890.

78. Morrison. Notes on two cases of Jacksonian epilepsy treated by operation with a new method of defining the fissure of Rolando. *British med. Journ.*, 1896. Oct. 17.

79. Müller. Ueber die topographischen Beziehungen des Hirns zum Schädeldach. *Diss. inaug.* Bern. 1889, Schmidt. Francke und Cie.

80. Negrini (F.). Saggio di topografia cranio-cerebrale negli Equini. *Ercolani*. Modena. 1890. T. III. 1891. T. IV. 1892.

81. Paris (Ch.). Indications de la Trépanation des os du crâne au point de vue de la localisation cérébrale. *Thèse de Paris*. Juillet. 1876.

82. Penta. Contributo alla topografia cranio-cerebrale. *Rivista speriment. di freniatr. e medic. legale*. Vol XVII. 1891. p. 184.

83. Plummer. Research on the surgical anatomy of the middle meningeal Artery. *Annals of Surgery*. 1896. May.

84. Poirier (P.). *Topographie crânio-encéphalique et Trépanation*. Paris, 1891. — S. a. *Anatomie med. chirurg.* P. I. Paris. 1892.

85. Pozzi. Revue critique sur la trépanation et les localisations cérébrales. *Arch. de Méd.*, 1877.

86. Randall (B. A.). Can important topographical Relations of the temporal Bone be determined from the form of the Skull? *Arch. of Otolog.*, New-York, Vol. 23. 1894.

87. Ranke (J.). Ueber einige gesetzmässige Beziehungen zwischen Schädelgrund. Gehirn und Gesichtsschädel. *Beiträge zur Anthrop. u. Urgesch. Bayerns*, Bd. X. 1892.

88. Reid (R. W.). Observations on the Relation of the principal Fissures and Convolutions of the cerebrum to the outer surface of the Scalp. *The Lancet*, 1884. Vol. 1., Sept. 27. p. 539.

89. Rémy et Jeanne. Sur deux procédés pour aborder chirurgicalement le cervelet et le lobe occipital. *Bull. de la société anatomique de Paris*. Nr. 1. 1898.

89 *a*. Régnier (P.) and Glover (J.). Radiographic researches on Topographical relations of the brain, the frontal and maxillary sinuses and the venous sinuses of the dura mater to the walls of the skull. Lancet. 1900. p. 525-526. Uebersetzt aus dem Französischen. S. Journal des Praticiens. Sept. 1897, ferner « Radiographie » 1897 (Beschreibung des Verfahrens).

90. RIEFFEL (H.). La topographie crânio-encéphalique et les nouvelles opérations en chirurgie cranio-cérébrale. *Gaz. des hôp.*, année 64. Nr. 23. 1891.

91. RIEGER (C.). Eine exakte Methode der Craniographie, mit 4 Tafeln, etc. Jena. Fischer. 1885. 8. 36 S. S. — RIEGER (C.). Vorläufige Mittheilung über ein neues cranogr. Instrumentarium. *Sitzungsber. der phys. med. Gesellsch.* Würzburg. 1885.

92. SALVI (G.). Un nuovo metodo di topografia della scissura di Rolando e della scissura di Silvio. Pisa. Nistri. 8. 25 pp., 1895.

93. STEINER (R.). Zur chirurg. Anatomie der Art. meningea media. *Arch. f. klin. Chirurgie.* Bd. 48. 1894.

94. SELLIGMÜLLER. Notiz über das topograph. Verhältniss der Furchen und Windungen des Gehirns zu den Nähten des Schädels. *Arch. f. Psychiatrie* Bd. VIII. 1877.

95. SERNOW. Der « Encephalometer ». Ein Apparat zur Bestimmung der Lage der Hirntheile beim lebenden Menschen. Vorläufige Mittheilung. *Arbeiten der physikomediz. Gesellsch. in Moskau.* 1889. Nr. 2. März. 11 S. 8. mit 2 Tafeln. 1 Holzschnitt im Text. (Russisch.)

96. STIEDA (L.). Ueber cranio-cerebrale Topographie. *Biol. Centralbl.*, Bd. 13. Nr. 1. 2. (Referat über die *Abhandl. von Altuchow u. Sernow*, Nr. 2 und 95).

96 *a*. SYMINGTON. Cranio-cerebral topography. Transact. of the R. Acad. of Med. of Ireland: vol. 16. p. 407. 1898.

97. SYMINGTON. *The topographical anatomy of the Child.* Edinburgh. 1887. Fol. — THANE (G.-D.). *in Quains elements of anatomy.* X ed. by Ed. A. Schaefer and G.-D. Thane. Appendix. London. 1896.

98. TROLARD. Topographie encéphalo-crânienne. *Journ. de l'anat. et de la physiol.*, 30e année. p. 557.

99. TURNER (Sir WM.). *The convolutions of the Human cerebrum topographically considered.* 1866. S. a. *Edinburgh Med. Journ.*, June. 1866.

100. TURNER (Sir WM.). On the relations of the convolutions of the human cerebrum to the outer surface of the Skull and Head. *The Journ. of anatomy and physiol.*, cond. by Humphry and Turner. 2 Ser. Vol. VII (Vol. VIII whole Ser.). 1874. p. 142.

101. TURNER (Sir WM.). An illustration of the relations of the convolutions of the human cerebrum to the outer surface of the skull. *Ibid.*, 1874. p. 359.

102. WALDEYER (W.). Drei Modelle zur Darstellung der Topographie des Gehirnes nach Präparaten von D.-J. Cunningham in Dublin von Casciani angefertigt. *Zeitschr. f. Ethnologie.* Jahrg. 24. 1892. p. 202.

103. WARNOTS (L.) et LAURENT (O.). Les localisations cérébrales et la topographie crânio-encéphalique. *Journ. méd. chirurg. et pharmacol.*, Bruxelles 1892. Année 1.

104. WILDER (B.-G.). The ectal Relations of the right and left Parietal and paroccipital fissures. *Journ. of comp. Neurology.* Vol. 6. Nr. 2. p. 129. 1896.

105. WOOLONGHAN (J.-M.-E.). Recherches de topographie crânio-cérébrale. Détermination des Rapports du sillon de Rolando et de la scissure de silvius avec la boite crânienne. *Thèse de Bordeaux*, 1892.

106. ZANDER. Ueber die Lage und die Dimensionen des Chiasma opticum und ihre Bedeutung für die Diagnose der Hypophysistumoren. *Deutsche med. Wochensch.*, Vereinsbeilage. 1897. Nr. 3. S. 13.

107. ZUCKERKANDL (E.). Ueber den Einfluss der Schädelform auf die Richtung der Gehirnwindungen. *Wiener mediz. Jahrbücher.* 1888.

APPLICATION DE LA RADIOGRAPHIE A L'ÉTUDE DE L'ANGÉIOLOGIE

NOTE

par MM. E. de BOURGADE la Dardye et P. FREDET

I

TECHNIQUE RADIOGRAPHIQUE

par le docteur E. de BOURGADE la Dardye

La radiologie peut devenir un auxiliaire aussi précieux des études d'anatomie normale, qu'elle l'est à l'heure actuelle de l'anatomie pathologique.

Déjà sur le vivant elle a permis de reconnaître, au moyen de l'écran fluoroscopique les rapports réels de divers organes. Et, maintenant, dans les recherches macroscopiques elle vient d'enrichir de nouveaux procédés la technique du laboratoire. Les radiographies du système vasculaire utérin, que nous vous présentons aujourd'hui, constituent, croyons-nous, la meilleure preuve de l'utile intervention des rayons X dans les travaux de cette nature.

Mais, avant de vous soumettre les épreuves obtenues, qu'il me soit permis d'attirer votre attention sur quelques points importants de la technique employée.

Dans une note présentée par moi au *Congrès de la tuberculose*, à Paris, en 1898, j'ai indiqué quelle importance ont, en radiologie, les qualités des courants électriques utilisés, et la nature des variables au milieu desquelles ils agissent. En effet, si, de la masse des observations publiées dans ces dernières années, il semble ressortir parfois des résultats contradictoires, la faute en est uniquement à certains opérateurs qui n'ont point tenu compte de la *quantité d'énergie* mise par eux en mouvement, non plus que des *conditions extérieures* au milieu desquelles se déroulaient leurs expériences.

Récemment M. Contremoulins a dû, pour rendre palpable la nécessité d'une méthode rigoureuse dans l'orientation de l'ampoule génératrice, montrer à quelles aberrations pouvaient conduire des épreuves radiographiques faites suivant des plans vicieux. Les faits qu'il a signalés, et qui étaient connus depuis longtemps des radiographes habitués aux observations scientifiques, ne doivent jamais être perdus de vue : car ils démontrent qu'une opération rigoureusement conduite fournit toujours des résultats exacts, quoi qu'en puissent dire certains, dont les rayons de Rœntgen contrarient la routine.

Mais la *direction* des rayons n'est qu'un des multiples éléments du difficile problème que doit résoudre, à chaque expérience nouvelle, le radiologue. Et je ne saurais trop insister entre autres sur ce desideratum, à savoir *que le premier point dont il importe de se préoccuper consiste à opérer le plus possible, dans les mêmes conditions physiques générales*, de manière à obtenir des observations comparables entre elles. Il est profondément regrettable que cette règle ne soit pas suivie méthodiquement, et qu'on publie encore tant d'observations où il n'est tenu aucun compte, par exemple, de la *différence de potentiel* et de l'*intensité* des courants utilisés.

Pour l'obtention des clichés que nous vous soumettons, nous avons toujours employé, au primaire, des batteries d'accumulateurs comportant 32 *volts*, dont nous avons débité le courant avec une *intensité de* 10 *à* 12 *ampères*, au travers d'une *bobine* donnant 30 centimètres d'étincelle. Les *ampoules* dont nous nous sommes servis étaient *bianodiques* du modèle *Gundelach* n° 2.

Les variations de l'ampérage ont été déterminées par les variables des conditions atmosphériques extérieures : *Pression*, *température*, *hygrométrie*. La *durée de la pose* a dépendu en partie de ces variables.

Mais il est d'autres conditions qui règlent cette durée, spécialement en matière de recherches anatomiques.

Les radiographies cadavériques exigent des poses longues. En effet, l'arrêt de la circulation et de l'activité respiratoire modifie les propriétés radiantes du sang et partant celles des tissus.

On peut se rendre compte de ce fait, en examinant à l'écran fluorescent le thorax d'un homme vivant, maintenu sur l'inspiration. Pendant les premiers moments, la luminosité de la cage est vive, le groupe vasculo-cardiaque se détache nettement sur le fond clair des poumons, ainsi que la silhouette des côtes ; puis, peu à peu, le tableau s'obscurcit, les couleurs s'amortissent, les détails s'effacent et plus est longue la suspension de l'acte respiratoire, plus s'amoindrit la perméabilité de la poitrine aux rayons X. Le thorax d'un cadavre ne projette plus sur l'écran qu'une masse noirâtre uniforme et compacte, au milieu de laquelle aucun organe n'est perceptible. Nous avons constaté le fait sur plusieurs cadavres à l'École pratique de la Faculté de Paris, et je l'ai vérifié à diverses reprises sur des sujets morts récemment et non injectés, en particulier sur le corps de Poincignon dont j'ai relaté l'histoire à la Société de biologie en 1898.

Cette diminution du pouvoir radio-actif des tissus, soit irrigués par du sang désoxygéné soit non irrigués, que je signale pour la première fois, doit être soigneusement notée. Elle jette, en effet, un jour tout nouveau sur la question des effluves prétendus vitaux, dont on a recueilli les traces sur maints clichés photographiques et que dernièrement M. Yvon attribuait à la seule action thermique.

Dans le cas particulier qui nous occupe aujourd'hui de l'application des rayons X à l'anatomie cadavérique, nous devons tirer de ces faits la conclusion qu'à l'amphithéâtre l'écran radioscopique ne peut pas être employé avec grand avantage. Il n'en est pas de même de la plaque photographique qui, mieux que le *platino-cyanure de baryum*, recueille les effluves rœntgéniques transmis au travers des cadavres; mais elle les recueille lentement. Il faut une action prolongée des rayons pour obtenir des épreuves détaillées. Il est quelquefois nécessaire de porter le temps de pose à 45 ou 50 minutes.

Ici je dois appeler votre attention sur un détail de technique, qui a une grande importance pour la bonne réussite de l'opération. Comme tous les tissus n'ont pas le même pouvoir radiant et que, dans une pièce anatomique, ils ne se présentent pas partout sous la même épaisseur, il arrive qu'une pose d'un quart d'heure, qui peut convenir à la partie supérieure de la pièce, par exemple, est insuffisante pour la partie médiane et exagérée pour les bords.

Pour obtenir un cliché également net sur tous ses points, on devra user d'artifice, et protéger par des écrans habilement disposés les régions trop perméables, tandis qu'on insistera sur celles qui sont jugées plus opaques. C'est ainsi que nous avons procédé pour obtenir les radiographies du système vasculaire utérin que nous présentera tout à l'heure M. Fredet et dans lesquelles vous verrez apparaître les parties profondes de la masse utérine avec autant de précision que les vaisseaux du vagin ou des trompes, à peine dissimulés sous une légère couche de tissus.

Cette question du temps de pose m'amène à vous signaler incidemment l'erreur où tombent ceux qui s'efforcent de le rapprocher de l'*instantanéité*, et prétendent, par exemple, obtenir en quelques secondes la radiographie d'un bassin. La *radiographie* ne peut invoquer aucun des motifs qui guident la *photographie* pour agir à la hâte. Tandis que L'UNE doit seulement recueillir les rayons réfléchis par des *surfaces juxtaposées*, dont l'enregistrement peut être *simultané*, L'AUTRE met en jeu des émissions lumineuses provenant de *plans superposés*, qui n'atteignent que *successivement* la plaque sensible.

L'impression des plans dont le rayonnement parviendra le dernier sur la gélatine pourra effacer, à un moment donné, l'impression des premiers. De là, nécessité en radiographie d'employer un temps de pose proportionnel à la profondeur des tissus à enregistrer et à leur intensité radiante. De là, l'impossibilité d'obtenir sur l'écran au platino-cyanure le détail donné par la plaque gélatineuse, parce que l'écran, agissant instantanément, n'enregistre que l'image des organes les plus radio actifs dont l'éclat voile et efface les ondes délicates fournies par les tissus à puissance radiante faible et lente.

On peut donc conclure que si l'instantanéité est le but recherché du photographe, la durée de la pose doit être l'arme la plus utile du radiologue.

II

LES ARTÈRES DE L'UTÉRUS ÉTUDIÉES AU MOYEN DE LA RADIOGRAPHIE

Présentation de clichés, d'épreuves photographiques positives et de projections

par le docteur Pierre **FREDET**

Prosecteur à la Faculté de médecine de Paris

Je me suis servi de la photographie et des injections vasculaires, opaques aux rayons Röntgen, pour l'étude des artères de l'utérus. J'ai pu ainsi examiner rapidement un grand nombre de pièces et recueillir des documents iconographiques précis.

Je serai bref sur la technique. Je l'ai déjà exposée dans le *Journal de l'Anatomie* en septembre octobre 1899, et M. de Bourgade vient de vous donner les renseignements les plus étendus sur la façon de manier les rayons X dans les recherches de ce genre. Je me borne à rappeler que l'expérience m'a fait voir que, pour obtenir de bonnes radiographies des artères de l'utérus, il est avantageux d'employer *l'onguent mercuriel double* du codex français *surchargé de mercure*. La masse ainsi obtenue est d'une manipulation facile, elle est pénétrante et arrête très suffisamment les rayons de Röntgen.

L'étude des photographies négatives et positives m'a permis de vérifier un certain nombre de faits connus, d'expliquer les divergences de mes devanciers et d'apporter quelques observations nouvelles, intéressantes au point de vue anatomique et tout particulièrement au point de vue de la chirurgie utérine.

Je résumerai rapidement les principaux détails sur lesquels j'attire votre attention, car je tiens surtout à les démontrer en vous présentant les pièces obtenues par M. de Bourgade et par moi.

Anatomiquement parlant, l'utérus n'a que *deux artères*. Les *utérines* se distribuent à l'utérus tout entier depuis le col jusqu'aux cornes. A ce niveau, chacune d'elles dépasse le territoire utérin, fournit à la majeure partie de la trompe et, chez l'adulte au moins, émet la plupart des vaisseaux de l'ovaire.

Cette disposition est conservée avec une égale netteté dans l'utérus puerpéral. Je n'ai pu malheureusement examiner d'utérus gravide, mais j'ai étudié la matrice d'une primipare, morte d'éclampsie vingt-sept heures après l'accouchement. Sur cet utérus, on constate seulement que l'artère utérine a augmenté de volume. L'afflux sanguin distend les branches terminales, et, comme celles-ci s'anastomosent par inosculation avec les divisions terminales de la spermatique interne (ou tubo-ovarienne aortique), la spermatique subit elle-même une distension rétrograde, du fait de l'utérine. A son origine et dans sa portion initiale, la tubo-ovarienne aortique reste mince. L'examen de pièces complètes, c'est-à-dire comprenant, avec l'utérus, les utérines et les spermatiques, depuis l'origine jusqu'à la terminaison, confirme cette manière de voir.

L'artère utérine envoie aussi ses branches au vagin, à la vessie et à l'uretère.

Les *artères vaginales* naissent du tronc artériel, avant que celui-ci n'ait atteint le bord de l'utérus. Aussi est-il nécessaire, pour assurer du premier coup l'hémostase dans l'hystérectomie abdominale totale, afin d'éviter que la tranche de section vaginale ne saigne, de lier l'artère utérine avant l'émission des collatérales vaginales, loin par conséquent, du bord de l'utérus.

Les *branches vésicales*, richement anastomosées avec les vésicales propres, naissent aussi loin de l'utérus.

Les *urétérales* ont une disposition curieuse : arrivées au contact de l'uretère elles se divisent et subdivisent en ⊥. Des deux branches de bifurcation, l'une remonte vers le rein, l'autre descend vers la vessie, parallèlement à l'uretère.

L'artère utérine, après avoir fourni des branches pour le vagin, la vessie et l'uretère, remonte le long du bord du corps utérin. Elle l'abandonne avant d'atteindre la corne, se recourbe presque à angle droit sous la trompe et le ligament de l'ovaire, puis donne ses branches terminales. Dans son trajet juxta-utérin, l'artère est *rectiligne* chez l'*enfant* et chez la *femme impare*. Chez la *femme pare*, elle présente de remarquables *flexuosités*. Cette disposition s'explique par l'accroissement de longueur que subit nécessairement l'artère, quand le corps auquel elle est enracinée par ses branches de division s'allonge au cours de la gestation, et par le retrait rapide de l'utérus, au moment de l'accouchement et pendant l'involution. L'artère n'est pas aussi rétractile que la matrice, elle devient subitement trop longue : elle doit donc se pelotonner.

L'utérus peut être divisé en *trois zones au point de vue de la distribution artérielle* : le col, le corps, le fond.

Le *col* reçoit des branches qui naissent comme les vaginales à certaine distance de l'utérus. Les artères du col sont peu ou pas flexueuses. Elles se bifurquent en deux groupes de rameaux, antérieur et postérieur, qui pénètrent dans le col, au-dessus de l'insertion du vagin, et se laissent tomber pour ainsi dire dans les lèvres, en se subdivisant. Dans chacune des lèvres, les branches provenant du côté droit et du côté gauche décrivent ainsi des courbes qui s'opposent par leur convexité.

Il n'y a guère d'anastomoses sur la ligne médiane entre les deux systèmes. Aussi peut-on fendre le col utérin sur la ligne médiane, dans le sens antéro-postérieur, en avant et en arrière, sans provoquer d'hémorragie notable. On peut fendre aussi le col suivant ses bords latéraux, car, dans chaque système utérin, les branches du groupe antérieur et du groupe postérieur sont déjà dissociées quand elles atteignent le col. Elles le touchent comme des tangentes parties d'un point assez éloigné, respectant le bord latéral. Il faut enfin conclure de la disposition des artères du col que, si l'on veut inciser celui-ci (pour énucléer un fibrome par exemple), il vaut mieux conduire le tranchant suivant le grand axe de l'utérus que transversalement. Dans le premier cas, l'incision faite dans la direction des vaisseaux n'en coupe qu'un petit nombre : dans le second, elle les coupera tous.

Le *corps* est desservi par des branches qui partent du segment juxta-utérin de l'artère, entre la région de l'orifice interne du col et le voisinage de la corne, à très brève distance de l'utérus. Ces vaisseaux s'anastomosent le long du bord utérin (souvent même dans le tissu utérin) par de grosses branches et pénètrent aussitôt dans la couche musculaire. Grâce au *système anastomotique longitudinal*, logé en totalité ou en partie dans le tissu utérin, la ligature, portant sur le milieu du tronc juxta-utérin, entrave très incomplètement la circulation dans les branches corporelles nées au-dessus de la ligature.

La distribution des artères du corps est très remarquable et l'embryologie en donne aisément le secret. L'utérus étant originellement formé de deux tubes indépendants, les artères de droite et de gauche conservent, malgré la fusion des canaux de Müller sur la ligne médiane, une indépendance relative. Quand on examine des coupes transversales, on voit les courtes artères, provenant de l'utérine d'un côté, se subdiviser de suite, pour former, avec leurs ramifications, une sorte de pince qui embrasse la demi-circonférence correspondante du corps utérin. *L'arc* est logé dans l'épaisseur de la paroi utérine, à mi-chemin de la surface péritonéale et de la surface muqueuse. De sa *convexité* partent des ramuscules qui cheminent transversalement dans la couche musculaire superficielle, franchissent la ligne médiane et s'anastomosent avec les divisions analogues issues de l'arc du côté opposé, mais ces ramuscules sont ténus. De la *concavité* se détachent un grand nombre de branches, plus importantes par leur volume. Elles tournent court, se subdivisent, et constituent une série d'innombrables vaisseaux dirigés vers la muqueuse, perpendiculairement à sa surface. La coupe transversale de l'utérus présente un aspect saisissant. La fente transversale, correspondant à la lumière du corps utérin est enserrée par deux pinces trasversales, formant un ≍ incomplet, à boucles indépendantes. Le ≍ est entouré superficiellement par les vaisseaux fins qui en émanent et cheminent parallèlement aux faces de l'utérus. Les vaisseaux, qui partent de la concavité des boucles, rayonnent vers la cavité utérine et tranchent radicalement par leur direction avec les vaisseaux superficiels.

Grâce à l'indépendance des deux systèmes utérins, le corps de l'utérus est chirurgicalement exsangue sur la ligne médiane, dans le sens antéro-postérieur, aussi bien en avant qu'en arrière. Il peut donc être coupé, à la suite du col, sans effusion de sang artériel. Mais, au contraire du col, la section du corps, suivant ses bords latéraux, entraînerait la blessure des troncs artériels, qui les pénètrent avant de se diviser ou aussitôt après leur bifurcation en branches antérieures et postérieures. Le couteau parviendrait au sommet de l'angle de bifurcation avant d'atteindre la surface extérieure de l'utérus.

Les artères du corps, leurs divisions et leurs anastomoses se disposent sensiblement dans un plan transversal. Quand on veut inciser les faces du corps utérin, pour énucléer un fibrome par exemple, il faut donc couper transversalement afin de léser le minimum de vaisseaux. Tant qu'on restera près de la surface péritonéale, on ne risquera de blesser que des ramuscules trans-versaux sans importance. Une incision menée suivant l'axe longitudinal de l'utérus ouvrirait au contraire en grand nombre ces vaisseaux et, conduite profondément, atteindrait transversalement les pinces vasculaires.

Entre le col et le corps existe une zone transversale exsangue, es artères du col ne communiquant que faiblement avec les artères du corps.

Le *fond* de l'utérus est vascularisé par une branche terminale de l'utérine à laquelle j'ai donné le nom *d'artère rétrograde ou récurrente du fond de l'utérus*. En effet, le tronc utérin, après avoir cheminé le long du bord de la matrice, se recourbe sous la trompe. Ce n'est qu'après un certain trajet qu'il se partage en deux branches : une *tubo-ovarienne* qui continue en direction l'artère mère, une *utérine* qui doit revenir vers la ligne médiane avant de s'épanouir en trois ou quatre branches flexueuses, destinées au fond de l'organe.

L'artère récurrente est bien disposée pour permettre l'ampliation transversale de l'utérus au cours de la grossesse et surtout la distension du fond qui s'élève progressivement, entraîne l'artère, la relève peu à peu jusqu'à la mettre dans le prolongement du segment juxta-utérin du tronc d'origine. On constate alors, sans hésitation, que le bouquet artériel du fond de l'utérus provient du système de l'utérine.

Les divisions de l'artère récurrente du fond de l'utérus se comportent comme celles des artères du corps, de sorte qu'il existe encore dans cette région une zone chirurgicalement exsangue, sur la ligne médiane, en avant et en arrière (moins nette toutefois qu'au niveau du corps). L'épanouissement de l'artère se produisant à distance du bord de l'utérus comme au niveau du col, l'instrument tranchant, qui sectionne les bords de dedans en dehors, ne risque guère d'atteindre de vaisseau important. Enfin, les artères antérieures et les artères postérieures s'unissent pauvrement sur le faîte de l'utérus. Aussi peut-on fendre encore l'utérus, d'une corne utérine à l'autre, sans provoquer d'hémorragie notable.

La connaissance de ces zones chirurgicalement exsangues est du plus haut intérêt. Elle démontre la valeur du procédé d'hémisection de Doyen pour l'hystérectomie vaginale et fournit des indications précieuses pour l'énucléation, qui tend à devenir la méthode de choix dans le traitement conservateur des fibromes utérins. En résumé, l'utérus peut être fendu depuis le col jusqu'au fond sur la ligne médiane, aussi bien sur la face antérieure que sur la face postérieure; transversalement au niveau du fond, d'une corne utérine à l'autre; on peut trancher les bords latéraux au niveau du col et près des cornes, mais pas au niveau du corps. Les incisions pratiquées sur le col auront avantage à être dirigées suivant le grand axe de l'utérus; les incisions pratiquées sur le corps et le fond devront être au contraire transversales.

J'attire l'attention sur l'origine de l'artère du fond de l'utérus, à distance des bords de l'utérus et sur son trajet récurrent, pour expliquer les opinions qui ont eu cours au sujet de la distribution des artères de l'utérus. Quand l'artère du fond naît loin de l'angle utérin, elle chemine en apparence dans le prolongement des tubo-ovariennes. Un examen superficiel a laissé croire qu'elle faisait suite à ces artères, rattachées à tort au système de la spermatique interne.

A vrai dire, lorsque le tronc utérin s'épuise après avoir émis les dernières artères du corps, et que l'anastomose longitudinale entre les artères du corps et les divisions de l'artère du fond est insuffisante pour amener le sang de l'utérine dans le bouquet des artères du fond (disposition que je crois très rare), le sang de la spermatique interne peut s'engager dans la récurrente du fond, pour desservir le territoire de ce vaisseau. Le tronc utérin, entre la dernière branche du corps et la bifurcation terminale en artère du fond et tubo-ovarienne, est pris pour une anastomose jetée entre le système de la spermatique et celui de l'utérine, à la condition de prendre en même temps l'anastomose longitudinale pour la fin de l'utérine. De là cette notion erronée que l'utérine se distribue au col et au corps et que la spermatique se distribue au fond, erreur si commune que la tubo-ovarienne aortique n'est guère connue en France que sous le nom d'utéro-ovarienne. Mais, en fait, quel que soit le sens de la circulation en pareil cas, l'architecture du système reste la même.

Néanmoins il est bien évident qu'en toutes circonstances la ligature effective des utérines ne saurait dispenser de lier les artères des ligaments ronds et les spermatiques, quand on veut extirper l'utérus sans hémorragie, puisque ces quatre vaisseaux s'inosculent avec les terminaisons des artères utérines.

EMPLOI DE LA FORMALINE CHROMIQUE POUR CONSERVER, FIXER ET DURCIR LES SUJETS DESTINÉS A LA PRÉPARATION DE COUPES MACROSCOPIQUES

NOTE

par le Docteur Pierre FREDET

Prosecteur à la Faculté de médecine de Paris

On se sert depuis longtemps de la *congélation* pour durcir les sujets qu'on se propose de débiter en coupes macroscopiques. Les pièces ainsi préparées se laissent trancher à la scie très aisément, mais il est difficile de les utiliser pour l'étude, et surtout de les faire dessiner. Tant que la coupe reste congelée, les organes trop exactement juxtaposés ne peuvent être isolés. Il faut faire dégeler — et alors les rapports se modifient — ou jeter la pièce dans un liquide fixateur. Mais, en ce cas encore, la coupe est susceptible de se déformer, par suite du changement des conditions d'équilibre des organes. Enfin, l'emploi de ce procédé exige la possession d'appareils réfrigérants compliqués et dispendieux. Abstraction faite de ce dernier inconvénient qui, somme toute, n'est pas majeur, la congélation permet, en un mot, de pratiquer très commodément des sections, mais les coupes sont peu maniables et difficiles à utiliser pour une étude de longue durée.

La méthode des *injections vasculaires* est beaucoup plus simple. Grâce à elle, il est permis d'exécuter les coupes sur les pièces déjà fixées, ce qui vaut mieux que de fixer des pièces préalablement coupées.

L'*acide chromique* et les *chromates* sont de merveilleux fixateurs. Malheureusement leur action est lente, de sorte que les pièces, même complètement immergées, risquent de pourrir avant d'avoir acquis le degré de durcissement convenable.

On a préconisé récemment la *formaline*. L'action de cette substance est très efficace au point de vue de la conservation, mais les effets durcissants sont variables suivant la nature des organes. Tandis que les pièces petites, les glandes, l'utérus, etc., durcissent à la perfection, certains éléments des tissus, tels que les muscles, n'atteignent pas une consistance suffisante. Les membres sont difficiles à trancher à la scie sans déformation.

J'ai essayé de combiner l'action conservatrice et fixatrice immédiate de la formaline, à l'action lentement fixatrice et durcissante des chromates. Je prépare une solution aqueuse de formaline du commerce[1] à 100 ou 150 pour 100 en volume. J'ajoute à ce liquide 5 grammes d'acide chromique dissous dans une petite quantité d'eau. Le formol et l'acide chromique réagissent l'un sur l'autre avec production de gaz. Le liquide devient vert émeraude. Il contient, d'après M. le professeur Gautier qui a bien voulu me renseigner sur ce point, une notable proportion de formaline libre, du chromate de sesquioxyde de chrome et du formiate de chrome. Ce liquide, injecté dans une artère, par poussées successives et lentes, à la dose

1. Je me suis servi de l'aldéhyde formique de Poulenc, à 40 pour 100.

de 5 à 6 litres environ pour un cadavre entier, jouit de propriétés conservatrices, fixatrices et durcissantes très remarquables. Au bout d'un mois et demi, deux mois au maximum, le sujet est assez dur pour être scié très facilement. Les coupes ne sont pas déformées, elles possèdent une élasticité telle qu'on peut les disséquer à loisir, sans changer le moins du monde les rapports normaux. Les organes reprennent en effet leur forme dès qu'on cesse de les tirailler.

Je me suis servi de ce procédé pour obtenir un grand nombre de préparations, dont quelques-unes ont été dessinées afin d'être publiées dans le corps de l'article « Péritoine » que MM. Poirier et Charpy ont bien voulu me confier dans leur *Traité d'anatomie*. L'action de la *formoline chromique* sur le péritoine était très avantageuse : on pouvait isoler sans peine les mésos accolés de l'adulte et reconstituer l'état primitif.

J'ai également fixé et durci par ce moyen les membres de sujets dont voici les dessins, dessins qui figureront dans la nouvelle édition de la Myologie du Traité Poirier-Charpy, Je vous présente quelques-unes des pièces que j'ai fait reproduire. Elles ont été préparées depuis plus d'un an et demi : je les ai laissées entre les mains de mes élèves pendant les cours d'anatomie et de médecine opératoire. Malgré tant de manipulations, elles ont encore un aspect très convenable. Le procédé que je préconise me semble donc recommandable par sa simplicité et ses bons résultats.

MERCREDI 8 AOUT

Présidence de M. van GEHUCHTEN

LA VÉSICULE BILIAIRE ET L'ARTÈRE CYSTIQUE CHEZ L'HOMME

NOTE

par le Docteur M. CAVALIÉ

Professeur suppléant à l'École de médecine de Clermont-Ferrand.

L'irrigation artérielle de la vésicule biliaire est assurée, suivant les auteurs classiques, par les rameaux issus des deux branches de division de l'artère cystique.

Ces rameaux forment deux réseaux en arcades situés l'un sous la muqueuse, l'autre sous la séreuse.

J'ai pu constater, au cours de nombreuses injections artérielles variées, suivies de dissections et d'examens radiographiques, l'existence de trois réseaux artériels, du moins dans la paroi de la face libre ou inférieure de la vésicule biliaire. Des deux branches de division de l'artère cystique, nées au niveau du col, l'une se dirige vers le bord droit du réservoir, l'autre vers le bord gauche.

La branche droite coupe obliquement la face adhérente de la vésicule dans son tiers supérieur, pour gagner le sillon qui sépare le lobe droit du réservoir biliaire.

Elle chemine dans ce sillon contre le bord latéral de la vésicule et se termine au fond de l'organe.

La branche gauche passe obliquement sur la face libre de la vésicule pour atteindre le sillon qui sépare cet organe du lobe carré.

Elle se termine également sur le fond de la vésicule.

Ces deux branches donnent des rameaux destinés à la vésicule d'un côté, au foie de l'autre.

Les rameaux vésiculaires forment trois réseaux superposés sur la face libre, deux réseaux seulement sur la face adhérente :

Un réseau situé immédiatement sous la muqueuse;

Un réseau fin sous la séreuse, qui fait défaut sur la face adhérente de la vésicule.

Un troisième réseau, moyen, formé par les gros rameaux issus des branches droite et gauche de l'artère cystique. Ce réseau, appelé à tort sous-séreux, est sur la tunique fibro-musculeuse; il est séparé du réseau sous-séreux par une mince lamelle conjonctive qui m'a paru provenir de la capsule fibreuse externe du foie, ou bien s'y fixer.

Ces trois réseaux forment des arcades richement anastomotiques, surtout dans le réseau moyen et dans celui de la muqueuse.

Ces réseaux s'anastomosent encore avec les rameaux artériels hépatiques du voisinage; et la question se pose ici d'établir si les branches de l'artère cystique dépassent la vésicule pour aller au foie; ou bien si des artérioles hépatiques arrivent au réservoir biliaire.

Je pense que, d'après mes nombreuses observations, chez l'homme, le territoire de l'artère cystique n'est pas limité à la vésicule, et comprend une petite portion marginale voisine du foie.

L'artère cystique et ses branches envoient vers le foie trois ordres de rameaux (*artères cystico-hépatiques*) :

1° Des rameaux sous-séreux correspondant au réseau vésiculaire sous-séreux;

2° Des rameaux sous-capsulaires;

3° Des rameaux hépatiques propres.

Ces deux derniers ordres de rameaux proviennent du réseau vésiculaire moyen et des deux branches de division de l'artère cystique. Les rameaux destinés au parenchyme hépatique partent, ou bien de la face adhérente de la vésicule, ou bien de ses bords latéraux. Les premiers sont courts, traversent la fossette biliaire et ne vont pas au delà de 3 à 4 millimètres dans le parenchyme du foie.

Je ne les ai pas vus s'anastomoser avec le système artériel hépatique.

Il n'en est pas de même pour les seconds, qui, parfois volumineux, partent des bords latéraux de la vésicule (branche droite et branche gauche de l'artère cystique). Ils abandonnent quelques ramuscules à la substance hépatique, et aboutissent généralement à un ou plusieurs espaces de Kiernan marginaux du lobe droit ou du lobe carré, où ils s'anastomosent parfois par inosculation avec la branche artérielle hépatique.

En résumé, l'artère cystique fournit des branches à la vésicule biliaire et au foie, chez l'homme.

Les branches vésiculaires s'orientent en trois réseaux formant de nombreuses arcades :

1° Réseau fin sous-séreux ;

2° Réseau de la fibro-musculeuse ;

3° Réseau de la muqueuse.

Les branches hépatiques, ou artères cystico-hépatiques sont de trois ordres :

Sous-séreuses ;

Sous-scapulaires ;

Hépatiques propres.

Elles s'anastomosent avec les ramifications de l'artère hépatique.

RECHERCHES ANATOMIQUES SUR LE CÔLON ILIAQUE ET SUR LE CÔLON PELVIEN

NOTE

par le Docteur **M. CAVALIÉ**

Professeur suppléant à l'École de médecine de Clermont-Ferrand

J'ai étudié, jusqu'ici, le côlon iliaque et le côlon pelvien, sur 14 sujets adultes (8 hommes, 6 femmes). Les premiers résultats de ces recherches fournissent une nouvelle confirmation de cette division du segment intestinal compris entre le côlon descendant et le rectum (S iliaque des anciens auteurs[1]).

Dans toutes mes observations, le côlon iliaque était nettement distinct du côlon pelvien; je n'ai pas trouvé une seule fois de mésocôlon iliaque; mais j'ai constamment noté la présence d'un mésocôlon pelvien plus ou moins étendu.

Le côlon iliaque constitue un segment intestinal fixe; le côlon pelvien un segment essentiellement mobile. Je me propose, non pas de faire une description anatomique détaillée, mais d'insister sur quelques points particuliers, tels que les limites, le calibre, la longueur et le trajet des deux côlons iliaque et pelvien.

Côlon iliaque. — Le côlon iliaque continue le côlon descendant sans ligne de démarcation nette, au niveau de la crête iliaque gauche, à 4 cm. de l'articulation sacro-iliaque (8 fois), à 5 cm. (4 fois), à 3 cm. (2 fois). Couché sur la fosse iliaque gauche, le côlon iliaque présente deux portions, la première sur le muscle iliaque, la seconde sur le psoas et les vaisseaux iliaques externes qu'elle croise.

J'ai trouvé, pour la longueur totale, chez l'adulte, 12 à 16 cm., chiffres concordants avec ceux indiqués par M. Jonnesco.

Ces deux portions sont caractérisées par leur différence de calibre. Le diamètre de la première varie entre 17 et 23 mm.; celui de la seconde entre 27 et 35 mm. *Le rapport des diamètres est 2/3.*

Côlon pelvien. — Le côlon iliaque devient côlon pelvien, sur le bord interne des vaisseaux iliaques externes. Le tube intestinal cesse, à ce niveau, d'être accolé à la paroi du bassin par le péritoine. Il devient, dès lors, flottant, relié qu'il est à la paroi abdominale postérieure, par le mésocôlon pelvien. Dans toutes mes observations, le côlon pelvien est situé dans le petit bassin, et peut se subdiviser presque toujours (12 fois sur 14) en 3 portions :

Une première portion descendante, souvent sinueuse, sur le flanc gauche du petit bassin, au-dessous du psoas;

Une deuxième portion, horizontale ou légèrement ascendante de gauche à droite, se dirige vers le flanc droit du petit bassin; son trajet est plus régulier que celui de la première.

Arrivée à la hauteur du 4e, 3e ou 2e trou sacré droit, la 2e portion se continue avec la 3e en formant un coude de réflexion en arrière, qui lui permet d'atteindre le niveau du 2e trou sacré. Cette 3e portion se place alors sur la face antérieure du sacrum, soit du côté droit,

1. Jonnesco. Traité d'anatomie humaine, publié sous la direction de Poirier, tome IV, 1er fascicule, p. 302, 338, 349.

soit sur la partie médiane de l'os. En prenant une direction descendante, elle incline légèrement du côté gauche

La terminaison de cette 3e portion est difficile à établir, parce que je n'ai pas trouvé de limite nette entre elle et le rectum.

Je me suis servi dans mes mensurations de la limite aujourd'hui classique (3e trou sacré). J'ai pu voir, deux fois seulement, un léger étranglement, au niveau du 3e trou sacré.

Le calibre des trois portions du côlon pelvien est tellement variable qu'il m'est impossible d'établir des comparaisons.

La longueur et le calibre de chacune des trois portions sont consignés dans le tableau ci-après.

OBSERVATIONS	LONGUEUR	CALIBRE	OBSERVATIONS	LONGUEUR	CALIBRE
1re observ., femme.	Centimet.	Millimet.	8e observ., femme.	Centimet.	Millimet.
Côlon pelvien 1re portion.	7.5	25	Côlon pelvien 1re portion.	8	16
2e portion.	8.5	28	2e portion.	15	59
3e portion.	6	21	3e portion.	6.5	57
2e observ., homme.			9e observ., femme.		
Côlon pelvien 1re portion.	6	55.5	Côlon pelvien 1re portion.	15	20 à 26
2e portion.	11	29	2e portion.		
3e portion.	7	30	3e portion.	8	
3e observ., homme.			10e observ., homme.		
Côlon pelvien 1re portion.	7.5	30	Côlon pelvien 1re portion.	10	17 à 29
2e portion.	9.5	18 à 54	2e portion.	18	
3e portion.	4.5	26	3e portion.	7.5	
4e observ., homme.			11e observ., homme.		
Côlon pelvien 1re portion.	7	29	Côlon pelvien 1re portion.	7	18
2e portion.	12.5	58	2e portion.	16	18
3e portion.	7.5	30	3e portion.	8	18
5e observ., homme.			12e observation, femme.		
Côlon pelvien 1re portion.	»	»	Côlon pelvien non subdivisé.	17	15 à 25
2e portion.	8	16 à 30			
3e portion.	4	25			
6e observ., femme.			13e observation, femme.		
Côlon pelvien 1re portion.	6	21	Côlon pelvien non subdivisé.	19.5	15 à 22
2e portion.	10	29			
3e portion.	7	28			
7e observ., homme.			14e observ., homme.		
Côlon pelvien 1re portion.	7	28	Côlon pelvien 1re portion.	9.5	25
2e portion.	6	25	2e portion.	14	22
3e portion.	4	25	3e portion.	9	25

Dans deux de mes observations (12 et 13), chez la femme, le côlon pelvien offre une disposition toute particulière et intéressante.

Il est tassé dans la moitié gauche du petit bassin, comme dans un nid, entre le rectum, la vessie, l'utérus et la paroi pelvienne gauche.

Après s'être deux fois enroulé sur lui-même, il devient ascendant en se plaçant sur le flanc gauche du sacrum; arrivé au niveau du 1er ou du 2e trou sacré gauche, il fait un coude à concavité inférieure et se dirige verticalement en bas pour se continuer (3e sacrée) avec le rectum dilaté en vaste ampoule.

Dans ces deux observations, la cavité du petit bassin est, en grande partie, occupée par l'utérus formant tumeur.

Dans les cas d'obstruction du petit bassin, le côlon pelvien est généralement refoulé dans la cavité abdominale. Ici, au contraire, il est comprimé, tassé contre la paroi gauche du petit bassin; et il serait d'un certain intérêt de savoir si cette disposition peut jouer un certain rôle dans l'étiologie de la constipation.

Conclusions :

1° Le segment intestinal, compris entre le côlon descendant et le rectum, comprend deux parties distinctes :

Le côlon iliaque, anse fixe de Jonnesco;

Le côlon pelvien, anse mobile.

La démarcation est très nette, au niveau du bord interne des vaisseaux iliaques externes.

2° Je n'ai pas trouvé de limites appréciables et fixes entre le côlon pelvien et le rectum : j'ai pris pour repère, dans mes mensurations, le troisième trou sacré.

3° La première portion du côlon iliaque, sur 14 observations, est d'un calibre plus étroit que la deuxième. Le rapport est 2/3.

4° Le calibre des diverses portions du côlon pelvien est très variable; la longueur totale est en moyenne de 23 centimètres et oscille entre 17 et 33 centimètres. La deuxième portion est généralement plus longue que les autres.

5° Dans les cas d'obstruction du petit bassin, le côlon pelvien peut être ou refoulé dans la cavité abdominale, ou tassé comme dans un nid, à gauche, contre la paroi du petit bassin et sur le plancher pelvien.

ON DENTITION

NOTE

by R. J. ANDERSON

The fact that prolongation of the jaws and the diminution of the facial angle are marked characters of vertebrates low in type is familiar to everyone, and the tendency of the facial angle to become right, angle in man and the shortening of a palatine arch are regarded as na tural concomitants of all the advances in the Arts and Sciences of civilization and cookery. The careful study of the structure and functions of the different dental regions has shown that the mechanical value of the different regions is different in different animals and depends upon the function.

Taking the ruminant or Herbivor Type. The Incisor region that contains a transversely set of incisors, is evidently well adapted for soft herbage and the molars are placed advantageously for the action of the strong muscles of the jaws. Vegetable eaters that live on the bark of trees. nuts. etc.. are best served by a narrow incisor region as in the odents. which show the four incisors (two behind the other two) in the rabbits. but only two (above) and two below in this order generally. The mechanical advantage of a narrow chisel or graving tool is here emphasized by the distance of the incisors from the centre of force: a widening of the jaw in front, means both heavier jaws and heavier muscles and the pointed jaw would still be efficient in working far beneath the surface in a narrow hole or depression. The force is thrown on a single point by this arrangement. the narrowing of the incisor region does not however, go hand in hand with the elongation of the jaw. There are but two incisors in the Apes and Man. Here again the mechanical advantage of a narrow cutting region distant from the centre of action must always have told strongly in favour of the reduction, even though the shortening of the jaw gave some mechanical advantage. The Carnivors which present a variety of dentitions have a tendency to reduction in some forms. The second incisor in the lower jaw of Meles, Galictis. Mustela and Lutra stands rather behind the inner and outer incisors and in Phoca and Halichaerus there are but two incisors on each side in the lower jaw. The outer incisor in the upper jaw of Halichaerus is so large that it might easily be mistaken for a Canine, and indeed the same statement holds in a less degree for Phoca. In Meles the narrowing of the jaw in front is evidently advantageous. The Felidae which are mostly looked upon as true typical Carnivors are commonly enough characterised by the shortening of the jaws and the diminution of the molar teeth. Strength with a less expenditure of energy (if one may use this phrase) seems to have been the object to be attained. So that shortening of the jaws gave better purchase and led ultimately to the reduction of the molar teeth. The shapes of the teeth favour the adaptation. Shortening therefore is associated with a mechanical advantage as narrowing in the front becomes also. The dropping of an incisor in an upper jaw of the Hyrax is a further example of the same tendency to curtail the Incisor region. It is evident that the incisor or molar regions may be enlarged with a corresponding increase in the number of teeth. While much the latter vary in size and constitution, and the marsupials are usually cited as examples where an increased number of incisors is frequent, and the molars in some insect eaters amongst the placentalia are also numerous. It is probable that the failure to adapt themselves to altered circumstances led to the shrinkage of the Marsupial and Insectivor groups.

The following genera may be selected to show the variations! Herpestes Albicauda, Paradoxurus hermaphroditica, Ailurus, Lutra Latax conepratus, Galictis, Gulo, Ursus Americanus, U. Malayensis, U. Collaris, U. Maritimus. The Australian sea Lion, Otaria pusilla, O. Stelleri, O. Jubata are normal above with two below. Elephant seal one below crab-eating seal, Leopard seal, Monachus albiventer, and Onomatophoca have the upper and lower incisor teeth both diminished immumber. Most of the above examples are selected from the British Museum.

ANATOMIE COMPARÉE DU SYMPATHIQUE CERVICAL CHEZ LES VERTÉBRÉS

NOTE

par M. le professeur Thomas JONNESCO et M. JACQUET

(de Bucarest).

En comparant entre eux les différents aspects sous lesquels se présente le sympathique dans la série des Vertébrés, nous pouvons nous demander si l'on peut, à l'instar de ce que l'on fait pour l'homme, distinguer chez tous les représentants des différentes classes une portion cervicale nettement différenciée d'une région céphalique et d'une région thoracique.

Deux voies se présentent à nous pour résoudre ce problème : l'une qui procède par comparaison des diverses parties du cordon sympathique chez les différents Vertébrés, l'autre qui cherche à établir l'analogie entre les nerfs qui, chez l'homme, partent du sympathique cervical et les mêmes nerfs chez les autres Vertébrés.

Établissons d'abord le type du système sympathique cervical tel qu'on le représente chez l'homme. Logé dans le cou, il se compose de chaque côté d'un nerf terminé à ses deux extrémités par un gros ganglion : le ganglion cervical supérieur et le ganglion cervical inférieur. Entre les deux, on rencontre souvent, mais pas toujours, un ganglion médian plus petit. Le ganglion cervical supérieur est situé à la base du crâne, sur les côtés du pharynx. Le ganglion cervical inférieur est situé à la hauteur du col de la première côte. Le ganglion moyen n'a pas de place bien fixe, le plus souvent, il se trouve à mi-chemin entre les deux autres. Le nerf lui-même peut se dédoubler et l'on distingue alors deux et même trois cordons.

Nous avons donc chez l'homme un tout bien délimité et ayant son individualité propre. Il faut dire que cette disposition n'est fort probablement que le résultat de transformations successives, car, étant donné que les ganglions supérieur et inférieur reçoivent chacun des racines de plusieurs nerfs rachidiens et vu leur grosseur toujours considérable, on est en droit de supposer qu'ils résultent de la soudure de plusieurs ganglions primitivement distincts.

Cette individualité nettement accusée du système sympathique de l'homme ne se retrouve pas chez tous les Mammifères. Au contraire, chez la plupart d'entre eux, le sympathique est accolé au pneumogastrique et ne peut en être séparé qu'en déchirant la gaine qui leur est commune. Il n'est pas toujours facile de distinguer le ganglion cervical supérieur du ganglion du pneumogastrique. Ils sont parfois pendant toute la vie de l'animal accolés l'un à l'autre, et représentent dans ce cas un stade passager de l'évolution du ganglion cervical supérieur de l'homme. Les deux nerfs sympathique et pneumogastrique ne se séparent qu'à leur entrée dans le thorax et encore à cet endroit trouve-t-on un ou plusieurs connectifs qui les réunissent l'un à l'autre.

Chez plusieurs Mammifères, le ganglion sympathique cervical inférieur n'est pas aussi nettement délimité que chez l'homme et il se confond plus ou moins avec le premier ganglion thoracique d'un côté et avec le ganglion moyen de l'autre.

Les *Oiseaux*, de même que les Mammifères, possèdent un ganglion sympathique supérieur distinct. Il en part postérieurement un nerf sympathique qui court dans le canal vertébral apophysaire et qui se met en relation avec chacun des nerfs rachidiens cervicaux par un rameau communicant. C'est ce nerf que la plupart des auteurs ont considéré comme le sympathique cervical. Il est, comme nous l'avons vu, comparable, et par la position qu'il occupe vis-à-vis de l'axe osseux et par ses relations avec les nerfs spinaux, au nerf vertébral des Mammifères. En outre, du ganglion cervical supérieur, part un second nerf qui longe la face ventrale de la colonne vertébrale. Ce filet, d'une extrême finesse, se soude souvent à son congénère venu du ganglion cervical supérieur de l'autre côté et les deux forment un nerf médian impair que l'on peut poursuivre jusqu'à la neuvième ou dixième vertèbre. Il est en relations avec des rameaux communicants avec chacun des nerfs rachidiens. Si l'idée de V. Thébault se confirme, c'est-à-dire que le nerf sympathique cervical des oiseaux est englobé dans la masse même du pneumogastrique, alors le nerf que jusqu'à présent on considérait comme le sympathique cervical doit être regardé comme l'équivalent du nerf vertébral des Mammifères.

Le ganglion cervical inférieur des Oiseaux n'est pas nettement distinct des autres ganglions du cordon sympathique dépendant des nerfs du plexus brachial. Parfois un de ceux-ci est un peu plus volumineux que les autres, et il s'en détache des nerfs spéciaux pour le cœur. D'un autre côté, si nous admettons que le sympathique est englobé dans le pneumogastrique, le ganglion de Couvreur renferme nécessairement en lui-même le ganglion cervical inférieur.

Chez les *Crocodiliens*, nous retrouvons une disposition à peu près analogue à celle des Oiseaux. Il y a nerf apophysaire et nerf médian; mais ici, les deux filets, au lieu d'aboutir à un ganglion sympathique cervical supérieur, vont se jeter dans le ganglion propre au glosso-pharyngien et au pneumogastrique. Il faut ajouter que chez les Crocodiliens, on n'a pas encore fait de recherches tendant à montrer si le sympathique est ou n'est pas englobé dans le pneumogastrique.

Chez les autres *Reptiles*, nous voyons disparaître le ganglion cervical supérieur que l'on ne retrouve plus que rarement chez les Chéloniens. De même que chez les Crocodiliens, le sympathique part d'un ganglion commun au glosso-pharyngien et au sympathique. Il n'est plus logé dans un canal apophysaire et n'est plus en communication avec les nerfs rachidiens du cou. Il se renfle à son entrée dans le thorax en un ganglion que plusieurs connectifs relient au ganglion thoracique du pneumogastrique.

Chez les *Anoures* (Amphibiens), le sympathique cervical est très réduit par le fait que le cou est très court. Le ganglion sympathique II est, vis-à-vis de l'anneau qui entoure l'artère sous-clavière, comparable au ganglion sous-clavier antérieur des Urodèles et le ganglion sympathique III au ganglion sous-clavier postérieur. Il n'existe pas de ganglions cervicaux proprement dits, car nous n'en trouvons pas sur le trajet des nerfs qui relient le ganglion sympathique II aux ganglions des nerfs crâniens.

Chez les *Urodèles*, les uns (Salamandre) présentent des ganglions cervicaux distincts en relation avec les nerfs rachidiens correspondants et, chez eux, le ganglion sous-clavier antérieur ne correspond pas au nerf cervical II comme c'est le cas chez la grenouille, mais au nerf cervical III. Il n'existe pas chez les Amphibiens de ganglion sympathique cervical supérieur. Chez eux le nerf sympathique part de la masse nerveuse commune à plusieurs nerfs crâniens ou du pneumogastrique seul.

On ne saurait mieux illustrer l'hypothèse qui dit que les nerfs crâniens étaient primitivement semblables aux nerfs rachidiens, qu'en représentant le système sympathique des *Poissons osseux*. Chez eux, le cou faisant défaut, on ne peut parler de sympathique cervical proprement dit. Le cordon, en pénétrant dans la région céphalique, contracte, de même qu'il le fait pour les nerfs rachidiens, des liaisons avec presque tous les nerfs crâniens. Ceux-ci, il est vrai, sont distincts les uns des autres, et le cordon au point de contact avec les nerfs V, VII, IX, X, XI se renfle en un ganglion.

Comme on le voit par les lignes qui précèdent, une division du sympathique en parties céphalique, cervicale, thoracique, abdominale, caudale ne peut se faire chez tous les vertébrés. Pour qu'elle existe de fait, il faut que l'animal possède un corps nettement divisible en région et que les deux paires de membres soient présents. Notamment pour ce qui concerne le sympathique cervical, sa distinction est facile à faire chez l'homme et les Vertébrés supérieurs, car chez eux le cou est toujours nettement séparé du tronc et un ganglion cervical plus ou moins en relation avec les nerfs du plexus brachial est presque toujours présent. Mais chez les animaux qui sont privés de membres antérieurs et dont le cou est très réduit, la distinction n'est plus possible, car on ne peut pas se baser sur la présence des deux ganglions supérieur et inférieur comme limite extrême, ces deux ganglions faisant souvent défaut ou étant remplacés par des plexus plus ou moins délimités.

Voyons maintenant si l'on peut, chez tous les Vertébrés, reconnaître la présence d'un système sympathique cervical en se basant sur l'analogie entre les nerfs qui partent du système sympathique cervical de l'homme et les organes qu'ils desservent et les nerfs qui animent les mêmes organes dans le reste des Vertébrés.

Chez l'homme, où, comme nous l'avons vu, le système sympathique cervical est nettement délimité, les nerfs partent surtout des ganglions. Les plus nombreux appartiennent aux ganglions supérieurs. D'abord, nous avons, partant de l'extrémité supérieure de la masse nerveuse, le nerf carotidien; il pénètre dans la tête, se met en relation avec le glosso-pharyngien, puis se divise en deux rameaux qui se résolvent bientôt en deux plexus : le plexus carotidien et le plexus caverneux. Les nerfs qui en émanent se rendent, en accompagnant le plexus, souvent les artères, les uns au cerveau, les autres dans toutes les parties de la tête en prenant contact avec les nerfs moteurs oculaires externes, la branche ophtalmique du trijumeau, le ganglion de Gasser, le nerf pathétique, le nerf moteur oculaire commun. Ils sont en outre en relation avec les ganglions otique, sphéno-palatin et sous-maxillaire. La carotide externe est également accompagnée par des filets sympathiques. En outre, du ganglion cervical supérieur partent encore des rameaux qui se rendent aux ganglions du glosso-pharyngien et du pneumogastrique, aux nerfs glosso-pharyngien, pneumogastrique et hypoglosse, aux trois premiers nerfs cervicaux, aux muscles prévertébraux, au pharynx, au larynx et finalement au cœur. La zone d'influence du ganglion cervical supérieur est donc très étendue et comprend la tête, la région initiale des tubes digestif et respiratoire et le cœur.

Le ganglion moyen fournit au corps thyroïde, au nerf récurrent, et le nerf cardiaque médian : il est également en relation avec les troisième, quatrième et cinquième paires de nerfs rachidiens.

Le ganglion inférieur innerve le cœur : il est en communication avec le nerf récurrent et les cinquième, sixième et septième paires des nerfs rachidiens ainsi qu'avec la première paire dorsale et le nerf vertébral. Il donne un rameau à l'artère sous-clavière.

Les nerfs émis par le sympathique cervical des Oiseaux rappellent *grosso modo* la disposition que nous venons de décrire pour les Mammifères. Par la première branche du trijumeau, avec lequel le ganglion cervical supérieur est directement en relation, la muqueuse de la région antérieure de la cavité buccale, le bec, la glande lacrymale et la troisième paupière peuvent renfermer des éléments sympathiques; il en est de même du globe occulaire par l'intermédiaire du ganglion ciliaire. Par la deuxième branche du trijumeau, les filets du sympathique peuvent atteindre la glande de Harder, la conjonctive la membrane nictitante, les paupières, le palais. Comme les contacts entre le ganglion cervical supérieur et le pneumogastrique est largement assuré, le larynx inférieur, le cœur, les poumons et le foie peuvent contenir des fibres sympathiques. La langue et le pharynx par l'intermédiaire du glosso-pharyngien sont sous la dépendance du sympathique. En outre, de l'extrémité antérieure du ganglion cervical supérieur se détachent les nerfs temporo-lacrymal et carotico-céphalique qui vont se résoudre, le premier dans l'artère ophtalmique externe, le pourtour de l'œil, les glandes lacrymales de Harder, le second dans les glandes lacrymales et de Harder, aux paupières, à la région du nez, au pharynx et au maxillaire supérieur. Du ganglion que l'on peut considérer comme sympathique cervical inférieur part le nerf cardiaque.

Comme on le voit, l'identification des nerfs qui partent des ganglions sympathiques cervicaux des Mammifères et des Oiseaux peut très bien se soutenir.

Chez les Reptiles, la chose n'est plus si facile et, dans la plupart des cas, le ganglion cervical supérieur fait défaut, et parfois un organe qui chez les représentants des deux classes supérieures est innervé par le sympathique, l'est chez eux par un autre nerf; tel le cœur par exemple qui est sous la dépendance du pneumogastrique. Et puis le sympathique n'est plus en relation avec la première branche du trijumeau. Les organes céphaliques qui chez les Sauriens peuvent renfermer des éléments sympathiques sont : le palais, la peau du front, les paupières, la conjonctive, la glande de Harder par l'intermédiaire de la seconde branche du trijumeau; le palais, le maxillaire supérieur les muscles de la région postérieure de la tête par le nerf facial; le larynx, le pharynx, la langue et l'œsophage par les branches qui partent du ganglion pétreux.

Chez la grenouille, parmi les Amphibiens, le ganglion *prooticum commune* est formé par la réunion du trijumeau, du facial, de l'abducens et du sympathique : les fibres de ce dernier proviennent directement du ganglion cervico-brachial II. Jusqu'à présent, elles n'ont pas été mentionnées dans les rameaux du trijumeau, mais en revanche, elles sont nombreuses sur le parcours du palatin du nerf facial. Le ganglion ciliaire, situé sur le trajet du rameau inférieur de l'oculomoteur paraît devoir renfermer des éléments propres au sympathique et peut être comparé au ganglion ciliaire des Mammifères. Pour ce qui concerne la région céphalique, les portions qui peuvent être innervées par le sympathique sont : les abords de l'ouverture du canal d'Eustache, le muscle rétracteur du bulbe oculaire, la muqueuse du plafond de la cavité buccale au niveau des yeux, les environs des capsules nasales. Le ganglion jugulaire fournit des nerfs au rameau cardiaque du pneumogastrique, ils proviennent du ganglion cervico-brachial IV.

Chez les poissons osseux, cinq des nerfs crâniens sont en rapport avec le cordon sympathique, de sorte que presque tous les organes céphaliques peuvent recevoir des fibres de ce système. Par l'intermédiaire du premier ganglion céphalique, donc celui en rapport avec le trijumeau, nous avons les mâchoires, par le nerf commun des maxillaires; la voûte de la cavité buccale par le palatin; la peau du pourtour du globe oculaire, les environs des capsules nasales par le nerf ophtalmique; la choroïde, l'iris par le nerf ciliaire long et enfin le bulbe oculaire et l'artère ophthalmique par le ganglion ciliaire. Le deuxième ganglion céphalique, en relation avec le nerf facial, peut envoyer des éléments sympathiques à l'opercule, la membrane branchiostège, la mâchoire inférieure, l'arc hyoïdien, la pseudo-branchie et la muqueuse de l'arrière-bouche.

Le troisième ganglion céphalique étant en relation avec le glosso-pharyngien peut servir de conducteur aux filaments sympathiques qui se rendent aux arcs branchiaux. Ceux-ci en reçoivent du reste encore par l'intermédiaire du quatrième ganglion céphalique.

Les filets que le cinquième ganglion distribue au nerf hypoglosse se rendent à la nageoire pectorale pour l'innerver concurremment avec des rameaux émis par le premier et souvent le second ganglion abdominal.

Comme on le voit, on ne peut pas, dans la série des Vertébrés, retrouver l'équivalent du système sympathique cervical, tel qu'il est ordonné chez l'homme. Au fur et à mesure que l'on passe des classes supérieures aux classes inférieures, des différences de premier ordre se montrent avec tellement d'éclat que toute comparaison, aussi superficielle qu'elle soit, devient impossible.

Pour terminer cette étude du sympathique cervical, nous dirons quelques mots des relations qui s'établissent entre le nerf pneumogastrique et le nerf sympathique, car, dès les premières dissections, nous avons été frappés des connexions étroites que l'on rencontre entre ces deux nerfs.

Chez l'homme, le plexus gangliforme, qui parfois peut être accolé au ganglion cervical supérieur, communique toujours avec ce dernier par une ou deux anastomoses. Un peu plus bas, une nouvelle communication s'établit entre le nerf laryngé externe et le sympathique par le plexus laryngé. Puis les rameaux cardiaques provenant du pneumogastrique cervical se joignent aux filaments cardiaques du sympathique. il en est de même pour le plexus pulmonaire. Les branches cardiaques du sympathique se mêlent en outre à celles émises par le nerf récurrent.

Chez les Oiseaux, si, d'après les vues de Thébault, le sympathique est englobé dans le pneumogastrique lui-même, nous ne pouvons pas avoir de fusion plus complète; si, au contraire, on admet comme sympathique cervical le cordon apophysaire avec son ganglion supérieur, nous voyons, qu'à l'inverse de ce qui se passe chez les Mammifères, il n'y a pas communication en dehors des plexus entre le pneumogastrique et le sympathique et cependant, d'après les recherches physiologiques et anatomiques, le pneumogastrique se comporte dans bien des cas comme un nerf renfermant des éléments sympathiques. En effet, comme l'a décrit Thébault, assez souvent le pneumogastrique envoie des filaments aux veines et aux artères, il a donc par là une propriété vaso-motrice qui est l'apanage du système sympathique; en outre il exerce son influence dans les phénomènes de la sécrétion, propriété reconnue comme inhérente au sympathique. Au point de vue anatomique, on a observé que dans les poumons, le sympathique peut céder complètement sa place au pneumogastrique, de telle sorte qu'il y a une identification tellement parfaite entre les fonctions du sympathique et celles du pneumogastrique que beaucoup d'auteurs décrivent le dernier de ces nerfs sous le nom de vago-sympathique. Il ne faut pas oublier qu'il est admis que le pneumogastrique des Oiseaux de même que celui des Mammifères reçoit des faisceaux de la moelle, d'où ses propriétés de pouvoir se substituer dans quelques cas complètement au sympathique.

Les expériences physiologiques sont toutes d'accord pour démontrer la coalescence complète des deux nerfs sympathique et pneumogastrique et les recherches histologiques de Thébault viennent encore fournir un bon appui en faveur de l'idée du vago-sympathique. Or dans ce cas, qu'est-ce que le nerf vertébral et qu'est-ce que le nerf médian? Il est difficile de répondre à cette question avant que l'étude du développement du sympathique des Reptiles et des Oiseaux ne soit complètement achevée.

Chez les Reptiles le sympathique cervical commence au ganglion pétreux qui est le point de réunion des nerfs glosso-pharyngien et pneumogastrique, donc ici il y a connexion intime entre les deux nerfs, puis, à son entrée dans le tronc, le sympathique se renfle en un ganglion, qui par une large anastomose se met en communication avec le pneumogastrique. Lorsqu'il y a un cordon sympathique profond. il peut y avoir anastomose avec le ganglion thoracique du pneumogastrique, comme c'est le cas par exemple chez le caméléon. Si le ganglion pétreux fait défaut (Hatteria). les rapports entre les deux nerfs n'en sont pas altérés. car le ganglion est alors remplacé par un plexus à la formation duquel prennent part également et le glosso-pharyngien et le pneumogastrique. Les mêmes relations se retrouvent chez les Chéloniens.

Le nerf sympathique de la grenouille a tellement de liaison avec le pneumogastrique que Gaskell et Gadow ont pu le désigner sous le nom de vago-sympathique. Et cette dénomination est loin d'être imméritée, car en effet, du ganglion sympathique IV partent des fibres qui rejoignent le ganglion jugulaire, formé, comme on le sait. par la réunion des nerfs glosso-pharyngien. pneumogastrique et accessoire. Du ganglion jugulaire. les fibres sympathiques passent au rameau cardiaque du pneumogastrique. Comme on le voit. il ne se détache pas d'un ganglion sympathique propre un nerf spécial pour le cœur, ce nerf est soudé au pneumogastrique.

Chez les Poissons osseux, le pneumogastrique. à l'inverse du sympathique est volumineux, il prend une réelle prépondérance sur ce dernier avec lequel il est en contact dans le plexus brachial et à la surface des organes viscéraux.

Chez les Ganoïdes, où il n'y a plus de sympathique céphalique. c'est la branche viscérale du pneumogastrique qui forme avec les filets du sympathique abdominal les plexus brachial et pharyngien d'où partent les nerfs pour les organes de la respiration et l'aorte. Il en est de même pour les plexus de la paroi des organes digestifs où. des deux éléments qui prennent part à leur formation. ce sont ceux du pneumogastrique qui l'emportent. La même disposition se présente chez les Élasmobranches.

Chez l'Ammocoetes. le cœur ainsi qu'une portion du tube digestif sont innervés principalement par la branche viscérale du pneumogastrique, le sympathique n'y entre que pour une portion très restreinte. Enfin, chez les Bdellostomes. le pneumogastrique seul est présent; il dessert les organes qui chez les Vertébrés supérieurs sont innervés par lui et par le sympathique.

En présence de ces faits. nous pouvons conclure en disant : au point de vue anatomique. il y a une évolution graduelle depuis les Vertébrés inférieurs jusqu'à l'homme. Peu après sa première apparition, le sympathique se conduit vis-à-vis de cinq des nerfs crâniens de la même façon que vis-à-vis des nerfs rachidiens. Les rapports si simples qui existent chez les poissons entre le cordon sympathique céphalique et la plupart des nerfs crâniens varient énormément chez les autres Vertébrés, où les contacts sont plus nettement établis avec certains ganglions des nerfs céphaliques qu'avec d'autres ; enfin nous voyons apparaître un ganglion cervical supérieur unique appartenant indubitablement au sympathique et entrant en relation avec la plupart des nerfs crâniens, il y a donc condensation vis-à-vis du système sympathique cérébro-cervical des poissons.

Si à l'origine les organes de la vie animale sont desservis uniquement par le nerf pneumogastrique, nous voyons que ce dernier, loin de perdre de son influence lors de l'apparition du sympathique, la conserve dans des proportions telles que moins le sympathique est développé, plus grand est le développement du pneumogastrique. Souvent les deux nerfs sont intimement mélangés l'un à l'autre, parfois ils sont distincts, toujours ils se rencontrent dans les plexus qu'ils forment à la surface des différents organes et se partagent les territoires à innerver. Il peut arriver que les branches du pneumogastrique se substituent à celles du sympathique et que par l'excitation électrique au point de vue physiologique, les mêmes phénomènes se produisent de part et d'autre. Les rapports si intimes qui unissent les deux nerfs par leurs ganglions supérieurs chez l'embryon se conservent dans une large mesure chez l'adulte, et même à tel point que les deux nerfs peuvent parfois se suppléer lorsqu'un des deux vient à manquer.

SUR L'ORIENTATION DES FACES ET BORDS DES OS LONGS

NOTE

par M. le docteur S. SIERRA

Doyen de l'Université de Valladolid

Il y a beaucoup de temps consacré à l'enseignement de l'anatomie. J'ai vu la difficulté que les élèves éprouvent pour se faire une idée sur la disposition des faces et bords des os longs, pour plus tard ne pas comprendre la situation des régions et groupes musculaires, aussi bien que celle des paquets vasculo-nerveux des membres.

Quoique l'anatomie de ces régions ne soit pas difficile, nonobstant il est convenable que les élèves et les médecins se forment un jugement très exact et concret de la situation de tous ces organes, qui sont toujours sous les influences les plus diverses, et il faut que les chirurgiens les connaissent.

Ce point n'est pas d'investigation, c'est un moyen de faciliter l'enseignement aux élèves que je crois être le chemin qu'on doit suivre dans quelques parties de l'anatomie qui est arrivée à un degré éminemment mathématique et de perfection.

Il est de notion courante que les corps des os longs ont trois faces et trois bords.

Une section perpendiculaire à l'axe d'un os quelconque donnerait un triangle plus ou moins régulier.

Si nous orientons la section du corps du fémur, nous avons une forme à peu près triangulaire, avec un côté intérieur, deux latéraux, externe et interne, trois angles qui représentent les bords et qui sont postérieur, externe et interne.

Si nous faisons ainsi avec l'humérus, le triangle est orienté avec trois faces, externe, interne et postérieure, et les bords antérieurs externe et interne.

Les os, comme le cubitus, radius et péroné, nous donnent les faces antérieure et postérieure, l'une externe, l'autre interne.

Si nous faisons la réunion de cette section triangulaire, nous aurons un carré séparé en quatre triangles qui, orientés selon les plans généraux, sont : le premier antérieur, le second postérieur, le troisième et le quatrième internes.

La section du premier triangle correspond à tous les os qui ont faces antérieure et latérale, externes et internes. Le fémur et les métatarsiens, si nous considérons l'axe du pied, prolongation de l'axe de la jambe, ont cette disposition.

La section du second triangle ou postérieur correspond à tous les angles qui ont faces postérieure et latérale externes et internes, et bords latéraux antérieurs. L'humérus, le tibia et les métacarpiens sont ainsi disposés.

Les troisième et quatrième triangles latéraux externe et interne représentent la disposition des faces et bords du radius et péroné, et l'autre du cubitus.

Ces triangles, sont enveloppés par les parties molles, et on observe une certaine ressemblance dans leur disposition.

Ainsi, les masses musculaires de la cuisse qui entourent le fémur sont disposées dans le même plan que pour les métatarsiens.

Dans l'humérus, les parties molles entourent, en un groupe, les faces latérale, et en outre la postérieure.

Les métacarpiens sont disposés de la même manière.

Dans la jambe et l'avant-bras, les faces du péroné de l'une, et les faces du radius de l'autre donnent l'orientation et le nombre des régions musculaires.

Les paquets vasculo-nerveux de ces régions, avec la relation des os entrant parmi les muscles, ont la même disposition dans la jambe et l'avant-bras, en changeant les plans correspondants.

La même chose arrive en changeant les plans dans la cuisse et le bras.

Les phalanges du pied et de la main sont entourées, par les parties fibreuses, d'une manière semblable à la région de la cuisse et à la région du bras, si nous considérons l'orientation.

CONTRIBUTION A L'ÉTUDE ANTHROPOLOGIQUE SUR LE POIDS DU CERVEAU CHEZ LES BULGARES

NOTE

par M. le docteur Stephan WATEFF

(de Sofia).

Le peuple bulgare est, suivant l'histoire, composé d'un élément slave et d'un élément tout à fait étranger au peuple slave, c'est le bulgare. Une étude sur l'origine de ce peuple est très importante; jusqu'à présent, on n'en a pas dit grand'chose, et c'est précisément pourquoi la moindre étude sur cette question a de la valeur. Sous ce rapport se présente ici une petite contribution sur *le poids du cerveau chez les Bulgares*. — A l'hôpital Alexandre, à Sofia, depuis des années, on pesait le cerveau des malades mentaux. Comme prosecteur de l'hôpital, j'ai pesé tous les cerveaux depuis deux ans et fait des mensurations importantes. On enlevait le cerveau avec la moelle allongée et le cervelet; on le laissait reposer au moins un quart d'heure, puis on le pesait avec la pie-mère; on séparait le cervelet, les deux hémisphères étaient fendus au milieu avec la moelle allongée, et chaque partie pesée séparément. J'ai pesé moi-même 70 cerveaux d'hommes et 17 cerveaux de femmes normaux et sains d'esprit; de même on a pesé 72 cerveaux d'hommes et 40 de femmes bulgares aliénés. Tous les cerveaux appartenaient à des gens d'une position moyenne et à des ouvriers de la ville et de la campagne.

Le poids moyen des 70 cerveaux *d'hommes normaux* a été de

1582 gr. 45. Le poids le plus élevé a été de 1585 grammes; le poids le plus faible a été de 1195 grammes.

Le cerveau le plus lourd, pesé par un autre médecin, pèse 1595 gramme et appartient à un des meilleurs littérateurs de Bulgarie, Aleko Konstantinoff. Parmi les cerveaux d'hommes : 15 pèsent au delà de 1500 grammes; 20 au delà de 1400 grammes; 16 au delà de 1300 grammes; 20 au delà de 1200 grammes; un seul 1195 grammes. Le cerveau le plus lourd (1585 grammes) appartenait à un paysan de 56 ans qui avait 1 m. 72 de taille et 56 centimètres de tour de tête; le cerveau le moins lourd (1195 gr.) appartenait à un ouvrier de 35 ans, né à la ville, dont la taille était 1 m. 62 et le tour de tête de 51 centimètres. Le paysan le plus grand (1 m. 86) et le tour de tête de 55 centimètres, de 60 ans, avait un cerveau pesant 1552 grammes; le plus petit (1 m. 60), et le tour de tête de 54 centimètres âgé de 45 ans, avait un cerveau pesant 1220 grammes; le paysan de 50 ans, avec la taille de 174 centimètres et le plus grand tour de tête de 59 centimètres, avait un cerveau de 1485 grammes.

Le cervelet le plus lourd pèse 205 grammes et appartient à un cerveau de 1500 grammes; le cervelet le plus léger, de 127 grammes, appartient à un cerveau de 1270 grammes. Les deux hémisphères avaient 5 fois le même poids l'un comme l'autre; 15 fois l'hémisphère droit et 20 fois l'hémisphère gauche était plus lourd; la plus grande différence dans le poids des deux hémisphères comporte 15 grammes.

Le paysan le plus âgé (70 ans) a un cerveau du poids de 1465 grammes; le plus jeune (16 ans) a un cerveau de 1462 grammes.

Le poids moyen de 17 *cerveaux normaux de femmes* est de 1227 gr. : 4 de ces cerveaux ont un poids au delà de 1300 grammes; 6 au delà de 1200 grammes et 7 au delà de 1000 grammes. Le cerveau le plus lourd pèse 1360 grammes; le plus léger 1095 grammes. La paysanne de 40 ans, de la taille la plus grande (1 m. 67), avec un tour de tête de 55 centimètres, a le cerveau le plus léger, 1095 grammes; la paysanne de 55 ans, de la taille la plus petite (1 m. 45), avec un tour de tête de 50 centimètres, a un cerveau de 1152 grammes.

Le plus grand tour de tête (55 cent.) de la taille de 158 centimètres et de 162 centimètres donne des cerveaux de 1324 et 1304 grammes. Avec le plus petit tour de tête (50 cent.), de la taille de 166, 156, 145 centimètres, on a des poids de 1270, 1185 et 1152 grammes. La femme la plus jeune (15 ans) a un cerveau de 1255 grammes; la plus vieille (80 ans) a un cerveau de 1304 grammes.

Le cervelet le plus lourd, de 250 gr., appartient à un cerveau de 1270 gr.; le cervelet le plus léger, de 108 gr., appartient à un cerveau de 1190 gr.; 4 fois les 2 hémisphères étaient semblables, 2 fois le droit était plus lourd. 2 fois le gauche. La plus grande différence dans le poids des deux hémisphères comporte 10 grammes.

Le poids moyen de 72 cerveaux *d'hommes malades aliénés* a été de 1318 gr. Parmi ces cerveaux, il faut citer 4 cerveaux de jeunes gens de 14 ans avec un poids de 1300 gr.: et un jeune homme de 15 ans avec un cerveau de 1170 gr.; un jeune homme de 10 ans avec 1050 gr. de cerveau et un enfant de 8 ans avec un cerveau de 1050 gr. Si nous supprimons ces 4 cerveaux nous avons un poids moyen de 1329 gr.

7	personnes ont un cerveau au delà de.	1500	grammes.
15	— — .	1400	—
28	— — .	1300	—
11	— — .	1200	—
10	— — .	1000	—
1	— — .	950	—

Le cerveau le plus lourd pèse 1520 gr.; le plus léger, 950 gr. et appartient à un épileptique de 25 ans. Le cervelet le plus lourd pèse 240 gr. et appartient à un cerveau de 1500 gr.; le cervelet le plus léger, de 70 gr., appartient à un cerveau de 1050 gr.

Les 2 hémisphères avaient 22 fois le même poids; 18 fois le droit était plus lourd et 10 fois le gauche: la plus grande différence entre les 2 a été de 150 gr. chez un cerveau de 1050 gr. chez un épileptique de 8 ans : l'hémisphère droit pesait 520 gr. et le gauche 370 gr.

Le poids moyen de 40 cerveaux *de femmes aliénées* a été de 1218 gr.

1	personne a un cerveau au delà de. . .	1400	grammes.
7	personnes ont — . . .	1300	—
17	— — . .	1200	—
9	— — . . .	1100	
5	— — . . .	1000	—
1	— — . . .	950	—

Le cerveau le plus lourd pèse 1425 gr.; le plus léger pèse 950 gr.

Les 2 hémisphères étaient égaux 14 fois: 9 fois l'hémisphère droit pesait plus que le gauche, et 6 fois le gauche était plus lourd que le droit. La plus grande différence comporte 50 gr.

Le cervelet le plus lourd pèse 210 gr. avec un cerveau de 1320 gr.: le plus léger pèse 150 gr. avec un cerveau de 1075 gr. et un de 1260.

Ci-après je donne deux tableaux contenant les résultats du poids des cerveaux chez les aliénés d'origine bulgare.

Le poids du cerveau chez les aliénés d'origine bulgare.

a. Les hommes.

N°	MÉTIER	AGE	DIAGNOSTIC CLINIQUE	DIAGNOSTIC PATHOL.-ANATOMIQUE	POIDS DES HÉMISPHÈRES Droit	Gauche	POIDS DU CERVELET	POIDS DU CERVEAU
1	Ouvrier.	15	Epilepsia.		670	650	185	1520
2	Ouvrier.	34	Mania period.	Meningit. chronica.	560	560	220	1520
3	Ouvrier.	25	Melancholia.	»	655 =	655	195	1505
4	Ouvrier.	35	Mania persecut.	Encephalomalacia.	640	650	270	1500
5	Jardinier.	37	Dementia acuta.	»				1500
6	Ouvrier.	34	Epilepsia.	»	650	620	230	1500
7	Agriculteur.	60	Alcohol. chron.	»	670	640	160	1500
8	Tanneur.	55	Mania acuta.	Meningoencephal.	660	650	180	1490
9	Teinturier.	38	Katalepsia.	»	685	670	185	1490
10	Berger.	30	Imbecillitas.	»	—	—		1480
11	Écolier.	22	Dementia.	Encephalitis chron.	650	650	160	1460
12	Menuisier.	25	Dementia.	Meningitis chron.	640 <	650	160	1450
13	Agriculteur.	25	Melancholia.	Meningitis chron.	640	640	170	1450
14	Ouvrier.	22	Melancholia.	Encephalomalacia.	—			1440
15	Berger.	20	Idiotismus.	Encephalitis chron.	625	615	180	1440
16	Marchand.	45	Mania chron.	Meningitis chron.				1430
17	Agriculteur.	30	Mania acuta.	Encephalomalacia.	650	650	170	1430
18	Agriculteur.	42	Dementia.	Leptomeningitis.	—			1428
19	Menuisier.	25	Mania acuta.	»	610	610	200	1420
20	Ecolier.	21	Melancholia.	»	—	—	—	1400
21	Tailleur.	46	Melancholia.	»	—			1400
22	Agriculteur.	52	Mania chronica.	»	600 <	610	190	1400
23	»	60	Mania pellagr.	»	610	610	170	1390
24	Ouvrier.	55	Mania persecut.	»	620	600	160	1380
25	Etudiant.	21	Melancholia acuta.	»	595	605	170	1370
26	Cordonnier.	35	Mania religiosa.	»	595	595	180	1370
27	Agriculteur.	38	Mania acuta.	»	—			1350
28	Berger.	39	Mania pellagr.		570	570	200	1350
29	Agriculteur.	56	Imbecillitas.	Encephalomalacia.	595	590	165	1350
30	Restaurateur.	45	Paralysis general.	Meningoencephal.	590	585	180	1350
31	Ouvrier.	60	Mania.		600	590	190	1350
32	»	16	»	Encephalomalacia.	600	600	150	1350
33	Servant.	25	Epilepsia.	»	570	570	190	1340
34	Officier.	34	Paralysis gener.		570 <	580	180	1330
35	Ouvrier.	48	Dementia.	Encephalomalacia.	550 <	570	180	1320
36	Maître d'école.	75	»	»				1320
37	Officier.	35	Paralysis gener.	Meningoencephal.	580	560	180	1320
38	Gardien.	37	Mania persecut.	»	570 <	574	160	1320
39	Musicien.	20	Melancholia.		580	580	160	1320
40	Ecolier.	15	Mania epilept.	Meningitis chron.	555 <	580	170	1315
41	»	14	Epilepsia.	»	570	580	150	1300
42	Agriculteur.	38	Mania persecut.	»	560	560	170	1300
43	Cordonnier.	31	Mania.					1300
44	Tailleur.	26	Imbecillitas.	»	560 =	560	160	1300
45	Cordonnier.	56	Mania.	Meningoencephal.	—		—	1300
46	»	22	Melancholia.	Encephalomalacia.	570	570	160	1300
47	Ecolier.	16	Epilepsia.	»	560	540	200	1300
48	Sellier.	55	Dementia.	»	—			1300
49	Maître d'école.	55	Melancholia.	»	570	570	160	1300
50	Ouvrier.	40	Paralysis progres.	»				1300
51	Officier.	52	Paralysis gener.	Meningoencephal.	530 <	585	170	1285
52	Fonctionnaire.	25	Melancholia.	»	550	550	175	1275
53	Servant.	45	Paralysis gener.	Meningoenceph.	545 >	525	190	1270
54	Gardien.	30	Mania persecut.	Meningitis.	550	560	[illegible]	1265
55	Menuisier.	40	Paralysis progres.		—			1260
56	Tailleur.	30	Dementia.	»	—	—		1250
57	Gardien.	30	Mania chronica.	»				1250
58	Teinturier.	35	Paralysis general.		560	550	140	1250
59	Agriculteur.	40	Melancholia.					1240
60	»	42	Mania epilep.		550	550	180	1240

Nos	MÉTIER	AGE	DIAGNOSTIC CLINIQUE	DIAGNOSTIC PATHOL.-ANATOMIQUE	POIDS DE L'HÉMISPHÈRE Droit	Gauche	POIDS DU CERVELET	POIDS DU CERVEAU
61	Cordonnier.	45	Paralysis general.	Meningitis.	560 >	540	120	1220
62	Tanneur.	55	Melancholia.	Meningitis chron.	500	500	170	1170
63	»	15	Imbecillitas.	»			—	1170
64	Ouvrier.	54	Paralysis progres.	»	500	500	160	1160
65	Berger.	20	Melancholia.	Encephalomalacia.	460	460	170	1090
66	Journalier.	52	Paralysis progres.	Atrophia cerebri.	470	470	140	1080
67	Jardinier.	58	»	»				1040
68	»	10	Epilepsia.				—	1030
69	Ecolier.	8	Epilepsia.	»	520 >	370	140	1030
70	Barbier.	58	Mania chron.	»	480 >	450	70	1000
71	Agriculteur.	55	Dementia.	»		—	—	1000
72	»	25	Imbecillitas.	»	—			950
					Le poids moyen.			1318

b) Les femmes.

Nos		AGE	DIAGNOSTIC CLINIQUE	DIAGNOSTIC PATHOL.-ANATOMIQUE	POIDS DE L'HÉMISPHÈRE Droit	Gauche	POIDS DU CERVELET	POIDS DU CERVEAU
1		50	Mania.	Meningitis chron.	620	620	180	1425
2		48	Mania.	Meningitis Enecphal.	620 >	600	170	1390
3		25	Hystero-epilepsia.	Encephalomalacia.	600 >	590	180	1380
4		50	Mania chron.	»			—	1380
5		25	Mania.	»	580 =	580	190	1370
6		46	Hysteria.	»	600	600	150	1350
7		44	Epilepsia.		560 >	550	210	1320
8		20	Mania.	Meningitis, Enceph.	570	570	160	1300
9		40	Dementia.	»	565	565	165	1295
10		24	Mania acuta.	Meningoencephal.	—		—	1280
11		55	Mania chron.	»	550 =	550	180	1280
12		56	Paranoia.	»	—		—	1280
13		48	Dementia.	»	550 =	550	180	1280
14		51	Mania.	»	—		—	1270
15		50	Imbecillitas.	»	—	—	—	1270
16		60	Dementia.	»	570 >	560	130	1260
17		45	Mania chron.	Encephalomalacia.	530	550	170	1250
18		50	Dementia ac.	Encephalomalacia.	—	—	—	1250
19		22	Melancholia.	»	520 <	550	180	1250
20		45	Mania.	Meningitis chron.	510 <	520	200	1230
21		27	Tabes pellagr.	»	520 <	535	160	1215
22		17	Choreoepilepsia.	»	—	—	—	1200
23		40	Dementia.	Leptomeningitis.	—	—	—	1200
24		55	Melancholia.	»	540 >	530	130	1200
25		45	Dementia progr.	»	520	520	160	1200
26		50	Tabes pellagr.	Meningoencephal.	520	520	155	1195
27		55	Melancholia.	»	520 =	520	155	1195
28		27	Mania chron.	»	510 >	500	170	1180
29		55	Melancholia.	Encephalitis chron.	520 >	500	155	1175
30		55	Mania chron.	»	500	500	170	1170
31		47	Imbecillitas.	»	510 >	490	170	1170
32		50	Dementia.	Œdema cerebri.	460 <	500	170	1130
33		45	Dementia.	Encephalomalacia.	470 =	470	160	1100
34		20	Epilepsia.	Congestio cerebri.	470	470	160	1100
35		28	Tabes pellagr.	Meningoenceph.	460 >	455	165	1080
36		50	Dementia.	»	—	—	—	1080
37		50	Tabes pellagr.	Encephalomalacia.	470 <	475	130	1075
38		20	Epilepsia.	»	420 <	500	150	1070
39		20	Idiotismus.	Asymetria.	—	—	—	1000
40		50	Dementia.	»	—	—	—	950
					Le poids moyen.			1218

OBSERVATIONS ANTHROPOLOGIQUES SUR LA COULEUR DES YEUX, DES CHEVEUX ET DE LA PEAU CHEZ LES ÉLÈVES ET LES SOLDATS EN BULGARIE

NOTE

par M. le docteur Stephan WATEFF

de Sofia.

Il s'est formé, en l'année 1896, un comité sous la protection de S. A. R. le Prince de Bulgarie, pour étudier à fond le peuple bulgare et le caractère du pays. Ce comité, sous le nom de « Patrie bulgare », a émis un plan dans lequel était prévue une monographie sur les Bulgares au point de vue anthropologique. C'est moi qui fus chargé de travailler et d'exposer cette monographie. Et pour ce travail il me fallait avant tout avoir les matériaux nécessaires. Nous avons recueilli 50 crânes au musée de Sofia, et une grande partie des crânes s'est trouvée dans les couvents. Il y a beaucoup d'autres crânes qui furent déterrés aussi et appartiennent probablement à une époque d'il y a un siècle. Avec l'appui du ministre de la guerre, j'ai pu faire faire par des médecins militaires, dans différentes garnisons, des observations anthropologiques et des mensurations qui ont porté sur 5000 soldats. A part ces soldats, ces médecins ont surtout observé chez tous les soldats la couleur des yeux, des cheveux et de la peau d'après le système de la statistique allemande de Virchow.

Grâce au concours louable du ministère de l'instruction publique les professeurs de toutes les écoles bulgares observaient les élèves d'après le même système.

On notait spécialement les yeux verts et les cheveux rouges.

Au moyen de ces tableaux on fixa les différents types : le type blond est celui avec yeux bleus, cheveux châtains et peau claire ; le type brun a des yeux marrons, cheveux châtains et noirs et la peau claire et foncée ; le type mélangé a des yeux bleus, cheveux châtains et yeux bruns, cheveux blonds, bruns ou noirs et yeux bruns avec cheveux blonds et la peau claire ou foncée. Toutes les observations furent faites pour chaque école en particulier : pour les écoles primaires d'enfants de 6 à 10 ans, pour les écoles moyennes et pour les écoles d'ouvriers, etc., ou bien de 10 à 15 ans ou bien de 15 à 20 ans. On étudia séparément les garçons et les filles. Les élèves et les soldats d'autres nations sont omis. On a fait la statistique par districts d'au moins 1000 élèves. La principauté bulgare compte 2 300 000 habitants d'origine bulgare. Le nombre de tous les élèves d'origine bulgare est de 238 000 et des soldats 37 000. Voici les résultats des cas observés seulement sur la couleur des yeux, des cheveux et de la peau.

On a observé :

Élèves de 6 à 10 ans	209.929
— 10 à 15 ans	20.810
— 15 à 20 ans	6.145
Soldats de 20 à 25 ans	31.469
Total.	268.353

Tous les cas observés de 6 à 25 ans, divisés en 11 groupes d'après Virchow, donnent les résultats suivants :

	1	2	3	4
	Yeux bleus, chev. blonds, peau claire.	Yeux bleus, chev. châtains, peau claire.	Yeux bleus, chev. châtains, peau foncée.	Yeux gris, chev. blonds, peau claire.
0/0.	9.12	5.65	2.88	7.87
Cas.	24.474	15.160	7.745	21.112

	5	6	7	8
	Yeux gris, chev. châtains, peau claire.	Yeux gris, chev. châtains, peau foncée.	Yeux gris, chev. noirs, peau foncée.	Yeux marrons, chev. blonds, peau claire.
0/0.	8.11	4.37	2.24	12.37
Cas.	21.769	11.745	6.024	33.209

	9	10	11
	Yeux marrons, cheveux châtains, peau claire	Yeux marrons, cheveux châtains, peau foncée.	Yeux marrons, cheveux noirs, peau foncée.
0/0.	21.62	16.04	9.73
Cas.	57.985	43.057	26.079

Tous les cas divisés en types de 6 à 25 ans donnent les résultats suivants :

Type blond	9.12	p. 100 dans	24.474 cas.
Type brun.	47.39	—	127.119 —
Type mélangé	43.49	—	116.760 —

Par rapport aux yeux, aux cheveux et à la peau, on obtient les résultats suivants :

Yeux bleus	17.65	p. 100 dans	47.377 cas.
Yeux gris	22.59	—	60.648 —
Yeux marrons	59.76	—	160.328 —
Yeux verts[1].	0.67		1.806 —

1. Le nombre des yeux verts et des cheveux rouges est compté à part du nombre total.

Cheveux blonds . . .	29.56 p. 100 dans		78.795 cas.
Cheveux châtains . .	58.67		157.455 —
Cheveux noirs	11.97	—	32.105 —
Cheveux rouges[1]. . .	0.08	—	211 —
Peau claire	64,74		175.707
Peau foncée.	35.26	—	94.646 —

Suivant l'âge, nous aurons les chiffres suivants :

	Type blond.	Type brun.	Type mélangé.
6 à 10 ans.	9.94 p. 100	45.98 p. 100	44.08 p. 100
	20.825 cas.	96.551 cas.	92.555 cas.
10 à 15 ans.	6,89 p. 100	55,69 p. 100	57,42 p. 100
	1.454 cas	11.587 cas.	7.789 cas.
15 à 20 ans.	4.65 p. 100	60,97 p. 100	34.581 p. 100
	286 cas.	5.745 cas.	2.114 cas.
20 à 25 ans.	6.15 p. 160	48,40 p. 100	45.47 p. 100
	1.929 cas.	15.256 cas.	14.504 cas.

Si on divise ceux-ci en 2 grands groupes, on a :

	Type blond.	Type brun.	Type mélangé.
6 à 15 ans.	9,65 p. 100	46.86 p. 100	45.49 p. 100
	22.259 cas.	108.158 cas.	100.542 cas.
15 à 25 ans.	5.89 p. 100	50.45 p. 100	57.68 p. 100
	2.212 cas	18.981 cas.	16.410 cas.

Si l'on considère le sexe, l'on a :

De 6 à 10 ans.	Type blond.	Type brun.	Type mélangé.
Garçons.	9,76 p. 100	45,67 p. 100	44,57 p. 100
	15.875 cas.	74.247 cas.	72.486 cas.
Filles	10,46 p. 100	47.15 p. 100	42,59 p. 100.
	4.950 cas.	22.504 cas.	20.077 cas.

D'après leur lieu de naissance, nous avons :

De 6 à 10 ans.	Type blond.	Type brun.	Type mélangé.
Écoles de ville. .	8,75 p. 100	52.05 p. 100	59.20 p. 100
	5.775 cas.	22.455 cas.	16.919 cas.
Écoles de village.	10,25 p. 100	44.45 p. 100	45.54 cas.
	17.050 cas.	74.116 cas.	75.654 cas.

Il faut donc conclure de ce qui précède que chez les Bulgares le type brun est le plus fréquent, presque 50 0/0; le type blond est rare et n'atteint pas même 10 0/0.

Tous les cas divisés en quatre grands groupes par rapport aux localités donnent les résultats suivants :

1. Le nombre des cheveux rouges et des yeux verts est compté à part du nombre total.

Les Types en Bulgarie.

	1	2	3	4	5	6	7	8	9	10	11			COULEUR DES YEUX				COULEUR DES CHEVEUX				COULEUR DE LA PEAU	
YEUX. . . . CHEVEUX. . PEAU. . . .	Bleus. Blonds. Claire.	Bleus. Châtains. Claire.	Bleus. Châtains. Foncée.	Gris. Blonds. Claire.	Gris. Châtains. Claire.	Gris. Châtains. Foncée.	Gris. Noirs. Foncée.	Marrons. Blonds. Claire.	Marrons. Châtains. Claire.	Marrons. Châtains. Foncée.	Marrons. Noirs. Foncée.			Bleus.	Gris.	Marrons.	Verts.	Blonds.	Châtains.	Noirs.	Roux.	Claire.	Foncée.
TYPE. . . .	Blond.											Brun.	Mixte.										
Ans. 6-10 0/0	9.94	3.79	2.67	8.52	7.51	4.05	2.07	14.01	20.94	[illegible]	9.27	45.98	44.08	18.00	21.98	60.02		32.50	56.16	11.34		66.18	33.82
Cas.	20.824	11.517	5.615	17.844	15.300	8.415	4.364	29.195	43.994	[illegible]	19.540	96.551	92.575										
11-14 0/0	6.89	5.24	2.54	6.19	8.20	4.00	1.70	9.56	25.57	20.[illegible]	20.09	55.09	37.12	14.48	20.05	65.25		22.61	65.95	11.45		61.90	38.10
Cas.	1.454	1.090	532	1.289	1.707	855	289	1.990	5.341	[illegible]	2.099	11.587	7.789										
15-20 0/0	4.65	5.10	2.86	4.44	9.46	5.06	1.58	6.18	26.75	20.[illegible]	17.34	60.97	31.58	12.61	20.24	67.15		15.27	66.65	17.09		36.26	13.74
Cas.	286	314	176	275	585	311	97	380	1.642	1.275	850	3.715	2.411										
20-25 0/0	6.15	7.73	4.52	3.58	12.82	6.61	4.08	4.27	22.55	11.[illegible]	11.5[illegible]	48.10	35.47	18.41	28.92	52.67		15.78	68.57	15.65		58.70	41.30
Cas.	1.929	2.420	1.425	1.096	4.050	2.086	1.284	1.356	7.076	[illegible]	3.6[illegible]	15.256	11.504										
Garçons 6-10 0/0	9.76	5.68	2.74	8.56	7.78	4.19	2.25	13.46	20.87	13.[illegible]	9.8[illegible]	45.67	44.57	18.19	22.08	59.73		31.78	56.29	11.95		63.99	36.01
Cas.	15.875	9.231	4.480	13.914	12.489	6.814	3.650	21.898	33.892	[illegible]	15.5[illegible]	74.247	72.186										
Filles 6-10 0/0	10.16	4.58	2.50	8.75	6.17	3.50	1.48	10.16	21.75	[illegible]	7.4[illegible]	49.15	42.50	17.25	19.57	63.20		34.84	55.71	9.45		66.74	33.26
Cas.	3.900	2.076	1.155	3.910	2.920	1.680	704	7.306	10.102	[illegible]	5.7[illegible]	22.504	20.067										
De l'école de village 6-10 0/0	10.25	5.65	2.70	8.94	7.62	4.07	2.27	14.01	20.54	[illegible]	9.76	44.45	45.51	18.65	22.88	58.47		33.24	54.78	12.04		66.80	33.20
Cas.	17.050	9.704	4.655	14.925	12.606	6.796	3.796	23.401	33.936	[illegible]	16.22	74.116	75.054										
De l'école de ville 6-10 0/0	8.75	4.46	2.25	6.79	6.29	3.98	1.50	14.40	25.35	[illegible]	7.5[illegible]	52.05	50.20	15.44	18.42	66.14		29.65	61.55	8.84		65.71	34.29
Cas.	5.770	1.025	958	2.951	2.715	1.727	588	6.079	10.458	[illegible]	5.29	45.129	35.129										
6-14 0/0	9.65	5.78	2.66	8.29	7.41	4.05	2.05	15.61	21.70	[illegible]	9.5[illegible]	46.36	45.49	17.69	21.84	60.50		31.58	57.05	11.59		65.76	34.24
Cas.	22.250	12.407	6.144	19.145	17.176	9.358	4.617	51.185	49.706	[illegible]	21.0[illegible]	108.158	100.542										
15-25 0/0	5.89	7.55	4.25	5.21	12.25	6.57	5.67	4.59	25.07		11.8[illegible]	50.45	45.68	17.17	27.31	55.02		15.72	68.72	15.56		58.55	41.45
Cas.	2.245	2.755	1.509	1.969	1.505	2.507	1.781	1.726	8.678	[illegible]	1.7[illegible]	18.981	16.418										
6-25 0/0	9.12	5.65	2.88	7.87	8.44	4.57	2.24	12.57	21.62	[illegible]	9.7[illegible]	47.76	45.49	17.65	22.59	59.76	0.07	29.56	58.07	11.97	0.48	64.74	35.26
Cas.	24.474	15.160	7.745	21.112	21.709	11.745	6.024	33.200	57.985	[illegible]	26.0[illegible]	127.419	116.760	47.577	60.648	160.528	1.896	78.756	157.[illegible]	32.105	211	175.707	95.636

		Type blond.	Type brun.	Type mélangé.
Est. .	Nord . .	8,97 p. 100	48,35 p. 100	42,68 p. 100
	Sud. . .	9,61 —	45,27 —	45,12 —
Ouest.	Nord . .	11,06 —	45,95 —	41,01 —
	Sud. . .	12,39 —	42,51 —	45,10 —

Les observations ethnographiques prouvent de même l'existence de toutes ces différences. (Voy. tabl. p. 156 et 157.)

DE LA MOBILITÉ DES ARTICULATIONS ET DE SON IMPORTANCE COMME ÉLÉMENT DE CLASSIFICATION

NOTE

par M. R. PARRA

Professeur à la Faculté de Médecine de Mexico

Unir solidement les os pour former le squelette, tel est le rôle principal des articulations; c'est même le seul que remplissent plusieurs d'entre elles, telles que celles de la tête, excepté le maxillaire inférieur.

Permettre aux os d'exécuter des mouvements qui donnent au squelette le moyen de remplir la fonction d'organe passif de la locomotion, voilà le second rôle que jouent les articulations dans la mécanique organique.

En considérant les articulations, on remarque d'abord leurs différents degrés de mobilité ainsi que les différents genres de cette mobilité. Il en est un certain nombre, comme celles des corps vertébraux, comme la symphyse pubienne, dont les mouvements sont à peine perceptibles tandis que d'autres sont douées de mouvements très étendus; on est également frappé par la diversité des mouvements des articulations au double point de vue du nombre et de l'espèce de mouvements. Le coude n'exécute que des mouvements de flexion et d'extension, mais à l'épaule on constate tous les genres de mouvements.

Dans ce mémoire je me propose d'étudier, avec la plus grande précision possible, la mobilité des articulations, en analysant les divers mouvements exécutés par lesdites articulations.

Le mouvement est le déplacement d'un corps. La mécanique, dans le but de simplifier l'étude du mouvement, admet que le corps qui se déplace est réduit à un seul point, celui d'application des forces qui le sollicitent.

Le mouvement est la géométrie en action : lorsqu'un point se déplace, il engendre une ligne. Une ligne, qui se déplace, engendre une surface. Lorsqu'une surface se meut, elle engendre un volume. Il y a donc entre la mécanique et la géométrie des relations si étroites que les conceptions de l'une facilitent et même rendent possibles les conceptions de l'autre. Supprimez les lignes et vous ne connaîtrez par les trajectoires des mobiles. Supprimez le mouvement du point et vous ne connaîtrez guère la ligne.

La mécanique en divise le mouvement comme la géométrie divise les lignes : lignes droites et lignes courbes, telle est la division fondamentale qui existe en géométrie; mouvement rectiligne et mouvement curviligne, voilà la division que la mécanique fait à son tour. Les premiers sont produits par une force qui agit toujours dans la même direction; les autres par une force dont la direction varie continuellement.

Pour que le mouvement rectiligne puisse s'exécuter, il faut que le mobile soit libre. S'il se trouvait retenu par quelqu'un de ses points, quelle que soit la force qui le pousse, il ne se mouvrait jamais totalement puisque le point d'appui resterait en repos; si la force ne l'emporte pas sur la résistance, alors le corps exécutera un mouvement de rotation autour du point d'appui, c'est-à-dire nous aurons un mouvement curviligne.

Voilà ce qui se passe dans l'économie : les mouvements produits dans le squelette par la contraction des muscles ne sont que des mouvements partiels. Même ces rares mouvements totaux ou de projection dans l'espace qu'exécute le corps, tels que le saut, la course, sont l'effet de mouvements partiels. Qu'il s'agisse de n'importe quelle articulation, celle-ci est un point d'appui et l'os sollicité exécute un mouvement giratoire, soit autour d'un point, soit autour d'une ligne, et le point ainsi que la ligne sont placés ou dans la même articulation ou à peu de distance.

Si l'on considère les mouvements dans leur ensemble, on peut parfois indiquer avec toute précision le chemin parcouru, mais dans d'autres cas on ne saurait y réussir. Lorsqu'une sphère est traversée par un axe solide qui passe par son centre, toute force tangentielle donnera lieu à un mouvement rotatif de la sphère autour de cet axe. Si la sphère est suspendue à un fil, une force quelconque produira un mouvement de pendule, c'est-à-dire que la sphère tracera un arc de cercle dont le rayon sera donné par la longueur du fil.

Lorsqu'on peut indiquer tout ce qui se rapporte à un mouvement : sa direction, son amplitude, sa trajectoire, comme dans les exemples précédents, le mouvement s'appelle défini ; tandis qu'on nomme indéfini le mouvement dont les éléments se conçoivent, peut-être sans pouvoir les indiquer avec précision. Supposez plusieurs petites sphères qui remplissent jusqu'à la moitié un grand globe creux, auquel on imprime un mouvement rapide de rotation, nous concevons aisément que les petites sphères tourneront non autour de leur centre mais autour de divers axes, qu'elles seront déplacées, que leur position à l'intérieur du globe variera à chaque moment : mais il n'y a pas de mécanicien, si habile qu'il soit, qui puisse dans un problème si compliqué calculer, même approximativement, les mouvements exécutés par chaque petite sphère ou la position de quelqu'une d'entre elles à un moment donné.

A notre avis la distinction des mouvements définis et indéfinis est d'un grand intérêt lorsqu'il s'agit du mécanisme articulaire. Dans la symphyse du pubis les mouvements sont à ne pas en douter indéfinis : personne ne saurait décrire la multitude de petites excursions faites par les points de la surface articulaire, qu'ils soient sollicités par la contraction musculaire, ou par les pressions exercées par la tête du fœtus qui parcourt le canal pelvien.

En face des articulations de mouvements indéfinis, nous avons les articulations de mouvements définis, dans le coude, par exemple; soit qu'il s'agisse de mouvements communiqués, soit de ceux que la contraction musculaire produit, on ne peut observer d'autres mouvements que ceux qui sont appelés mouvements de flexion et d'extension, lesquels sont parfaitement définis quant à leur direction, leur trajectoire et leur amplitude.

Dans le vaste groupe des articulations de mouvements définis, il existe deux classes bien distinctes de mouvements, selon qu'il est possible de déterminer un ou plusieurs axes de rotation qui sont, pour ainsi dire, les points cardinaux auxquels tous les mouvements peuvent être réduits, ou qu'il n'est pas possible de déterminer lesdits axes. Nous avons un exemple du dernier cas dans l'articulation acromio-claviculaire : les mouvements dont cette articulation est douée sont, ou bien des glissements peu étendus d'une surface sur l'autre, ou de tout petits mouvements angulaires, par l'effet desquels la surface acromiale et la claviculaire forment un tout petit angle dièdre, dont l'arête passe par un point du pourtour articulaire.

La mobilité articulaire, envisagée au point de vue des mouvements produits, savoir des mouvements définis ou des mouvements indéfinis, subdivisant les premiers en mouvements de rotation autour d'un ou plusieurs axes et en mouvements auxquels on ne peut déterminer d'axes constants de rotation, nous permet de classer les articulations d'une manière préférable, à notre avis, à celle qui a été adoptée jusqu'aujourd'hui puisque les groupes resteront mieux marqués, mieux limités et bien définis.

Il existe d'abord deux groupes fondamentaux d'articulations, d'ailleurs admis par tous les auteurs, savoir : les sutures ou synarthroses qui sont celles auxquelles manque le mouvement et que nous proposons d'appeler articulations statiques, et les articulations douées de mouvements que nous proposons de nommer articulations dynamiques, groupe qui comprend les amphiarthroses ou symphyses et les diarthroses des auteurs.

Pour subdiviser les articulations dynamiques, nous prenons pour base leurs mouvements, et, selon qu'ils sont définis ou indéfinis, nous admettons deux groupes d'articulations : celui qui est formé par des articulations à mouvements définis qui embrasse les diarthroses, et celui des articulations dynamiques de mouvements indéfinis qui en comprend d'autres que les amphiarthroses puisqu'il embrasse aussi les articulations à distance, c'est-à-dire celles où les os articulés n'arrivent pas au contact, mais sont unis par des ligaments d'une certaine longueur. Ces articulations forment dans la classification courante un groupe isolé, flottant pour ainsi dire, puisqu'il ne trouve sa place dans aucun des groupes principaux. Nous proposons donc de subdiviser le groupe des mouvements indéfinis en ces deux sections : les synostéoses et les dialostéoses, articulations dont les os sont unis par des ligaments d'une certaine longueur : la première section correspond aux symphyses, la seconde aux articulations à distance.

Le vaste groupe des articulations de mouvements définis, qui correspond, comme il a été dit, aux diarthroses, est remarquable non seulement par son étendue, mais aussi par sa variabilité, il se subdivise en articulations axiles et en articulations abaxiles, selon qu'elles possèdent des axes définis de rotation, ou qu'elles en manquent. Les articulations abaxiles correspondent aux arthrodies.

Les articulations axiles se subdivisent selon le nombre d'axes qu'il est possible d'y signaler, en uniaxiles, biaxiles et triaxiles. Dans les premières il n'y a qu'un seul axe de rotation : dans les secondes il y en a deux qui sont perpendiculaires entre eux, et dans les troisièmes, quoiqu'il y ait un nombre indéfini d'axes de rotation, ils peuvent être réduits à trois principaux, dont chacun est perpendiculaire aux deux autres.

Les articulations uniaxiles correspondent aux ginglymes de la classification courante : elles se subdivisent en deux groupes, selon la direction de l'axe comparée à celle des os unis, les uniaxiles longitudinales et les uniaxiles transversales. Dans les premières l'axe de rotation est parallèle à l'axe de figure des os articulés, dans les secondes l'axe de rotation est perpendiculaire à l'axe de figure de ces os.

Les uniaxiles longitudinales correspondent aux trochoïdes ou ginglymes latéraux de quelques auteurs, et les transversales sont les trochlées ou ginglymes angulaires de la classification usuelle. Les articulations des phalanges entre elles fournissent un exemple d'uniaxiles transversales, leurs mouvements s'accomplissent autour d'un axe unique, lequel est perpendiculaire à l'axe longitudinal des phalanges.

Les uniaxiles longitudinales offrent deux types opposés : dans l'un d'eux l'os qui porte l'axe est immobile, et sert de pivot aux mouvements atloïdo-odontoïdiens, où l'apophyse odontoïde qui porte l'axe de mouvement ne se meut pas et elle sert de pivot à l'anneau ostéo-fibreux, formé par l'arc antérieur de l'atlas et le ligament transverse.

L'autre type, localisé dans les articulations uniaxiles longitudinales, consiste en ce que l'os qui porte l'axe est mobile, et tourne autour dudit axe. C'est le cas de l'articulation radio-cubitale supérieure; l'extrémité supérieure du radius tourne autour d'un axe longitudinal à l'intérieur de l'anneau ostéo-fibreux, formé par le ligament annulaire et la petite cavité sigmoïde du cubitus, cet anneau demeurant immobile.

L'articulation radio-cubitale inférieure est aussi uniaxile longitudinale, mais son type est celui de l'articulation atloïdo-odontoïdienne, c'est-à-dire, l'axe placé longitudinalement au milieu de la petite tête du cubitus, est immobile, le mouvement étant exécuté par la cavité ostéo-fibreuse formée par le ligament triangulaire et la petite cavité sigmoïde de radius. Nous proposons les noms suivants pour désigner les deux types dont nous venons de parler : uniaxiles longitudinales à axe mobile, uniaxiles longitudinales à axe immobile.

Maintenant passons aux articulations biaxiles, caractérisées, comme il a été dit, par ce fait que tous leurs mouvements se réduisent à des mouvements de rotation autour de deux axes perpendiculaires l'un à l'autre. Les articulations métacarpo-phalangiennes en sont le type; la rotation autour d'un axe transversal détermine la flexion et l'extension du doigt, et la rotation autour d'un axe antéro-postérieur donne naissance aux mouvements latéraux. Faisons remarquer qu'il s'agit ici des articulations des quatre derniers doigts, puisque celle du pouce appartient aux uniaxiles transversales.

Les articulations biaxiles forment un groupe très varié qui ne peut être subdivisé si l'on considère la mobilité, puisque celle-ci est la même pour le groupe entier. Nous devons donc prendre une autre base pour faire les subdivisions : nous la trouverons dans la configuration des surfaces. Le groupe restera donc subdivisé en ces deux sections : l'une est formée par des articulations dont les surfaces articulaires sont cylindriques à génératrice courbe, l'une des surfaces étant engendrée par la convexité et l'autre par la concavité de la génératrice. Ce groupe comprend les articulations que la généralité des auteurs nomment articulations par emboîtement réciproque. Nous les nommons bicylindriques pour rappeler la forme des surfaces ou bi-concavo-convexes pour rappeler que chacune des surfaces est concave dans une direction et convexe dans la direction perpendiculaire.

Le second groupe, que nous formons avec les articulations biaxiles, comprend celles qui se nomment condyliennes. Leurs surfaces ne peuvent être définies géométriquement, puisqu'elles ne réalisent pas un seul type, ces surfaces sont à diamètres inégaux, l'une d'elles étant concave et l'autre convexe. Voilà tout ce qu'on en peut dire à ce sujet. Nous proposons de les appeler concavo-conxexes, pour rappeler la forme de leurs surfaces.

Ces articulations peuvent être subdivisées en prenant pour base, soit le mode de composition de surface articulaire, soit leur nature soit les relations fonctionnelles de l'articulation d'un côté avec l'articulation symétrique du côté opposé.

En ce qui concerne le mode de composition des extrémités articulaires, chacune d'elles peut être constituée par une ou par plusieurs pièces osseuses. Dans le premier cas nous avons les concavo-convexes simples, dans le second les concavo-convexes composées. Les articulations métacarpo-phalangiennes des quatre derniers doigts sont des exemples des simples, l'articulation radio-carpienne est un exemple des composées.

La nature des extrémités articulaires fournit encore une base de division. Elles sont généralement osseuses, mais il arrive parfois qu'une seule d'elles le soit, tandis que l'opposée est fibro-cartilagineuse. Dans ce dernier cas se trouvent les articulations appelées à ménisque, telle est la temporo-maxillaire. Nous proposons de les nommer ostéo-fibro-cartilagineuses.

C'est aussi la règle, lorsqu'il s'agit d'articulations, que celle d'un côté est fonctionnellement indépendante de celle de l'autre côté : c'est ainsi qu'une articulation du côté droit peut demeurer en repos pendant l'activité de l'articulation homonyme du côté gauche, ou exécuter un mouvement quand l'autre exécute le mouvement contraire ;

mais l'articulation temporo-maxillaire nous fournit un exemple de la plus étroite relation fonctionnelle entre l'articulation d'un côté et celle de l'autre. Ces articulations sont appelées, pour exprimer cette relation, conjuguées.

Enfin, les articulations triaxiles forment un groupe indivisible, qui comprend les énarthroses de la classification usuelle dont il n'y a que deux exemples bien caractérisés, l'articulation coxo-fémorale et l'articulation scapulo-humérale.

En résumé, la mobilité des articulations pouvant être étudiée avec plus de précision, le concept d'axes de rotation y aidant nous permet d'en former le tableau suivant. On y peut remarquer que le principe de la mobilité sert à former les groupes primaires, la plus grande partie des secondaires et même des tertiaires, et quelquefois le seul principe de la mobilité nous sert à arriver jusqu'aux groupes les plus bas. Quand ce principe est épuisé, nous faisons ce qu'on fait dans toute classification, nous prenons une autre base, par exemple, la forme de la surface articulaire. Nous tenons pour impossible, et même pour contraire à la méthode scientifique, de faire une classification, tant soit peu compliquée, sur une seule base. Ce serait comme si l'on demandait à un chimiste de faire toutes les opérations, pour reconnaître la nature d'un corps au moyen d'un seul réactif. Quand le chimiste reconnaît l'impuissance d'un réactif, il en prend un autre : de même le classificateur, après avoir épuisé un principe, en emploie un autre.

Voici le tableau dont il s'agit :

I. Articulations statiques.

II. Articulations dynamiques.

Ce deuxième groupe se subdivise en deux autres :

1° Articulations de mouvements indéfinis, subdivisé encore en synostéoses et dialostéoses.

2° Articulations de mouvements définis.

Ces dernières se décomposent en deux groupes :

a) Articulations axiles caractérisées par un ou plusieurs axes de rotation.

b) Articulations abaxiles, auxquelles on ne saurait assigner d'axe de rotation.

Le groupe des articulations axiles se divise en trois sections d'après le nombre des axes qui peuvent être assignés aux articulations y comprises, savoir :

a) Uniaxiles, qui ont un seul axe.

b) Biaxiles, qui en ont deux perpendiculaires l'un à l'autre.

c) Triaxiles, qui en ont une infinité : mais tous ces axes peuvent être réduits à trois dont chacun est perpendiculaire aux deux autres (dans des plans différents).

Les articulations uniaxiles se divisent en deux groupes :

α) Uniaxiles transversales dont l'axe de rotation est perpendiculaire à l'axe longitudinal des os articulés. Ce groupe comprend le ginglyme angulaire ou trochlée des auteurs ; les articulations phalangiennes en sont le type.

β) Uniaxiles longitudinales, dont l'axe de rotation est parallèle à l'axe de figure des os articulés ou au moins de l'un d'eux équivalant au ginglyme latéral ou trochoïde des auteurs. L'articulation atloïdo-odontoïdienne en est le type.

Ce groupe admet deux variantes :

α) Uniaxiles longitudinales à axe fixe : articulations atloïdo-odontoïdienne et radio-cubitale inférieure.

β) Uniaxiles longitudinales à axe mobile, telles que l'articulation radio-cubitale supérieure.

Les articulations biaxiles d'après la forme de la surface se divisent en deux groupes :

α) Bicylindriques ou bi-concavo-convexes formées par deux surfaces cylindriques à génératrice courbe, engendrées l'une par la concavité, et l'autre par la convexité de la génératrice. Chaque surface est concave en un sens et convexe dans le sens perpendiculaire, et la concavité ou convexité de l'une s'adapte à la convexité ou concavité de l'autre. Ces articulations équivalent à celles qui sont appelées par emboîtement réciproque, dont le type est la trapézo-métacarpienne du pouce. Ce groupe ne se divise pas.

β) Les concavo-convexes : surfaces à diamètres inégaux, l'une concave, l'autre convexe, qui ne peuvent être définies géométriquement ; elles correspondent aux condyliennes et peuvent être divisées ainsi :

α) Concavo-convexes simples. Chaque surface articulaire est taillée dans un seul os, exemple : les métacarpo-phalangiennes des quatre derniers doigts.

β) Concavo-convexes composées. La surface articulaire est formée par plus d'un os : articulation radio-carpienne.

Les articulations concavo-convexes, si l'on considère la nature des surfaces articulaires, seront encore divisées en deux groupes :

α) Concavo-convexes bi-osseuses : chaque surface est taillée sur un os.

β) Concavo-convexes ostéo-fibro-cartilagineuses : l'une des surfaces est taillée sur un fibro-cartilage. Ce dernier groupe correspond aux articulations à ménisque des auteurs. La temporo-maxillaire et le sterno-claviculaire en sont le type.

Les articulations concavo-convexes donnent lieu encore à cette division.

α) Indépendantes. L'articulation d'un côté fonctionne indépendamment de celle du côté opposé.

β) Dépendantes ou conjuguées. L'articulation d'un côté est sous la dépendance fonctionnelle la plus étroite de celle de l'autre côté.

La temporo-maxillaire et l'occipito-atloïdienne sont des exemples d'articulations conjuguées, et elles sont même les seules qu'on puisse observer dans le groupe entier des articulations axiles ; mais si l'on y comprend aussi les articulations abaxiles et celles de mouvements indéfinis, on pourra trouver plusieurs exemples d'articulations conjuguées : telles sont celles des côtés, des apophyses des vertèbres, et celles des lames vertébrales.

Enfin, les articulations triaxiles forment un groupe indivisible, lequel embrasse les énarthroses des auteurs. Il n'y en a que deux exemples bien caractérisés : la scapulo-humérale, et la coxo-fémorale.

UEBER BEZIEHUNGEN

ZWISCHEN DEN LEHREN DES PLINIUS UND DER DALMATINISCHEN VOLKSMEDICIN

MITTHEILUNG

von Dr. Oskar HOVORKA

Edler v. Zderas, Tešanj, Bosnien.

Als ich meine Monographie über die dalmatinische Volksmedicin auf der Halbinsel Sabbioncello[1] zum Drucke vorbereitete, stiess ich einmal zufällig auf das Werk des Plinius : *Historia naturalis*; dabei fiel mir an einigen Stellen, besonders im 20. bis 27. Buche, eine eigenartige Analogie zwischen Heilmitteln auf, welche er gegen gewisse Krankheiten empfiehlt und zwischen ähnlichen, wie sie noch heutzutage vom Volke in Dalmatien im Gebrauche stehen. Die Aehnlichkeit und der Gebrauch dieser Heilmittel ist allerdings nicht etwa stets

1. Die Volksmedicin auf der Halbinsel Sabbioncello in Dalmatien. Wiss. Mittheil. aus Bosnien u. Herzegovina. 1900.

identisch, sondern man kann noch immer eine Masse von Detailunterschieden constatiren; doch sachlich decken sich mitunter manche Vorschriften des Plinius mit jenen der Dalmatiner in der Weise, dass man fast zu den Annahme verführt werden könnte, dass die fleissigen, jedoch noch analphabetischen Halbinsulaner Zeit genug erübrigt haben, um lateinische Bücher zu lesen und ihre Erfahrung aus dem Plinius zu ergänzen.

Anfangs dachte ich, es sei nur ein reiner Zufall und es unterhielt mich, indem ich nach Auffindung mehrerer solcher Stellen eine Bestättigung ähnlicher Erscheinungen der menchlichen Thatigkeit annehmen zu müssen vermeinte, bei Wissenszweigen und Völkern, bei welchen wegen der grossen geographischen und chronologischen Verschiedenheit an eine gegenseitige actuelle Beeinflussung gar nicht zu denken ist; denn gleiche Ursachen haben in der Regel unter gleichen Umständen gleiche Wirkungen zur Folge. Doch je mehr ich weiter las, um so mehr kam ich zu der Ueberzeugung, dass diese auffallende Analogie doch nicht auf die Rechnung des reinen Zufalls zu setzen sei. Es kann nicht meine Aufgabe sein zu untersuchen und zu erklären ob dies thatsächlich reiner Zufall, oder etwa die Folge einer etwa uns noch unbekannten Tradition sei, denn dazu müsste man nach ähnlichen Belegen bei den damaligen barbarischen Nachbaren der Römer nachforschen und feststellen was als römisch, was als nicht römisch zu erklären ist. Ich beschränke mich darauf dieses unbestreitbare Factum festzustellen und zu zeigen, dass dieselben Heilmittel wie zur Zeit der Plinius vielfach auch noch heutzutage auf der Halbinsel Sabbioncello verwendet werden.

Am auffallendsten ist die Aehnlichkeit der Plinius'schen Recepte mit den empyrischen Volksmitteln in Dalmatien bei der Species *Allium*. Die bekanntesten Arten dieser weit verbreiteten *Liliaceae* sind :

Allium cepa, luk, Zwiebel
Allium sativum., cesanj, Knoblauch
Allium porrum, ljutika, Porre.

Die Zwiebel geniesst auf der Halbinsel ein grosses Ansehen; sie findet nicht nur eine fast tägliche Verwendung als Zugabe zur Kost, sondern man hält von ihr, dass sie das Blut reinige, den Kopf klar mache und die Gesundheit erhalte. Sehen wir nach was Plinius von ihr sagt (L. XV. C. 5. 20) : *Asclepiadis*[1] *schola ad colorem quoque*

1. *Asklepiades* war ein berühmter griechischer Arzt aus Prusa in Bithynien, welcher sich später in Rom sesshaft machte. Er trachtete eine « methodische » Art der Heilung der Krankheiten einzuführen, indem er betonte, dass besonders auf die Nahrung, Diät u. hygienische Massregeln Gewicht zu legen sei.

validum profici hoc cibo et, si ieiuni cotidie edant, firmitatem valetudinis custodiri, stomacho utilis esse, spiritus agitatione ventrem mollire, haemorrhoidas pellere.

Der Knoblauch, welcher des Zwiebel botanisch so nahe steht, benützen die Halbinsulaner gegen die sogenannte Poganica (Hornblutgeschwür) und gegen das Leukom. Der Patient geht zum männlichen oder weiblichen « Augenspecialisten », welcher mit dem scharfen Theile der Wurzel die kranke Stelle berührt. Mitunter wird auch der Saft des Knoblauchs oder der Zwiebel in's Auge geträufelt. Ueber denselben Gegenstand lesen wir beim Plinius (L. XX. C. 5. 20): *suco (cepae) et cicatrices oculorum et albugines et argema inunxere.*

Dasselbe Mittel, über welches wir uns heute lustig machen, war demnach bereits von 2000 Jahren bei den Römern bekannt, als es noch keine Opthalmologie gab!

Plinius spricht ferner von der Zwiebel : *(Cepae sativae) ulcera oris sanare (traduntur) commanducatae cum pane* (L. XX. C. 5. 20): — etwas weiter dann : *(alium) extrahit fistulis vitia cum sulphure et resina, etiam harundines cum pice.*

In ähnlicher Weise benützt das Volk auf Sabbioncello, allerdings mit einer Abweichung das Marderfett oder auch verschiedene Kräuter am Fremdkörper aus dem Finger auf eine unblutige Weise zu entfernen.

Eine noch grössere Analogie finden wir bei der Behandlung von Schlangenbisswunden. An einer anderen Stelle erörterte[1] ich ausführlich die diese bezüglichen Gebräuche auf Sabbioncello. Hier sind alle drei genannten Alliumarten als gute Heilmittel bei Schlangenbiss bekannt. Die Hirten beschmieren ihre Hände mit Zwiebelsaft, wenn sie im Gestrüpp etwas zu thun haben. Auch Plinius behauptet, dass die Schlangen den Geruch des Porrensaftes nicht vertragen können. *Alio magna vis, magnae utilitates contra aquarum et locorum mutationes. Serpentes abigit et scorpiones odore atque, ut aliqui tradidere, bestias, contra omnes ictus medetur potu vel cibo vel inlitu...* (L. XX. C. 6. 23): auch der Zwiebelsaft als Mittel gegen Schlangenbiss ist Plinius bekannt : *sucus (porri) et ad serpentium scorpionumque ictum bibitur cum mero* (L. XX. C. 6. 21). etwas weiter unten : *inlitis foliis porri sanantur bestiarum morsus ex aceto, item serpentium aliorumque*

1. S. meine Abhandlungen :
Schlangenglauben. Aus dem Volksglauben von Sabbioncello. *Zeitschrift für öster. Volkskunde.* Wien. 1897.
Sehnennekrose infolge eines Schlangenbisses. *Liecn. V. Agram.* 1898.
Thierische Gifte. *Rad sh. l. Agram.* 1899.
Volksagen etc. Vjesn. h. a. dr. Agram 1900.

venenatorum. Auch den Alant *(inula squarrosa)* rühmen sie Halbinsulaner als vorzügliches Mittel gegen Schlangenbiss. Plinius berichtet über denselben :

Inula venenatorum morsus abigit (L. XX. C. 5. 19). Den *Klee trifolium pratense)* verwendet Plinius und der Dalmatiner in gleicher Weise :

Trifolium scio credi praevalere contra serpentium et scorpionum ictus (L. XXI. C. 21. 88).

Auf der Halbinsel ist auch die Gerste zu demselben Zwecke bekannt und Plinius berichtet darüber :

(Farina ex hordeo) ad multipedae morsus cum melle, ad serpentium in aceto....

Ausserdem kennt die Volksmedicin auf Sablioncello ein Mittel gegen den Biss wüthender Hunde. Es wird erzählt, dass einmal in alter Zeit ein vom wüthenden Hunde gebissener Bauer in ein Verliess eingesperrt und seinem Schicksale überlassen wurde, wobei er in seinem Delirium eine Unmasse zufällig dortselbst angehäuften Knoblauchs ass. Er genas.

Auch Plinius berichtet darüber folgendes : (*cepae sativae sanare traduntur) et canis morsus virides ex aceto inlitae, aut siccae cum melle et vino, ita ut post diem tertium solvantur* (L. XX. C. 5. 20); weiter unten : *canum morsus in quae volnera cum melle imponitur* (L. XX. C. 6. 25).

Aus der Unzahl von Analogien will ich noch die *Raute* hervorheben. Sie ist auf der Halbinsel sehr beliebt. Wenn eine Frau am Felde durchnässt wird oder *fermaju stvari* (es hört die Menstruation auf), so wird ihr ein Decoct der Raute verabreicht. Wenn den Weibern die Füsse schwer werden (*ako padu noge*), so wird sie mit einem öligen Absud der Raute abgerieben. In einer auffallenden Uebereinstimmung schreibt darüber Plinius : *(ruta) volvas aperit, corrigitque conversas inlita in melle toto ventre et pectore* (L. XX. C. 13. 51); und einige Zeilen weiter : *urinam quoque vel cruentam pellit, feminarum etiam purgationes secundasque.*

Nun, die Raute ist seit uralten Zeiten auch als ein Wundermittel gegen den Biss giftiger Schlangen und Spinnen auf der Halbinsel bekannt. Die dortigen Weiber nehmen in die Hand eine Rautengerte, wenn sie in den Niederwald um Klaubholz oder dergleichen gehen und murmeln folgendes Sprüchlein vor sich her :

U ime Boga i Sv. Pavla
ne bojim se zmije ni pauka.

nego Boga i Sv. Pavla:
prida mnom je rute i tamjana
i kamena od Sv. Pavla![1]

Nachher bekreuzigen sie sich dreimal und glauben, dass ihnen eine jede Schlange ausweichen müsse.

Zur Zeiten Plinius scheint auch in Rom die Raute in einem hohen Ansehen gestanden zu haben, denn wir lesen :

Simili modo contra serpentium ictus, utpote cum mustelæ dimicaturæ cum his rutam prius edendo se muniant. Sed valent et contra scorpionum et contra araneorum, apium, crabronum, vesparum aculeos et cantharidas ac salamandras canisve rabiosi morsus (L. XX. C. 13. 51).

Der erste Theil dieses Citates erinnert an einen dalmatinischen Volksglauben, welcher sich mit jenem aus dem Plinius vollkommen deckt, nur dass statt des Iltises (*mustela*) die Blindschleiche (*pseudopus opus*), und statt der Raute der Hasenkohl (*sonchus oleraceus*) erwähnt wird. In einem Dorfe hörte ich hingegen dasselbe statt der Blindschleiche von der Hauskatze.

Die *Cichorie* (*Cichorium. intybus*) aus der Familie der Compositen rechnet man auf der Halbinsel unter die werthvollsten Hausmittel. Das Volk glaubt von ihr dass sie das Blut lösche (*gasi krv*), den Kopf klar mache, die krankhafte Farbe des Urins bessere und dergleichen. Besonders wird sie bei dem chronischen Wechselfieber und bei den « äusseren und inneren » Haemorrhoiden angewendet. Plinius sagt darüber folgendes :

Cichorium refrigerat. In cibo sumptum et inlitum collectiones, sucus decocti ventrem solvit, iocineri et renibus et stomacho prodest. Item, si in aceto decoquatur, urinae tormina discutit, item morbum regium e mulso, si sine febri sit. Vesicam adiuvat. (L. XX. C. 8. 30.)

Der Saft aus der unreifen Feigenfrucht (*ficus carica*) wird allgemein gegen Fingerazzen in Dalmatien angewendet. Auch Plinius sagt darüber :

Fici sucus lacteus cum axungia verrucas tollit. (L. XXVI. C. 7. 65.)

Ausser diesen Mitteln könnte ich noch eine ganze Reihe ähnlicher anführen, so zum Beispiel das Fett, Honig, Wein, Essig, etc. Doch glaube ich, dass die bisherigen Beispiele meine anfangs aufgestellte These hinreichend unterstützen. Die Analogie ist da und lässt sich nicht abläugnen. Um sie vollkommen zu erklären, müsste man — wie

1. In Namen Gottes und des hl. Paul ich fürchte, nicht Schlange, nicht Spinne, sondern, Gott und den hl. Paul vor mir ist die Raute u Thymian und der Stein des hl. Paul!

ich vorhin erwähnte — den ganzen Plinius durchstudiren und ähnliche Beispiele bei den anderen Völkern suchen.

Es gibt da drei Möglichkeiten. Entweder überging die römische Medicin aus Rom nach Dalmatien, oder umgekehrt; oder sie wurde zufällig durch das Lesen lateinischen Bücher von irgend Jemanden auf der Halbinsel verbreitet.

Diese letzte Eventualität birgt in sich wohl die geringste Wahrscheinlichkeit. Es wäre eine zu absurde Hypothese, wenn man an Leute denken müsste, die auf der Halbinsel zum Lesen lateinischer Bücher fähig wären und zur Erweiterung ihrer Volksmedicinischen Kenntnisse gerade den Plinius gewählt haben sollten. Die genauere Analyse dieser empyrischen Volksmittel macht auch auf den vorsichtigeren Beobachter und Kenner der Volksseele durchaus nicht den Eindruck eines zufällig Eingeimpften, sondern es sind offenbar Reste einer uralten Ueberlieferung die sich von Vater auf den Sohn vererbt haben muss. Selbst wenn man die lateinisch verstehenden Priester, welche sich mitunter hin thatsächlich mit Volksmedicin beschäftigen, in Betracht zieht, muss man eine solche Annahme zurückweisen, da diese Volksmittel nicht etwa nur in einem einzigen Dorfe, sondern auf der ganzen Halbinsel, ja sogar noch weiter bekannt sind.

Gehen wir weiter und fragen wir, ob diese Analogie auf einer etwaigen directen oder indirecten Importation aus Rom beruht, so müssen wir zugeben, dass auch diese Annahme unwahrscheinlich klingt. Denn als die jetzigen slavischen Einwohner die Halbinsel besiedelten — und sie kamen aus der benachbarten Herzegovina hieher — gab es kein römisches Kaiserreich mehr.

Obwohl nun die dritte Möglichkeit von vornhinein als gänzlich unwahrscheinlich anzunehmen ist, so dürfen wir sie demnach nicht *a limine* abweisen.

Plinius gibt nämlich selbst zu, dass er sein Werk (welches sich nicht nur mit der Medicin, sondern auch mit der Naturgeschichte, Geographie, Geschichte, Kunst, etc., beschäftigt, nur durch Compilation ähnlicher und gleichzeitiger Werke zusammenbrachte. Er sagt, dass er gegen 20000 Notizen an den verschiedensten Büchern und Traditionen sammelte und so unter Beihilfe seiner eigenen Erfahrung verarbeitete. Gerade aus diesem Grunde besitzt für uns sein Werk einen so hohen Wert, weil eben die Bücher seiner Zeitgenossen für uns unwiderruflich verloren gegangen sind. Doch muss ein Jeder Unvoreingenommene zugeben, dass auch jene von ihm erwähnten Schriftsteller wohlkaum ihre medicinischen Erfahrungen einfach erdacht haben, sondern dieselben ebenfalls erst gesammelt und vom Volke notirt haben müssen.

Ich bin ferner der Ansicht, dass wir da vor uralten empyrischen Lehrsätzen stehen, welche vielleicht noch aus jener Zeit datiren, in welchen sich die Römer und Griechen noch nicht in ihren nachherigen Ländern sesshaft machten, sondern sich erst am Wege zu ihnen befanden. Ich halte eben diese analogen empyrischen Volksmittel für Reste einer uralten Volksmedicin, für den Ausfluss der uralten volksmedicinischen Erfahrung, welche diese Völker von ihren indoeuropäischen Vorfahren geerbt haben müssen.

Diese Annahme setzt allerdings den Umstand voraus, dass sich ähnliche Reste der alten volksmedicinischen Ueberlieferung auch bei den übrigen europäischen Völkern vorfinden müssen. Und ich bin auch überzeugt, dass man sie finden wird, sobald man sich nur die Mühe nehmen wird.

Es ist demnach nöthig, dass wir uns mit der Volksmedicin etwas eifriger beschäftigen und den bisherigen geringschätzenden Standpunkt, wie es leider von uns Aerzten in der Regel geübt wird, aufgeben. Doch ist es hoch an der Zeit und wir müssen uns wohl beeilen, denn das Zeitalter der Electricität wird gewiss in Kürze die letzten Reste hinwegfegen!

SUR LES DIFFÉRENTES MÉTHODES QUI PEUVENT SERVIR A L'ÉTABLISSEMENT DE L'HOMOLOGIE DES DIFFÉRENTES RÉGIONS DE L'ÉCORCE CÉRÉBRALE

NOTE

par M. Oskar VOGT

de Berlin.

C'est sur les méthodes à employer pour établir l'homologie des différentes régions corticales que je voudrais parler. Je dirai d'abord que, pour moi, les régions homologues sont en même temps analogues. Quand la fonction d'un organe se modifie, ses cellules se modifient aussi ; or, si une région corticale changeait de fonction à un moment donné, ses cellules nerveuses devraient retirer leurs anciennes connexions pour s'en former de nouvelles. Cela me paraît bien invraisemblable et je trouve que nous pouvons expliquer tous les changements existants dans la situation relative des différents centres chez les divers animaux par le développement inégal des différents centres selon l'espèce. Nous voyons simplement dans le fait que les auteurs niant l'identité de l'homologie et de l'analogie s'appuient pour établir l'homologie sur la situation des centres par rapport aux fissures, une preuve de la valeur morphologique très secondaire des fissures.

Étant donnée l'identité de l'homologie et de l'analogie, nous pourrons, pour établir l'homologie, nous servir aussi bien des méthodes physiologiques que des méthodes anatomiques.

Commençons avec les :

A. Méthodes physiologiques et cliniques. Elles consistent dans la recherche de la fonction des différentes régions corticales soit par des expériences physiologiques, soit par des observations cliniques. On établit ainsi l'analogie des différentes régions et, par suite, leur homologie. Cette méthode nous a certainement déjà apporté beaucoup de faits, mais d'une part, la physiologie expérimentale n'a pas encore pu trouver la fonction de toutes les régions corticales, et, d'autre part, la clinique est encore très loin du jour où elle nous aura fait connaître les fonctions de toute l'écorce humaine. De plus, il est très difficile de rapprocher les observations physiologiques expérimentales des observations cliniques, aussi la plus grande partie de la tâche doit-elle être laissée aux méthodes anatomiques.

B. Méthodes anatomiques.

La situation relative des différentes régions corticales peut déjà nous donner une idée générale des homologies de l'écorce, mais seule une étude par des méthodes plus fines est capable de nous donner une idée précise de ces homologies dans tous leurs détails.

Parmi ces méthodes plus fines on pourrait penser à baser des homologies sur :

I. Le procédé de la myélinisation.

De toute la théorie des centres d'association de l'homme, énoncée par Flechsig, je reconnais qu'il existe une myélinisation non contemporaine des différentes régions corticales, mais je dois contester non seulement l'existence de régions corticales dépourvues de fibres de projection, mais encore l'existence d'un procédé de myélinisation qui donnerait la possibilité de délimiter un grand nombre de régions corticales et de découvrir chez l'homme des centres qui manquent aux animaux. Il y a, dans l'écorce, quelques régions de fonctions différentes, où la myélinisation commence en touchant presque en même temps les diverses espèces de fibres. Elle s'étend peu à peu, comme une tache d'huile, de toute la périphérie de ces régions jusqu'à ce que toute l'écorce soit myélinisée. De plus, comme Mme Vogt et moi l'avons montré dans différentes communications, l'hémisphère des carnivores et du lapin offre une myélinisation dont la marche a du moins beaucoup de ressemblance avec celle de l'homme. Ici surgit la question : est-ce que les régions tôt myélinisées, les régions intermédiaires et les régions tard myélinisées chez les différents animaux sont homologues entre elles et avec celles de l'homme? Nous ne pouvons pas conclure à cette homologie, *a priori*. Nous devons examiner cette question en profitant de ce que nous savons de l'homologie par d'autres méthodes. Le résultat de nos études fut la constatation de l'identité, du moins dans les grandes lignes, de la myélinisation pour les régions olfactives et pour la zone motrice. Mais cela ne nous donne pas encore une raison de conclure à la même identité pour les régions acoustiques et optiques sans que l'homologie des différentes parties de ces régions soit mieux établie par d'autres méthodes. Donc, le jour où notre science de l'homologie aura fait plus de progrès, nous pourrons peut-être constater une très grande identité dans le procédé de la myélinisation chez les différents animaux et chez l'homme et ce fait pourra nous donner un nouvel appui pour la doctrine de l'homologie, mais il restera toujours d'une importance secondaire et ne pourra jamais donner autre chose qu'un indice pour des recherches avec d'autres méthodes. On ne pourra jamais conclure du procédé de la myélinisation à l'homologie avant que d'autres méthodes l'aient confirmée.

II. Une autre méthode se base sur le fait suivant. Dans des coupes traitées par la méthode de Weigert-Pal et un peu fortement décolorées, on constate dans la coloration de la substance blanche des régions corticales une grande différence, provenant, du moins en grande partie, de l'épaisseur différente des gaînes de myéline et du calibre des cylindres-axes. Cette différence touche toutes les espèces de fibres : d'association, commissurales et de projection. Par exemple, les fibres qui sont en rapport avec la pointe frontale sont, aussi bien chez l'homme que chez les animaux, plus fines que les fibres de la zone motrice. De même, il y a dans le lobe occipital certaines parties qui se distinguent par l'épaisseur de leurs fibres. On pourrait penser à profiter de ces faits pour établir des homologies. Mais, étant donnée la constatation que nous avons pu faire : que la différence dans la grosseur des fibres est directement proportionnelle à la précocité de leur myélinisation, de telle sorte que les régions tôt myélinisées contiennent les plus grosses fibres et les régions tard myélinisées les plus fines, une homologie basée sur la grosseur des fibres équivaudrait à une homologie basée sur la myélinisation, homologie dont nous avons déjà discuté la valeur.

III. Une troisième méthode se base sur l'étude de la structure fine de l'écorce.

Nous pouvons prendre aujourd'hui comme certain le fait établi par la physiologie expérimentale et les observations cliniques, que les diverses régions corticales ont des fonctions différentes. Si elles ont une fonction différente, elles doivent avoir aussi une structure différente. Or, est-ce que cette différence de structure est déjà appréciable par nos méthodes actuelles ou est-elle trop fine pour cela? Nous sommes déjà assez avancé pour dire qu'il y a une différence appréciable dans la structure fine des diverses régions corticales, mais nos connaissances sur ce point ne sont pas encore suffisantes pour nous servir à établir des homologies. Reste une dernière manière d'établir des homologies : c'est de se baser :

IV. Sur l'identification des connexions établies par les fibres pour chaque région corticale. Si des régions différentes ont une fonction différente, elles doivent avoir aussi des connexions différentes et des régions analogues doivent avoir des connexions identiques. D'autre part, cette différence dans les connexions pour les diverses régions corticales est prouvée anatomiquement. D'après tout ce que d'autres auteurs sérieux ont trouvé, et d'après tout ce que j'ai vu moi-même, je peux prétendre que chaque région corticale a des connexions caractéristiques avec d'autres régions corticales du même hémisphère et de l'hémisphère opposé et avec des régions sous-corticales. Si nous ajoutons que c'est dans cette direction que nous avons les connaissances les plus avancées, ce fait nous indique le chemin à prendre actuellement pour établir les homologies.

Pour rechercher l'identité des connexions, nous pouvons employer un certain nombre de méthodes, de valeur différente :

1. L'étude des cerveaux adultes.

Les résultats donnés par cette étude doivent être vérifiés par d'autres méthodes; car même, si nous profitons du fait que le centre ovale est composé de différentes couches, la constatation qu'un certain nombre de fibres d'une région corticale entrent dans une couche déterminée, ne nous dit rien de leurs terminaisons parce que chaque couche contient plusieurs espèces de fibres qu'on réussit certainement quelquefois à distinguer par leur calibre, mais jamais suffisamment pour les suivre avec certitude.

2. La méthode de la myélinisation. Elle n'est pas plus sûre malgré tout ce que Flechsig se promet d'elle. Les lois établies par cet auteur

de la myélinisation contemporaine des fibres de même valeur et de la marche cellulofuge de la myélinisation ne sont pas justes : fait sur lequel Mme Vogt et moi sommes d'accord avec A. Westphal, Siemerling et v. Monakow. Comparée à l'étude du cerveau adulte, la méthode de la myélinisation présente un seul avantage : il est plus facile de suivre, dans des stades assez jeunes, les fibres déjà myélinisées parce qu'elles sont moins nombreuses, mais on se heurte à l'inconvénient que la structure fine des fibres ne s'est pas encore différenciée et qu'on n'a jamais la garantie qu'un faisceau de fibres soit, au moment où on l'étudie, myélinisé dans toute sa longueur.

3. La méthode de Nissl. Elle se base sur une chromatolyse de la cellule après une lésion de sa fibre. Cette méthode donnerait peut-être de bons résultats ; mais on ne l'a pas encore assez employée pour juger de sa valeur.

4. La méthode de la dégénérescence secondaire. Elle a plusieurs défauts :

a) Elle se base sur un phénomène dont nous ne connaissons pas encore bien les lois et qui varie d'après l'âge de l'homme ou de l'animal, d'après sa durée et sa localisation.

b) Elle ne nous permet pas de suivre des fibres dégénérées dans leurs dernières terminaisons.

c) On a besoin d'une lésion assez étendue pour pouvoir suivre des fibres longues ; mais une telle lésion comprend presque toujours des territoires nerveux de valeur différente : ainsi les résultats deviennent incertains et ils exigent, pour être confirmés, la combinaison de beaucoup de cas.

d) Ni l'expérience, ni la clinique ne donnent toujours les lésions désirées.

A côté des dégénérescences anciennes, que l'on étudie depuis longtemps, la méthode de Marchi nous permet aujourd'hui d'étudier les dégénérescences récentes, même sur l'homme, avec les perfectionnements apportés par Starlinger. Cette méthode a un certain nombre de défauts :

a) Dans les coupes de Marchi, on trouve partout des granules noirs, qui peuvent être pris faussement pour des dégénérescences.

b) Des gaines de myéline non dégénérées peuvent se noircir dans le temps nécessaire à la coloration des gaînes dégénérées. Cela s'applique surtout aux nerfs périphériques et à quelques systèmes de fibres, dans la région des tubercules quadrijumeaux.

c) Quelquefois il y a transport des granules de graisse provenant des gaînes dégénérescentes.

Cependant tous ces faits ne troublent pas un observateur averti s'il prend les précautions suivantes :

a) On doit employer des coupes sériées.

b) On ne doit prendre comme dégénérescences que les granules noirs dont la grosseur est proportionnelle au calibre de la gaîne myélinisée de la fibre normale.

c) On doit pouvoir suivre les granules sans interruption jusqu'à la lésion.

d) Le nombre des granules ne doit pas aller en augmentant dans la direction opposée à la lésion.

Si l'on prend ces précautions, on laissera certainement passer quelques dégénérescences peu accentuées, mais on évitera d'en voir où il n'y en a pas. Pour ce qui regarde spécialement l'établissement des homologies, la constatation des connexions bien accentuées suffira.

D'autre part, les avantages que cette méthode, comparée à l'étude des anciennes dégénérescences, nous donne, sont les suivants :

a) On peut profiter des dégénérescences récentes, ce qu'il est impossible de faire avec les autres méthodes, fait important pour les lésions très vite mortelles, et agréable parce qu'on n'a pas besoin de garder très longtemps les animaux opérés.

b) Étant donnée la durée si courte de la dégénérescence, on peut écarter les dégénérescences rétrogrades et tertiaires, ce qui est impossible dans les cas anciens.

c) On peut suivre un nombre de fibres dégénérées beaucoup plus restreint que dans les cas anciens traités par le carmin ou d'après Weigert.

d) On peut profiter de la valeur différentielle des différents calibres de fibres, étant donné que ce calibre est conservé dans les granules.

En résumé, je crois que cette méthode de la dégénérescence, spécialement sous la forme de la méthode de Marchi, est capable d'avancer beaucoup nos connaissances sur les homologies, mais je crois qu'il est absolument nécessaire d'employer cette méthode d'une façon systématique et c'est pour cela que je terminerai ma communication par le même vœu que j'ai exprimé dans la section de neurologie : celui de la fondation d'instituts centraux pour l'anatomie du cerveau où l'on pourrait, en employant toutes les ressources techniques actuelles et en collectionnant un matériel suffisant, résoudre relativement vite ces questions de l'homologie.

BIBLIOGRAPHIE

O. Vogt. Sur la myélinisation de l'hémisphère cérébral du chat. Comptes rendus des séances de la Soc. de Biologie, 1898. — Zur Projectionsfaserung des Grosshirns. *Zeitschr. f. Psychiatrie*. vol. XLVI. — Flechsig's Associationscentrenlehre im Lichte vergleichend-anatomischer Forschung. *Centralbl. f. Psychiatr.*. 1900. — Valeur de l'étude de la myélinisation pour l'anatomie et la physiologie du cerveau. *Journal de physiologie*. 1900. — XIIIe Congrès international de médecine. Section de neurologie. 1900. Discussion à propos des rapports de MM. Hitzig et von Monakow.

C. Vogt. Étude sur la myélinisation des hémisphères cérébraux. Paris, 1900. Steinheil.

TABLE DES AUTEURS

TABLE DES MATIÈRES

SECTION D'HISTOLOGIE ET D'EMBRYOLOGIE

COMPTES RENDUS

publiés par ÉD. RETTERER

Secrétaire de la Section.

SECTION D'HISTOLOGIE ET D'EMBRYOLOGIE

COMITÉ D'ORGANISATION DE LA SECTION

Président : M. HENNEGUY.
Présidents d'honneur : MM. RANVIER, MATHIAS-DUVAL.
Vice-Présidents : MM. J. CHATIN, HENOCQUE.
Secrétaires : MM. RETTERER, LOISEL.
Membres du comité : BENOIT, DEJERINE, LAUNOIS, AUGUSTE PELLIT, PHILASIX, RABAUD, SUCHARD.

Présidents d'honneur :

MM. HIS et WALDEYER (Allemagne), VAN BAMBEKE (Belgique), GOLGI et ROMITI (Italie), MITROPHANOW et GARDNER (Russie), FÜRST (Suède), ETERNOD (Suisse).

VENDREDI 3 AOUT

Séance d'ouverture

Dans la Section d'histologie et d'embryologie, les congressistes ont exposé les résultats auxquels ils sont arrivés dans leurs recherches de laboratoire. Ces communications orales ont été suivies de démonstrations faites devant les membres du Congrès.

SUR LES PARANUCLEI ET LE MÉCANISME PROBABLE DE L'ÉLABORATION DANS LA CELLULE PANCRÉATIQUE DE LA SALAMANDRE

par M. E. LAGUESSE

Dès l'année 1893, dans des recherches sur le pancréas de la truite[1], j'ai eu l'occasion d'étudier le *corpuscule paranucléaire*, découvert presque simultanément par Nussbaum et Gaule en 1881. La présence de ce corpuscule dans des cellules sécrétantes très diverses, les rap-

1. *Société de Biologie*, 1er juillet 1893, et *Journal de l'Anatomie*, 1894, p. 107.

ports évidents entre ses variations et les différents stades de la sécrétion (Nussbaum) l'avaient fait considérer d'emblée comme devant jouer un rôle dans l'acte sécrétoire. Mais lequel? Ogata, en 1883, avait cru pouvoir avancer qu'il était constitué par le nucléole, sorti du noyau par effraction, et destiné à se fragmenter directement en grains de zymogène. Mais Platner (1886-1889) niait ce processus par trop simple. Chez l'alevin de truite, je voyais en 1893, les premiers paranuclei naître des noyaux, mais par une sorte de bipartition inégale (comme l'avait vu Platner ailleurs), peu avant l'apparition des premiers grains de zymogène. J'insistais sur les réactions différentes des uns et des autres, et, comme Platner, je n'admettais qu'une contribution indirecte des paranuclei à la sécrétion : ils représenteraient une sorte d'apport nutritif du noyau au protoplasme, et s'y dissoudraient vraisemblablement[1]. Je n'avançais d'ailleurs ces faits que sous toutes réserves, en attendant l'occasion d'étudier un objet plus favorable.

Depuis 1898 j'ai eu cet objet à ma disposition dans la cellule pancréatique de la salamandre. J'ai pu, tout en poursuivant d'autres recherches, accumuler une série d'observations dont j'ai déjà dit quelques mots ailleurs[2], mais qui se sont complétées depuis, bien qu'encore inachevées.

Chez la salamandre, l'origine nucléaire du paranucleus est évidente. Le nucléole y joue le rôle principal. Dans une cellule riche en chromatine et qui vient de se diviser, on le voit (comme je l'ai déjà indiqué chez la truite) se différencier progressivement, unique d'abord, au milieu de la masse chromatique centrale. Celle-ci, après la triple coloration de Flemming, montre bientôt son pourtour seul coloré en beau violet foncé, tandis que la partie centrale prend une teinte pourpre, puis rouge rubis, et apparaît alors comme une sphère nettement délimitée, toujours entourée d'une mince enveloppe de nucléine gonflable par le sel à 20 pour 100, et irrégulièrement renflée par places. Dans ces renflements parfois très volumineux, ou dans d'autres massettes chromatiques centrales, on voit, dans la phase qui précède l'apparition des paranuclei, se différencier de la même façon un deuxième, quelquefois un troisième et un quatrième nucléole.

Les détails du processus de formation du corpuscule paranucléaire peuvent varier. Dans les cas les plus typiques, on voit le noyau subir

1. Je ne prétends pas donner ici la Bibliographie de la question, mais relever seulement quelques dates personnelles.

2. *Société de Biologie*, octobre 1899, et volume jubilaire de la *Société de Biologie*, 10 septembre 1899.

un léger étranglement superficiel qui le sépare en deux portions généralement inégales. La plus petite se ride, se mamelonne, se rétracte, se régularise alors de nouveau, et finalement constitue une masse ovoïde ou arrondie, solide, presque homogène, déprimant encore le noyau voisin, bientôt complètement séparée de lui : c'est le paranucleus. Dans sa constitution sont entrés tous les éléments du noyau. Un des nucléoles de nouvelle formation, souvent encore en voie de différenciation, s'y est trouvé inclus et semble en constituer la portion principale. Mais toutes les substances nucléaires constituantes se fusionnent et se modifient pour constituer une substance nouvelle de réactions particulières. Pour éviter une périphrase et la désigner d'un mot (en dehors de toute prétention de créer une espèce chimique nouvelle), celui de paranucléine se présente tout naturellement. Mais il est déjà assez couramment employé pour la substance du nucléole. Aussi j'emploierai provisoirement celui de métanucléine.

Le paranucleus, une fois formé, est facilement isolable par la dissociation dans l'humeur aqueuse, le sérum iodé ambré, l'eau salée, l'acide osmique, le bichromate d'ammoniaque, etc. Examiné frais dans l'un des deux premiers liquides, il se montre comme un corpuscule solide, bien limité, flottant librement, ovoïde ou segment d'ovoïde. C'est une masse assez réfringente, translucide, grisâtre, assez résistante à l'écrasement (beaucoup plus que le protoplasme), à peu près complètement homogène. Souvent pourtant on peut y constater l'existence de strates plus ou moins épaisses, incomplètes, de réfringence différente, et l'aspect du paranucleus se rapproche un peu de celui du grain d'amidon. Vers le centre, souvent, un petit corpuscule plus réfringent. Par l'acide osmique ces strates se marquent mieux, et aussi le corpuscule central qui brunit fortement. Par le séjour prolongé (2 à 4 jours) dans le sérum ambré, les strates se montrent mieux encore, et tendent, parfois au moins, à se disloquer superficiellement. Les fixations incomplètes produisent le même effet. En un mot, le paranucleus est constitué de couches concentriques, à la façon d'un bulbe d'oignon, et dissociable en écailles lamelleuses[1].

Ses réactions sont tout à fait spéciales. Peu sensible aux alcalins en général, il varie à peine par addition de chlorure de sodium à 20 pour 100, qui gonfle et pâlit considérablement la nucléine voisine, en respectant le nucléole. L'addition d'acide acétique glacial, qui dissout le zymogène et fait diffluer le cytoplasme en un magma fine-

1. Des amas feuilletés de lamelles du même genre semblent pouvoir aussi émaner directement de la périphérie du noyau.

ment granuleux, le fait pâlir et gonfler jusqu'à doubler de diamètre. Puis, à un moment donné, il se transforme brusquement en une sorte de vésicule où apparaît un précipité de très petits grains agités de vifs mouvements browniens. Il est particulièrement sensible (surtout à certains stades) à l'action de l'eau qui, au milieu du cytoplasme progressivement gonflé et pâli, mais généralement peu modifié d'abord, à côté du nucléole peu touché, encore réfringent, le fait gonfler soudain démesurément, et souvent comme éclater en un amas mûriforme de vacuoles claires d'aspect sarcodique. Par l'acide osmique, le paranucleus apparaît comme une tache brune, un peu plus sombre et plus réfringente que le fond. Par les réactifs colorants, après fixation, il prend généralement une couleur *sui generis*. Ainsi, par le liquide de Zenker, suivi d'hématoxyline au fer et d'orange, il se colore en bleu violet foncé, le protoplasme étant bleu pâle, la nucléine brun noir, le nucléole et le corpuscule central du parasome jaune orangé clair. Par la thionine suivie de méthyléosine, on réussit souvent à le teindre presque seul en bleu vif. D'une façon générale il prend une teinte analogue à celle du protoplasme, mais plus foncée. Après les mélanges osmiés (formule A, D ou J), par le procédé safranine gentiane orange, il est rouge sale assez foncé, parfois avec des strates orangées. Par la méthode de Benda, souvent même alternance de strates, ici vertes et rouges. Le paranucleus a donc des réactions intermédiaires à celles du cytoplasme et du nucléole, le rapprochant tantôt de l'un tantôt de l'autre, mais sans l'y confondre. Il est formé par une substance provenant initialement du noyau et surtout du nucléole. Cette métanucléine constitue évidemment un apport au cytoplasme de substance organique phosphorée indispensable pour l'élaboration.

A un moment donné, en effet, comme on l'a constaté depuis longtemps, le paranucleus disparaît et semble se dissoudre dans le cytoplasme. Une injection de pilocarpine amène cette disparition en moins de deux heures. Les couches périphériques s'écaillent et se dissocient graduellement. Y a-t-il simple dissolution de ces couches, devenues plus sensibles encore à l'eau? Certaines images portent à le croire. Mais c'est un point très délicat, sur lequel je ferai des réserves. D'autres images en effet semblent plaider en faveur d'une dissociation directe des lamelles en filaments (liquide de Zenker) : chacune d'elles est zébrée de stries parallèles serrées. Quoi qu'il en soit, c'est autour du paranucleus, ou au point où il vient de disparaître, qu'on voit se constituer, au sein d'un protoplasme d'aspect homogène, les formations connues sous le nom de granulations, bâtonnets ou filaments prézymogènes (Altmann, Mouret), de filaments basaux (Solger), d'ergastoplasme (Garnier, Bouin), de vermicules.... C'est à partir de ce point qu'on les voit former des traînées s'élevant vers la zone apicale.

C'est un peu différemment d'Éberth, de Mouret, de Garnier, de Mathews... que j'ai vu, dès l'origine, ces formations, et que je continue à les voir aujourd'hui. Depuis longtemps on a décrit, et j'ai décrit moi-même avec les autres, des striations, des formations d'aspect filamenteux plus ou moins vague dans la zone basale de la cellule pancréatique. Bien que Heidenhain y eût déjà isolé des bâtonnets, il était difficile de discerner sous le microscope, comme dans les figures données, ce qui pouvait être un effet des réactifs, et ce qui correspondait à une structure réelle. Aussi ai-je glissé sur ce point jusqu'au jour (1898) où j'ai pu apercevoir et même isoler ces formations filamenteuses, un peu pâles mais bien limitées et bien nettes, dans des dissociations extemporanées à l'acide osmique. Ce me paraît être le réactif de choix[1] pour les mettre en évidence. Les mélanges chromo-osmo-acétiques très forts (formule D ou J) suivis de coloration à l'hématoxyline au fer, les font apparaître avec les mêmes caractères et la même netteté. Récemment un élève d'Ehrlich, Michaëlis, vient de mettre à notre disposition un moyen meilleur encore. Cherchant à colorer sur le vivant les granulations cellulaires, il a remarqué que le vert Janus, ou safraninazodiméthylaniline, met en relief dans la parotide, le pancréas, non les granulations zymogènes, à la façon du rouge neutre, mais de nombreux petits filaments ou bâtonnets droits ou courbés qu'elle colore, et colore seuls, en vert foncé. Il les croit d'ailleurs différents des filaments basaux de Solger. Cette coloration vitale, bien qu'un peu inconstante, m'a permis de compléter les données fournies par les réactifs précédents. Ce sont bien les mêmes corpuscules qu'elle me montre, avec les mêmes formes et les mêmes dispositions, mais l'élection étant très vive, sur un fond absolument incolore, ils apparaissent encore plus distincts[2].

Par l'un et l'autre procédé, l'ergastoplasme se montre ici sous forme de vermicules très minces, parfois très courts, ponctiformes, plus souvent un peu allongés, un peu spirales, en virgule, en S, en Z, en J; quelquefois très longs, presque droits, ou avec plusieurs sinuo-

1. Le fragment petit, enlevé sur l'animal vivant, ne doit rester que 1 à 5 minutes dans l'acide osmique à 2 0/0; on en dissocie les bords seulement dans le même réactif, on lute à la paraffine et on observe de suite.

2. On dirait un Gram où le semis de bacilles seul serait resté coloré. Solution au 40000e dans l'eau salée à 7 ou 8 pour 1000, en couche mince dans un verre de montre. Une mince frange pancréatique isolée sur le vivant s'y colore en 35 minutes.

sités plus ou moins marquées[1]. Parfois enfin, mais beaucoup plus rarement, ils se divisent en V, en Y, en X, en H, ou en figures un peu plus complexes. Ils sont généralement peu serrés, bien isolés l'un de l'autre, bien limités aux extrémités, et jamais encore je n'ai pu les voir nettement en continuité avec un réseau protoplasmique. (Le réseau qu'on croit apercevoir entre les granules de zymogène n'est d'ailleurs qu'une apparence, due à ce que le cytoplasme est dans cette région criblé d'alvéoles contenant chacun un grain.) Certaines observations pourtant m'engagent à ne pas refuser aux vermicules une certaine amiboïdité qui leur permettrait de s'envoyer des prolongements anastomotiques; cela les rapprocherait des plasmosomes d'Arnold, et des mitochondria de Benda. Le vert Janus décèle dans les cellules cartilagineuses des filaments de même nature plus rares et plus longs, vus d'ailleurs depuis longtemps par Flemming.

Les vermicules se tiennent particulièrement à la base, et sur les côtés du noyau, mais on en trouve, au stade d'élaboration active, jusqu'en la zone apicale, entre les grains. Loin de former les paranuclei en s'enroulant sur eux-mêmes, comme l'admettent plusieurs auteurs, ils en dérivent, directement ou indirectement, n'apparaissent en grand nombre qu'après leur disparition (pilocarpine), et il importe de bien distinguer les *lamelles* périphériques exfoliées des paranuclei, non tingibles par le vert Janus, d'avec les *vermicules* qui ont des réactions différentes. Certains des filaments basaux décrits par Solger paraissent se rapporter aux premières.

Les vermicules sont souvent variqueux, chacune des varicosités constituant une granulation mate plus colorable. Après fixation par le liquide de Zenker, ou par un de mes mélanges chromo-osmo-acétiques forts, et la double coloration hémalun-safranine, on voit les granulations mates se colorer en bleu un peu violacé. Le centre des plus grosses apparaît parfois alors rouge rubis. Les petites granulations zymogènes voisines libres ont la même couleur, mais sont encore entourées d'un cercle bleu épais. Ces transitions se trouvent de préférence vers la limite de l'amas apical, et aux périodes de rénovation de celui-ci, quand il est surtout formé de petits grains, quand dans la zone basale les granulations mates abondent, libres ou incluses dans les filaments. Comme l'ont déjà dit depuis longtemps Altmann, Mouret, les filaments seraient donc bien prézymogènes; la

1. ERIK MÜLLER (Drüsenstudien II) en figure de semblables après fixation au mélange formo-bichromique de Kopsch dans une coupe de pancréas de chat. Ce sont encore les mêmes qu'a décrits et figurés Altmann (Elementarorganismen).

granulation zymogène réfringente safranophile (et fuchsinophile) se différencierait graduellement au sein de la granulation mate hématéinophile, comme le nucléole dans la massette de nucléine centrale.

C'est un processus cytologique d'ailleurs assez général. L'élaboration du préferment, due à la collaboration du cytoplasme et du noyau, serait un phénomène très complexe que justifie d'ailleurs la complexité même de la substance élaborée.

PANCRÉAS DES OPHIDIENS

par M. le docteur TRIBONDEAU

Médecin à l'hôpital maritime de Rochefort

Voici le résultat des recherches que j'ai entreprises sur le pancréas des ophidiens, en collaboration avec M. Perdrigeat, pharmacien de la marine.

Nous avions été vivement intéressés par les vues toutes nouvelles exposées dans le travail que M. le professeur Laguesse a présenté l'année dernière à l'Association des anatomistes et nous avons voulu voir nous-mêmes les îlots endocrines qu'il décrivait.

Notre étude a porté sur diverses espèces de vipères. Chez toutes il existe des îlots endocrines, mais ils sont plus typiques chez la *Vipera aspis*.

Le pancréas de cet animal contient de nombreux îlots de Langerhans formés de gros cordons cellulaires orientés par rapport aux capillaires sanguins dont ils suivent les sinuosités. Cette disposition des cordons de Langerhans est, ainsi que M. le professeur Renaut l'a montré depuis longtemps, commune à la plupart des vertébrés.

Mais les cordons chez la vipère présentent ce fait bien particulier, sur lequel a surtout insisté M. le professeur Laguesse, d'être formés de cellules orientées elles-mêmes vers les capillaires. La partie sécrétante, granuleuse de ces cellules est dirigée non vers le centre du cordon mais vers sa périphérie, vers les capillaires sanguins qui cheminent autour de lui. Ce sont de véritables cellules interverties et il y a tout lieu de croire avec M. le professeur Laguesse qu'elles sont destinées à une sécrétion interne.

Nous avons obtenu de bonnes différenciations des îlots par les colorations à l'hématoxyline au picrocarmin et à la thionine phéniquée, après fixation des pièces par le sublimé acétique.

Dans ces conditions les îlots apparaissent sous forme de taches claires grâce à la teinte pâle que prend la zone granuleuse des cellules à sécrétion interne.

L'îlot de Langerhans, dans toute sa simplicité, est représenté par un seul cordon cellulaire. Ce cordon est beaucoup plus large que les acini environnants. Il est formé de plusieurs assises de cellules, les unes en bordure, les autres centrales.

Les cellules en bordure sont allongées perpendiculairement à l'axe du cordon. Leur corps est rempli de granulations petites, assez régulières qui lui donnent un aspect finement ponctué. Il est coloré en bleu très clair par la thionine, en jaune pâle légèrement orangé par le picrocarmin et l'hématoxyline. Le protoplasma des cellules des acini voisins est au contraire coloré en bleu intense par la thionine, en violet rouge foncé par le picrocarmin et l'hématoxyline, et est criblé de vacuoles de dimensions très diverses souvent bien volumineuses.

Le noyau des cellules marginales est rejeté dans leur extrémité interne, vers le centre du cordon. Or, suivant que le protoplasma est plus ou moins riche en granulations zymogènes, cette extrémité cellulaire pénètre à une profondeur différente dans l'intérieur du cordon. Il s'en suit que les noyaux des cellules marginales paraissent disposés sur plusieurs rangées parallèles. Tandis que les noyaux des acini environnants sont régulièrement arrondis et présentent à leur centre un gros nucléole bien coloré, les noyaux des cellules interverties sont ordinairement globuleux, le plus souvent ovoïdes à grand axe dirigé dans le sens de l'axe des cellules, fréquemment encore en forme de croissant à échancrure dirigée vers le capillaire ; ils sont aussi plus clairs et, à la place d'un nucléole bien net, contiennent de nombreuses granulations réunies en petits amas très irréguliers.

Les cellules centrales du cordon sont plus petites, polyédriques, à contours mal dessinés.

Quand la coupe a porté en long sur un capillaire sanguin compris entre deux cordons d'un îlot de Langerhans, ce capillaire, à parois colorées en rouge vif par le carmin avec ses noyaux violets aplatis parallèlement à son axe, paraît bordé de chaque côté par une large bande claire et finement striée formée par la base des cellules interverties.

Il est très fréquent de rencontrer des cordons de Langerhans dont les cellules en bordure ne sont interverties que d'un côté du cordon, celles du côté opposé rappelant par leurs caractères les cellules pancréatiques ordinaires. Dans ce cas, les capillaires ne sont longés que par une bande claire située sur une de leurs rives.

Quand le cordon ainsi constitué s'enroule par son bord interverti autour d'un capillaire coupé en travers, les cellules interverties forment au vaisseau une sorte de couronne à stries rayonnantes. Les pseudo-acini ainsi créés, avec un vaisseau à leur centre, correspondent à ce que M. le professeur Laguesse désigne sous le nom d'acini intervertis.

Nous avons trouvé, chez la *Vipera aspis*, une particularité assez curieuse sur laquelle nous désirons attirer l'attention. Elle consiste en la présence au sein de certains îlots endocrines de véritables follicules clos, bien arrondis avec leurs cellules caractéristiques logées dans les mailles du tissu réticulé. Les cellules marginales des cordons de l'îlot qui avoisinent le follicule clos sont inversées par rapport à cet organe lymphoïde.

Il semblerait donc que la sécrétion interne se fasse non seulement dans les vaisseaux sanguins, ainsi que cela ressort clairement des observations de M. le professeur Laguesse, mais aussi dans les vaisseaux lymphatiques munis par endroits d'organes éminemment propres à l'absorption : les follicules clos.

Peut-être même se passe-t-il au niveau de ces follicules plus qu'un simple échange à courant dirigé de la cellule glandulaire vers les cellules lymphatiques. Il est permis de penser à la possibilité d'un courant en sens inverse. Les connexions physiologiques du pancréas et de la rate, le rôle pancréatogène de la rate, sont aujourd'hui bien connus. De plus, Cl. Bernard a constaté, le premier, le rapport anatomique étroit qui existe entre ces organes, notamment chez la couleuvre où ils sont accolés l'un à l'autre. Nous avons trouvé mieux encore, une véritable inclusion d'une portion de la rate dans le pancréas.

Chez la *Vipera ammodytes*, un bourgeon splénique s'enfonce constamment dans l'intérieur de la masse pancréatique et n'est relié au reste de la rate que par un étroit pédicule.

Chez la *Vipera aspis*, le pancréas contient des follicules lymphoïdes qui ne sont plus en relation avec la rate. Les uns sont inclus dans la capsule qui enveloppe le pancréas ; les autres, noyés en plein tissu pancréatique, sont tantôt bordés par des acini ordinaires, tantôt par des cordons de Langerhans avec leurs cellules interverties.

Il existe, en un mot, chez les serpents, un véritable organe pancréato-splénique dans lequel chacun des deux éléments constituants (pancréas et rate) peut agir directement sur l'autre : le pancréas en déversant vers le tissu splénique ses produits de sécrétion interne ; la rate en apportant directement aux cellules pancréatiques les sucs et ferments nécessaires à leur sécrétion.

DISCUSSION

M. LAGUESSE est très heureux d'entendre la communication de M. Thibondeau qui confirme en tous points ses recherches sur le pancréas de la *Vipera aspis*, et trouve des faits analogues chez d'autres espèces. Il croit pourtant qu'il ne s'agit pas, à proprement parler, dans les formations sur lesquelles il a appelé l'attention, de follicules clos, mais de petites rates accessoires incluses qu'il a souvent trouvées aussi, même chez la *Vipera aspis*, complètement isolées ou pédiculisées. Il signalera dans le même ordre d'idées la présence de petits pancréas accessoires souvent endocrines, inclus parfois dans le tissu splénique, et nés de l'extrémité de l'axe de végétation du bourgeon dorsal.

M. le professeur GOLGI. — J'ai suivi avec le plus grand intérêt l'exposé que M. Laguesse nous a fait des importants résultats de ses études sur la première origine, sur le développement, sur la structure et les modifications du paranucleus des cellules pancréatiques.

Les résultats de M. Laguesse sont tels qu'ils démontrent nettement leur correspondance dans les faits réels, par conséquent ce n'est point une observation, dans son vrai sens, que je lui adresse. Je me permets seulement de prier mon collègue de vouloir bien prendre en considération les études faites dans mon laboratoire par mon élève, M. Negri, sur une structure particulière des cellules pancréatiques, qui est représentée par une délicate formation réticulaire à l'intérieur des cellules et qui ressemble tant soit peu à la formation que, pour les cellules nerveuses, j'ai décrite et nommée *apparato reticolare interno*.

D'après l'exposé de M. Laguesse, — surtout en rapport de la transformation filamenteuse du paranucleus, — pour un instant j'ai cru qu'il pourrait y avoir quelque rapport entre les faits mentionnés par M. Laguesse et les particularités démontrées par M. Negri. Mais ce que M. Laguesse a exposé à l'égard de la topographie du paranucleus (qui est ordinairement placé dans la partie externe du corps cellulaire, tandis que la formation réticulaire de M. Negri se trouve ordinairement dans la partie intérieure) m'a convaincu que ce rapport n'existe pas. Sur la signification de la formation réticulaire de M. Negri, on ne peut jusqu'ici se prononcer avec certitude. Mais je ne puis m'empêcher d'exprimer le vœu que d'autres études et d'autres méthodes viennent à la suite jeter cette lumière qui jusqu'ici nous a fait défaut.

M. VAN BAMBEKE. — Je désire prendre un instant la parole au sujet de l'intéressante communication du professeur Laguesse, mais je serai bref, car l'heure avance et nous en sommes encore à la première communication.

Parmi les questions proposées pour être plus spécialement traitées par la section, figurent « les différenciations fonctionnelles dans le protoplasma ». Or à cela se rattache le sujet dont s'est occupé M. Laguesse. Cela étant, je voudrais faire ressortir certaines ressemblances, certaines analogies entre le corps paranucléaire dont parle le professeur Laguesse et le corps vitellin de Balbiani. De même que le corps paranucléaire le corps vitellin a une origine nucléaire : le corps paranucléaire entièrement développé rappelle par sa structure certains corps vitellins, celui notamment de beaucoup d'arachnides, où ce corps semble constitué de lamelles concentriquement disposées ; enfin de même aussi que le corps paranucléaire, le corps vitellin finit par se désagréger ; il donne naissance indirectement (par exemple chez le *Pholeus phalangioides*) aux éléments vitellins, tout comme, dans les cellules pancréatiques, il produit aussi, indirectement, les grains de zymogène. Sans doute, il y a aussi entre les deux formations des différences, mais sur lesquelles je n'insisterai pas.

REMARQUES CRITIQUES SUR UN MONSTRE HUMAIN CÉLOSOMIEN ET ANENCÉPHALE

par M. G. GÉRARD

Chef des travaux anatomiques à la Faculté de médecine de Lille

J'ai étudié pendant plusieurs mois un fœtus monstrueux d'à peu près huit mois qui présentait des malformations de toutes sortes. D'après la classification de Geoffroy Saint-Hilaire, il appartient à la catégorie des *célosomiens célosomes* ; il présente, en effet, dans une poche extra-abdominale médiane non seulement la plupart des organes abdominaux, mais encore les poumons, et le cœur qui est contenu dans un sac péricardique complet. Cette disposition répond ici à une absence partielle du sternum. Outre cette ectopie viscérale généralisée, on observe : du côté du crâne, de l'anencéphalie avec exophtalmie et tumeur cranienne postérieure ; du côté de la colonne dorsale, la non-formation de la moelle avec aplatissement général des corps vertébraux, lordose cervico-dorsale et cyphose dorso-lombaire ; conséeutivement un tassement général du cou et du tronc ; du côté des membres supérieurs, une main bote gauche ; du côté des membres inférieurs, un pied bot varus équin du côté droit, un pied bot valgus gauche.

Les malformations étaient donc multiples et l'on pouvait prévoir, d'après la loi des variations corrélatives, que tous les appareils — digestif, circulatoire, respiratoire, génito-urinaire — devaient être remaniés et anormaux.

Je ne puis insister également sur toutes les anomalies que j'ai notées. Je m'attacherai à démontrer que c'est des deux malformations principales — célosomie et anencéphalie — que dérivent toutes les autres.

1° *La célosomie.* — La poche extra-abdominale qui contenait la plupart des viscères herniés, était énorme. Les membranes fœtales, qui l'entouraient et y adhéraient intimement avaient une disposition absolument particulière : au niveau d'une ligne qui correspondait à peu près à la grande circonférence et laissait en avant $\frac{1}{5}$, en arrière $\frac{2}{5}$ de la tumeur, on trouvait une sorte de collerette formée par l'accolement de l'amnios, qui recouvrait la tumeur en arrière, et du chorion qui la recouvrait en avant.

Le cordon ombilical, court, soulevait l'amnios qui s'accolait à lui en formant une sorte de méso dont les feuillets séparés, dans la plus grande partie de leur trajet, allaient rejoindre la face profonde du chorion.

Le fœtus n'était donc pas libre dans la cavité amniotique, mais la partie antérieure de la tumeur célosomique était rattachée à la paroi utérine par un chorion à la surface duquel on trouvait des amas de fibres lisses ayant appartenu à la caduque. Cette disposition, qui rappelle celle du placenta des rongeurs, étudiée par M. Duval, permet d'admettre qu'il y a eu entre le fœtus et ses membranes externes des adhérences primitives qui ont entraîné la malformation.

La tumeur célosomique était en outre entourée d'une enveloppe propre dont la structure, nullement caractéristique — fibrillation avec cellules rondes sans membrane d'enveloppe et cellules étoilées de place en place — ne rappelait pas du tout celle du péritoine.

Dans la tumeur elle-même, on trouvait superposés la plupart des organes thoraciques et abdominaux: de haut en bas, le cœur et les poumons : le foie, l'estomac et les anses intestinales, la rate à gauche; à la partie inférieure, les reins très volumineux, recouverts des testicules.

Le tube digestif était complet : l'œsophage très long, l'estomac marqué par une dilatation à peine sensible: l'intestin grêle et le gros intestin, distincts (cæcum et appendice) étaient représentés par des anses sinueuses et simplement superposées. J'insiste sur cette absence de torsion de l'anse intestinale primitive: le péritoine avait simplement évolué sur place par allongement progressif de l'intestin, aux deux portions duquel il formait un mésentère commun, inséré en arrière sur les reins et allant du pylore à l'intestin terminal sans interruption.

Des glandes annexes, le *foie*, énorme, sans trace de vésicule biliaire, présentait un lobe de Spigel, aberrant, insinué entre l'estomac et le pancréas; le pancréas était entouré d'une enveloppe péritonéale complète.

Cette anomalie du tube digestif était, à mon avis, primitive; c'est elle qui avait entraîné l'ectopie des autres viscères contenus dans la tumeur.

L'*appareil génito-urinaire* était complet et normal à sa terminaison; les *reins* se faisaient seulement remarquer par leur volume énorme — particularité commune à tous les célosomiens — par leur lobulation bien marquée; ils étaient réunis en arrière en une seule masse en fer à cheval; mais leurs uretères étaient indépendants. Les *testicules* étaient appliqués sur la face antéro-inférieure par l'entremise d'un court méso, représentant le méso primitif du corps de Wolff. Les *capsules surrénales* avaient également suivi les reins dont elles coiffaient les extrémités antérieures; l'origine commune de ces divers organes explique leur déplacement. Je ne parle pas de la vessie, non plus que des vésicules et de la prostate, qui n'étaient pas ectopiées.

L'*appareil respiratoire* était complet, mais comme tiraillé en bas par le tube digestif. Le *larynx*, intrathoracique, embrassait la concavité de la poignée du sternum; la *trachée*, très longue, se bifurquait seulement derrière le cœur; les *poumons* étaient au-dessous et de chaque côté du cœur, en rapport avec des vaisseaux anormaux.

L'*appareil circulatoire* était complet, mais très anormal. Le *cœur*, anormal, complètement ectopié, présentait : un segment supérieur ventriculaire en relation en arrière avec l'aorte et un cordon fibreux oblitéré représentant la pulmonaire; un segment inférieur, auriculaire, en relation : en avant et en bas avec le tronc sus-hépatique, à droite avec le tronc commun à la veine cave supérieure et à l'azygos, à gauche et en avant avec les veines pulmonaires, contiguës à gauche avec le tronc commun à la veine cave inférieure anormale et une veine cave supérieure gauche supplémentaire.

Dans sa structure, le cœur avait subi de nombreux arrêts de développement : l'aorte naissait d'un ventricule droit très atrophié qui communiquait largement avec le ventricule gauche; la pulmonaire était oblitérée à son origine; les oreillettes communiquaient largement et leur sang arrivait dans le ventricule gauche par une valvule mitrale normale.

Les vaisseaux avaient gardé beaucoup de leurs dispositions primitives.

Des *artères*, l'aorte offrait peu de particularités dans sa portion initiale; la crosse donnait ses troncs normaux; la portion thoracique était plus considérable que sa portion abdominale, très réduite par suite du tassement vertébral. Les branches étaient très simplifiées et se réduisaient à une diaphragmatique supérieure, un tronc commun postérieur pour les intercostales, un tronc commun antérieur sus-rénal très important qui envoie des branches à la plupart des organes. La division en iliaques primitives et ombilicale droite — unique — se faisait à un centimètre environ au-dessous du diaphragme.

Les anomalies des branches des artères iliaques ne portaient que sur des points de détail.

J'ai dit tout à l'heure que la pulmonaire était oblitérée à son origine; la circulation dans ses branches droite et gauche, très longues, se faisait par l'entremise du canal artériel dirigé d'arrière en avant et parallèlement à l'aorte. Cette disposition, sur laquelle j'ai déjà eu l'occasion d'insister dans divers travaux, n'est pas exceptionnelle et a pu même s'observer chez des enfants ayant vécu plusieurs jours.

Les *veines* avaient gardé la disposition primitive des veines cardinales antérieures et postérieures se jetant à droite et à gauche dans les sinus de Cuvier.

En suivant le développement et en le comparant à ce que j'ai observé, on trouve :

A la pointe du cœur, une grosse veine sus-hépatique, qui représente le sinus veineux : elle reçoit directement à droite la v. mésentérique inférieure. Les veines omphalo-mésentériques et ombilicales sont figurées : 1° par une veine porte formée par la v. splénique et la grande v. mésaraïque : 2° par la v. ombilicale gauche qui rejoint le tronc gauche de la veine porte, mais n'a pas de communication directe avec la v. sus-hépatique gauche, au-dessous de laquelle elle passe, sans s'anastomoser, en abordant le foie (absence du canal d'Arantius).

Les canaux de Cuvier ont persisté intégralement à droite et à gauche sous la forme de troncs communs.

a). — La v. latéro-cardiaque droite (canal de Cuvier droit) reçoit : 1° la v. cave supérieure droite (cardinale antérieure droite) formée par l'union des v. jugulaire et sous-clavière : 2° la v. azygos (cardinale postérieure droite).

b). La v. latéro-cardiaque gauche (canal de Cuvier gauche) reçoit : 1° en haut, la v. cave supérieure *gauche* (cardinale antérieure gauche) qui ramène le sang du bras et du cou : 2° en bas, la v. cave inférieure (cardinale postérieure gauche) qui recueille le sang des membres inférieurs et des reins.

Certaines veines ont cependant changé de destination : à la place de la v. cave inférieure normale, on trouve la v. mésentérique inférieure qui se jette dans la v. sus-hépatique droite; la v. vertébrale primitive gauche s'est extraordinairement développée pour devenir la v. cave inférieure.

2° *L'anencéphalie.* — En fait de système nerveux central, je n'ai découvert sur notre sujet aucune trace de cerveau; et l'examen histologique de la mince membrane qui recouvrait la partie supérieure du spina-bifida n'a montré que des éléments nerveux embryonnaires perdus au milieu d'un tissu très vascularisé et comme angiomateux.

Je considère donc les malformations crâniennes et rachidiennes comme étant sous la dépendance d'un arrêt de développement très primitif de la moelle et de l'encéphale.

Il faut cependant accepter qu'il y a eu au moins début de formation des vésicules cérébrales puisque les yeux bien développés possèdent une rétine et un pédicule optique et qu'on retrouve facilement certaines paires crâniennes (III, VI (?), V, VII, IX, X, XI et XII, les cinq dernières pouvant être suivies jusqu'à leur terminaison).

Il faut également admettre que ces vésicules se sont atrophiées très vite : à l'état normal, le cerveau d'une part, d'autre part la cavité buccale, les organes de la mastication et les fentes branchiales exercent une influence prépondérante sur la morphologie de la face et du crâne, qui s'adapte et se moule sur l'encéphale.

La face est bien développée, normale; de même toute la portion sus-diaphragmatique du tube digestif et ses dérivés sont à peu près en situation normale.

Pour le crâne, il n'en a pas été de même; le cerveau ne s'étant pas développé, les os de la base — os primaires — ont contracté des connexions anormales : soudure du sous-occipital et de l'écaille du rocher, tassement de l'os basilaire et non formation du trou occipital; les os de la voûte — os secondaires de revêtement qui n'apparaissent que plus tard — ont évolué sur place et c'est ainsi qu'on observe l'accolement du frontal — face interne — au sphénoïde, et le chevauchement des pariétaux, unis en arc, sur l'occipital. Il n'y a pas de cavité crânienne et les os de la voûte sont unis à ceux de la base par du tissu fibreux dense, et les seuls orifices qu'ils présentent laissent passer de gros vaisseaux, surtout des veines qui ont été formées de la tumeur crânienne postérieure.

Du côté de la colonne vertébrale, on observe un aplatissement transversal des corps, et la non formation des lames et des pédicules.

Je dirai un mot des ganglions spinaux : normaux en apparence, en nombre à peu près égal à celui des corps vertébraux, ils sont en rapport avec les nerfs périphériques, bien nets partout. Leur situation et leur développement montrent bien qu'ils apparaissent avant la fermeture complète de la gouttière médullaire, dont ils sont séparés à l'origine (His, M. Duval, Lenhossek). Leur présence s'explique d'autant mieux que leur existence est liée non pas à celle de la moelle, mais à celle des nerfs sensitifs périphériques.

Un mot également des *anomalies musculaires* : elles sont multiples ; je les signale simplement et me contente de les attribuer à des déplacements en rapport avec les modifications dans la situation des os du crâne et l'aplatissement des corps vertébraux. Les muscles postérieurs du tronc, en particulier, *se sont insérés où ils ont pu*, et leurs déplacements s'expliquent aisément par leur métamérie primitive : plus que chez le sujet normal, ils ont conservé leur disposition typique de chevrons musculaires étagés de chaque côté de la colonne dorsale, et sur laquelle ont insisté Gegenbaur, Winslow, Krause, Trolard, Debierre, etc.

CONCLUSIONS. — Je pense qu'il y a lieu, chez le monstre qui vient de nous occuper, de mettre en vedette les deux malformations principales et primitives — l'anencéphalie et la célosomie — qui ont entraîné toutes les autres anomalies.

1° A l'anencéphalie, il faut attribuer : les anomalies crâniennes produites par accolement, pour ainsi dire, des os primaires et des os de revêtement : la non fermeture du canal rachidien : les déplacements des muscles postérieurs du canal rachidien : les déplacements des muscles postérieurs du tronc : ce sont là des malformations à proximité. Pour les malformations à distance — main bote et pieds bots dont je n'ai parlé qu'incidemment — certaines théories permettent d'admettre également certains troubles trophiques, qui ont bouleversé l'évolution, cependant indépendante, des nerfs périphériques.

2° La célosomie, malformation primitive, a été produite probablement par la persistance de l'anse ombilicale primitive, la non fermeture des lames ventrales consécutive à l'adhérence des membranes externes. Elle a entraîné de nombreuses anomalies, toutes secondaires; l'état rudimentaire du diaphragme, l'allongement de l'œsophage par tiraillement, l'ectopie du foie, de la rate et du pancréas, l'allongement de la trachée, l'ectopie des poumons, du cœur et des reins ; la disparition par tassement de la région sous-hyoïdienne et la formation des courbures très exagérées de la colonne vertébrale, déjà anormale et qui a dû se prêter à la propulsion des organes thoraciques et abdominaux : les anomalies des vaisseaux artériels et veineux.

En résumé : bien qu'il soit fréquent de noter la coïncidence de malformations multiples chez les sujets monstrueux, je considère comme indépendantes la célosomie et l'anencéphalie ; j'ai seulement essayé d'interpréter, non d'expliquer des arrêts de développement aussi complexe, dont la cause échappe d'ailleurs le plus souvent ; dans notre cas particulier, je n'ai trouvé chez les ascendants aucune des causes pathogéniques habituellement incriminées — syphilis, tuberculose, etc., — et capable d'éclairer un peu la pathogénie des malformations.

UEBER DIE ENTWICKLUNG DER ROTEN BLUKÖRPERCHEN BEI DEN WIRBELTIEREN MIT DEMONSTRATION MICROSCOPISCHER PRÄPARATE

von Dr. med. C. S. ENGEL

Berlin

Wenn wir von roten Blutkörperchen sprechen, dann denken wir an diejenigen Zellen, welche in ihrem Protoplasma die zum Gasaustausch notwendigen Stoffe enthalten. Diese Stoffe sind bekanntlich bei den wirbellosen Tieren mit wenigen Ausnahmen nicht an bestimmte Zellen gebunden, sondern sie cirkulieren als Haemoglobin resp. als Haemocyanin im Blutplasma gelöst. Bei den Wirbeltieren ist das Aufgelöstsein des Blutfarbstoffes im Plasma ebenfalls bekannt, es ist der als Haemoglobinaemie bezeichnete Zustand, der aber zu den schwersten pathologischen Veränderungen des Blutes gehört. In der Wirbeltierklasse ist die Function, den Gaswechsel zu vermitteln, einer bestimmten Zellform übertragen, den roten Blutkörperchen; und wenn auch unbekannt ist, welche Zellen bei den Wirbellosen den Blutfarbstoff produciren, so kann doch der Umstand, dass die Wirbeltiere besondere Haemoglobinzellen besitzen, als eine durch die höhere Organisation bedingte Arbeitsteilung aufgefasst werden. Mit Ausnahme der Säugetiere circulieren in den Gefässen der Vertebraten kernhaltige rote Blutkörperchen. Bei der Aehnlichkeit, die unter den anderen Gewebszellen der Säugetiere und der übrigen Wiebeltiere herrscht, müsste es auffallen, dass für die wichtigste Aufgabe im Organismus, nämlich die, den Zellen den Sauerstoff heranzuschaffen, gerade in der höchsten Klasse der Wirbeltiere andere Zellen bestimmt sein sollten, als in den niederen Klassen. Diese Verschiedenheit ist jedoch eine nur scheinbare. Studiert man das für die Erythrocyten wichtigste Blutbildungsorgan, das Knochenmark, und noch besser, untersucht man das Blut sehr junger Säugetierembryonen, so findet man, dass die kernlosen roten Blutkörperchen der Säugetiere nur ein reifes Entwickelungsstadium darstellen, dass sie hervorgegangen sind aus Zellen, die wie jede andere vollwertige Zelle, einen Kern besitzen.

Seit einer Reihe von Jahren, bemühe ich mich, durch systematische Untersuchung des embryonalen Blutes der verschiedenen Wirbeltierklassen einen Einblick in die Blutentwickelung zu gewinnen. Diese Untersuchungen haben dadurch einen gewissen Abschluss erlangt, dass ich im übrigen Jahre Gelegenheit hatte, auf der biologischen Station in Helgoland Embryonen der Kornhaies (*Acanthias vulgaris*), zu studieren. Dadurch bin ich in der Lage, Ihnen Praeparate aus der embryonalen Zeit des Menschen, des Schweines, der Maus, des Hühnchens, des Frosches und des Haifisches zu demonstrieren.

Bei der Kürze der mir zur Verfügung stehenden Zeit, will ich mich hier auf die Beantwortung einer der wichtigsten Fragen der Blutentwickelung beschränken : "Sind die Erythrocyten des erwachsenen Tieres identisch mit denen seines Embryo und wie entwickelt sich das Blut des erwachsenen Tieres aus dem embryonalen?"

Was den ersten Teil der Frage betrifft, so sind in allen 4 Klassen der Wirbeltiere die Erythrocyten der jungen Embryonen verschieden von denen der erwachsenen Tiere. Wie aus den sechs Praeparaten von Säugetierblut, die ich aufgestellt habe, hervorgeht, sind die embryonalen Zellen bedeutend grösser als die definitiven. Dabei besitzen sie einen Kern, der in der jüngsten embryonalen Zeit grösser ist als später. Diese erste Form der embryonalen Blutkörperchen kann, wie Sie es bei der Maus sehen, sehr reich an Karyomitosen sein, während an den etwas später auftretenden Zellen mit kleinem Kern Mitosen selten wahrzunehmen sind. Die grossen Zellen mit kleinem Kern färben sich genau wie die normalen Erythrocyten, wir nennen sie desshalb orthochromatisch. Sie sind nicht identisch mit den im Blute Anaemischer vorkommenden kernhaltigen roten Blutkörperchen, jedoch finden sie sich häufig im Knochenmark an perniciöser Anaemie Verstorbener, wie das Praeparat VII zeigt. Da sie weder mit den Normoblasten noch mit den Megaloblasten übereinstimmen, habe ich vorgeschlagen, sie als Mutterzellen, Metrocyten zu bezeichnen. Diese Metrocyten sind grosse, kuglige oder linsenförmige Zellen mit einem mehr oder weniger kleinen Kern. Die Bedeutung dieser Zellform erhellt daraus, dass nicht nur bei den untersuchten Säugetieren sondern auch beim Hühnchen, beim Frosche und dem Hai die ersten gefundenen Zellen Metrocyten sind, wie sich aus Praeparat VIII, IX und X ergiebt.

Da das Blut der erwachsenen niederen Wirbeltieren kernhaltig ist, so ist es dem ihrer Embryonen viel ähnlicher als es bei den Säugetieren der Fall ist, da diese ja kernlose Rote von geringerer Grösse besitzen. Eine Ausnahme machen die sehr jungen embryonalen Blutzellen des Frosches. Diese sind den Blutkörperchen des erwachsenen Frosches deshalb sehr unähnlich, weil die embryonalen Froschblutkörperchen bis zu einem bestimmten Alter Dotterkugeln enthalten, wie sie am Schnitt im Praeparat IX erkennen. Es kann nicht unsere Aufgabe sein, auf diese Verhältnisse, die die Folge der Furchungsart des Frosches sind — es ist bekanntlich holoblastisch mit inaequaler Furchung — hier näher einzugehen, nur so viel sei hervorgehoben, dass, wenn man von den Dotterkugeln in den Zellen absieht, die jüngsten Blutkörperchen des Frosches denen der anderen Wirbeltiere sehr ähnlich sind.

Wir haben also festzustellen, dass erstens die jüngsten embryonalen Blutkörperchen der von mir untersuchten Wirbeltiere verschieden sind von den definitiven Blutzellen des erwachsenen Tieres, dass aber zweitens die ersten embryonalen Zellen unter einander eine grosse Aehnlichkeit besitzen, derart, dass es Mühe machen kann, das Blut eines Schweineembryo von 2 cm. Länge von dem eines bebruteten Hühnereies vom 4. Tage zu unterscheiden.

Wie entwickelt sich nun das Blut des erwachsenen Tieres aus dem embryonalen?

Beginnen wir den einfachen Verhältnissen beim *Hai*! Der erwachsene Hai hat ein rotes Blutkörperchen, welches dem des Frosches ähnlich ist, sich nur in der Grösse von diesem unterscheidet. Es ist länglich und hat einen nicht sehr grossen Kern. Dieses Aussehen haben seine Blutkörperchen bereits in der letzten Zeit der embryonalen Entwickelung. Untersuchen wir jedoch das Blut eines Haiembryo von 3 bis 4 Cm. Länge, so finden wir flache, kreisrunde Blutkörperchen mit einem mehr oder weniger grossen Kern, der zuweilen Mitosen zeigt (*Praep.* X). Diese runden Zellen gehen allmählich in die gewöhnliche längliche Form über.

Beim *Frosch* sind die Verhältnisse complicierter. Untersucht man die Froschlarve zu einer Zeit, wenn sie die Eihülle noch nicht gesprengt hat, dann findet man sowohl innerhalb des Herzens als auch in den Gefässen kuglige, mit Dotterkügelchen und feinkörnigem schwarzen Pigment ausgefüllte Zellen mit Kern und Kernkörperchen, zuweilen in Mitose. Werden die Larven frei und zeigt sich ein Ansatz zur Schwanzbildung, dann verlieren die Blutkörperchen ihre Dotterkugeln, die schon vorher bedeutend kleiner und spärlicher geworden sind. Mitosen sind auch jetzt noch häufig. Wenn die Dotterkugeln aus den übrigen Gewebszellen fast verschwunden sind, sind auch die Blutkörperchen frei davon. Nach Verlust der Dotterkugeln nehmen die Blutkörperchen, die noch rund sind, allmählich die längliche Form an. Kurz erwähnen will ich noch, dass die embryonalen Blutkörperchen noch in der Leber nachzuweisen sind, wenn das Herzblut schon längst normale Blutkörperchen besitzt.

Sehr instructive Bilder giebt das *Hühnerblut*. Breitet man Eier im Brutschrank 21 Tage lang aus und untersucht man täglich das Blut an Deckglastrockenpräparaten, indem man nach Entfernung der Kalkschale durch die Schalenhaut hindurch ein Gefäss vorsichtig ansticht und das herausquellende Blut zwischen zwei Deckgläschen durch Capillarität einziehen lässt, — so beobachtet man Folgendes : die als Metrocyten bezeichneten, kugligen Zellen beherrschen in den ersten Tagen das Bild vollständig, allmählich werden sie durch normale kernhaltige Rote ersetzt, sodass um den 7. bis 8. Tag der Bebrutung herum die Zahl der Metrocyten mit der Zahl der gewöhnlichen kernhaltigen Roten etwa übereinstimmt. Dabei ist jedoch zu beachten, dass die definitiven Blutkörperchen zuerst mehr rund als länglich sind, dass sie vielfach Polychromasie zeigen und dass es alle Uebergänge von orthochromatischen Metrocyten zu definitiven kernhaltigen Roten giebt, sodass man zuweilen beide Zellformen nicht von einander unterscheiden kann. In der letzten Woche des embryonalen Lebens nimmt die Zahl der Metrocyten rapide ab, sodass beim Auskriechen des Hühnchens sein Blut frei von Metrocyten ist. Es soll nicht unerwähnt bleiben, dass die ganze Entwickelung hindurch kernlose Rote im Hühnerblut angetroffen werden, die zweifellosdurch Kernenverlust aus den Metrocyten entstanden sind.

Kommen wir endlich zu den *Säugetieren*! Hier sind die Verhältnisse besonders complicirt u. z. deshalb, weil es mehrere Organe sind, die sich in verschiedener Weise an der Blutbildung beteiligen. Aus meinen Untersuchungen ergiebt sich, dass wir zwei Stadien in der Blutentwickelung der Säugetiere zu unterscheiden haben. Der Markstein zwischen beiden ist die Bildung von Knochenmark. Das erste Stadium, welches innerhalb des embryonalen Lebens liegt, reicht von dem ersten Auftreten von Blutzellen bis zu dem Zeitpunkt, wo sich Knochen mit Knochenmark gebildet haben. Das zweite Stadium umfasst die Zeit von der Entwickelung des Knochenmarks bis zum Tode. Dieses zweite Stadium der Blutentwickelung ist also ausserordentlich viel länger als das erste, es ist das definitive, während das erste, das provisorische darstellt.

Beim Schwein, dessen embryonales Leben 16 Wochen dauert, bildet sich das Knochenmark etwa um die 8. Woche. Wir könnten also in den ersten zwei Monaten seiner embryonalen Existenz von einer "prämedullären Blutentwickelung" sprechen, während die medulläre Blutentwickelung die sich daran schliesst, die zweite Hälfte der embryonalen Zeit sowie die ganze Lebensdauer umfasst. Gehen wir zunächst auf die prämedulläre Zeit über, so haben wir auch hier zwei Abschnitte von einander zu trennen.

Im ersten Abschnitt besteht das Blut lediglich aus kugligen hämoglobinhaltigen Zellen mit Kern, Zellformen die ich oben als Metrocyten erzeichnet habe. Im zweiten Abschnitt der praemedullären Zeit finden sich neben den Metrocyten, allmählich immer zahlreicher werdend, kernlose rote Blutkörperchen, während die Menge der kernhaltigen Metrocyten abnimmt. Den Blutkörperchen des praemedullären Stadiums ist gemeinsam, dass sie grösser sind als die des medullären. Je mehr die prämedulläre Zeit sich ihrem Ende zuneigt, mit anderen Worten, je mehr wir uns der eigentlichen, medullären Blutentwickelungsperiode nähren, um so kleiner werden die kernhaltigen und kernlosen roten Blutkörperchen. Auf die Frage, woher die roten Blutkörperchen der prämedullären Zeit stammen, kann ich nur sehr bescheiden antworten.

Die *Milz* kann nicht in Betracht kommen, denn sie entwickelt sich erst einige Zeit vor dem Knochenmark und spielt auch später für die Bildung der roten Blutkörperchen eine nur untergeordnete Rolle. Die *Leber* ist in der praemedullären Zeit ein ausserordentlich wichtiger Blutbildungsorgan, doch unterscheiden sich, wie wir gleich sehen werden, die Blutkörperchen der Leber bereits in der zweiten Hälfte der prämedullären Blutentwickelung sehr wesentlich von den in den Gefässen circulierenden.

Soweit meine Untersuchungen reichen, finden sich Metrocyten bereits im Blute der 5 Mm. langen Maus, des 1 Cm. langen Schweins und des 1 1/2 Cm. langen Menschenembryo. Herz- und Leberblut ist nur ähnlich in der ersten Hälfte des embryonalen Lebens, da besitzen beide Metrocyten. Wenn im Herzen kernlose Rote auftreten, die aus den orthochromatischen Metrocyten hervorgegangen, ebenfalls orthochromatisch sind, das heisst bei Färbung mit Eosin und einen Kernfarbstoff das reine Rot annehmen — enthält die Leber zahlreiche kernhaltige Rote mit polychromatischem Protoplasma, das heisst Zellen, die sich bei derselben Färbung violett färben. Es liegt aber auf der Hand, dass die orthochromatischen kernlosen Roten des Gefässblutes nicht aus polychromatischen kernhaltigen der

Leber entstanden sein können, dazu sind orthochromatische Zellen erforderlich. Es würde zu weit führen, wollte ich auf die Frage der Ortho- und Polychromasie hier näher eingehen, nur so viel will ich betonen, dass, wenn es sich darum handelt, die Ursprungszellen unserer normalen Erythrocyten zu erforschen, wir stets nach kernhaltigen Zellen mit orthochromatischem Protoplasma zu suchen haben. Das Knochenmark enthält diese Zellen neben zahlreichen polychromatischen. Auch in der Grösse weichen diese Knochenmarkszellen nicht von den normalen Erythrocyten ab.

Desshalb ist es das Knochenmark, mit dessen Auftreten die eigentliche, definitive Bildung der roten Blutkörperchen beginnt. Ueber die Art, wie der Kern verloren geht, kann ich mich hier nicht näher auslassen. *Praep.* III soll eine Art des Kernschwunds demonstrieren. Das geringe Erneuerungsbedürfnis der ersten Blutkörperchen beim normalen Erwachsenen documentiert sich dadurch, dass der grösste Teil des Knochenmarks im Leben verfettet und erst dann wieder rot wird, wenn, wie bei der perniciösen Anaemie, die normale Blutentwickelung gestört ist.

Wie wir oben ausgeführt haben, ist das Auftreten von bestimmten Haemoglobinzellen bei den Wirbeltieren dadurch zu erklären, dass bei diesen die Arbeitsteilung weiter ausgebildet ist als bei den Wirbellosen. In ähnlicher Weise sind die kernlosen Blutkörperchen in den Gefässen der Säugetiere ebenfalls als das Produkt einer durch die höhere Organisation bedingten Arbeitsteilung aufzufassen.

Den kernhaltigen Roten der niederen Wirbeltiere liegen zwei Funktionen ab, erstens die Erhaltung und Vermehrung der Zelle, zweitens der Gasaustausch. Diese beiden Funktionen sind bei den Säugetieren getrennt. Die Erhaltung und Vermehrung der Zelle, eine Aufgabe, die ohne Kern nicht zu erfüllen ist, liegt den kernhaltigen Roten der Blutbildungsorgan, speciell des Knochenmarks ab, den Gasaustausch besorgen die kernlosen roten Blutkörperchen. Diese sind dem Untergange verfallen, da sie, kernlos, keine Regenerationskraft besitzen.

So ergiebt sich auch aus dem Studium der Blutentwickelung, dass die Säugetiere zwar phylogenetisch dem Stamm der Wirbeltiere angehören, dass sie aber vermöge einer, selbst auf das Blut ausgedehnten, verfeinerten Arbeitsteilung, die höchste Stufe unter diesen einnehmen.

CONTRIBUTION A L'ÉTUDE DE LA FÉCONDATION CHEZ L'ORVET (ANGUIS FRAGILIS)[1]

RÉSUMÉ

par M. A. NICOLAS

Professeur à l'Université de Nancy

Les observations que je présente au Congrès ne pouvant être convenablement détaillées qu'à la condition d'être accompagnées de figures, je me bornerai à en donner ici un court résumé.

J'ai recueilli cette année les œufs de deux Orvets femelles (sur un total de plus de trois cents Orvets que j'ai sacrifiés du 26 mai au 16 juin), au nombre de 6 chez l'une (femelle A, du 9 juin) et de 5 chez l'autre (femelle B, du 11 juin). Tous ces œufs étaient sensiblement à la même période de développement, ceux de A cependant un peu plus avancés que ceux de B.

L'examen des coupes montra que j'avais affaire à des phases de conjugaison des pronucleus mâle et femelle et qu'il existait en outre une polyspermie abondante.

Les noyaux conjugués n'occupent, en aucun cas, le centre du disque germinatif, ainsi que je m'en suis assuré par des reconstructions graphiques; mais ils en sont toutefois très rapprochés.

Ils sont situés profondément dans ce disque à la limite de la zone protoplasmique et de la couche riche en granulations vitellines fines.

Des deux noyaux accouplés l'un est légèrement plus petit que l'autre, la différence de volume étant plus évidente dans les œufs de B que dans les œufs de A.

Leur situation respective est variable. Ordinairement le plus gros est plus voisin de la surface, par conséquent logé sur le plus petit.

Ces noyaux sont constitués par une charpente achromatique réticulée assez grossière, lâche et irrégulière, renferment un ou deux grains nucléolaires et sont entourés par une membrane d'enveloppe.

Dans les œufs de B l'accolement des deux noyaux se fait de telle sorte qu'entre eux demeure ménagé un espace, plus ou moins consi-

1. Travail fait sous les auspices de la fondation Élizabeth Thompson.

dérable suivant les cas, occupé par une substance très dense, manifestement indépendante du contenu des noyaux.

J'ai émis l'hypothèse que cette substance pourrait représenter la sphère attractive enclavée provisoirement entre les deux pronucleus lorsqu'ils se sont rencontrés.

Chez la femelle A, au contraire, la juxtaposition des noyaux est intime et se fait suivant une large surface courbe, l'un des noyaux déprimant l'autre.

Les noyaux conjugués sont entourés d'une aire protoplasmique où les grains vitellins sont rares, sans toutefois faire défaut. Je n'ai jamais vu dans cette zone rien qui puisse être interprété avec certitude comme sphère attractive ou corpuscule central. Tout au plus ai-je pu quelquefois y reconnaître une vague disposition radiaire des travées protoplasmiques.

Indépendamment des noyaux conjugués, tous les disques germinatifs examinés renferment d'autres noyaux en grand nombre, soit :

Chez A 1, 19 noyaux.
A 2, 44 »
A 3, 20 »
A 4, 10 (au moins, série incomplète).
A 5, 54 noyaux.
A 6, 29 »

Chez B 1, 18 noyaux.
B 2, au moins 19.
B 3, 20 noyaux.
B 4, 25.
B 5, au moins 20.

Je considère ces noyaux comme des *noyaux spermatiques accessoires* (Oppel), des *noyaux de mérocytes* (Rückert).

Ils sont disséminés sans ordre apparent dans toute l'étendue du disque germinatif. Chez A, la proportion de ceux qui sont répandus dans la région périphérique du disque est plus considérable que celle des noyaux plus rapprochés du centre. Cette distribution est peut-être en rapport avec un phénomène de migration des mérocytes tel que celui que Rückert décrit (à une période plus tardive) chez les Sélaciens.

Ces noyaux sont situés à la limite de la couche protoplasmique et de la couche à fines granulations vitellines du disque. Ils sont d'autant moins profonds qu'on se rapproche davantage de la périphérie de celui-ci. Je n'en ai jamais aperçu en dehors de ses limites.

Tous présentent les caractères de noyaux au repos. Ils diffèrent d'ailleurs quelque peu les uns des autres sous le rapport de leurs dimensions, de leur forme et de leur structure. Mais entre les extrêmes on trouve des intermédiaires.

Une zone protoplasmique, densifiée et relativement pauvre en enclaves vitellines, entoure chacun d'eux. Cette zone présente toujours, mais avec une évidence variable, une structure radiée. La coloration par l'hématoxyline ferrique m'a permis de reconnaître au voisinage de la plupart des noyaux, dans les limites de l'aire protoplasmique, un filament plus ou moins onduleux, coloré en noir et qui peut être suivi en dehors sur un trajet parfois assez long, tandis que par son autre extrémité il s'arrête, sans atteindre le noyau, dans une plage très dense au milieu de laquelle j'ai vu à plusieurs reprises un grain noir, et dont la périphérie peut émettre des irradiations.

Il me semble de toute évidence que ces filaments ne sont pas autre chose que des vestiges de la queue du spermatozoïde (dont la tête s'est transformée en noyau) aboutissant à une masse archoplasmique, ou sphère attractive, munie d'un corpuscule central.

Chez A je n'ai pas observé de filament noir continu, mais j'ai vu plusieurs fois, dans les mêmes rapports avec le noyau, une ligne onduleuse formée de grains extraordinairement fins placés à intervalles inégaux les uns à la suite des autres. Je suis convaincu que ces fils moniliformes sont aussi des queues de spermatozoïdes en voie de régression.

Dans deux disques germinatifs de A, j'ai observé enfin, à peu près à l'union du 1/3 externe avec le 1/3 moyen de la surface, par conséquent dans la zone mince du disque, deux noyaux très superficiels, étroitement juxtaposés. Dans un cas ils avaient tous deux exactement la même structure; dans l'autre l'un était plus petit et plus coloré.

J'ai considéré ces noyaux comme des noyaux spermatiques accessoires, c'est-à-dire comme des dérivés de têtes de spermatozoïdes. En admettant même qu'aucun fait d'observation personnel ne m'autorise à soutenir cette interprétation, je l'accepterais néanmoins en me fondant sur les recherches d'autres auteurs, notamment sur celles de Oppel et sur celles, absolument convaincantes, de Rückert. L'analogie entre les faits que j'ai vus chez l'Orvet et ceux que Rückert décrit chez les Sélaciens (*Torpedo* et *Pristiurus*), aux stades correspondants, est telle que je ne puis croire qu'il soit possible de leur attribuer une signification différente. Or Rückert prouve, à n'en pas douter, que les « noyaux de mérocytes » proviennent exclusivement de la transformation de têtes de spermatozoïdes au même titre que le pronucléus mâle.

On avait déjà, depuis le travail de Oppel, de bonnes raisons de croire qu'il en est de même chez les Reptiles, du moins chez *Anguis fragilis* et chez *Tropidonotus natrix*. La persistance de la queue des spermatozoïdes pendant la conjugaison des noyaux sexuels est un nouvel argument, à lui seul suffisant.

La polyspermie chez l'Orvet me semble un phénomène constant, si j'en juge par mes observations qui prouvent en outre qu'elle peut être aussi abondante que chez les Sélaciens (Rückert). Dans les œufs que j'ai étudiés, la pénétration des spermatozoïdes a dû se faire pour *tous* à peu près à la même époque, étant donné que les noyaux, produits de leurs transformations, se ressemblent beaucoup, soit les noyaux spermatiques accessoires entre eux, soit ces mêmes noyaux avec le pronucléus mâle. Comme cela a lieu chez les Sélaciens, mais plus tôt chez l'Orvet, les noyaux spermatiques, une fois la conjugaison réalisée entre l'un d'eux et le pronucléus femelle, tendent à s'écarter du centre de l'œuf. Maintenant cette polyspermie est-elle physiologique? Je n'aperçois vraiment aucun motif qui puisse faire croire le contraire.

DISCUSSION

M. L. Sala demande si M. Nicolas a vu des figures karyokinétiques.

OBSERVATIONS RELATIVES AUX CONNEXIONS DE LA POCHE DE RATHKE ET DES CAVITÉS PRÉMANDIBULAIRES CHEZ LES EMBRYONS DE CANARD

par A. NICOLAS et A. WEBER

Notre intention était de présenter au Congrès le résultat de nos recherches sur le développement des cavités céphaliques chez quelques Oiseaux. Malheureusement diverses circonstances nous ont empêchés de réaliser toutes les observations qui pouvaient nous permettre de donner une description suffisamment suivie. Nous nous bornerons donc à montrer quelques préparations qui mettent en lumière plusieurs faits intéressants dont voici l'exposé sommaire.

Embryon de canard de 94 heures d'incubation. (Coupes transversales).

Les coupes de cet embryon démontrent l'existence d'un cordon épithélial compact unissant la paroi de la poche de Rathke (diverticule hypophysaire) à la paroi de la cavité prémandibulaire *droite*. Ce cordon s'étend de la partie latérale de la face postérieure de la poche, à une certaine distance au-dessous de son fond, jusqu'à l'angle interne de la cavité en question. Celle-ci se prolonge dans son intérieur sur une faible étendue. Du côté gauche on aperçoit un bourgeon qui part de l'endroit symétrique de la poche, mais se termine bientôt en pointe à une distance notable de la cavité céphalique correspondante.

Chez cet embryon la membrane pharyngienne est perforée. La poche de Seessel n'est qu'une faible dépression de la paroi dorsale du tube digestif, en arrière d'une sorte de bouton épithélial qui pend librement dans la cavité intestinale et qui, ainsi qu'on le constate chez les embryons plus jeunes, est un vestige de la lame endodermique de la membrane pharyngienne. La corde dorsale a perdu toute connexion avec le diverticule hypophysaire. Les cavités prémandibulaires sont indépendantes l'une de l'autre.

Embryon de canard de 81 heures d'incubation. (Coupes transversales.)

La cavité prémandibulaire *droite* est unie à la paroi dorsale de l'intestin antérieur, immédiatement en arrière de l'entrée de la poche de Rathke, ce qui revient à dire au niveau de la poche de Seessel, par un cordon épithélial en partie creusé d'une lumière, notamment dans son segment distal. L'extrémité antérieure de la corde dorsale vient s'unir à ce cordon qui, d'autre part, touche à la paroi dorsale du diverticule hypophysaire. Cette paroi dorsale, dans toute sa hauteur, est confondue avec l'épithélium intestinal. Les deux cavités prémandibulaires n'ont plus entre elles aucune connexion.

Embryon de canard de 69 heures d'incubation. (Coupes transversales.)

Les cavités céphaliques sont unies l'une à l'autre par un cordon partiellement creux sur lequel vient buter la corde et qui passe, sans le toucher, au-dessus du fond de la poche de Rathke.

Sur les coupes intéressant à la fois l'intestin antérieur et le diverticule hypophysaire, on voit que l'épithélium intestinal émet sur la ligne médiane une sorte de bourgeon cellulaire diffus qui file le long de la paroi dorsale du diverticule et s'insinue entre elle et l'arc aortique voisin sous la forme d'une traînée cellulaire qui va se continuer avec la paroi de la cavité prémandibulaire *droite*. Plus ventralement ce bourgeon endodermique constitue la paroi même de la poche hypophysaire. Chez cet embryon, la membrane pharyngienne est intacte dans toute son étendue.

Embryon de canard de 72 heures d'incubation.

Cet embryon coupé sagittalement complète et éclaircit les données de la série précédente.

L'extrémité antérieure du tube digestif présente sur la ligne médiane une sorte de fente ou mieux de pertuis évasé en entonnoir. en partie obstrué par des cellules groupées en un amas lâche. La partie de la paroi intestinale située au-dessus de cette fente n'est autre chose que la paroi dorsale de l'intestin; elle n'offre rien de particulier. La partie située au-dessous, au contraire, présente d'abord immédiatement un épaississement notable, véritable nodule saillant dans la lumière intestinale, puis elle se continue ventralement et forme à elle seule, sur la ligne médiane et dans le voisinage immédiat de celle-ci, la membrane pharyngienne.

L'amas cellulaire, qui bouche en quelque sorte la fente dont il vient d'être question, se prolonge en avant et dorsalement en se juxtaposant étroitement à la paroi postérieure puis au fond de la poche hypophysaire. On le voit ensuite s'unir au cordon d'union transversal des cavités prémandibulaires auquel d'autre part confine l'extrémité antérieure de la corde dorsale.

Ainsi que nous l'avons dit plus haut, la membrane pharyngienne sur la ligne médiane est formée exclusivement par une couche épithéliale endodermique. La paroi postérieure du diverticule hypophysaire s'amincit très rapidement à partir de son fond, recouvre en avant la fente intestinale et l'amas cellulaire qui l'occupe et se perd bientôt sur l'extrémité supérieure de la face antérieure de la membrane pharyngienne.

De l'examen de ces embryons, corroboré par l'étude de plusieurs autres séries, découlent quelques conclusions que nous exposerons très brièvement ici, en laissant de côté tout historique ainsi que les comparaisons qu'autoriseraient les travaux récents de Chiarugi, Corning, Davidoff et Dorello.

Dans le courant du quatrième jour de l'incubation chez le canard, on retrouve la fente qu'ont décrite Rex et Kupffer, chez des embryons plus jeunes, au fond de l'intestin antérieur. Le bourgeonnement cellulaire diffus qui part de cette région, homologué à juste titre par Kupffer à l'intestin préoral de l'Ammocœte et de l'Esturgeon, en rapport d'autre part, comme l'a montré Rex, avec le développement des cavités prémandibulaires et de leur cordon d'union, contracte des connexions intimes avec la poche hypophysaire. Au début il y a simplement contact entre lui et la paroi épithéliale postérieure de celle-ci et il apparaît alors comme un tractus unissant l'intestin au cordon d'union tendu entre les cavités prémandibulaires. Plus tard, la moitié gauche de ce cordon disparaissant, probablement par suite du développement d'une branche vasculaire, la cavité prémandibulaire droite continuée par le segment adjacent persistant du cordon unitif demeure seule en connexion avec l'intestin antérieur. Dans une phase plus avancée, on ne trouve plus trace de cette connexion, mais on constate alors que la poche hypophysaire est unie par un pont épithélial à cette même cavité prémandibulaire.

Nous serions tentés d'expliquer ce fait de la façon suivante. Lorsque la lame ectodermique de la membrane pharyngienne a disparu (à ce propos nous ferons observer que pour Rex c'est au contraire la lame endodermique qui s'atrophie) il en résulte que la portion proximale de la paroi postérieure de la poche de Rathke se trouve dès lors formée par une partie de la paroi épithéliale de l'intestin et précisément par la partie qui confine à la fente intestinale, celle d'où part le tractus qui va s'unir à la cavité prémandibulaire.

Quand, plus tard, le diverticule hypophysaire s'étant individualisé (et la membrane pharyngienne s'étant perforée), le tractus d'union s'implante sur sa paroi postérieure, c'est là le résultat non pas d'un déplacement du tractus, mais de ce fait que cette paroi postérieure n'est autre que la zone endodermique avec laquelle il était dès l'origine en continuité.

NOTE SUR LA MÉTAMÉRIE DU CERVEAU ANTÉRIEUR CHEZ LES EMBRYONS D'OISEAUX

par M. A. WEBER

Prosecteur à la Faculté de médecine de Nancy

J'ai l'honneur de vous présenter une série de reconstructions plastiques d'extrémités céphaliques d'embryons de faisan, obtenues par la méthode de Born. Le grossissement employé a été de 150 diamètres. D'un côté des moules, j'ai reconstruit la forme extérieure de l'embryon ; de l'autre, j'ai retranché l'ectoderme, le mésoderme, et les vaisseaux, pour laisser à nu le tube nerveux, la corde dorsale et le tube digestif. De plus, ces reconstructions sont sectionnées suivant un plan sagittal et médian. J'ai ainsi pu observer sur le tube cérébral de nouveaux détails de structure en rapport avec la métamérie du cerveau antérieur.

Le plus jeune des embryons étudiés possédait 10 protovertèbres. A ce stade, le tube nerveux est presque rectiligne et s'ouvre encore à son extrémité céphalique par une fente vertico-médiane, le neuropore antérieur. En arrière de cette fente, à l'intérieur de la cavité cérébrale et sur la paroi ventrale du moule, il existe une légère dépression en forme de gouttière transversale, bien marquée seulement sur la ligne médiane et se perdant latéralement sur les parois du tube nerveux adjacentes au neuropore ; j'ai nommé cette dépression gouttière juxta- neuroporique. En arrière d'elle, le plancher cérébral s'excave entre les deux vésicules oculaires primitives ; c'est ce que je désignerai sous le nom de gouttière inter- optique. En arrière de cette dernière et séparée d'elle par une légère crête mousse, on remarque un étroit sillon transversal, plus accusé sur la ligne médiane que sur les côtés où il disparaît dans la cavité des vésicules optiques ; c'est ce que j'appellerai le premier pli ventral. Au niveau de la partie antérieure de la vésicule optique primitive prend naissance une autre gouttière, continue sur le toit de part et d'autre de la ligne médiane : je la nommerai premier pli dorsal, en raison des rapports qu'elle affectera plus tard avec le premier pli ventral. En arrière de ce dernier et séparé de lui par une légère élévation du plancher cérébral, est un pli de la paroi extrêmement accusé qui revêt la forme d'un véritable diverticule ventral. Dans la cavité de ce second pli ventral vient aboutir une gouttière, qu'il est impossible de suivre sur les parois latérales, où elle passe en arrière de l'orifice du diverticule oculaire primitif pour se continuer sur le toit en formant le second pli dorsal.

Le troisième pli ventral est presque semblable au second, mais pourtant moins accentué : il est relié au troisième pli dorsal par un sillon de la paroi latérale, qui s'isole de la gouttière unissant le second pli dorsal et le second pli ventral par une crête mousse. Un relief identique le sépare en arrière d'une gouttière absolument semblable qui répond aussi à des dépressions du toit et du plancher, le quatrième pli dorsal et le quatrième pli ventral.

C'est en avant de ces derniers plis que s'arrête une dilatation globuleuse du tube nerveux, figurée seulement dans sa partie antérieure sur le moule et qui répond à la vésicule cérébrale moyenne. Les quatrièmes plis et la gouttière latérale correspondante font donc partie du cerveau moyen.

A l'extérieur, plis et gouttières se traduisent par des élévations ou des bourrelets de la paroi cérébrale que séparent des sillons homologues des crêtes intérieures.

Les rapports affectés par ces formations vis-à-vis des organes de la région sont les suivants : Le premier pli ventral est contigu à une région épaissie de l'ectoderme qui marque le point où se développera la future poche hypophysaire. Le second pli repose sur l'extrémité antérieure pleine du tube digestif et fait face à une portion élargie qui termine la corde dorsale. Quant au troisième pli, il est sus jacent à la corde.

Sur les coupes transversales de cet embryon, vous pourrez voir le second et le troisième pli ventral apparaître comme des prolongements du plancher du tube nerveux, creusés d'une cavité et présentant une constitution histologique particulière : des cellules serrées avec noyaux petits, et protoplasma renfermant des boules d'apparence vitelline fortement colorées par le carmin. En arrière du second pli est un cordon épithélial qui forme la terminaison antérieure de la corde, se continue sur les côtés avec le mésenchyme latéral et qui correspond à la plaque pré-cordale d'Oppel ou à la pièce intermédiaire aux cavités céphaliques, formations que je n'ai pas retrouvées chez le faisan.

En résumé, sur ce moule la partie du tube cérébral postérieure aux vésicules optiques présente une série de dilatations annulaires marquées à l'extérieur par des bourrelets, à l'intérieur par des gouttières et séparées par des sillons extérieurs et des crêtes intérieures. Ces dilatations sont surtout accentuées au niveau du plancher, où leur empreinte que j'ai nommée plis ventraux se caractérise par une fixité dans le développement et les rapports qui va me permettre de les suivre sur des moules d'embryons plus âgés.

Les deux moules suivants sont ceux d'embryons de 15 protovertèbres. Leur courbure céphalique est plus accentuée. On y retrouve la gouttière juxta-neuroporique, la gouttière inter-optique, puis les trois plis ventraux et dorsaux du cerveau antérieur secondaire avec les gouttières qui réunissent les second et troisième plis. Les rapports des trois plis ventraux sont restés les mêmes que précédemment.

On retrouve encore les mêmes détails de structure sur des moules qui se rapportent à des embryons de 17 et de 19 protovertèbres. De plus, l'orifice du pédicule optique se rétrécissant de plus en plus, le premier pli ventral se relie au premier pli dorsal par une dépression continue des parois latérales.

Il est facile de retrouver le même détail de structure sur la reconstruction de l'embryon le plus avancé en développement (16 à 18 protovertèbres comptées en arrière du capuchon amniotique). Mais, à ce stade, ils correspondent à des formations décrites par les auteurs et qui portent des noms devenus classiques.

Les trois gouttières latérales qui unissaient les trois plis dorsaux et ventraux se sont considérablement développées et répondent aux trois segments du cerveau antérieur connus sous le nom de prosencéphale, parencéphale et diencéphale. Sur le plancher, la gouttière inter-optique, se restreignant en même temps que l'orifice du pédicule optique, a donné le récessus optique. En arrière de lui et séparé par une légère élévation du plancher où se développera le futur chiasma, on retrouve les deux premiers plis ventraux considérablement élargis. Ils proéminent tous deux en face et au-dessus du diverticule hypophysaire et font partie de la région infundibulaire du plancher cérébral ; on y reconnaît le sinus ventral ou saccus vasculosus et le sinus dorsal ou recessus mamillaire. Le troisième pli fait un relief sur le versant antérieur du pilier moyen du crâne, il est connu sous le nom d'éminence inter-pédonculaire. Du côté du toit et répondant aux plis dorsaux des embryons précédents, vous voyez, au-dessus du prosencéphale, une dilatation d'où partira l'ébauche du cerveau hémisphérique : au-dessus du parencéphale, un diverticule épiphysaire qui n'est ni la paraphyse, ni l'épiphyse pinéale, mais qui correspondrait plutôt à une épiphyse moyenne, située en arrière du velum transversum et signalée par Hill[1] chez *Coregonus albus*. Le troisième pli dorsal ne donne à ce stade aucune formation distincte du toit cérébral. Quant à la région juxta-neuroporique, elle se retrouve dans une dilatation qui termine en avant le cerveau antérieur, c'est le lobe olfactif impair.

Ces faits ne sont pas particuliers au faisan et, dans un travail *in extenso* qui paraîtra ultérieurement, je décrirai chez le poulet des détails de structure analogues.

— En résumé, j'ai observé, sur le cerveau antérieur secondaire d'embryons de faisan, des dilatations annulaires, qui au plus jeune stade étudié, et en exceptant celle sur les côtés de laquelle sont développées les vésicules oculaires primitives, sont de dimensions identiques entre elles, semblables aussi à des dilatations annulaires du cerveau moyen. L'égalité des dimensions et la symétrie de ces dilatations font songer de suite à une segmentation métamérique, à une neuromérie.

Hill[2], qui a étudié très récemment la métamérie nerveuse chez le poulet, n'a pu la suivre à des stades semblables à celui du premier moule. Il la voit disparaître sur les cerveaux antérieur et moyen un peu

1. CH. HILL. Development of the epiphysis in *coregonus albus*. *Journ. of Morph.*, vol. V.
2. CH. HILL. Developmental history of primary segments of the vertebrate head. *Zool. Jahrb.* Bd XIII. H. 3.

avant la fermeture du tube nerveux dans cette région. La première reconstruction montre donc des segments d'apparence métamérique à un stade où Hill vient de les voir disparaître chez le poulet. Il y a de fortes présomptions pour que la segmentation que j'ai observée chez le faisan, bien qu'à un stade plus âgé, soit identique à celle que l'auteur américain a vue chez de jeunes embryons de poulet.

Hill décrit au cerveau antérieur de ce dernier trois métamères. Le premier, ou métamère olfactif, contigu au neuropore antérieur, est représenté sur ces moules par la gouttière juxta-neuroporique et la région adjacente plus tard par le lobe olfactif impair. Le second métamère, ou neuromère optique, correspondra au premier pli dorsal et au premier pli ventral reliés par la gouttière correspondante des parois latérales, c'est le prosencéphale.

Hill ne décrit plus ensuite qu'un seul autre segment neuromérique du cerveau antérieur. J'en ai observé un de plus que lui ; ce qui ferai quatre neuromères au lieu de trois pour le cerveau antérieur secondaire ; mes deux derniers neuromères répondent aux futurs parencéphale et diencéphale.

Pourtant le neuromère olfactif ne paraît pas avoir un développement comparable à celui des trois autres métamères. Son évolution est liée à celle du lobe olfactif impair qui est une formation rudimentaire, rapidement atrophiée chez l'embryon d'oiseau. Ce premier métamère primitivement de dimensions identiques à celles des autres neuromères, après avoir présenté un développement assez accentué régresse et s'atrophie, tandis que les autres segments croissent dans les mêmes proportions que le tube cérébral et conservent des dimensions sensiblement égales. Je suis donc d'avis d'attribuer quatre neuromères au cerveau antérieur secondaire du faisan; le premier est rudimentaire, les trois autres sont seuls bien développés.

Au stade où Hill a observé ses métamères nerveux, il n'est pas possible de trouver une segmentation du mésoderme sous-jacent. Cette neuromérie est donc primitive et correspond à une véritable métamérie nerveuse au sens philosophique du mot. Mes observations, qui font suite à celles de Hill, m'amènent sans interruption jusqu'à un stade de développement du cerveau où se marquent des segments cérébraux généralement qualifiés de secondaires, ou d'encéphalomères. La continuité que j'ai observée entre la métamérie primitive et la segmentation secondaire du cerveau antérieur tendrait à faire croire que cette dernière n'a pas le caractère de formation morphologique accessoire que certains auteurs lui ont attribué.

D'autre part la majorité des observateurs s'est attachée à rapporter à la métamérie cérébrale les diverses formations du toit du cerveau antérieur, telles que les épiphyses et les commissures : la paroi ventrale, par contre, a été complètement négligée. Je crois donc avoir essayé de combler une lacune en précisant sur le plancher cérébral les dérivés de trois neuromères principaux du cerveau antérieur des oiseaux.

DÉVELOPPEMENT DE LA SUBSTANCE GRISE DE L'ÉCORCE CÉRÉBRALE

par M. le professeur HIS

Messieurs, ma petite note ne représente que l'ébauche d'un travail qui est encore à faire. Le sujet m'en a été donné par certaines séries de sections de cerveaux embryonnaires.

Nous savons par des travaux antérieurs que les lieux où se trouvent les cellules dans les centres nerveux ne sont en général pas les mêmes que ceux où elles se sont formées. Les neuroblastes ou cellules nerveuses en formation sont douées de facultés migratoires. Elles peuvent quitter les lieux de leur naissance et s'en éloigner plus ou moins. La direction et l'étendue de leurs migrations sont en partie données ou du moins limitées par une trame épithéliale, dont la formation précède la formation des neuroblastes. La séparation de la substance grise et de la substance blanche de la moelle épinière est préparée par une trame épithéliale qui forme une espèce de tamis à mailles assez fines, et qui ne laisse passer que des fibres, en barrant le passage aux cellules.

Or, pour les hémisphères cérébraux, il est évident que les cellules de la substance corticale ne peuvent atteindre leur position définitive qu'en passant de la face interne du tube médullaire à la face externe. La face interne en représente la station de départ, la face externe en est la station finale. Cette migration des cellules du cortex cérébral ne commence qu'assez tard, durant la deuxième moitié du même mois, et je ne puis dire au juste quand elle se termine. Dans tous les cas, elle est en pleine action durant le troisième mois. Les coupes de l'hémisphère cérébral d'un embryon de six semaines ne donnent qu'une seule couche cellulaire située à l'intérieur et bordée en dessous par une coupe spongieuse qui correspond au *Randschleim* du tube médullaire. Ce n'est que vers la fin du deuxième mois que l'on trouve une mince couche de cellules dans la partie externe de la paroi. Elle prend son origine près de la base dans la région de la fossette de Sylvius, et elle se perd peu à peu dans sa partie supérieure. A mesure que l'épaisseur de la paroi hémisphérique augmente, la couche externe de cellules se dessine plus distinctement, et l'on peut constater des différences assez notables de son développement dans les différentes parties de l'hémisphère. Je n'insisterai pas sur ces détails. Dans une phase plus avancée, sur des embryons de 10 à 12 centimètres de long, je trouvais des particularités assez curieuses qui m'ont paru dignes d'être portées à votre attention. La station de départ des cellules est en grande partie finement striée, et les voies des cellules émigrantes se dessinent en forme de lignes quelques peu coniques. Ces lignes s'effilent d'autant plus qu'elles s'éloignent de leur base. Quant à la station finale, les stries cellulaires n'y manquent pas, mais ce qui frappe surtout c'est l'arrangement des amas cellulaires situés à la périphérie de la paroi. Sous une surface extérieure lisse, les amas cellulaires se présentent sous la forme de petits tubercules qui ont souvent la forme de champignon et qui donnent à la partie colorée de la coupe un aspect assez accidenté. Je me borne à vous passer des photogrammes, et je m'abstiens de tirer de ces observations des conséquences ayant rapport à la formation des circonvolutions. Les conséquences ne se donneront d'une manière utile qu'après des recherches ultérieures de phases plus avancées.

M. le professeur His soumet aux membres de la section de nombreuses photographies qui reproduisent les aspects qu'offrent les coupes de substance corticale aux divers âges embryonnaires.

DISCUSSION

M. Retterer demande à M. le professeur His jusqu'à quelle époque de la vie embryonnaire il a observé le déplacement des neuroblastes. Ce fait est des plus intéressants, parce qu'il nous renseigne sur la motilité originelle des éléments nerveux ; il est à supposer, en effet, qu'après avoir joui, dans leur jeune âge, de la faculté de se déplacer, ils continueront à conserver toute la vie la propriété de changer de forme.

En l'absence de constatations directes, les faits précédents parlent puissamment en faveur de l'hypothèse émise par mon maître M. Duval *sur l'amœboïsme des cellules nerveuses adultes*.

NOTE SUR LE KARYOLYSUS LACERTARUM, PARASITE ENDOGLOBULAIRE DU SANG DES LÉZARDS

par F. MARCEAU

(Professeur suppléant d'histoire naturelle à l'École de médecine et de Pharmacie de Besançon.)

1° Nous avons rencontré constamment ce parasite dans le sang de 25 *Lacerta muralis* mâles et femelles, de différentes tailles, recueillis à Besançon et examinés pendant les mois de mai, juin et juillet. Il est beaucoup moins fréquent aux environs de Paris et en Italie, puisque Labbé dit ne l'avoir rencontré qu'une fois sur douze ou quinze, et que les auteurs italiens ne l'ont pas signalé.

2° Nous l'avons recherché à la même époque, mais sans succès chez 8 *Lacerta viridis*.

3° Le nombre des parasites est très variable suivant les individus. Parfois on n'en rencontre que quelques-uns dans une goutte de sang étalée sur une lamelle, tandis que d'autres fois ils sont extrêmement abondants, à tel point qu'une hématie sur cinq ou six est infectée par le parasite.

4° Nous n'avons jamais rencontré un parasite endoglobulaire répondant à la description du *Danilewskia Lacazei* de Labbé[1].

5° Nous avons rencontré les parasites dans l'intérieur des hématies ou quelquefois de gros leucocytes, soit libres, soit enkystés. Nous n'avons pu en observer que deux à l'état de liberté dans le plasma sanguin, bien que nous ayons examiné avec soin 80 préparations. Donc les formes libres dans le sang sont fort rares, elles sont au contraire assez fréquentes dans la pulpe du foie.

6° Les formes jeunes endoglobulaires, non encore enkystées, sont toujours assez grosses avec noyau assez volumineux et formé de grains de chromatine plus ou moins arrondis et groupés assez régulièrement en cercle. Nous n'avons pas observé de formes petites, avec noyau ponctiforme, telles qu'en figure Labbé dans les planches de sa thèse; mais en revanche nous avons trouvé des formes endoglobulaires, non enkystées, pyriformes ou en croissant, très volumineuses et occupant presque tout le protoplasma de l'hématie ou du leucocyte. Ces formes très volumineuses, $15\,\mu \times 8\,\mu$, n'ont pas été signalées que je sache.

1. A. Labbé. Recherches zoologiques et biologiques sur les parasites endoglobulaires du sang des Vertébrés. Thèse de la Faculté de Paris, 1894.

7° Nous avons observé deux fois la conjugaison latérale endoglobulaire à deux stades différents.

8° Les formes enkystées sont de beaucoup les plus fréquentes, et même on ne trouve qu'elles lorsque les parasites sont peu nombreux. Les uns restent incolores sans l'action du bleu de méthylène, les autres sont colorés en bleu plus ou moins régulièrement. Dans ce dernier cas leur protoplasma est granuleux ou bien il présente de grandes vacuoles colorées seulement en bleu très pâle. Le noyau du parasite est assez rarement visible à cette phase. Enfin le parasite est entouré d'une zone incolore et anhiste à double contour : c'est la membrane d'enkystement sécrétée par le parasite en train de se transformer en cytocyste.

9° *Action du parasite sur les hématies.* Les hématies infectées sont en général hypertrophiées notablement et ont $18\mu \times 12\mu$ au lieu de $15\mu \times 10\mu$: leur protoplasma perd peu à peu son hémoglobine et se colore moins énergiquement par l'éosine. l'aurantia : c'est cette propriété qui a été désignée par Labbé sous le nom d'anémie globulaire. D'après nos observations, sous l'influence du parasite, le noyau de l'hématie peut s'allonger d'abord et se diviser ensuite, ou bien se diviser d'abord et chaque partie s'allonger ou non, ou bien se déformer plus ou moins sans se diviser, ou même enfin rester globuleux et normal comme nous en avons rencontré quelques cas.

Danilewski et Labbé soutenaient, le premier que la fragmentation du noyau provenait uniquement de son allongement excessif provoqué par la compression du parasite, le second au contraire que l'allongement du noyau est consécutif à sa scission et ne la précède point, une des parties du noyau se désagrégeant ensuite plus ou moins complètement. Nous voyons qu'en somme ces deux théories sont partiellement exactes et se complètent l'une l'autre.

Le parasite, en général, seulement lorsqu'il est enkysté, détermine peu à peu la désintégration du protoplasma de l'hématie et la partie désintégrée entoure la membrane kystique comme une vraie capsule: elle contient toujours le noyau de l'hématie comme l'a bien vu Labbé. La désintégration marche du centre vers la périphérie de l'hématie, mais ne l'atteint jamais, et la partie non désintégrée se désagrège peu à peu de la périphérie vers le centre. La partie désintégrée est grenue et grisâtre à l'état frais et se colore en rose violacé sous l'influence du bleu de méthylène -éosine.

10° *Sporulation.* — Elle se fait surtout dans le foie et la rate. Nous avons observé des cytocystes de deux sortes, les uns à macrosporozoïtes simples ou doubles assez fréquents, les autres à microsporo zoïtes plus gros, mais plus rares et renfermant un grand nombre de petits sporozoïtes.

Nous n'avons pas toujours observé de reliquats du noyau du cytocyste, non utilisés pour la formation des sporozoïtes.

LA PRÉSPERMATOGÉNESE

par M. Gustave LOISEL

Chez les vertébrés et chez un grand nombre d'invertébrés, les glandes sexuelles mâle et femelle apparaissent tout d'abord sous la forme d'un *épithélium germinatif* qui tapisse une petite région localisée du cœlome. Cet épithélium est formé d'une ou plusieurs assises de cellules toutes semblables, caractérisées physiologiquement par la propriété qu'elles ont de se diviser constamment; on doit appeler ces éléments *cellules germinatives* car elles sont le point de départ de toutes les cellules qui viendront ensuite dans l'intérieur du canalicule séminifère ou dans l'ovaire.

Bientôt on voit, dans cet épithélium germinatif, certaines cellules grossir de plus en plus et acquérir ainsi un volume qui les fait distinguer immédiatement des autres cellules. Ce sont des éléments qui ont cessé de se diviser tout en continuant à assimiler. Ils représentent les premiers éléments, hypertrophiés, de la lignée sexuelle : *spermatogonies* ou *ovogonies*.

Sous cette forme, l'épithélium germinatif est encore indifférent; ses éléments ne sont ni mâles ni femelles. Voyons ce qu'il va devenir dans le cas du sexe mâle.

Dès que le canalicule séminifère est formé, on le trouve tapissé des deux sortes de cellules que nous venons de décrire[1]. La plupart des cellules germinatives continuent à se diviser sans grossir, de manière à suivre la croissance du canalicule; les autres forment toujours de

1 Pour la synonymie de ces éléments, voir la p. 168 de notre mémoire : *Études sur la spermatogénèse chez le moineau domestique*, in Journ. Anat. et Phys., Paris, 1900, t. XXXVI, p. 160-185 avec 8 fig. dans le texte et 4 pl. Mais, dans ce mémoire, nous employons les noms de *spermatogonies de 1re et de 2e ordre* pour désigner ce que nous appelons plus simplement ici : cellules germinatives et spermatogonies. Depuis ce mémoire, Cl. Regaud a décrit des éléments semblables à nos spermatogonies hypertrophiées sous le nom de *spermatogonies oviformes*.

grosses spermatogonies qui peuvent se multiplier, mais sont souvent aussi résorbées après avoir dégénéré.

Tel est, d'après les auteurs, l'état sous lequel reste le canalicule séminifère jusqu'au moment de la puberté. A cette époque, Prenant a montré que le canalicule séminifère était le siège d'une multiplication active de ses éléments, multiplication d'où résultaient des éléments plus avancés en évolution, mais destinés encore à dégénérer : c'est ce qu'il a décrit sous le nom de *préspermatogénèse* (1).

Or, les recherches que nous avons faites chez le moineau nous ont montré que, pendant l'état fœtal et l'état de jeunesse de l'individu, le canalicule séminifère ne restait pas complètement en repos, mais qu'il présentait, de temps en temps, des multiplications cellulaires très actives, comparables à celles qui précèdent immédiatement la spermatogénèse. *C'est pourquoi nous étendons le nom de préspermatogénèse à toute la période de la vie du testicule qui s'étend de la formation des premières spermatogonies, chez l'embryon, à l'apparition des premiers spermatozoïdes viables chez l'adulte.*

L'évolution de l'épithélium séminal n'est donc pas continue dans le canalicule séminifère; elle se fait par des sortes de poussées de proliférations cellulaires, comme par des sauts qui vont de plus en plus loin suivant que l'on se rapproche de l'état adulte.

Les premières poussées préspermatogénétiques sont caractérisées par la prolifération continue et active des cellules germinatives; il en résulte alors que les grosses spermatogonies n'ont plus le temps de se former; au contraire, les anciennes gonies de 2e ordre disparaissent ou se multiplient elles-mêmes, et, à la fin d'une poussée semblable, le canalicule séminifère peut paraître tapissé d'une seule sorte de cellules qui rappellent beaucoup déjà les petites spermatogonies de l'état adulte.

Dans les poussées préspermatogénétiques suivantes, on assiste ainsi à la formation des premiers *spermatocytes*, puis des premières *spermatides* et enfin des premiers *spermatosomes* qui conduisent directement aux premiers *spermatozoïdes*.

Toujours chacune de ces poussées se termine par une période de calme pendant laquelle on observe des dégénérescences cellulaires nombreuses, mais cette sorte de régression ne va pas jusqu'à faire revenir l'épithélium séminal à l'état antérieur. Disons enfin que ces poussées préspermatogénétiques ne se font pas partout, au même moment, dans le testicule.

1. A. Prenant. *Étude sur la structure du tube séminifère des mammifères.* Thèse Fac. méd. Nancy, 1887.

Indiquons maintenant quel sont, d'après nos recherches, la signification, le rôle et les homologies des grosses spermatogonies du début.

Leur signification est simplement d'ordre physiologique comme nous l'avons déjà indiqué. En dehors de leur forme, elles n'ont certainement aucun caractère femelle comme pensaient les auteurs qui leur ont donné les noms d'ovules mâles et d'ovoblastes. La preuve c'est que ces mêmes éléments réapparaissent chez le vieux moineau mâle pendant l'hiver, c'est-à-dire à une époque où les éléments séminaux se divisent très rarement [1].

Leur rôle est probablement important pour la vie de l'individu. Ce sont en effet des éléments qui, comme le montre l'évolution de leur corps et de leur noyau, élaborent des substances particulières, destinées à faire retour à l'organisme quand ces éléments dégénèrent. Par eux, le testicule jouerait le rôle d'une glande close. Des recherches sur ce sujet pourraient être entreprises facilement sur les glandes qui, comme l'organe de Bidder du crapaud, gardent pendant toute leur vie des éléments qui nous paraissent homologues, sinon tout-à-fait semblables, aux grosses spermatogonies.

Disons enfin que ces éléments sont également les homologues des ovules, comme d'autres auteurs l'ont déjà avancé, du reste.

Lorsque l'épithélium germinatif indifférent évolue en ovaire, la plupart des ovogonies continuent à assimiler et à grossir : elles deviennent peu à peu des ovules. Comme dans l'autre sexe, cependant, un grand nombre d'ovogonies dégénèrent et sont résorbées par ces dernières : comme dans le cas du testicule, l'ovaire jouerait donc aussi le rôle d'une glande close.

LA PRÉSPERMATOGÉNÈSE CHEZ LE POULET

par M. le Dr. M. CAVALIÉ

Travail du Laboratoire de M. le Professeur Mathias Duval.

J'ai entrepris, dans le laboratoire de mon maître, M. le professeur Mathias-Duval, des recherches sur la préspermatogénèse, chez le poulet.

1. Cette époque de la vie du testicule des oiseaux que j'ai appelée *métaspermatogénèse* ou *postspermatogénèse* existe probablement avec les mêmes caractères chez tous les animaux qui présentent un repos périodique du testicule.

Mes études ont porté, jusqu'ici, sur le testicule du poulet, depuis la naissance jusqu'au soixantième jour; et elles apportent une nouvelle confirmation aux faits observés par M. Loisel[1].

M. Loisel ne limite pas la préspermatogenèse aux poussées qui précèdent immédiatement l'état adulte du testicule; il l'étend à toute une longue période qui a pour point de départ la différenciation de la glande génitale embryonnaire et qui aboutit à l'état adulte de cet organe.

Avant la naissance, le testicule renferme des tubes séminifères pleins où l'on trouve des grosses et des petites cellules. Adoptant les nouvelles dénominations proposées par M. Loisel, j'appellerai les petites cellules *cellules germinatives*, et les grosses cellules, *spermatogonies*, parce que ces dernières paraissent dériver des premières.

Je me propose de montrer les modifications subies par les tubes séminifères quelques jours après la naissance jusqu'au soixantième jour.

J'ai fixé, soit par le Zenker, soit par le Flemming, des testicules de poulets âgés de 10, 20, 40 et 60 jours. Je me suis servi, pour les colorations, de l'hématoxyline au fer, ou de la safranine, ou du rouge magenta.

Testicules âgés de 10 jours. — Sur les coupes, en divers sens, de testicule au dixième jour, les tubes séminifères sont généralement pleins, sans lumière centrale; il y a une seule couche d'éléments anatomiques dont les noyaux forment une assise contre la paroi du tube. Ces éléments représentent les cellules germinatives et les spermatogonies; les noyaux des uns et des autres sont de grosseur presque identique.

Mais les noyaux des cellules germinatives se distinguent de ceux des spermatogonies par leur forme, par l'électivité plus grande des colorants, par la disposition de la chromatine. Les noyaux des cellules germinatives sont de forme allongée perpendiculairement à la paroi du tube; ils présentent une très grande électivité pour la safranine, ce qui les fait paraître foncés à l'examen microscopique; la chromatine est composée de grains qui paraissent indépendants les uns des autres. Par contre les noyaux des spermatogonies de sont

C'est ainsi que Regaud a trouvé chez le hérisson, pendant l'hiver, de grosses cellules qu'il appelle *spermatogonies oviformes*; ce sont évidemment nos spermatogonies du début. Voir G. Loisel, Le fonctionnement des testicules chez les oiseaux, *C. R. Soc. de Biol.*, séance du 28 avril 1900.

1. Loisel, Études sur la préspermatogénèse, chez le moineau domestique (*Journ. de l'Anat.*, mars-avril 1900 et *C. R. Soc. Biol.*, avril 1900).

arrondis, plus clairs, et la chromatine forme un réseau sur les mailles duquel se trouvent des granulations.

Le protoplasma sert encore à reconnaître les deux variétés d'éléments.

Il est diffus dans les cellules germinatives: il m'a été impossible de fixer, par suite, les contours cellulaires.

Le protoplasma forme, au contraire, une masse distincte autour du noyau, dans les spermatogonies.

Testicules âgés de 20 jours. — Tous les caractères que je viens de décrire se retrouvent dans une partie des tubes des testicules âgés de 20 jours.

Mais ici, un certain nombre de tubes se creusent d'une lumière centrale encore étroite. On voit apparaître, par places, deux assises d'éléments anatomiques : l'assise la plus rapprochée de la lumière centrale renferme principalement des cellules germinatives, et quelques spermatogonies

L'assise externe, contre la paroi du tube, contient à peu près en égal nombre les deux sortes de cellules.

Les grosses spermatogonies ont augmenté de volume: leurs noyaux, plus volumineux, sont également plus riches en chromatine que dans le stade du 10e jour. Au contraire les cellules germinatives présentent des noyaux tassés, comprimés, étirés perpendiculairement à la paroi du tube.

Testicules âgés de 40 jours. — Au 40e jour, le diamètre des tubes a augmenté; presque tous se sont canalisés, et la lumière centrale s'accuse davantage.

Presque tous les tubes renferment deux assises de cellules des deux ordres.

Un certain nombre de spermatogonies s'hypertrophient; quelques-unes dégénèrent.

Les noyaux des cellules germinatives apparaissent étirés ou parallèles à la paroi.

Testicules âgés de 60 jours. — Les tubes séminifères sont devenus encore plus volumineux: la lumière centrale est festonnée, à bords irréguliers: on voit des vacuoles qui se fusionnent avec la lumière centrale pour l'étendre.

Les spermatogonies se retrouvent dans toutes les assises: mais celles des assises les plus internes, les plus proches de la lumière centrale, sont hypertrophiées: quelques-unes devenues géantes présentent tous les caractères de la dégénérescence. Leurs noyaux sont colorés intensivement: le protoplasma est granuleux autour du noyau:

et sur les contours cellulaires apparait une vacuole circonférencielle qui devient complète par la disparition de l'élément tout entier.

Les cellules germinatives se multiplient et se trouvent surtout dans les deux premières assises les plus rapprochées de la paroi.

Tous ces caractères prouvent qu'il existe une certaine activité dans les tubes séminifères. Les éléments des deux ordres, en effet, assimilent et se reproduisent.

Je n'ai pas pu observer les phénomènes de division des spermatogonies; mais la croissance de la plupart d'entre elles est nette; n'arrivant pas à se transformer en spermatocytes, elles s'hypertrophient et finissent par dégénérer, laissant à leur place des vacuoles qui, près de la lumière centrale, ne tardent pas à se fusionner avec celle-ci. Les cellules germinatives manifestent une grande activité à se diviser, et, fait tout particulier, la division se fait constamment par la méthode directe, au moins pour les noyaux.

Les noyaux de ces cellules s'étirent dans le sens perpendiculaire à la paroi, quelquefois parallèlement à celle-ci; ils s'étranglent ensuite et les deux noyaux fils, accolés d'abord, se séparent ensuite; je n'ai jamais observé, dans ces cas, des phénomènes karyokinétiques. Il est probable que les cellules germinatives ont le pouvoir de se transformer en grosses spermatogonies (ovules primordiaux); en tout cas, quelques-unes de celles qui gardent leurs caractères primitifs, sont refoulées dans les assises les plus proches de la lumière centrale, et leurs noyaux finissent également par dégénérer.

Conclusions. — Ces premières recherches montrent la participation des spermatogonies, par leur dégénérescence, à la formation de la lumière centrale.

Les cellules germinatives sans contours cellulaires distincts présentent des phénomènes de division nucléaire par la méthode directe.

Depuis la naissance jusqu'au 60e jour, chez le poulet, il se produit, dans les tubes séminifères, des poussées d'activité cellulaire (assimilation, division) qui n'aboutissent pas encore à la formation de spermatocytes.

Ces poussées se font inégalement dans les divers tubes d'un testicule du même âge. Il semble qu'il y ait des ordres d'activité dans les tubes séminifères; de même, la préspermatogénèse, depuis l'état fœtal jusqu'à l'état adulte, peut être représentée par une série d'ondulations croissantes, qui, en dehors des phénomènes de progénèse, n'aboutiront à la formation de spermatozoïdes qu'à l'état adulte seulement.

MITOSES SPERMATOGÉNÉTIQUES CHEZ LITHOBIUS FORFICATUS L.

ÉTUDE SUR LES VARIATIONS DU PROCESSUS MITOSIQUE

par P. BOUIN

Professeur agrégé à la Faculté de médecine de Nancy.

Communication préliminaire

En étudiant les cellules testiculaires du *Lithobius forficatus*, j'ai été surpris d'y rencontrer une série d'images caryocinétiques très particulières; elles sont loin de pouvoir être superposées à celles qui ont été observées dans l'immense majorité des cellules de Métazoaires et qui ont servi à établir le schéma classique de la caryocinèse. Dans ces éléments, dont l'étude avait déjà été entreprise par M. Prenant, on peut une fois de plus vérifier l'opinion exprimée par Carnoy, dès 1885, sur la multiplicité et la variabilité des figures mitosiques.

Dans ce travail préliminaire, nous ne nous occuperons que des divisions des spermatocytes I. Ces éléments de dimensions très considérables sont formés par une masse cytoplasmique de forme polyédrique, renfermant un noyau central, arrondi et proportionnellement très volumineux. Le protoplasme, très finement granuleux, est presque homogène quand les éléments vont entrer en division. Le noyau est formé par un réticulum chromatique net, avec de nombreux épaississenents aux points d'entrecroisement de ce réticulum. Il renferme un nucléole très visible, à structure particulière. A cette période de repos, malgré de nombreuses recherches, malgré des colorations bien réussies à l'aide de la laque ferrique d'hématoxyline, il m'a été impossible de mettre en évidence l'existence d'un ou plusieurs centrosomes dans le cytoplasme de ces éléments.

A un moment donné, on voit apparaître à côté et contre le noyau, deux sphères attractives. Elles ne tardent pas à s'écarter l'une de l'autre; au fur et à mesure qu'elles s'écartent, elles augmentent de volume. Chacune d'elles est constituée par une aire claire, centrale, finement granuleuse, (zone médullaire de Van Beneden) à l'intérieur de laquelle on observe deux centrosomes punctiformes. Tout autour de cette zone claire on peut observer une zone plus foncée, plus fortement granuleuse, à partir de laquelle divergent une quantité innombrable de filaments astériens, extraordinairement ténus, et que l'on peut suivre jusqu'à la membrane cellulaire (zone corticale de

Van Beneden). Dans un grand nombre de cas, la zone médullaire est peu marquée: elle peut même faire totalement défaut. Dans ces conditions, les filaments astériens peuvent être suivis jusqu'aux centrosomes. Kostanecki a observé des variations analogues dans la constitution de la sphère: il les explique par une différence dans l'état de tension des irradiations cytoplasmiques.

Entre les deux sphères, on constate souvent l'existence d'un fuseau achromatique: il est constitué par un grand nombre de filaments qui vont sans s'interrompre d'une sphère à l'autre: les plus externes de ces filaments sont fortement convexes et se confondent peu à peu avec les filaments astériens. Ce fuseau extranucléaire, lui aussi, ne nous a pas paru avoir une existence constante. Dans la majorité des cas, on ne peut distinguer, entre les deux sphères, que des filaments astériens qui s'entrecroisent au niveau de l'équateur de la cellule. Un certain nombre d'auteurs ont fait une constatation analogue. Erlanger, entre autres, dans les mitoses de segmentation du disque germinatif des céphalopodes, admet que les fuseaux cytoplasmiques représentent des figures transitoires: le fuseau central, dans cet objet, est toujours d'origine nucléaire.

Les sphères se placent bientôt aux deux pôles du noyau. Elles paraissent s'aplatir à la surface de ces derniers: les centrosomes se rapprochent de la membrane nucléaire et semblent se mettre en contact avec elle. A partir de ce moment, va se réaliser *un mouvement centrifuge des centrosomes et des sphères qui vont s'écarter rapidement de la surface du noyau et s'appliquer contre la face interne de la membrane de la cellule.* Celle-ci est située à une distance cytologiquement considérable de la périphérie du noyau: ce mouvement est donc très important; il est aussi très facile à suivre.

Dans leur mouvement d'ascension, les sphères reprennent la forme arrondie qu'elles possédaient précédemment. En même temps, les irradiations astériennes augmentent en nombre et en puissance. Malgré leur extrême délicatesse, il est possible de se rendre compte que les deux asters occupent presque la totalité du territoire cellulaire: leurs fibrilles constitutives atteignent la face interne de la membrane de la cellule et se rencontrent au niveau de l'équateur, où elles peuvent s'entrecroiser. Cependant, il est deux régions où on ne peut distinguer d'irradiations: il s'agit de deux espaces clairs, de forme conique, dont le sommet répond aux centrosomes et la base aux deux pôles opposés du noyau. Ces espaces sont limités par les filaments astériens qui, partant du centrosome, sont tangentes à la surface nucléaire. La membrane du noyau s'invagine quelquefois plus ou moins dans leur cavité, comme si l'ascension rapide des deux systèmes achromatiques avait déterminé une sorte de vide au niveau des deux pôles du noyau. Des cônes polaires semblables ont d'ailleurs été vus par A. Prenant chez *Scolpendra*: il les compare à des ventouses appliquées aux deux pôles du noyau; Henneguy, Carnoy, Platner avaient déjà signalé une disposition analogue.

D'après les observations de ces auteurs, il existerait dans les cellules qu'ils ont étudiées, un mouvement ascensionnel des sphères et des asters analogues à celui que nous avons observé chez *Lithobius forficatus*; mais ce mouvement s'arrête bientôt: dans l'immense majorité des caryocinèses connues, les centrosomes s'écartent peu du noyau et deviennent les points de convergence, non seulement des irradiations astériennes, mais aussi des filaments du fuseau central. Il n'en est pas de même dans l'objet que nous étudions. Les sphères et leurs irradiations astériennes se rapprochent de plus en plus de la face interne de la membrane cellulaire, en suivant dans leur trajet la direction de l'axe cellulaire. Quand elles l'ont atteinte, les sphères s'aplatissent en forme de disques: les deux centrosomes de chaque sphère s'appliquent contre cette membrane et semblent faire corps avec elle. Les irradiations astériennes présentent, à cette période, leur maximum de développement. Chaque aster remplit alors l'hémisphère correspondant de la cellule. Ses fibrilles constitutives sont surtout abondantes et bien visibles au-dessous de la membrane de la cellule; la région axiale en renferme beaucoup moins. Tout d'abord orientés en ligne droite ou en arc de cercle, les filaments astériens, au fur et à mesure que l'on considère des régions plus proches de l'équateur de la cellule, deviennent plus indistincts et plus fortement flexueux. Bien que leurs points de convergence soient situés aux deux pôles opposés de la cellule et soient, par conséquent, séparés l'un de l'autre par toute la longueur de son grand diamètre, on peut constater qu'ils entrent en contact et même s'entrecroisent au niveau de l'équateur cellulaire.

Pendant que les centrosomes, les sphères et leurs asters exécutent ce mouvement ascensionnel, le noyau est demeuré au repos: le réticulum chromatique, le nucléole et la membrane nucléaire conservent leur aspect caractéristique. C'est seulement au moment où les centrosomes atteignent la face interne de la membrane cellulaire que l'on observe les premiers indices de la division du noyau. Si l'on examine à ce moment le réticulum chromatique, on s'aperçoit qu'il pâlit légèrement: en même temps la chromatine du réticulum se rassemble de distance en distance en corpuscules très petits, arrondis ou allongés. Ce sont des chromosomes. Ils sont toujours disposés deux par deux dans l'aire nucléaire sous forme de sorte de diplosomes. Je ne crois pas que ces diplosomes soient le résultat de la division longitudinale, ou plutôt transversale d'un chromosome unique préexistant. Si cette division se réalise, elle doit se faire immédiatement après la formation du chromosome-mère, car on rencontre toujours les chromosomes accolés deux par deux. J'incline plutôt à penser *qu'ils se forment d'emblée par condensation de la chromatine du réticulum nucléaire sous la forme de diplosomes.* Le nucléole et même une certaine partie de la chromatine ne prennent pas part à l'édification de ces chromosomes.

A ce moment on assiste à la disparition de la membrane du noyau et à l'édification du fuseau central. A la fin des processus que nous venons de décrire, la linine, dépourvue de sa chromatine, se présente à l'intérieur de la membrane nucléaire sous la forme d'un réticulum dont les mailles, très irrégulières, ne présentent pas d'orientation spéciale. On observe bientôt un allongement du noyau dans le sens du grand axe de la cellule; les mailles du réticulum linimien s'allongent dans le même sens; les travées longitudinales de ce réticulum s'épaississent et se régularisent, leurs anastomoses transversales s'amincissent et disparaissent progressivement. La membrane nucléaire disparaît tout d'abord au niveau des deux pôles du noyau, puis sur toute la périphérie de celui-ci. A ce stade les travées longitudinales du réticulum linimien sont flexueuses; très écartées les unes des autres au niveau de l'équateur de la cellule, elles tendent au contraire à se rapprocher au niveau de leurs extrémités. Les diplosomes sont alors distribués sur toute l'étendue des filaments achromatiques.

Cette figure irrégulière se régularise rapidement: les filaments achromatiques se rapprochent les uns des autres, s'épaississent et se fusionnent au niveau de leurs extrémités en deux pointes très fines. En même temps, les diplosomes chromatiques se disposent en une sorte de couronne au niveau de l'équateur du fuseau.

Nous assistons donc ici à l'origine nucléaire du fuseau et à la formation de la couronne équatoriale. Je ferai observer à nouveau que cette couronne équatoriale est dédoublée d'emblée. Les stades décrits sous le nom de métaphase de la caryocinèse, c'est-à-dire *l'arrangement des chromosomes au niveau de l'équateur du fuseau et la division soit longitudinale soit transversale de ceux-ci, ne se réalise pas dans tous ses détails dans l'objet que nous étudions.*

Ensuite, et c'est là un fait essentiel, le fuseau *ne présente aucune connexion avec les centrosomes et les sphères attractives.* Le fuseau, est extrêmement net : il est terminé en pointe à ses deux extrémités ; il est de petite taille et *ses extrémités, tout en étant orientées vers les centrosomes, sont situées à une grande distance de ces derniers*, distance égale au moins à la moitié de la longueur du fuseau.

D'autre part, les asters, si puissants au moment où les centrosomes et les sphères atteignent la face interne de la membrane cellulaire, *ont presque totalement disparu au stade de plaque équatoriale*. Cette régression commence au moment où la membrane nucléaire disparaît au niveau des deux pôles du noyau, c'est-à-dire au début de la formation en fuseau. Elle débute au niveau de la région médiane de la cellule et gagne de plus en plus vers les pôles de celle-ci. Au stade de plaque équatoriale, on distingue encore une vague irradiation astérienne autour des sphères et des centrosomes. Au stade dyasters, on n'observe plus trace d'asters, les sphères attractives elles-mêmes sont très distinctes et les centrosomes paraissent subir une sorte de régression. Dans bien des cas, nous n'avons plus observé qu'un seul corpuscule polaire au stade en question, alors qu'auparavant, on en comptait toujours deux au centre de la sphère. Il est donc plus que probable que, chez *Lithobius forficatus*, les sphères et les irradiations astériennes ne jouent pas le rôle qu'on leur attribue dans la plupart des cellules. N'existant plus que sous forme de vestiges, il paraît difficile de leur attribuer un rôle essentiel dans le fait de l'ascension polaire, des couronnes de chromosomes. Dans tous les cas, *les irradiations astériennes présentent leur maximum de développement alors que le noyau est encore au repos, elles commencent à devenir indistinctes au moment de la formation des chromosomes et du fuseau achromatique, elles le sont presque tout à fait au stade de plaque équatoriale, c'est-à-dire au moment où elles devraient déployer leur maximum de puissance, suivant l'opinion classique.*

Après le stade de plaque équatoriale se réalise l'ascension polaire, sans scission préalable des chromosomes, puisqu'ils sont divisés dès le principe, comme nous l'avons vu. En vertu de quel mécanisme s'opère un tel mouvement ? C'est ce que nous n'examinerons pas ici. Il est difficile d'invoquer l'action des fibres du manteau qui, insérées d'une part sur les chromosomes et d'autre part sur les corpuscules polaires, détermineraient par leur contraction le cheminement des segments chromatiques vers les pôles. Il nous a été, en effet, tout à fait impossible d'apercevoir de semblables filaments. Nous n'avons pas non plus aperçu de fibres d'union entre les couronnes polaires.

Celles-ci, après avoir atteint les deux extrémités du fuseau, se condensent en deux petites masses chromatiques de dimensions extrêmement réduites, qui se transformeront bientôt en noyaux de petite taille, les noyaux des spermatocytes II. Entre les deux cellules-filles, les fibres du fuseau restent longtemps apparentes sous la forme d'un résidu fusorial: au niveau de l'équateur de ce dernier apparaissent des épaississements chromatiques dont l'ensemble dessine une sorte de plaque fusoriale de toute beauté. La membrane cellulaire commence à apparaître à la périphérie de la cellule-mère; elle s'enfonce progressivement de dehors en dedans en déterminant un étranglement de plus en plus prononcé des fibres du fuseau. Celles-ci disparaissent bientôt dans le cytoplasme des cellules-filles, tandis que les épaississements chromatiques se condensent en un ou deux corpuscules intermédiaires de Flemming.

Je me propose de revenir dans un travail ultérieur, sur les particularités offertes par ces mitoses si atypiques et sur les interprétations théoriques auxquelles elles sont susceptibles de donner naissance.

DISCUSSION

M. Van der Stricht demande s'il ne pourrait pas y avoir analogie entre les faits exposés par M. Bouin, notamment cette migration périphérique de la sphère attractive et son atrophie consécutive et la disparition et l'expulsion d'une sphère ou tout au moins d'un centrosome dans l'oocyte en voie de croissance dans l'ovaire d'Échinodermes.

M. Henneguy rapproche l'observation de M. Bouin de celle qu'il a pu faire dans les cellules séminales des Lépidoptères. Dans les spermatocytes en voie de division, les centrosomes sont situés à la périphérie de la cellule, et, au stade de la plaque équatoriale, on observe un fuseau central secondaire, constitué par des filaments plus denses et plus colorables que ceux qui sont en rapport avec les centrosomes. Ce fuseau central est rattaché par des filaments très fins aux centrosomes. Il se peut donc que les mitoses étudiées par M. Bouin, dans des spermatocytes à protoplasma abondant et à petit noyau, soient une exagération de la mitose des spermatocytes des Lépidoptères, et que, chez le *Lithobius*, les filaments qui unissent les centrosomes au fuseau central soient difficilement visibles ou disparaissent à un moment donné.

DES MODIFICATIONS HISTOLOGIQUES DES CELLULES NERVEUSES DANS L'ÉTAT DE FATIGUE

par M. PUGNAT

La question des changements morphologiques que subissent les cellules nerveuses aux diverses phases de repos, d'activité et de fatigue, est encore loin d'être résolue, malgré le nombre déjà considérable des travaux auxquels elle a donné lieu. C'est qu'aux difficultés d'un problème déjà très complexe en lui-même vient s'ajouter l'ignorance dans laquelle nous sommes du type normal de la cellule nerveuse à l'état de repos. Mais il est encore une autre cause d'erreur dont on n'a pas assez tenu compte : nous voulons dire la méthode qui a été le plus souvent employée pour provoquer l'activité ou la fatigue ; la grande majorité des auteurs, en effet, ont cherché à obtenir la fatigue par un procédé artificiel, l'excitation au moyen du courant électrique. Il ne faut donc point s'étonner si, malgré une certaine similitude dans leur ensemble, les faits qui ont été signalés offrent entre eux des différences assez notables : on peut même se demander dans chaque cas particulier s'ils répondent bien à la réalité, s'ils en sont l'expression vraie, si les modifications rapportées à la fatigue ne sont pas dues plutôt au courant électrique qui, très complexe dans ses effets, a encore une action physico-chimique, dont il faut tenir compte.

Pour éviter ces causes d'erreur, nous avons cherché à réaliser toutes les conditions de la fatigue normale au moyen d'un dispositif très simple : une grande roue, actionnée par un moteur hydraulique et dans laquelle des chiens étaient obligés de courir : les animaux en expérience ont parcouru ainsi des distances qui ont varié entre 60 et 95 kilomètres ; ils ont été sacrifiés par section du bulbe au moment où présentant les signes d'une extrême fatigue, ils tombaient et ne reprenaient pas la course malgré toutes les excitations.

Or, il se dégage de l'examen des coupes, colorées par la méthode de Nissl, ce premier fait assez singulier que, seule de toutes les parties du névraxe, l'écorce cérébrale présente des cellules assez notablement modifiées : ni les cellules des cornes antérieures de la moelle, ni les cellules de Purkinje, ni les cellules ganglionnaires spinales ne s'écartent du type habituel. Par contre, il est un certain nombre des éléments constitutifs de l'écorce cérébrale et principalement les cellules nerveuses des couches les plus superficielles — les grandes cellules pyramidales restant intactes — qui sont modifiés ; assez différents dans leur aspect, ils peuvent être ramenés à trois types principaux :

a) Un premier type est représenté par des cellules, dont le protoplasme est moins riche en substance chromophile que dans l'état normal et dont le noyau est pâle : la substance chromophile offre par places les signes d'une chromatolyse au début et, dans le corps cellulaire, il est des zones où toute trace de granulations a disparu. Quant à cette chromatolyse dont le point de départ est variable et difficile à fixer, nous ne saurions dire si elle est centrale ou périphérique.

b) Un deuxième type est réalisé par des éléments cellulaires dont la substance chromophile a disparu dans sa presque totalité et n'est réduite qu'à un liséré de granulations situées sur les bords de la cellule.

Les noyaux sont incolores, très pauvres en chromatine, ont des contours peu nets et se distinguent mal du protoplasme qui les entoure : quelques-uns d'entre eux ont perdu leur forme globuleuse, sont ratatinés et déplacés parfois à la périphérie.

c) Il existe enfin un troisième type de beaucoup le plus rare, dans lequel les modifications ont un caractère pathologique : dans cette forme, le corps cellulaire a des contours irréguliers, peu distincts et se présente sous l'aspect d'un amas granuleux incolore, contenant, en son centre, le nucléole, dernier vestige du noyau qui a disparu.

En résumé, les changements morphologiques que nous avons notés consistent en la diminution et même en la disparition totale de substance chromophile du protoplasme et de la chromatine du noyau, en le ratatinement et en le déplacement du noyau à la périphérie de la cellule.

Quelques cellules subissent même une désagrégation de toutes leurs parties constituantes.

Tels sont les faits que nous avons observés. Laissant de côté les interprétations qu'ils comportent et dont la discussion nous entraînerait trop loin, nous ferons simplement remarquer combien nos résultats s'écartent en un sens de ceux que nos devanciers ont obtenus et de ceux-là mêmes que nous avons publiés il y a trois ans : dans les travaux antérieurs, ce sont à peu près toutes les cellules des régions excitées qui offrent des modifications morphologiques : dans nos expériences, c'est, au contraire, le plus petit nombre : les divers types cellulaires, que nous venons de décrire, ne représentent en effet qu'une infime minorité en regard des cellules cérébrales dont la teneur en substance chromophile semble normale et dont l'aspect ne paraît pas changé. D'autre part, les modifications que subissent ces quelques cellules sont, pour la plupart, assez légères : semblables à celles que l'on a déjà décrites, elles n'en diffèrent que par une intensité moindre.

Nous concluons donc que, dans l'état de fatigue, un certain nombre des cellules nerveuses superficielles de l'écorce cérébrale présentent toute une série de modifications qui consistent essentiellement en la chromatolyse, la diminution de la chromatine nucléaire, la déformation du noyau et son déplacement à la périphérie du corps cellulaire.

ORIGINE MÉSODERMIQUE DES GLANDES A VENIN DE LA SALAMANDRE TERRESTRE, ET TRAVAIL SÉCRÉTOIRE DU NOYAU

par Madame **PHISALIX**

On rencontre dans le peau de la salamandre terrestre et de ses larves, deux espèces de glandes à venin. Les unes, qui apparaissent de bonne heure, alors que l'embryon est encore pourvu de son vitellus : ce sont les glandes granuleuses : elles ont une topographie affectant certains rapports avec les organes de la ligne latérale et occupent la face dorsale de l'animal. Les autres n'apparaissent qu'à la fin de la vie larvaire, disséminées sur toute la surface du corps ; comme les premières, elles n'achèvent leur complet développement et n'acquièrent un canal excréteur qu'après la transformation de la larve âgée en jeune salamandre : ce sont les glandes muqueuses.

Ces deux sortes de glandes venimeuses ont une même origine mésodermique et suivent pendant leurs premiers stades un développement parallèle. Leur bourgeon glandulaire se forme par la division mitosique d'une cellule située dans la moitié supérieure du derme, immédiatement au-dessous du réseau vasculo-pigmentaire supérieur. A aucun moment, on n'aperçoit de relations entre l'épiderme et les cellules en karyokinèse qui donneront des bourgeons glandulaires. Dans ces bourgeons, d'abord pleins, il ne se fait pas de cloisonnement intercellulaire ; les noyaux, seuls bien distincts, sont plongés dans un protoplasme diffus : puis il apparaît une cavité glandulaire, en même temps que la périphérie s'organise en membrane propre, dont les cellules deviendront des fibres musculaires lisses. Cette membrane est épaissie au niveau du futur canal excréteur en une sorte de calotte ou muscle orbiculaire que le venin devra franchir pour s'échapper de la glande. Tout autour de ce bourgeon, les deux réseaux vasculopigmentaires qui limitent le derme forment une deuxième enveloppe, tandis que le derme lui-même, refoulé par l'expansion croissante du bourgeon, forme à celui-ci une enveloppe primitive.

Ainsi, glandes granuleuses et glandes muqueuses ont en commun leur origine mésodermique et par conséquent les mêmes tissus périglandulaires. Les seules différences que nous puissions noter jusqu'à présent tiennent à l'apparition précoce des premières, à leur développement lent, à leur répartition fixe sur la face dorsale et à leurs dimensions inégales et énormes, comparées à l'apparition tardive, au développement rapide, à la dissémination sur tout le corps de l'animal et à la grandeur uniforme et limitée des secondes.

Les différences qui surviennent portent sur l'évolution des cellules centrales du bourgeon glandulaire qui donneront un épithélium typique et régulier chez les glandes muqueuses, irrégulier et atypique pour les glandes granuleuses.

Dans les glandes muqueuses, le protoplasme, d'abord diffus, se condense et se limite, par une membrane, autour de chaque noyau et constitue un épithélium qui recouvre toute la moitié profonde du cul-de-sac glandulaire. Cet épithélium est formé de grandes cellules cylindriques, à noyaux petits, à protoplasme clair et homogène qui se distingue à peine du contenu excrété dans la lumière de la glande. Ces noyaux sont toujours semblables entre eux : ils ont la forme de pyramides triangulaires à base périphérique en rapport avec la membrane propre et à sommet effilé, comprimé par la confluence du sommet libre des cellules. L'acinus glandulaire conserve un tel aspect pendant toute son existence, et la sécrétion muqueuse que le protoplasme épithélial élabore, acquiert d'emblée ses propriétés toxiques et stupéfiantes.

Les glandes granuleuses ne possèdent pas de revêtement épithélial continu. Les noyaux provenant de la division des cellules centrales du bourgeon sont aussi appliqués directement sur la membrane musculaire, mais ils se distinguent nettement de ceux des glandes muqueuses par leur forme sphérique, leurs dimensions très inégales et leur dissémination. En outre, le protoplasme reste diffus dans toute la cavité de la glande, de telle sorte que les noyaux sont libres à la périphérie d'une masse protoplasmique commune. A l'inverse de ce qui se produit dans la glande muqueuse, c'est le noyau qui évolue pour fournir le produit actif de la sécrétion, les granulations venimeuses.

D'après l'opinion de Drasch, ces granulations seraient formées par le protoplasme général de la glande, le syncytium dans lequel plongent les « cellules géantes de Leydig ». Les granulations qu'on rencontre aussi dans ces dernières n'auraient aucune importance et différeraient totalement par leur diamètre, leur pouvoir fixateur des colorants, leur inactivité sur la lumière polarisée, des grosses granulations venimeuses, fortement colorables et biréfringentes.

Mes recherches ne me permettent pas d'accepter cette manière de voir. J'ai pu suivre tous les stades de l'évolution des grains de venin sur des coupes en séries de différents groupes glandulaires après fixation au Pérenyi et coloration à l'hématoxyline et à l'éosine.

Comme je l'ai indiqué, l'épithélium discontinu des glandes granuleuses est représenté au début par des noyaux égaux, intimement appliqués sur la membrane musculaire et plongés dans un protoplasme commun. Quelques-uns de ces noyaux, au voisinage de l'équateur de l'acinus, ne tardent pas à entrer en activité : ils grossissent de manière à acquérir cinq ou six fois le volume des noyaux inactifs, fixent plus fortement les colorants : l'hématoxyline alunée les colore en bleu sombre, tandis que le protoplasme environnant et la membrane propre se colorent en rose par l'éosine. A leur intérieur, on aperçoit de gros tubes nucléiniens à paroi bleu sombre, à contenu irrégulier et moniliforme qui transparait en ton violet rosé. Ces tubes nucléiniens, orientés parallèlement entre eux et à la surface du noyau, sont réunis par de fins tractus qui se colorent également en bleu. C'est dans l'intérieur de ces tubes nucléiniens qu'on voit tout d'abord se différencier les premiers grains de venin sous forme de petites sphères homogènes, légèrement colorées en rose par l'éosine. Ces granulations deviennent de plus en plus distinctes : elles s'accumulent dans les mailles du réseau et, suivant leur place, se groupent au centre du noyau ou tendent à se rapprocher de la périphérie. Puis il apparaît de ces granulations à la surface du noyau, formant de petits chapelets à quatre ou cinq grains qui semblent émis par le même orifice de la membrane réticulée. Ces granulations sont émises par toute la surface externe du noyau : elles refoulent peu à peu le protoplasme général qui se condense autour d'elles et leur forme une sorte de paroi adventice. On a ainsi autour de chaque noyau en travail un amas de granulations nettement limité par une membrane réticulée sur laquelle s'insèrent les fibrilles du réseau protoplasmique. On ne peut conserver à ces formations secondaires le nom de cellules géantes que leur donnait Leydig, pas plus que celui de cellules venimeuses, comme les désigne Drasch. Ce sont des sacs à venin formés directement par le noyau en activité.

Ces sacs qui commencent à se former chez la larve et qui sont déjà assez nombreux dans les glandes de la toute jeune salamandre, ne diffèrent pas, à première vue, par les réactions histologiques, des sacs à venin des salamandres adultes. Et cependant leurs jeunes granulations ne possèdent pas encore la propriété convulsivante caractéristique du venin de l'adulte. A ce moment le noyau n'a pas achevé son évolution. Les grains de venin continuent à se former et, en s'accumulant à l'intérieur du noyau, ils refoulent vers la périphérie le réticulum nucléaire. Celui-ci, pressé contre la paroi musculaire résistante s'amincit de plus en plus au niveau de sa surface d'insertion et finit par disparaître, de sorte que le noyau prend la forme d'une cupule ou d'un parachute fixé par ses cordages à la membrane propre. Au fur et à mesure que le noyau émet des granulations, il devient plus clair; les tubes nucléiniens disparaissent : il ne reste plus que les fins tractus du réseau nucléaire qui se modifient et se colorent en rose comme le protoplasme environnant. C'est le terme ultime de tous les noyaux. Le grain de venin est donc une formation nucléaire ; mais il ne possède pas d'emblée toutes ses propriétés; il semble n'arriver à maturité complète que dans le sac à venin ou dans le protoplasme général où il grossit, devient biréfringent et élabore les principes immédiats générateurs des alcaloïdes[1].

LE NUCLÉOLE DANS LES GLANDES A VENIN DU TRITON

par Pierre VIGIER

Préparateur adjoint d'histologie à la Faculté de médecine de Paris.

Je désire mettre en regard des faits que Mme Phisalix a signalés chez la salamandre, ceux que j'ai observés sur les glandes à venin du triton ; car mes observations me conduisent à interpréter d'une tout autre façon le rôle du noyau dans la sécrétion.

Chez le triton, pendant l'activité secrétoire, on constate, il est vrai, une chromatolyse très nette : mais je n'ai jamais vu la chromatine se transformer directement en produit de sécrétion et je crois que c'est par l'intermédiaire du *nucléole*, puis du cytoplasma, que s'accomplit cette transformation.

On voit en effet, dans les noyaux des glandes à venin du triton, un ou plusieurs nucléoles volumineux dépassant souvent 5 μ de diamètre, atteignant parfois 15 μ de longueur, sur 6 μ de largeur, généralement

1. P. VIGIER, *Société de Biologie*, 12 mai 1900.

sphériques, quelquefois bourgeonnants ou en voie de division par étranglement. Ces nucléoles, dont on ne peut méconnaître l'importance, sont des nucléoles vrais, très réfringents et colorables par les colorants plasmatiques, c'est-à-dire les couleurs d'aniline dites acides. Lorsqu'on les examine après double coloration, par exemple par l'hématoxyline et l'orange, on voit qu'ils sont formés d'une masse volumineuse colorée en jaune, dont la périphérie est légèrement teinte en bleu. Cette couche corticale ou coque présente par places des renflements fortement colorés en bleu, qui sont des grains de chromatine, et d'où l'on voit se détacher des filaments plus pâles qui unissent le nucléole au réticulum nucléaire. Cette disposition s'explique facilement si l'on considère, comme l'a fait récemment M. Laguesse pour les cellules pancréatiques de la salamandre, le nucléole comme formé par une différenciation du réticulum chromatique.

En étudiant ces nucléoles aux différentes phases de la sécrétion, voici les modifications que j'ai observées. Dans les cellules qui commencent à sécréter, le réticulum est serré, les grains de chromatine sont volumineux : on distingue néanmoins un ou deux nucléoles dont la coloration tranche sur celle de la chromatine. Puis le noyau augmente de volume et devient plus transparent par suite de la diminution des grains de chromatine : en même temps, on constate une hypertrophie du nucléole, son bourgeonnement et, sur un certain nombre de noyaux, la formation de *vacuoles juxtanucléolaires*, accolées à un ou plusieurs nucléoles. Dans la substance même du nucléole, on distingue souvent quelques globules réfringents, analogues à ceux que différents auteurs ont décrits sous le nom de nucléolin ou de nucléolule, et qui me paraissent représenter de petites vacuoles intranucléolaires dont la fusion produit la vacuole juxtanucléolaire. Celle-ci, dont le contenu est homogène et moins fortement colorable que le nucléole, peut atteindre de grandes dimensions. Dans certains cas, le nucléole et sa vacuole simulent un nucléole double, semblable à ceux qui ont été décrits dans un grand nombre d'œufs et dans quelques cellules somatiques. Finalement cette vacuole communique avec l'extérieur et déverse dans le cytoplasma son contenu, qui représente une substance élaborée par le nucléole aux dépens de la chromatine, car celle-ci disparaît presque complètement du noyau.

La substance élaborée par le nucléole ne correspond certainement pas au produit de sécrétion tel que la glande le fournit, mais elle entre sans doute en combinaison avec des matériaux cytoplasmiques pour donner naissance aux dérivés de la cellule.

En considérant l'importance morphologique du nucléole dans les cellules glandulaires, dans les œufs, dans les cellules nerveuses[1], et, comparant d'autre part les faits que je viens de signaler à ceux qui ont été publiés par Sack et par Almeida sur la formation intra-nucléaire de la graisse, par Galeotti sur l'origine nucléolaire du pigment, par Sacharoff sur l'origine de l'hémoglobine, par Duboscq sur la production de venin chez les Chilopodes, par Henry sur les fonctions sécrétoires de l'épididyme des Vertébrés supérieurs, par Laguesse sur l'origine des paranuclei du pancréas, je crois pouvoir conclure, avec les réserves nécessaires pour toute généralisation de ce genre, que le nucléole prend part à l'élaboration des produits cellulaires[2].

DISCUSSION

Mme PHISALIX. D'après M. Vigier, dans les glandes cutanées du triton, le noyau des cellules en activité sécrétoire élabore des globules de sécrétion absolument semblables aux globules de sécrétion qu'on trouve dans le protoplasme : comme ces derniers ils sont érythrophiles. Ces faits sont les mêmes que ceux que l'on observe sur la salamandre terrestre, seulement M. Vigier les interprète autrement. Il pense que les globules du noyau sont des nucléoles, et que les grains de venin proviennent d'un bourgeonnement des gros nucléoles[3]. A propos de ses observations, il émet des idées relatives à une théorie générale du nucléole. Je ne le suivrai pas sur ce terrain philosophique car, dans l'état actuel de nos connaissances, il y a autant de nucléoles que d'histologistes, et il me paraît impossible de comprendre sous une même rubrique, de rattacher à une même théorie des faits aussi dissemblables que ceux que l'on observe dans le *Phalangium opilio*, par exemple, où le nucléole est un véritable organe de circulation, un cœur de cellule, comme dit Balbiani, et les granulations venimeuses des glandes de la salamandre et du triton. Il me semble que pour définir les formations nucléoliformes, les grouper ou les séparer, il faudra tenir compte, non seulement de leurs réactions histo-chimiques, mais encore de leurs propriétés physiologiques, différentes, comme on le sait, chez le triton et la salamandre.

D'ailleurs, M. Vigier a déjà modifié sa première opinion et il croit

1. Il me semble que les modifications produites dans la cellule nerveuse par la toxine tétanique peuvent être citées à l'appui de cette manière de voir. La diminution de la substance chromatophile dans le protoplasma s'accompagne généralement de modifications du nucléole, qui devient plus volumineux et plus pâle, se déforme et finalement se désagrège. Quelquefois, dans des cellules en chromatolyse presque totale, on constate l'accumulation de la substance chromatophile autour du nucléole (Joukowsky). Peut-être se produit-il dans ce cas un fonctionnement exagéré du nucléole.

2. Cf. pour les détails et les figures : P. VIGIER, *Le Nucléole, morphologie, physiologie*. Thèse, Paris, 1900.

3. Voir pour plus amples détails : PHISALIX-PICOT, *Recherches embryologiques, histologiques et physiologiques sur les glandes à venin de la Salamandre terrestre*, — 7 planches en couleur, Paris, Schleicher frères, éditeurs.

maintenant que les nucléoles du noyau des glandes du triton n'ont pas de relation avec les grains de venin. Pour appuyer sa manière de voir, il se fonde sur la différence de volume des granulations et des nucléoles. Or, les granulations ont des tailles très variables, sans rapport aucun entre leur volume et leur maturité, comme permettent de le vérifier les propriétés optiques et les colorations à l'hématoxyline au fer. Après avoir examiné les préparations de M. Vigier, voici, à mon avis, l'interprétation des faits qu'il observe. Les noyaux à chromatine raréfiée, creusés de grandes vacuoles dans lesquelles il observe de gros globules érythrophiles, sont des noyaux ayant terminé leur évolution, et en voie de disparaître dans le protoplasma environnant. Dans ces conditions, les globules érythrophiles qui se détachent avec une si grande netteté sont les dernières granulations venimeuses formées.

M. Vigier. Les formations intranucléaires que je décris comme nucléoles vrais ne sont certainement pas des grains de venin, comme le pense Mme Phisalix. Les nucléoles se distinguent très nettement des grains de venin qu'on trouve dans le voisinage du noyau par leur volume, la coloration plus intense qu'ils prennent par les mêmes réactifs (coloration particulière par la thionine) et leurs rapports avec le réticulum nucléaire. Un simple examen de mes préparations ne peut d'ailleurs laisser subsister aucun doute à ce sujet.

NOTE SUR LA MÉTHODE DE GEROTA,
INJECTIONS VASCULAIRES ET LYMPHATIQUES

par MM. B. CUNÉO et Gabriel DELAMARE

Dans une communication récente à la Société de Biologie[1] nous avons dit que la méthode de Gérota ne nous paraissait avoir qu'une assez médiocre valeur pour l'étude histologique des lymphatiques. Sans revenir à nouveau sur les raisons qui, pour nous, justifiaient cette opinion (absence de l'endothélium caractéristique, possibilité des fusées artificielles), nous voulons maintenant présenter les résultats que nous a donnés cette méthode pour l'étude histologique des trajets vasculaires dans les parenchymes viscéraux. Il suffira, croyons-nous, de jeter les yeux sur nos préparations et sur les aquarelles qui en sont la fidèle reproduction pour se convaincre des résultats, vraiment très satisfaisants, fournis par cette masse.

Comme animaux, nous avons employé le cobaye, le lapin et le chien.

1. Cunéo et Gabriel Delamare. Note sur l'histologie des lymphatiques de l'estomac, *in Comptes Rendus de la Société de Biologie*, n° 16, 5 mai 1900.

L'animal étant sacrifié par hémorragie, nous poussons l'injection par le bout inférieur de l'aorte thoracique. Il suffira de se rappeler ce fait en regardant l'injection glomérulaire obtenue sur le rein de cobaye pour voir combien est pénétrante cette masse.

Nous avons de préférence utilisé la masse au bleu de Prusse. L'orcanète, outre qu'elle diffuse et colore la graisse, a un pouvoir tinctorial trop faible pour être avantageusement utilisée pour ce genre de recherches.

Le cinabre est plus pénétrant. Il a ce défaut, comme toutes les autres masses nécessitant l'emploi de l'huile de lin, le noir par exemple.

Par contre, nous avons essayé avec succès le carmin, en suspension éthéro-térébenthinée. Les préparations des vaisseaux de l'estomac et de l'intestin du cobaye justifient cette assertion.

Remarquons que toutes ces préparations ont été déshydratées à l'alcool absolu, au xylol et éclaircies par les essences de bergamote ou de girofle sans souffrir en aucune façon. Les unes ont été coupées à la main, les autres après inclusion au collodion : et cela, toujours sans le moindre dommage. Nous avons fixé soit au formol à 10 pour 100, soit au formol osmioacétique.

Quelques-unes des préparations, injectées par la masse au bleu de Prusse, ont été colorées par le neutralroth, notamment le rein, le ganglion lympathique et la capsule surrénale de cobaye.

A coup sûr, nous ne prétendons pas que les résultats obtenus par la masse au carmin ou la masse au bleu de Prusse soient supérieurs à ceux fournis par les masses antérieurement connues, nous les croyons seulement assez satisfaisants pour nous permettre de préconiser l'emploi d'une méthode dont le grand mérite est une extrême simplicité et une extrême facilité. *Il suffit d'un quart d'heure à peine pour préparer la masse et pratiquer l'injection.*

Qu'en terminant il nous soit permis, à propos des vaisseaux de l'intestin grêle du cobaye, de faire remarquer le danger auquel on s'expose en se fiant à la seule forme des canaux vasculaires pour admettre leur nature lymphatique. Ces vaisseaux sanguins sont bosselés comme des troncs lymphatiques dont ils ont toutes les apparences.

SUR LES PREMIERS DÉVELOPPEMENTS DES DENTS ET DE L'ÉPITHÉLIUM BUCCAL

par M. le Dr. Albert BRANCA

(*A*). Un processus de prolifération épithéliale marque le début de l'évolution dentaire. Cette prolifération se fait en deux sens : elle aboutit à la formation d'un bourgeon superficiel et d'un bourgeon profond. Le bourgeon profond (mur dentaire, mur plongeant) est destiné à persister, tout au moins dans certaines de ses parties. Le bourgeon superficiel (bourrelet gengival, mur saillant), est une formation transitoire qui ne joue aucun rôle dans l'évolution du germe dentaire. Mur saillant et mur plongeant sont d'apparition contemporaine. Ils proviennent l'un et l'autre de la division des cellules de l'épithélium buccal. Tel est, réduit à ses lignes essentielles, le schéma que donnent les classiques des premiers développements des dents.

1° Sur de jeunes embryons de rat (7 à 8 millimètres), là où l'épithélium buccal est réduit à deux assises cellulaires, on voit apparaître, à droite comme à gauche, à la mâchoire supérieure comme à la mâchoire inférieure, une invagination épithéliale. Cette invagination creuse est étroite et peu profonde (60 à 80 μ). L'invagination de la mâchoire inférieure est toujours plus rapprochée de la ligne médiane que l'invagination de la mâchoire supérieure.

2° Plus tard, l'invagination se comble, de son fond vers sa surface. Une lame épithéliale pleine se substitue donc à la gouttière qu'on observe au stade précédent. Cette lame n'est autre que le mur plongeant.

3° Au moment où le mur plongeant est complètement constitué, l'épithélium buccal n'est encore représenté que par deux assises cellulaires. Il garde cette constitution chez l'embryon de rat, alors que déjà la lame dentaire a édifié ses organes adamantins. L'apparition du mur plongeant précède donc l'apparition du mur saillant ; il y a une indépendance véritable entre ces deux formations.

(*B*). La structure de l'épithélium buccal rappelle de très près la structure de l'épiderme tégumentaire.

1° Tout d'abord, la muqueuse est réduite à deux assises cellulaires, l'une profonde, l'autre superficielle. L'assise profonde ou basilaire est formée de cellules cylindriques ; ces cellules ont un protoplasma clair ; leur noyau occupe le pôle superficiel de l'élément. L'assise superficielle est mince ; des cellules aplaties la constituent, dont le noyau fait parfois saillie vers la cavité buccale.

2° Plus tard, la muqueuse s'épaissit : ses assises superficielles se multiplient et présentent une structure filamenteuse. A ce stade, l'assise basilaire est formée d'éléments cubiques ou cylindriques, pressés les uns contre les autres. Ces éléments dont le protoplasma se colore énergiquement par les teintures acides, se différencient nettement des cellules polyédriques sus-jacentes.

Les cellules polyédriques sont remarquablement claires pour la plupart. Leur noyau, plus ou moins déformé, est rejeté d'ordinaire vers la surface de la cellule. Une couche de protoplasma homogène et transparent l'entoure de toutes parts. Autour de ce protoplasma périnucléaire s'étale une zone de protoplasma où se sont différenciées des fibrilles. Ces fibrilles sont d'une extrême finesse. Elles s'entrecroisent en tous sens, et simulent un réseau délicat de forme irrégulière. Ce réseau se poursuit dans le protoplasma très colorable, qui forme écorce à la cellule; il se continuerait également avec ces filaments d'union courts et serrés qui solidarisent entre elles les faces adjacentes de deux cellules voisines. A côté de ces filaments d'union courts, on constate (embryon de cheval de 25 centimètres) aussi dans l'épithélium buccal des filaments d'union très longs et très grêles, disposés plus ou moins parallèlement par groupes de 8 ou 10. Ces longs filaments relient entre elles des cellules plus ou moins espacées l'une de l'autre.

3° J'examinerai maintenant comment se renouvellent et comment disparaissent les cellules épithéliales de la muqueuse buccale.

L'épithélium buccal se reproduit par division indirecte : les particularités de cette division sont identiques à celles qu'on observe dans la peau, chez l'embryon, comme chez l'adulte. Je noterai tout d'abord que la couche basilaire n'a pas l'apanage des mitoses; ces mitoses se retrouvent également dans les assises de cellules polyédriques sus-jacentes. De plus, la direction qu'affecte le plan de segmentation n'a rien de fixe : les cellules-filles sont superposées, juxtaposées, ou obliques par rapport l'une à l'autre.

Des phénomènes de même ordre s'observent dans le germe dentaire et dans le gubernaculum. Au début les figures karyokinétiques se retrouvent dans l'organe adamantin tout entier. Puis elles cessent de se produire dans les territoires où un tissu réticulé s'est substitué au tissu épithélial primitivement plein. Elles finissent par disparaître de l'organe adamantin quand cet organe présente partout cette structure réticulée, qui marque le prélude de son atrophie.

4° Les épithéliums de la muqueuse buccale disparaissent suivant des modes variés.

Tantôt ils se desquament simplement, comme les cellules épidermiques, et tombent dans la cavité buccale.

Tantôt ils se détruisent par chromatolyse. Ce mode de dégénérescence qu'il est inutile de décrire ici m'a semblé beaucoup moins fréquent dans la muqueuse buccale qu'au niveau des éléments épithéliaux qui constituent le cordon de la dent définitive.

Enfin on peut observer dans l'épithélium buccal (cobaye de 4cm5, cheval de 50 cent.) des groupes de cellules qui se disposent concentriquement, à la façon du bulbe d'un oignon. Ces globes épithéliaux sont analogues à ceux qu'à l'état normal on rencontre parfois dans le tégument externe. Ils ont une forme arrondie, et les éléments qui occupent le centre du nodule sont les plus avancés dans leur évolution.

Que les cellules centrales du globe épithélial perdent leurs connexions réciproques, que certaines d'entre elles se détruisent, un petit kyste en résulte, dont la cavité est occupée par des éléments libres. Ces éléments se sont desquamés, et kératinisés avant d'être parvenus à la surface de la muqueuse. Il se forme donc des kystes dans l'épithélium buccal comme il s'en forme dans les débris paradentaires (Malassez) issus de cet épithélium.

L'ASSISE KÉRODONTOGÈNE ET LA BANDE MUQUEUSE ECTODERMIQUE DES DENTS CORNÉES DES CYCLOSTOMES ; — INTRODUCTION A L'ÉTUDE ANALYTIQUE ET A L'HISTOGÉNESE DES FORMATIONS CORNÉES PERSISTANTES

par M. le professeur **RENAUT**

de Lyon.

Dans mon *Traité d'histologie pratique*[1] j'ai fait une courte description des dents cornées des cyclostomes, ou plutôt de celles des petromyzontes. J'avais en effet et seulement pour but de les mettre à leur place dans la série des phanères du type corné, et de les comparer histologiquement aux autres phanères. C'est pourquoi je ne fis pas alors intervenir, dans l'exposé du sujet, les questions d'historique et de discussion. J'avais d'ailleurs décrit, dès 1881, dans mon cours

1. J. RENAUT, *Traité d'histologie pratique*, t. II, fasc. I, p. 514, 1897.

publié de la Faculté de médecine de Lyon, les dents cornées exactement comme je le fais dans mon livre : c'est-à-dire d'une façon beaucoup plus complète, et surtout plus analytique bien qu'elle fût sommaire, que ne le firent depuis Beard[1], Behrends[2] et même Jacoby[3], dont les travaux ont précédé la publication (1897) du fascicule 1er du tome II de mon traité d'histologie.

Beard (1889) admit, en effet, l'homologie complète des dents cornées des cyclostomes avec celles des autres vertébrés. Il veut y retrouver des odontoblastes, une couche de l'émail, etc. Son opinion fut partagée par Behrends dans un premier travail (1891), bientôt suivi d'un second (1892) de portée beaucoup plus grande : car il y reconnut la nature, essentiellement cornée et différente de celle des dents vraies, des odontoïdes dentiformes des cyclostomes ; et il attribua à ce que j'appelle la *bande muqueuse ectodermique* sa véritable signification histologique, en l'homologuant à la pulpe de l'émail des dents ordinaires.

C'est à propos de cette couche muqueuse, qui occupe comme on sait l'intervalle des coiffes cornées superposées et successives des odontoïdes dentiformes, que mon attention a été tout dernièrement ramenée vers l'étude de ces phanères. En effet, F. K. Studnicka[4], dans un travail très intéressant qu'il vient de publier, se déclare en léger désaccord avec moi au sujet du processus histogénétique aboutissant à la transformation des cellules malpighiennes en cellules étoilées, identiques à celles de la pulpe de l'émail. J'ai aussitôt repris la question, et, comme il arrive souvent, cette étude, faite plus analytiquement et avec de meilleures méthodes, m'a conduit non seulement à confirmer la plupart des faits que j'avais énoncés autrefois, mais à en découvrir de nouveaux. Ce sont ces derniers qui motivent la présente communication et qui en font tout l'intérêt. Avant de les exposer, je rappellerai brièvement quelle est la constitution, ou plutôt l'*architecture générale* d'une dent cornée ou « odontoïde dentiforme » complexe de *Petromyzon*. Sans cette précaution, en effet, les descriptions

1. Beard. Morphological Studies. *Zool. Jahr. von Spengel*, 1889, Bd. III, Anatomie. — Notes on the lampreys and hags (myxine). [illegible], 1893, 2 et 3.

2. Behrends. Untersuchungen ueber die Hornzahne der Myxine glutinosa. *Zool. Anz.*, n° 358, 1891. — Ueber Hornzähne. *Nova acta* der K. Leop. Carol. Deutchen Akademie der Naturforscher, Bd. 58, n° 6, 1892.

3. Jacoby Martin. Die Hornzähne der Cyclostomen nach Untersuchungen an Myxine glutinosa, Petromyzon fluviatilis und marinus. [illegible] *Zool.* Bd. XLIII, 1894, p. 147.

4. F. K. Studnicka. Ueber einige Modificationen des Epithelgewebes, etc. *Sitzungsberichte d. k. [illegible] Wissenschaften* [illegible] Math. natur. wiss. Classe 1899.

qui vont suivre deviendraient laborieuses à comprendre, et surtout les parties décrites difficiles à mettre en place.

I. **Architecture générale des odontoïdes dentiformes.** — Les odontoïdes dentiformes ont l'apparence extérieure de grosses épines végétales. Elles sont serties dans un repli du corps muqueux (*sillon dentaire annulaire* de Jacoby), qui se relève autour d'elles en un *bourrelet marginal* leur formant une sorte de cadre tout comme la cupule d'un gland.

Leur figure est celle d'un cône droit. Une coupe, suivant l'axe du cône et comprenant la dent et le derme qui la supporte, donne uen bonne idée de l'architecture de celle-ci. Il y a des odontoïdes qui sont simples, d'autres — et c'est la majorité — qui sont complexes, c'est-à-dire formées par deux ou trois étuis cornés superposés. A droite et à gauche de la base du cône, l'épithélium malpighien dessine un genou bi ou trifolié qui répond au relief du bourrelet marginal. Puis il s'invagine dans le derme, en contournant à grande distance la base des étuis cornés pour ensuite se relever à la surface de la papille, que surmontent ceux-ci en la coiffant comme des bonnets posés les uns sur les autres sur une tête, et débordant chacun un peu celui placé au-dessus de lui.

Cette papille est toujours volumineuse, parfois colossale, elle-même conique et occupant le centre du système dont elle commande la forme par sa configuration propre. Elle renferme constamment à son centre un nodule de tissu fibro-hyalin. Dans certaines régions de la bouche, et aussi quand la dent cornée est de volume considérable, ce noyau hyalin est doublé d'un nodule de cartilage vrai diversement configuré, limité par un périchondre. La surface de la papille est sillonnée de crêtes disposées suivant les génératrices du cône, et d'autant plus profondes qu'elles se rapprochent de son sommet. Ces crêtes rappellent jusqu'à un certain point celles du lit de l'ongle. Enfin, la papille est parcourue par des vaisseaux sanguins plus ou moins nombreux. Sur tout son relief, règne une épaisse assise d'épithélium du type malpighien dont la constitution histologique et surtout l'évolution sont tout à fait particulières. Elle se continue sur les côtés avec l'épithélium ordinaire du bourrelet marginal dont elle constitue le relèvement à la surface de la papille. C'est cette couche qui sécrète la dent cornée en vertu d'un processus évolutif qui lui est propre. Je l'appellerai, pour cette raison, couche ou plutôt *assise papillaire kérodontogène*.

Le cône corné le plus superficiel, celui qui est en fonction et joue le rôle d'une dent, est planté par son pied en plein corps de Malpighi.

Ce pied annulaire, mince et tranchant, s'effeuille sur une courte distance en travées cornées, pénétrant entre des groupes de cellules malpighiennes tout comme la face inférieure d'un ongle humain à la surface de son lit, ou mieux comme le poil à bulbe plein dans la gaine externe. Là, en effet, le cône corné s'élève vers la surface peu à peu et ne s'accroît plus par ses parties profondes. C'est pourquoi il deviendra caduc. Rapidement à partir de son pied et en montant vers son sommet, son épaisseur s'accroît et devient constante. Du même pas, la teinte de la corne se fonce; elle devient bistrée et d'un brun noir au sommet aiguisé en pointe d'épine. Je parlerai plus loin de cette pigmentation et j'en discuterai le sens. De prime abord elle paraît formée de grains noirs dessinant des aires polygonales répondant chacune à une cellule devenue cornée. Entre cette aire et les aires adjacentes, la corne est jaune, fibroïde vers la surface de la lame cornée, qui dans sa partie profonde est relativement dépourvue de pigmentation.

Cette lame est séparée de la lame suivante, répondant à un étui corné de nouvelle venue et déjà presque mûr, par la bande *muqueuse ectodermique*. La bande muqueuse ectodermique doublant le cône corné superficiel, qui l'emporte avec elle quand on l'enlève artificiellement ou qu'il devient spontanément caduc, a toujours l'apparence exacte d'un tissu végétal, dont les mailles se chiffonnent et s'affaissent vers la pointe du cône. Doublant la face profonde du second étui corné, vient encore une seconde couche muqueuse ectodermique, ordinairement moins flétrie vers le sommet du cône. Au-dessous du troisième étui corné, si celui-ci est déjà complètement formé c'est-à-dire s'il a acquis toute son épaisseur répondant à une corne parfaite, on voit encore une bande muqueuse ectodermique, mais ici seulement représentée par une assise malpighienne où *règnent des traits de ciment énormément élargis*. Dans ce dernier cas, on voit d'emblée une ligne continue, comme tracée à l'encre, dessiner au-dessous de l'assise à traits de ciment larges, un arc parallèle à la surface de la papille : c'est la limite supérieure ou *ligne de contour* d'une nouvelle dent cornée qui commence à peine à se différencier au sein de la couche ou assise kérodontogène surmontant la papille. Cela posé, chacun pourra comprendre ce que je vais dire maintenant.

II. **Étude analytique de l'assise kérodontogène supra-papillaire.** A la surface de la papille, le tissu conjonctif se termine par une mince zone hyaline, très étroite, répondant à sa vitrée. Cette zone est parcourue par une série de sillons d'une finesse extrême, eux-mêmes hérissés d'une multitude de petites dents courtes, répondant aux intervalles de minuscules fossettes innombrables. On s'en convainc aisément au niveau du reflet de l'épithélium malpighien du bourrelet marginal sur la papille : car sur ce point l'union entre le tissu conjonctif et la couche des cellules génératrices est peu solide, et l'on voit se dégager les sillons et les dents dans l'écart produit entre les deux par la manipulation des coupes minces. D'autre part, sur les coupes tangentielles également très minces et faites en biseau (de façon que la tranche du biseau s'atténue progressivement du côté du derme), on voit aisément que chaque cellule génératrice (c'est-à-dire appartenant à l'assise des cellules cylindriques de l'épithélium malpighien) répond par sa base d'insertion sur le derme à un petit champ polygonal particulier, dont l'aire est occupée par une série de bâtonnets jointifs entre eux. Coupés en travers ou un peu obliquement, ils reproduisent presque trait pour trait la figuration bien connue dite des « champs de Cohnheim ». L'éosine colore chaque petite section de bâtonnet en rose vif. Sans coloration aucune, après fixation par le liquide de Müller ou le bichromate acétique, ces bâtonnets ont une teinte jaune paille, tout comme les filaments unitifs et les pointes de Schultze des cellules malpighiennes. — Telle est du reste leur signification.

En effet, sur les coupes sagittales, perpendiculaires à la surface de la papille, les cellules cylindriques (ou génératrices) de la couche kérodontogène et de son reflet sur le bourrelet marginal, se terminent toutes par un faisceau de fils rigides, jointifs entre eux et accolés par une substance homogène brillante en un ordre parallèle exact. Ils tombent normalement sur la limitante dermique, et s'implantent dans les fossettes de celle-ci comme des piquets. Ces fils finissent tous au même niveau sur les cellules restées en place. Ils se rompent très peu inégalement quand on sépare l'épithélium de la papille en exerçant une action de force. *Sur sa base, chaque cellule génératrice répond à un faisceau de fils.*

Les cellules génératrices sont de hauteur inégale, comme dans l'épithélium cornéen. Leurs noyaux ne forment donc pas un rang continu au dessus de la ligne d'implantation sur le derme. Elles répondent au pied de séries de cellules malpighiennes plus ou moins nombreuses, qui leur sont reliées par des filaments unitifs allongés passant sur les cellules consécutives comme des brins d'une gerbe. Ce sont ces filaments qui se résument dans le pied de chaque cellule génératrice, et qui *répondent à la fasciculation d'un seul et même groupe isogénique* de cellules malpighiennes dont cette cellule génératrice est la cellule-mère. On peut en effet observer quelques figures de division indirecte, et à leur niveau ceci : Dans la ligne des cellules cylindriques (génératrices), ce sont des figures de superposition. La cellule est allongée et les deux noyaux-fils placés l'un au-dessus de l'autre; puis les noyaux s'écartent, et le plus superficiel monte vers le corps muqueux. A ce stade, on peut voir qu'entre les deux noyaux le faisceau de fils s'étire de plus en plus sans se rompre par le travers. Les fils subsistent seuls pour relier la cellule fille à la cellule mère, quand le corps protoplasmique s'est développé autour du noyau de la première des deux, devenue une cellule qui a pris rang dans le corps de Malpighi. Ils sont devenus des filaments unitifs longitudinaux traversant le ciment intercellulaire. Ce sont bien là de véritables ponts intercellulaires. Mais d'un autre côté il est aisé de voir, sur des coupes très minces faites à main levée et qui par suite en quelques points ont opéré une sorte de dissociation, qu'au fur et à mesure qu'on s'avance dans le corps muqueux de Malpighi les fils unitifs longitudinaux émettent sur leur trajet des expansions latérales. Exactement comme des branches poussant droit émettent des bourgeons, puis des épines et enfin des rameaux, ils montent le long des séries élévatoires de cellules cylindriques en fournissant des expansions d'abord courtes, sortes de grains ou bourgeons, puis de véritables épines et enfin des filaments unitifs transversaux ou obliques reliant les cellules par leurs plans-côtés. Le petit nodule indiqué par Ranvier se voit parfaitement sur de telles preparations; et il résulte très probablement de la fusion entre elles des pointes des épines unitives opposites. Ces faits sont tres intéressants, car ils ont une portée générale. Ils montrent que dans le corps de Malpighi il y a au moins deux sortes de filaments unitifs.

Les uns, qu'on pourrait appeler *filaments unitifs primordiaux*, sont des édifications protoplasmiques des cellules génératrices. Ils forment des ponts intercellulaires entre celles-ci et leurs cellules filles. Leur faisceau assure à ces dernières une implantation sur la vitrée dermique en ordre épithélial, tout comme le système entier des fibres ligneuses d'un arbre relie au sol toutes ses feuilles. Considéré de cette façon, le corps entier de Malpighi devient comparable à une futaie dont les branches s'entremêlent et se pénètrent, et dont les feuilles forment en s'emmêlant une assise épaisse et inextricable. Chaque cellule génératrice représente et résume en son pied fibrillaire l'un des arbres de la forêt malpighienne.

De leur côté, les *filaments unitifs secondaires*, issus des précédents par bourgeonnement latéral, et vraisemblablement aussi plus tard de différenciations tardives de la portion marginale (ou exoplastique) des cellules malpighiennes parvenues à maturité, établissent des relations variables entre ces mêmes cellules. Je n'insisterai pas davantage sur ce sujet, du moins pour le moment.

Processus évolutif de la dent cornée de remplacement. Quand un étui corné de deuxième venue s'est entièrement différencié déjà et que son épaisseur ne s'accroît plus parce qu'il est dans toute l'étendue de celle-ci formé de corne parfaite, la dent cornée superficielle et agissante est mûre : elle va devenir caduque. Alors, au sein du corps de Malpighi, au-dessous et à distance de l'étui corné dernièrement formé et en principe achevé, se dessine la *ligne de contour* d'un étui corné nouveau, répondant à une dent cornée de remplacement.

Cette ligne, nette comme un trait ainsi que je l'ai dit déjà, s'accuse d'abord en un point correspondant au sommet de la papille, c'est-à-dire à l'axe éruptif des cônes cornés successifs. Elle s'étend de là en mourant sur les pentes de la papille ; puis elle devient indistincte plus ou moins loin du centre, selon que le processus de formation de la dent future, qui débute à ce centre, est plus ou moins avancé. On peut donc suivre, dans une même dent cornée qui se développe, tous les stades de ce processus en étudiant les préparations de la périphérie au centre, et réciproquement.

Au dessus de la ligne de contour, entre celle-ci et l'étui corné de dernière venue, règne une assise de corps de Malpighi tout d'abord du type ordinaire. C'est elle qui deviendra la *bande muqueuse ectodermique*, au sein de laquelle poussera le nouvel étui corné tout comme le fait une dent véritable dans la pulpe de l'émail. — Au-dessous de la ligne du contour et se développant ou s'épuisant du même pas que celle-ci, on voit, sous un faible grossissement, une zone opaque et légèrement brune : c'est la *bande de l'étui corné*. Plus au dessous encore, viennent les séries élévatoires des cellules malpighiennes et la couche génératrice. Là se passe tout le mouvement kérodontogène.

Le corps protoplasmique de cellules de Malpighi se crible de petites vacuoles claires que ne teint aucun réactif. Entre ces vacuoles règnent des travées d'une substance homogène, dans laquelle s'empâtent et d'où se dégagent les filaments unitifs colorés en rouge par l'éosine. Cette substance vacuolée semble une pâte molle, mais tenace ; elle limite autour du noyau la cavité circumnucléaire. Le noyau, teint en bleu intense par l'hématoxyline, renferme un beau nucléole. Quand on a coloré les coupes successivement par le carmin aluné faible, l'éosine hématoxylique et enfin la thionine, on peut observer des détails intéressants. Le nucléole, coloré en rouge clair, se développe et persistera à peu près indéfiniment : mais le noyau s'atrophie de façon rapide. Il se creuse de vacuoles colorées en bleu vert par la thionine. Sa masse chromatique violette se déforme et disparaît peu à peu. En même temps, des boules bleu vert apparaissent dans le protoplasma des cellules malpighiennes, côte à côte avec les vacuoles claires. Au voisinage immédiat de la ligne de contour, là où cette dernière est encore à peine indiquée ou commence à s'indiquer, les cellules malpighiennes prennent la forme d'un dé à coudre et s'ordonnent en série, comme un rang de cellules cylindriques. Peu à peu, leurs extrémités superficielles, répondant à la base du dé, arrivent toutes à se placer exactement au même niveau, et dessinent ainsi la ligne de contour. Sur ces extrémités, les épines de Schultze, droites comme un rang de petits cils, rejoignent leurs similaires dans la bande muqueuse ectodermique future. En marchant de plus en plus vers le sommet sur la pente de la ligne de contour, on voit de plus en plus celle-ci devenir nette et le rang des pointes de Schultze qui la surmonte est formé de filaments plus délicats. — Puis, à un moment donné, on ne voit plus ceux-ci : la séparation est complète entre l'étui corné de nouvelle venue et les éléments de la bande muqueuse ectodermique.

En même temps et progressivement du même pas, des changements considérables se sont produits au sein des cellules de la bande de l'étui corné. Le noyau a subi une atrophie complète. Au sein de la cavité périnucléaire agrandie et devenue comme bulbeuse, on ne voit plus que son gros nucléole pâle, souvent très volumineux et quelques débris de chromatine colorés en violet intense. Dans l'écorce cellulaire pâteuse, criblée de vacuoles claires ou renfermant des boules d'un bleu-vert, il se développe rapidement une fibrillation admirable, qui donne à chaque cellule l'apparence d'un cocon. Dans les cellules cylindriques confinant à la ligne de contour, le sens de cette fibrillation est celui de la hauteur de l'élément. Il en résulte une striation verticale d'une grande élégance régnant sur toute la surface, et plus étendue vers la pointe du nouvel étui corné. Plus profondément, les fils se brochent et se rebrochent à la surface des cellules ovoïdes, en passant des unes aux autres dans toute l'épaisseur de la bande de l'étui corné qui a subi la transformation fibrillaire.

Il s'agit bien ici de fils vrais et non pas de plis. On s'en convaincra sur les coupes très minces faites à main levée, qui se terminent toujours en quelques points par une sorte de déchirement aboutissant, çà et là, à une dissociation délicate. Les fils s'empelotonnent, se divisent et se subdivisent. Ils sont lisses ou présentent des renflements ou de petits bourgeons sur leur trajet. Ils ont une haute réfringence et ils sont rigides. Ils ne s'étirent pas comme des fils élastiques, mais se rompent sans devenir volubiles. Le picrocarminate les teint en jaune orangé, les bichromates en jaune paille, l'éosine à la longue en rouge et la thionine en bleu verdâtre. Toutes ces réactions histochimiques rappellent celles des fibres névrogliques.

Dans l'exoplasme globuleux et comme soufflé des cellules de la bande de l'étui corné devenue filaire, les fils sont reliés par une substance molle, tenace, criblée de petites vacuoles claires. Telle est la cause de l'opacité de la bande entière vue à ce stade sous un faible grossissement. Les fils semblent bien s'être individualisés au sein des travées de substance pâteuse, grisâtre et réfringente de la portion marginale des corps cellulaires, dans les intervalles des vacuoles. Le liquide incolore ou coloré en bleu vert, que renferment ces vacuoles, joue probablement un rôle dans l'élaboration et ensuite l'entretien du dispositif filaire, à l'extension duquel les filaments unitifs participent vraisemblablement en se transformant eux-mêmes en fils. En effet, alors que tout aussi brusquement qu'était apparu le dispositif filaire, on voit celui-ci se fondre en la corne continue et définitive, les vacuoles persistent.

Pour constater ce fait et déterminer le sort et la signification ultérieure des vacuoles au sein de l'étui corné complètement formé, il faut étudier ce dernier alors qu'il est encore en voie de croissance suivant son épaisseur. Sur la ligne de contour et au-dessous d'elle dans une certaine étendue, la bande de l'étui corné est formée de corne parfaite; au dessous règne encore le dispositif filaire. Car la maturation se fait par assises très étendues, et pour ainsi dire d'emblée, comme par *à coups* dans chacune d'elles. Mais sur les limites il y a des cellules en avance ou en retard; pas beaucoup, cependant quelques-unes. Or, on peut voir très bien une cellule globuleuse, filaire, circonscrite par des fusées de corne parfaite qui noient tout détail de tissu autour d'elle, s'isoler sous un aspect particulier et toujours le même. Elle est brillante en son ensemble; son écorce est parcourue par des fils trapus, en partie fondus déjà entre eux par une substance réfringente qui les submerge. Entre les fils subsistent les vacuoles, avec l'aspect optique de cavités indiscutables, souvent remplies d'ailleurs d'un liquide d'un bleu vert foncé si l'on a coloré par la thionine après le carmin alunné faible et l'éosine hématoxylique. C'est sous cette forme qu'elles sont submergées par la corne jeune avec le dispositif filaire qui y est noyé. Cette corne est d'un jaune d'or sur les pièces fixées par les bichromates, et dont les coupes ont été colorées comme il vient d'être dit. La thionine la teint en bleu pâle. On voit aisément que, dès que la transformation cornée s'est effectuée, il s'opère un retrait intense. Les cellules, avec leur cavité périnucléaire renfermant le gros nucléole pâle, quelques rares débris de chromatine, tout leur dispositif filaire et entre celui-ci leurs vacuoles renfermant un liquide bleu-vert, sont serrées comme à la presse et forment les aires polygonales de la corne.

Chaque aire a en son centre un petit bâtonnet granuleux, violet ou rose suivant qu'il y a encore de la chromatine ou non, avec le nucléole dans le noyau atrophié. Tout autour une série de grains bleus représentent les vacuoles captées.

Mais celles-ci ne disparaissent pas dans la corne parfaite : leur contenu se décolore seulement. Elles ne renferment plus qu'un liquide de faible densité, grisâtre et qu'aucun réactif ne teint avec élection. A leur surface, il se passe alors des phénomènes de reflexion totale qui les font apparaître noires, comme des bulles d'air incluses dans le baume du Canada. Behrends n'avait donc pas aussi tort que le pense Jacoby, en considérant la pigmentation noire des dents cornées des cyclostomes comme due à des bulles d'air. Il ne s'agit pas ici d'air, évidemment : mais on n'a pas affaire non plus à un « pigment supérieur » comme moi-même je l'avais avancé. La dent cornée se pigmente comme s'irise la membrane du tapis, par une cause physique. Il est probable aussi que les vacuoles incluses dans la corne avec chaque cellule évoluée jouent un certain rôle dans les échanges réduits dont celle-ci demeure le théâtre, tant que l'étui corné fait partie intégrante de l'organisme. En tout cas elles en ont un, et capital, dans le processus kératogène : et c'est là, je pense, le point le plus intéressant de l'étude que j'en fais ici.

En effet, dans l'assise kérodontogène, les cellules malpighiennes présentent une évolution spéciale où le rôle des vacuoles apparaît comme capital. Alors que le noyau reste bien actif et n'a subi d'autre changement que le développement déjà très marqué, mais non excessif du nucléole, les vacuoles apparaissent au sein du protoplasma qui prend une consistance pâteuse. Elles renferment en majorité le liquide incolore, quelques unes seulement la substance réfringente colorable en bleu-vert par la thionine, dont l'apparition indique le début du mouvement d'atrophie du noyau. Cette substance, quel que soit son intérêt, me paraît jouer un rôle secondaire bien qu'elle ait un chimisme presque identique à celui des fils décrits plus haut et qui d'ailleurs sont un cas particulier de l'évolution épidermique, comme je l'ai fait voir bien avant Hans Rabl[1]. La fonction morphologique des vacuoles, probablement aussi leur fonction physiologique, ont une autre importance. Je crois pouvoir les considérer comme l'instrument même du processus kérodontogène, en élaborant les matériaux du protoplasma marginal pâteux, puis du dispositif filaire dans lequel il se résout et qui prend rapidement un si grand développement par une sorte de végétation secondaire. C'est la donnée qu'il convient à mon sens de substituer à celle d'une substance onychogène ou plus généralement kératogène. Il ne s'agit pas non plus ici d'une fonction sécrétoire au sens vrai du mot. Le liquide des vacuoles ne sécrète pas les filaments, ni la substance définitive de la corne. Il choisit les matériaux utiles au développement et à l'entretien des édifications protoplasmiques. C'est une ségrégation dans un but trophique, non une sécrétion.

En résumé, dans les dents cornées, le mouvement kérodontogène comprend les stades suivants, s'opérant de la profondeur de l'assise vers la surface inférieure de l'étui corné de dernière venue entièrement formé :

1° Constitution d'un corps de Malpighi entre la couche génératrice et la face inférieure concave de l'étui corné dont la kératinisation est achevée.

2° Au sein et dans le plein de ce corps muqueux, différenciation de la bande de l'étui corné suivant une ligne nette et régulière, extensive paraboliquement du centre à la périphérie : *ligne de contour* de la surface de l'étui corné futur.

3° Dans la bande de l'étui corné, passage successif et par assises des cellules malpighiennes à l'*état vacuolaire*, à l'*état filaire*, à l'*imprégnation cornée* ; et tassement consécutif des lits de cellules évoluées dans l'étui corné parfait. Ceci avec : atrophie progressive des noyaux, développement du dispositif filaire, persistance des vacuoles dans la corne où elles font non pas un matériel, mais un « jeu optique de pigmentation. »

III. *Bande muqueuse ectodermique.* — Tant que l'étui corné en voie de formation reste à la phase vacuolaire ou même filaire, la bande de corps muqueux comprise entre sa ligne de contour et la concavité de l'étui corné précédent reste formée par des cellules malpighiennes tout à fait ordinaires, disposées par assises et reliées entre elles par de magnifiques filaments unitifs secondaires, ou « pointes de Schultze » bien connues. Mais, dès que le dispositif filaire s'est déjà doublé au

1. *Traité d'histologie pratique*, t. II, 1897, p. 255.

dessous de la ligne de contour d'une bande de corne vraie, c'est-à-dire quand l'étui corné nouveau croît en épaisseur, le mouvement de transformation que j'ai décrit dans mon *Traité d'histologie pratique* (t. II, p. 515-516) débute dans toute l'étendue de la bande muqueuse future par l'agrandissement considérable des lignes de ciment intercellulaire. Cet agrandissement saute aux yeux dans une préparation colorée, par exemple, simplement par l'éosine. On y voit de larges bandes formées de perles régner entre les cellules, disposées les unes au-dessus des autres en lits horizontaux. Un peu plus tard, on peut voir, vers la pointe de l'étui futur, les boules de ciment s'agrandir et réduire les cellules à la forme stellaire, tout comme dans la pulpe de l'émail. Le procédé d'évolution, l'aspect définitif des cellules, le jeu de leurs longs filaments unitifs rigides entre les boules de ciment et leur passage de cellule en cellule par cette voie, enfin, l'aspect de tissu muqueux, puis de tissu végétal rappelant celui de la moelle de sureau : tout est identique. Je ne reviendrais pas sur ce sujet si, dans son mémoire, Studnicka n'avait pas repris la question et accusé une légère divergence avec moi. Elle consiste surtout en ce que, non pas de la lecture de mon texte, mais de l'inspection de ma figure 494, il lui semblait résulter que j'admettais ici « un développement inégal. » D'autre part, il affirma que les cavités arrondies qui donnent à la bande muqueuse ectodermique tout à fait développée l'apparence d'un tissu végétal, proviennent, les unes de l'accumulation d'une substance muqueuse dans les espaces du ciment, les autres de l'agrandissement excessif de la cavité circumnucléaire avec refoulement du noyau sur le côté.

A l'encontre du travail de Jacoby, qui semble quelque peu fait à la légère, celui de Studnicka est très sérieux ; c'est pourquoi j'ai de suite refait des préparations, et même je les ai envoyées à la réunion des Anatomistes, ce printemps dernier, à Pavie. Il en est résulté que nous avions vu les mêmes objets et que nous étions d'accord sur le fond. Cependant, quant à sa dernière assertion, je tiens à dire qu'il avait raison, mais aussi à spécifier de quelle façon il avait raison.

Quand on observe une bande muqueuse ectodermique en son développement au-dessus d'une dent cornée de dernière venue, on constate les faits que j'ai observés : c'est-à-dire la réduction du corps de Malpighi à l'état d'un tissu muqueux semblable à celui de la pulpe de l'émail des dents : ceci exclusivement par le mécanisme que j'ai indiqué, c'est-à-dire par l'agrandissement progressif des espaces du ciment intercellulaire, et leur réplétion par une substance analogue à la substance fondamentale du tissu muqueux d'origine mésodermique. Mais si l'on étudie le processus d'extension de la bande muqueuse au niveau du pied des étuis cornés déjà formés et dans l'intervalle de ceux-ci, l'on reconnaît que ce processus n'est plus tout à fait régulier, et qu'en effet certaines cellules malpighiennes subissent la transformation cavitaire. Leur zone circumnucléaire s'agrandit et devient énorme ; et elles peuvent arriver à faire partie du tissu d'apparence végétale, et former une de ses cavités, concurremment aux cellules qui le font par développement des espaces de ciment sous forme de globes disposés entre leurs filaments unitifs.

Mais, en dehors de là, j'ai constaté un fait nouveau. C'est que, dans la bande ectodermique bien formée, arrivée à l'aspect d'un tissu muqueux comparable absolument à celui de la pulpe de l'émail des dents, les boules de substance mucoïde, développées dans les espaces du ciment, ne sont pas formées par de la mucine telle que celle qu'on trouve dans le tissu conjonctif au stade muqueux. Ces dernières restent incolores en présence de l'hématoxyline et de l'hématéine. Mais, ici, les boules prennent une coloration d'un bleu pâle, quoique très pur, analogue à celle donnée par les boules de mucigène des cellules glandulaires. Par un artifice de préparation (en faisant agir l'essence de girofle un peu avant la déshydratation complète par l'alcool absolu), on résout chaque globe en une série de grains bleu foncé. — J'ai constaté qu'il en est tout à fait de même pour la masse muqueuse ectodermique du germe de l'émail des dents ordinaires. Voici donc un nouvel exemple de différenciation histochimique de deux mucigènes d'origine blastodermique différente. Il n'est pas du reste extraordinaire que chaque cellule mucipare, même si elle appartient à un seul et même feuillet du blastoderme, élabore son mucigène individuel et propre. Ici, toutefois, le fait était intéressant à signaler.

Je diffère encore avec Studnicka sur deux points. Le premier, est que je n'ai jamais observé, comme il dit l'avoir fait, de vaisseaux sanguins pénétrant secondairement la bande muqueuse ectodermique. Dans les bandes muqueuses des dents mûres pour l'exfoliation, j'ai vu de grandes lacunes rondes résultant seulement, je pense, d'un processus atrophique de cette formation qui fait corps avec l'étui corné prêt à tomber ; mais je n'ai vu aucun vaisseau vrai. Je n'ai pourtant aucune objection de principe à faire contre l'assertion de Studnicka, puisque j'ai été un des premiers à mettre en évidence la pénétration des tissus épithéliaux par les vaisseaux sanguins.

Le second point où je ne suis point de l'avis de Studnicka, c'est quand il dit que la bande muqueuse ectodermique des dents cornées est un organe permanent de celles-ci. Je la considère, au contraire, de même que la pulpe de l'émail, comme un simple organe temporaire : masse molle et incompressible, où librement se développe une corne jeune, d'abord délicate et qui doit être soustraite aux actions mécaniques brutales. C'est un milieu d'évolution pur et simple. La preuve en est fournie par les *dents simples* du Petromyzon fluviatile. Il n'y a point là d'étuis cornés superposés et à évolution successive. La dent, reposant sur une papille munie d'un squelette cartilagineux vrai, s'use par la surface et se reforme, par le jeu de l'assise kerodontogène subjacente, en absorbant de façon continue des cellules ayant subi la transformation filaire. C'est là une formation à développement continu et non plus successif, à laquelle tout mouvement analogue à celui d'où prend naissance la bande muqueuse ectodermique demeure totalement étranger.

IV. Le nodule fibro-hyalin de la papille dentale. — Toute papille surmontée d'une dent cornée, complexe (c'est-à-dire à développement successif), ou au contraire simple, est constituée par une proéminence conique du tissu conjonctif parcouru par des vaisseaux, et munie d'un nodule soit globuleux, soit conique, formé par des cellules hyalines comparables à celles du nodule du tendon d'Achille des anoures. Ce sont des cellules globuleuses, à protoplasma clair et renfermant un globe beaucoup plus petit que l'acide osmique teint en noir comme les graisses, mais qui diffère de celles-ci en ce que l'éosine le colore en rouge brique lumineux comme l'hémoglobine, et la thionine en bleu d'azur pur. Il est donc formé d'une substance différant des graisses ordinaires. Depuis J. Müller jusqu'à Jacoby, l'on a identifié constamment ces cellules avec celles du cartilage. De fait, elles leur ressemblent par leurs dimensions, par leurs noyaux tout petits, uniques, doubles ou triples et parfois même multiples. Elles en diffèrent en ce qu'elles ne s'encapsulent pas de chondrine, mais d'une pellicule analogue à celle limitant les vésicules adipeuses. Le nodule fibro hyalin ne manque jamais dans aucune papille surmontée d'une dent cornée. Quand il est doublé d'un noyau de cartilage vrai, il se moule sur ce dernier, entre lui et la surface de la papille ; mais il ne se confond en aucun cas avec lui. Au-dessus, dans le tissu conjonctif doublant la couche kérodontogène, on voit s'étaler de grands chromoblastes rameux. Il suffit de comparer, avec un bon objectif à immersion, les grains de ce pigment avec les petites bulles noires de l'étui corné des odontoïdes, pour juger de la différence existant entre ces dernières, qui sont des cavités remplies d'un liquide peu réfringent, et les véritables grains de pigment solides et opaques bourrant le corps et les expansions protoplasmiques des chromoblastes.

Je terminerai cette étude par quelques réflexions sommaires :

Dans les odontoïdes dentiformes des cyclostomes, nous trouvons un objet très intéressant pour l'étude de la kératinisation du mode corné vrai. Cet objet ne nous donne toutefois pas la clef du mécanisme histologique intégral de la kératinisation : mais il nous permet de fixer les stades morphologiques principaux de cette dernière au sein d'un épithélium du type malpighien. Nous voyons ici la cellule malpighienne mûrir, pour ainsi dire, en passant par une série d'états saisissables et cytologiquement définissables. Ni pour l'épiderme desquamant, ni pour les ongles ou les poils, cette série n'avait pu être jusqu'à présent suivie. De plus, on était d'accord pour dire que la corne permanente, soit celle de l'ongle, soit celle du poil, était l'aboutissant d'un mouvement cellulaire s'effectuant avec conservation du noyau. Nous avons vu qu'ici tout au contraire le noyau subit l'atrophie, en même temps que le dispositif filaire — véritable précurseur de la corne solide à cellules reliées par des moyens d'union développés et multipliés — prend toute son importance et montre tous ses détails. Et ceci semble un paradoxe : voici une cellule nucléairement morte, qui, avant d'être submergée par la kératine définitive et de passer dans la portion dure d'une phanère, garde sans son noyau et développe son mouvement vacuolaire, c'est-à-dire nutritif intense, forme son dispositif filaire compliqué, continue jusque dans la corne sa fonction de ségrégation élective dont la permanence des vacuoles est le témoin. On expliquera sans doute tous ces faits plus tard. Présentement, il n'était peut-être pas inutile de les mettre en pleine lumière pour les faire contrôler, compléter et discuter.

STRUCTURE DU SYMPATHIQUE CERVICAL

par MM. JONNESCO et BRUCKNER

Le cordon du sympathique cervical se compose en grande partie de fibres à myéline. Comme a montré depuis longtemps Ranvier, ce sont les fibres grêles qui prédominent tandis que les fibres grosses à myéline sont assez rares. Au niveau des ganglions, la gaîne conjonctive entourant le cordon se continue directement avec la capsule du ganglion, tandis que le cordon lui-même éparpille ses fibres pour l'envelopper et la pénétrer en même temps : donc, nous ne considérons pas le ganglion comme simplement accolé au cordon, et n'entrant en relation avec lui que par les fibres qu'il émet ou qu'il reçoit. Toutes les fibres du cordon, même celles qui passent sans s'arrêter, au niveau d'un ganglion en se dispersant, le parcourent individuellement, ou par des paquets de très faibles dimensions.

A l'intérieur d'un ganglion on trouve une grande quantité du tissu conjonctif fasciculé, séparant les divers éléments nerveux et très riche, en cellules plasmatiques.

Les travaux de Ranvier, Cajal, Retzius, V. Gehuchten, Sala, Kœliker, ont montré que la cellule sympathique est multipolaire et ne possède qu'un seul cylindre-axe.

Les auteurs cités ayant fait leurs recherches à ce sujet sur des ganglions appartenant à des animaux et à des embryons humains seulement, nous avons essayé sur des ganglions fraîchement extirpés chez l'homme adulte les méthodes de Golgi au chromate d'argent et celle d'Ehrlich au bleu de méthylène.

Les résultats pourtant ont été médiocres : malgré la triple imprégnation, même à chaud, nous n'avons obtenu que des rares fibres et par la méthode d'Ehrlich nous n'avons pu mettre en évidence qu'assez vaguement les cellules et quelques courts prolongements.

Même chez les animaux, l'injection intra-vitale du bleu de méthylène, entre nos mains n'a pas donné *pour les ganglions cervicaux*, les résultats brillants obtenus surtout par Dogiel. Nous avons obtenu des nombreuses fibres, par ci, par là, quelques cellules montrant des courts et rares prolongements, et quelques nids péricellulaires, assez pauvres en arborisations.

En employant les methodes de Benda-Heidenhain avec et sans différenciation, l'hématoxyline de Böhmer et la méthode d'Altmann, nous avons pu retrouver en partie les détails signalés par les auteurs cités.

La *cellule sympathique* est une cellule somatochrome. C'est un corps protoplasmique nu, entouré d'une capsule conjonctive garnie à l'intérieur d'une couche de cellules endothéliales, qu'on met facilement en évidence par presque tous les procédés. Cette capsule ménageant de distance en distance des ouvertures par où passent les prolongements cellulaires, se prolonge sur eux, enveloppant ainsi dès l'origine, et le cylindre axe, et les prolongements protoplasmiques d'une même gaine conjonctive.

Chez l'homme la cellule sympathique possède un seul *noyau* pourvu d'une membrane nucléaire qu'on met parfaitement en évidence par n'importe quel procédé : cette membrane prend facilement les couleurs : ainsi elle se colore en bleu foncé par l'hématoxiline, en rouge par la fuchsine acide, etc.

Son *réseau nucléaire* se met plus difficilement en évidence. Après fixation par le formol à 5 p. 100 ou par le sublimé acétique, par simple coloration à l'hématoxyline, on voit quelque chose de très confus; c'est une sorte de nuage, coloré en bleu sale, permettant de voir par ci, par là, quelques fines granulations colorées en bleu intense, et montrant très rarement et sur peu d'étendue, un aspect vaguement réticulaire. Après fixation par le liquide de Flemming et coloration à la safranine on met facilement en évidence un élégant réseau aux mailles un peu irrégulières et de grandeur différentes. Ce réseau, coloré en rouge pâle, montre des points nodaux colorés en rouge vif et prend contact assez intime avec la membrane nucléaire.

Ses réactions colorantes, variant un peu suivant les fixateurs, sont les suivantes entre autres : après le formol ou le sublimé, par la méthode de Nissl, il reste incolore, donc invisible: après le bichromate de potasse par la méthode d'Altmann le résultat est le même, tandis qu'après la fixation par le liquide de Flemming et par le même procédé il se colore en jaune-paille.

Nous mentionnons ces propriétés parce qu'elles diffèrent un peu de celles du *nucléole*.

Rarement au centre du noyau, quelquefois directement appliqué contre la membrane nucléaire faisant parfois hernie, presque toujours situé excentriquement, on trouve chez l'homme, d'habitude, un seul nucléole se colorant en bleu foncé uniformément par l'hématoxyline, en rouge par la safranine: il se décolore par la méthode d'Altmann après le bichromate, tout comme le réseau nucléaire tandis qu'il reste coloré en rouge brique après fixation par Flemming et par le même procédé, contrairement à ce dernier. Presque toujours parfaitement rond, il ne se montre pas toujours homogène. Souvent, par le procédé de Nissl, on voit à son intérieur des petites taches blanches. Quelquefois une, quelquefois quatre, cinq ou six, ou même plus, particularité que nous avons signalée il y a deux ans. On trouve le même aspect après la liqueur de Flemming, suivie de la safranine ou par le liquide d'Altmann. Enfin, pour terminer avec le contenu du noyau, nous devons signaler au voisinage du noyau, de 1, 2 ou même 5 petites *capsules chromatiques* de grandeurs différentes ne dépassant presque jamais 1 µ, ayant les mêmes propriétés colorantes que le nucléole et probablement étant de même nature et ayant la même signification. Très rarement on trouve chez l'homme un noyau contenant deux nucléoles, et c'est une exception d'en trouver plus.

Jusqu'à présent nous n'avons pu constater dans les noyaux des cellules sympathiques les granulations acidophiles signalées par Lévi, ni dans le nucléole celles signalées par Held, pour les autres cellules nerveuses.

Le *noyau*, d'habitude rond, après des fixations énergiques, comme par le liquide de Flemming, se montre un peu ratatiné : mais quelquefois on trouve des cellules ayant un noyau ovalaire plus petit que d'habitude se colorant uniformément et d'une manière intense par toutes les couleurs. Ainsi par le procédé de Nissl, il apparaît comme une tache bleue : par celui de Benda-Heidenhain, d'un bleu noir : après l'alcool acétique par le polychrome d'Unna, en violet rouge ne permettant plus de voir ni nucléole, ni granulations chromatiques. Reste encore un point intéressant à signaler, c'est la *position du noyau* dans la cellule. Contrairement à ce qui se passe dans la moelle, où le noyau situé à la périphérie indique un état pathologique, dans la cellule sympathique, tout comme dans celles de la colonne de Clarke signalées par Marinesco, c'est l'état normal.

Le noyau situé à la périphérie de la cellule est la règle; souvent il fait même saillie et rarement il est situé au centre de la cellule.

Le *protoplasme* de la cellule sympathique, comme celui de toute cellule nerveuse somatochrome, se compose de trois éléments :

1. La *substance achromatique organisée*, le *spongioplasme* ou mieux le *cytomitome*.

2. La *substance achromatique fondamentale* ou *l'hyaloplasma*.

3. La *substance chromophile* ou les *corpuscules de Nissl*.

Examinant les *prolongements* cellulaires sans aucune technique spéciale, il est facile de constater, après les bonnes fixations, qu'ils présentent une structure fine fibrillaire, mais dès qu'ils se confondent avec le corps de la cellule, les fibrilles deviennent difficiles à voir : dans le corps même de la cellule, par les procédés usuels, elles sont complètement invisibles.

Presque tous les histologistes sont d'accord pour considérer la structure de la substance achromatique organisée comme fibrillaire.

En 1897, Held, reprenant cette question, à l'aide d'un nouveau procédé de coloration, arrive à la conclusion qu'elle est nettement réticulaire. Nous avons employé la méthode de Held (l'érythrosine — bleu de méthylène — alun, après fixation par l'acide picrique); mais jusqu'à présent nous n'avons pas obtenu des préparations semblables aux belles planches qui accompagnent son travail. Nous avons obtenu par cette méthode, *mais seulement après fixation picriquée* (avec toute autre fixation les résultats sont à peu près nuls), des préparations où on peut constater en quelques points un vague réticule; mais il est très difficile de se convaincre qu'on est en présence d'un réticule et non d'un lacis de fibrilles; c'est pour cela que l'auteur recommande des coupes n'ayant pas plus de 1 1/2 μ.

Après fixation par le liquide de Flemming, suivi de coloration par le procédé d'Altmann, nous avons constaté l'existence de *fines granulations*, extrêmement petites, colorées en rouge pâle et mises bout à bout, formant ainsi de courtes, très courtes fibrilles, entre-croisées dans toutes les directions. Donc, pour le moment, nous aimons mieux nous ranger à côté des partisans de la structure fibrillaire du cytomitome.

La substance chromophile présente ici un aspect particulier tenant surtout à sa distribution. C'est Frédéric Vas le premier qui ait attiré l'attention, en 1892; et après lui, il y a deux ans, nous avons insisté sur cette particularité assez importante.

Il employait alors la méthode de Nissl à la fuchsine; et il est évident que ses résultats et par conséquent sa description ne sont pas tout à fait complets.

A première vue, une cellule sympathique est une cellule en chromolyse.

Les corpuscules de Nissl se présentent sous l'aspect de petits grains, vivement colorés, dessinant un élégant réseau à larges mailles à l'intérieur desquelles on trouve une fine poussière de même nature, donnant l'impression d'un nuage finement granuleux.

On ne trouve qu'à la périphérie de la cellule des amas plus volumineux de cette matière, et alors ils ne sont point homogènes; on peut distinguer parfaitement à leur intérieur de fins granules vivement colorés, séparés par des petits espaces clairs.

Ces amas périphériques, entourés de la fine poussière décrite, semblent constituer une sorte de couronne, presque toujours entrecoupée; elle est limitée toujours vers l'extérieur par une mince bande de protoplasme dépourvue de toute trace de matière chromophile.

Toujours au voisinage du noyau, dans l'angle qu'il forme avec la limite de la cellule, se trouvent des masses volumineuses; quant au noyau, même quand il fait saillie, il est limité vers l'intérieur par une mince couche de protoplasme, presque toujours pourvue de quelques fines granules chromophiles.

Souvent aussi on n'aperçoit, à l'intérieur de la cellule, qu'un petit nombre de granulations de faible volume vivement colorées, répandues sans aucun ordre, et à la périphérie quelques masses chromophiles de faible volume.

Quand le noyau occupe le centre de la cellule, disposition plus rare, la substance chromophile l'entoure complètement, la périphérie de la cellule restant presque dépourvue de granulations; presque toujours, entre le noyau et les masses colorées environnantes, on peut distinguer une fine bande incolore dépourvue de granulations.

En dehors de ce type cellulaire extrêmement fréquent, on en trouve encore un autre, caractérisé par une grande abondance des blocs chromophiles.

Dans ce type cellulaire, presque tout le protoplasme est rempli de masses chromophiles qui montrent la même structure, c'est-à-dire qu'on peut distinguer à leur intérieur de fines granulations vivement colorées, séparées par de petits espaces clairs.

Seulement ces cellules montrent par la méthode de Nissl des prolongements, et seulement ici on peut distinguer les détails que nous avons déjà indiqués.

Il nous reste encore un fait particulier à signaler : presque toujours ces cellules possèdent le noyau petit, ovalaire, uniformément coloré que nous avons décrit.

La substance achromatique fondamentale, l'hyaloplasma, dans laquelle baignent le cytomitome et les corpuscules de Nissl, se colore, par le polychrome d'Unna, faiblement en rouge violet; après les fixations acides, elle se colore plus fortement, tirant un peu plus vers le rouge.

En 1897, Held a signalé, dans les cellules nerveuses des centres spinaux, l'existence d'autres substances encore, qu'on met surtout en évidence par la méthode d'Altmann.

Nous avons entrevu quelques granulations différentes des corpuscules de Nissl, il y a quelque temps, par simple coloration par le violet acide, après le formol. En reprenant leur étude par la méthode d'Altmann, nous avons trouvé que la cellule sympathique contenait aussi ces *neurosomes* de Held.

Après fixation par les bichromates, ils se présentent comme des granulations rondes, de dimensions variables, colorées en rouge vif et irrégulièrement dispersées à l'intérieur de la cellule. Leur nombre varie d'une cellule à l'autre.

Après le liquide de Flemming, on les met encore davantage en évidence; alors on peut constater que quelquefois elles se présentent sous la forme de granulations un peu plus grandes, ayant seulement leur périphérie colorée en rouge, — aspect d'anneau; d'autres fois elles sont à peu près invisibles, et on soupçonne leur présence à cause de l'aspect finement granuleux et rouge de la cellule; entre ces deux extrêmes on trouve les intermédiaires.

Il est très difficile d'établir leur nature: en tous cas, elles ne proviennent pas des granulations de Nissl, car dans la même cellule on voit, à côté des *neurosomes*, la matière chromophile sous la forme de blocs incolores ou faiblement colorés en rose.

Mais il ne faut pas oublier l'expérience de Fischer, qui prétend qu'après l'action des liquides chromiques sur une solution de peptone on obtient des granulations identiques, ayant les mêmes propriétés colorantes.

Ayant mis en évidence ces *neurosomes*, et par d'autres fixations et procédés, pour le moment, nous nous bornons à les signaler.

Nous n'avons jamais pu constater l'existence *du cône d'origine du cylindre-axe*; nous avons déjà insisté sur la difficulté de mettre en évidence les prolongements cellulaires par la méthode de Nissl. Quand on trouve de telles cellules, on constate les faits suivants : tous les prolongements, sans exception, sont entourés d'une gaine conjonctive de longueur et dimension variables; ils sont pourvus quelquefois, de distance en distance, de renflements; tous ont une structure fibrillaire et contiennent, même assez loin de la cellule, de fines granulations chromophiles, alors qu'à leur origine cette substance souvent disparaît brusquement.

Les prolongements d'une cellule, surtout le cylindre-axe, vont se mettre en rapport avec les autres cellules du même ganglion, soit d'un autre ou de la moelle, en formant des nids péricellulaires. Niés, puis affirmés par Cajal, étudiés par Sala, Kölliker, Dogiel, nous n'avons pu constater leur existence, chez l'homme adulte, que par d'autres procédés que ceux de Golgi et d'Ehrlich.

Par l'hématoxyline employée d'après les indications de Benda, Heidenhain, et surtout par le procédé d'Altmann, après le bichromate, on voit de fines fibrilles, colorées en rouge vif, entre-croisées, entourant la capsule de la cellule; puis on voit encore d'autres fibrilles, les unes assez longues, les autres coupées en travers, ayant l'aspect d'un point rouge, de même nature et cette fois à l'intérieur de la capsule. Ces fines fibrilles arrivent au voisinage du corps cellulaire, sans toutefois les voir se continuer avec lui, comme le soutient Held.

Ces fibrilles sont les dernières ramifications des prolongements cellulaires, qui se colorent effectivement par ce procédé. A cette occasion, nous avons pu constater quelques détails sur la structure des fibres de Remak : celles-ci se colorent en rouge par le procédé d'Altmann, et en même temps leurs noyaux retiennent la couleur de la même manière. On distingue encore que la plupart des noyaux ne sont pas seulement *accolés* à la fibre; au contraire, la fibre apparaît comme le prolongement du protoplasma, colorée, entourant ces noyaux; toutes les cellules du tissu conjonctif, inter- et extrafasciculaire, ainsi que celles de la capsule endothéliale, se décolorent.

Cette particularité de coloration, nous croyons pouvoir la produire comme *un* argument en faveur de l'opinion soutenue par Duval et Taft : les noyaux des fibres de Remak sont d'origine nerveuse. La description que nous avons donnée se retrouve dans la série des vertébrés. Il est très difficile de distinguer une cellule sympathique du cheval de celle de l'homme. Les cellules du chat, du cobaye ne diffèrent que très peu par une plus grande abondance des corpuscules de Nissl; mais celles qui diffèrent sont celles du chien et surtout du lapin.

Chez ces animaux, la plupart des cellules possèdent *deux noyaux*; et souvent, à première vue, on serait tenté de croire qu'on a affaire à deux cellules enveloppées dans la même capsule. En réalité, les cellules jumelles sont une exception, et il est encore très difficile, en présence d'une telle cellule, d'affirmer la dualité des éléments.

Chez le lapin surtout, chaque noyau contient au moins deux nucléoles, quelquefois trois, ou même quatre. Les granulations de Nissl remplissent presque complètement l'espace laissé libre par ces deux grands noyaux, et ainsi la cellule paraît plus riche en ces éléments.

Quand la cellule possède un seul noyau, elle ressemble alors beaucoup au type décrit chez l'homme.

Pour compléter ces données sur l'histologie du sympathique, nous avons eu recours aussi à l'expérimentation.

En premier lieu, nous nous sommes adressés à l'électricité. Après 10 minutes d'excitation chez l'homme, voici ce que nous avons constaté : le corps cellulaire semble augmenter de volume; ce changement, nous l'avons apprécié en employant les mêmes procédés de fixation : dans ce cas, le corps cellulaire ne subit qu'une moindre rétraction et remplit presque complètement sa capsule. Rien de particulier du côté du noyau.

Le protoplasme, par le procédé de Nissl, se teint d'une manière intense; c'est le plasma cellulaire qui fixe fortement la couleur, devenant bleu foncé uniforme, car les granulations de Nissl ne présentent aucune augmentation appréciable. Chez les animaux, voici ce que nous avons contaté : avant tout, le sympathique est un nerf difficile à fatiguer, car après 60 minutes d'excitation, chez le chat, par un fort courant d'induction, la pupille réagissait tout aussi bien qu'au commencement de l'expérience.

Après ces 60 minutes d'excitation, la plupart des cellules se colorent faiblement, c'est surtout leur centre qui reste à peu près incolore. La couronne chromophile périphérique se colore assez bien, le noyau ne présente rien de particulier, et il est assez difficile maintenant d'apprécier si le corps protoplasmique a diminué de volume.

Donc, en résumé, après une excitation prolongée, nous avons obtenu une chromolyse centrale. La simple section du cordon unissant les deux ganglions cervicaux, sans déranger surtout les bouts coupés, est suivie rapidement de la régénération du nerf. Pour obtenir des résultats plus durables, il est nécessaire de réséquer une portion de ce cordon.

Douze jours après cette opération, on trouve chez le chat, et mieux encore chez le lapin, un état finement granuleux du protoplasme; il est assez difficile de constater les lésions, parce que tous les éléments cellulaires ont conservé leur intégrité. : les granulations de Nissl se colorent tout aussi bien: le noyau ne présente rien de particulier, seulement la cellule offre cet aspect granuleux assez difficile à interpréter.

Au niveau du pôle inférieur du ganglion supérieur, on trouve encore de rares cellules dans lesquelles la disparition partielle des granulations rappelle une chromolyse centrale. Trente-cinq jours après la résection, voici ce qu'on trouve chez le chat : presque toutes les cellules sont plus riches en granulations chromophiles, et par conséquent plus fortement colorées. Probablement ces cellules ont réagi, et se trouvent maintenant en hyperchromatose, donc en voie de guérison.

A côté de ces cellules on en trouve encore d'autres, très rares celles-ci, qui sont en voie de destruction. C'est une chromolyse un peu particulière : le centre de la cellule est dépourvu de toute trace de granulation: il apparaît clair et ne permet plus de distinguer aucun détail. Les blocs chromophiles périphériques, au lieu de disparaître, conservent leurs formes et dimensions, mais en devenant vitreux, uniformes: maintenant on ne voit plus aucune granulation vivement colorée à leur intérieur, ils prennent uniformément la couleur d'une manière très faible, et apparaissent comme des masses homogènes, translucides, teintes en bleu pâle.

On trouve encore autour du noyau quelques fines granulations chromophiles ayant le même aspect.

Tout autrement réagit la cellule sympathique après l'arrachement du nerf. Ainsi, douze jours après l'arrachement du bout inférieur du ganglion cervical supérieur, les cellules prennent un aspect particulier : c'est un état vacuolaire très avancé.

En grande partie, les granulations de Nissl ont disparu : mais celles qui restent bien colorées sont dispersées sous la forme de fines bandes colorées limitant les petites cavités, contenant un liquide coloré faiblement en bleu pâle.

Les vacuoles ont des dimensions différentes : les unes très petites, pressées les unes contre les autres, surtout au voisinage du noyau et au centre de la cellule; d'autres plus grandes; quelques-unes énormes, presque du volume d'un noyau, se trouvent vers la périphérie. Celles-ci souvent montrent encore à leur intérieur quelques petites vacuoles, dont elles résultent probablement par leur fusion.

Presque toutes les cellules sont bourrées de ces vacuoles, et les cellules en *achromatose* sont très rares.

Nous n'avons pas encore terminé ces recherches pour voir le sort ultérieur de ces cellules, riches en vacuoles, les animaux étant opérés de date récente.

DELLA DECIDUA E DELLA SUA SOSTITUZIONE ALLA MANCANZA DEL VITELLO NUTRITIVO NELL'UOVO DEI MAMMIFERI DURANTE I PRIMI TEMPI DELLO SVILUPPO OD AVANTI LA CIRCOLAZIONE PLACENTARE

Nuovi studii del Prof. Giovanni PALADINO

Fin dal 1889 con un lavoro dal titolo in nota riportato [1], io ho sostenuto, contra l'opinione dominante, che la decidua non è una formazione uniforme, e d'altra parte ch'essa ha una ben alta significazione, dappoichè, oltre di preparare il terreno per la placenta e d'includere l'embrione, elabora il primo nutrimento per l'embrione stesso. In conseguenza supplisce alla mancanza di vitello nutritivo nell'uovo dei mammiferi, e rappresenta uno di quei processi cenogenetici, di cui le condizioni sono fuori dell'uovo, ma con lo sviluppo del quale essi sono intimamente legati e di cui l'esame profondo può essere la sorgente di nuovi fatti e di nuovi problemi, che interessano in supremo grado la fisiologia dell'embrione.

In appogio al concetto sopraesposto sono venuti gli altri miei lavori posteriori, fra cui lo studio sulla decidua della donna [2], l'altro sulla

1. Des premiers rapports entre l'embryon et l'utérus chez quelques mammifères. *Archives italiennes de Biologie*, t. XIII, Turin, 1889. Vedi pure : *Giornale dell' Associazione di Naturalisti e Medici di Napoli*, Anno 1°, Puntata 1° e 2°.
2. Contribuzione alla conoscenza della décidua della donna. *Monitore Zoologico*

struttura dei villi del corion umano nei primordii dello sviluppo [1], nonchè l'altro sulla genesi degli spazii intervillosi della placenta umana e del loro primo contenuto comparativamente alla stessa parte in alcuni mammiferi [2].

La conoscenza preliminare della costituzione della decidua è indispensabile per la più esatta cognizione dei primi rapporti anatomo-fisiologici tra l'embrione e la madre, dappoichè l'uovo non si attacca alla mucosa uterina come questa si trova allo stato di riposo, si bene alla mucosa uterina trasformata in decidua.

Lo schema che si continua a dare anche in eccellenti trattati di Embriologia della decidua della donna è erroneo. Seguendo Kundrat, Leopold e molti altri la decidua si dovrebbe mettere a conto di un lavorio epiteliale, e risulterebbe secondo essi dall'ingrossamento delle glandole uterine, che alla loro volta ispessirebbero la mucosa. A norma delle figure e delle descrizioni date si dovrebbero nelle glandole distinguere tre zone, cioè una superficiale, una media ed una profonda. Mentre nella prima zona esse correrebbero diritte, nelle altre due si svolgerebbero flessuose ed a spira formandosi di sinuosità e di dilatazioni.

Le mie ripetute osservazioni in cambio mi hanno portato a risultati precisamente opposti, vale a dire, che la mucosa uterina della donna nel trasformarsi in decidua soffre i seguenti cangiamenti: 1° diviene turgida per iperemia quindi per afflusso maggiore di sangue: 2° cade l'epitelio superficiale o di rivestimento della mucosa e con esso quello del principio dei tubi glandolari: 3° dilatazione irregolare delle glandole con disgregazione e distacco dell'epitelio e con trasformazione delle sue cellule od anche degenerazione loro in gallozzole ialine: 4° notevole accumulo di cellule linfoidi nello stroma della mucosa, le quali crescono sempre più di numero e per una parte anche in dimensioni, e passano a cellule deciduali cioè a cellule poliedriche, stellate, fusiformi, tutte con un florido nucleo e con molto protoplasma, ed in comunicazione con i loro prolungamenti: 5° cellule gigantesche sparse, in differente grado di sviluppo, cioè cellule con forte potere di colorazione e con più nuclei, che aumentano come del pari cresce il protoplasma sino ad avere cellule irregolari tra i 120-200 μ, ed anche più, e con parecchie diecine di nuclei: 6° cellule linfoidi come tali da

italiano. Anno V. Firenze 1894, ed *Atti del XI Congresso medico Internazionale*. Roma 1894. Vol. 2°, p. 65.

1. Rendiconto dell' Accad. delle Scienze fisiche e matematiche di Napoli, 1898 ed *Archives ital. de Biologie*, t. XXXI. Turin, 1898.

2. Rendiconto della R. Accademia delle Scienze fisiche e Matematiche di Napoli, 1899 ed *Archives ital. de Biologie*, t. XXXII. Turin, 1899.

per ogni dove, ma accumulate in generose proporzioni in certi punti della decidua capsularis o riflessa e di quelle gittate o propagini, che tanto la decidua capsularis quanto la basalis mandano verso il corion. Non poche di queste cellule linfoidi hanno nucleo polimorfo, ma abbondano i linfociti e tra questi qualche normoblasto o qualche globolo rosso nucleato, tanto situato nella spessezza della decidua quanto sulla superficie della stessa rivolta al corion, e qua e là in immediata continuazione del contenuto intervilloso.

Dagli accenni che precedono risulta chiaro che la decidua della donna è una formazione fondamentalmente ematogenica ed angioblastica, e per la quale le glandole della mucosa uterina non pigliano parte attiva, perchè si dilatano, si sformano, perdono l'epitelio, si annullano come organi secernenti, e con le loro lacune residuali possono contribuire a dare maggiore facilitazione per lo sviluppo di una parte dei grandi spazii vascolari.

Paragonata alla decidua della cavia, del *mus decumanus*, nonchè a quella dei carnivori e di altri animali si allontana in diversa misura da tutte. Anche da quella della cavia, con la quale ha pure molti punti di rassomiglianza, si distingue perchè le glandole si dilatano, si sformano, perdono il loro epitelio, mentre nel predetto animale e simili le glandole spariscono subito e completamente nei tratti ove si svolge la decidua.

Lo studio fatto da me di un uovo umano in sito, intorno la 4ª settimana, di accordo con le osservazioni di Leopold su un uovo di 8 giorni e su di un altro di 15 giorni, ha messo fuori dubbio che l'uovo umano con i villi del suo corion, contrariamente a quanto si è insegnato sinora, non si approfonda comecchessia nella decidua, ma in cambio si attacca alla superficie di questa, che, come si è detto, è la mucosa trasformata e del tutto denudata del suo epitelio.

Questo modo di comportarsi dei villi con la decidua ha diroccato tuto quell'edifizio di supposizioni, quali l'approfondarsi dei villi del corion nella decidua ed il ritenere gli spazii intervillosi quali vasi materni dilatati, nei quali sarebbero penetrati i villi spingendo innanzi lo strato endoteliale, di cui sarebbero restati rivestiti.

Secondo le mie osservazioni, gli spazii intervillosi inizialmente non sono che i residui di cio che si chiama la camera incubatrice, cioè del *cavum uteri* o spazio esistente tra il corion e la superficie della decidua, spazio solcato dalle villosità del corion più o meno ramificate e dalle propaggini della caduca svolgentisi verso il corion. L'unirsi delle villosità alla caduca ed alle sue propaggini e l'unirsi di queste al corion chiudono gli spazii intervillosi.

Il modo di attacco dei villi alla decidua non avvienne: 1° nè per semplice e pura justapposizione; 2° nè per agglutinazione fibrinosa con il sincizio o dopo la distruzione di questo; 3° nè per proliferazione delle cellule dello strato di Langhans e corrispondentemente di quelle della decidua. In cambio, secondo ho io dimostrato, il modo di attacco consiste in una fusione dello strato sinciziale collo strato superficiale della decidua e trasformazione di entrambi in una massa omogenea jalina.

Sino a pruova in contrario, io devo considerare la proliferazione dello strato di Langhans allo estremo dei villi quale una condizione sfavorevole allo attacco dei villi alla decidua.

Una ben grave questione è ora quella del tempo di comunicazione tra questi spazii ed i vasi della decidua. Leopold ritiene che di già tra la seconda e la terza settimana si è sviluppata una vera circolazione intervillosa. I capillari dello strato compatto deciduale sboccherebbero dopo di essersi dilatati in forma di imbuti nella periferia degli spazii intervillosi, e per conseguenza il sangue si verserebbe negli spazii suddetti. Mertthens, che appogia un simile modo di vedere, dà uno schema, secondo cui l'endotelio dei capillari che si aprirebbero sui limiti degli spazii intervillosi si continuerebbe su tutta la superficie delle villosità.

Frattanto io ho inultimente cercato nelle mie preparazioni uno strato endoteliale soprapposto al mantello sinciziale delle villosità; nè si puo ricorrere a supporre, con Duval e Keibel, che un tale strato sia sparito dopo i primi tempi, dappoichè io come non ne ho trovato traccia sulle villosità dell' uovo di un mese, cosi non l'ho neppure rinvenuto sui villi di un uovo di 15 giorni.

Del pari non sono giunto in numerose serie di preparati a dimostrare lo sbocco dei capillari deciduali negli spazii intervillosi e cio del resto si accorda meglio con la natura del contenuto degli spazii intervillosi.

D'altra parte, se dal principio si stabilisse comunicazione diretta tra i vasi della decidua e gli spazii intervillosi, ne risulterebbe una condizione estremamente grave, per cui difficilmente potrebbero consolidarsi i rapporti tra l'uovo e la mucosa uterina e continuarsi il processo gravidico iniziato.

Secondo me la comunicazione diretta tra i vasi deciduali et gli spazii intervillosi avviene in un secondo tempo, e secondo le osservazioni finora fatte non ha ancora avuto luogo al primo mese di gravidanza. In appogio di un tal modo di vedere viene la natura del primo contenuto degli spazii intervillosi che non è nè del muco nè del sangue sgorgato dai vasi materni.

Non è del muco come nei carnivori, dappoichè in questi animali la formazione deciduale si sviluppa in modo tutt'affatto differente da ciò che ha luogo nella donna. Non è del sangue sgorgato dai vasi materni per ciò che si è detto sul tempo in cui avviene la comunicazione dei vasi deciduali con gli spazii intervillosi, ed una ripruova se ne ha nel fatto che la presenza in questi di sangue è una condizione di aborto, come si rileva dai preparati eseguiti su un uovo umano abortito e giunto al 15° o 16° giorno.

Il primo contenuto degli spazii intervillosi è invece un materiale complesso, sui generis, risultante di una massa granulosa e qua e là come reticolata, con leucociti mononucleari e polinucleari in abbondanza, alcuni con granulazioni acidofile e qualche normoblasto. Inoltre, si vedono elementi epiteliali, provenienti dalle glandole sformate, a differente stato di disgregazione, e globuli jalini di differente dimensione. Infine, cellule giganti plurinucleari, che in parte sono effettive e provengono dalla caduca e sono situate sul limite interno della formazione deciduale, ed in parte non sono che sezioni delle isole di proliferazione o delle gemme dello strato sinciziale rivestente le villosità. A queste sezioni plurinucleari si accompagnano tagli di queste stesse gemme, ma senza nuclei, perchè il taglio è caduto su quella parte di esse fuori il campo nucleare. Tali sezioni sono di diversa dimensione e cariche di finissime granulazioni poco colorate dall' orange e dalla eosina.

Ad un simile contenuto si avvicina quello da me descritto tra l'embrione e la neoformazione deciduale nella cavia, nel *mus decumanus*, ecc., e risultante da granuli albuminosi, da cellule linfoidi migrate dalla decidua, da qualche globulo rosso e da cellule gigantesche, che rappresentano lo strato più interno della decidua.

Concordando ora i risultati ottenuti con i miei studii *a*) sulla costituzione e sul modo di formarsi della decidua della donna e di alcuni roditori, *b*) sui reali rapporti tra i villi del corion e la decidua, nonchè sul primo modo di genesi degli spazii intervillosi, e *c*) sulla costituzione del primo contenuto dei detti spazii, elaborato direttamente dalla neoformazione deciduale, resta sempre più chiarito quanto io prima dimostrai che la caduca ha l'alta significazione di supplire la riserva del vitello nutritivo, che manca nell' uovo dei mammiferi, e di elaborare il primo alimento dell'embrione per tutto il periodo che precede lo stabilirsi della circolazione placentare.

Un tale importante uffizio della decidua complica le funzioni dell' utero nella gravidanza e si collega senza dubbio a tutte le condizioni uteroplacentari della vita fetale, ma in nessuna guisa si può confondere con la produzione del latte uterino (Ercolani, Turner, etc.) e con quanto descrive il Tafani[1] e ricordato ultimamente dal Romiti[2].

Non si può confondere col latte uterino che si produce, nè pel tempo nè pel modo, dappoichè quanto è un prodotto della placenta propriamente detta ed i modi differenti non sono tutti per anco ben determinati.

L'ANATOMIE DU CHIASMA OPTICUM SANS SECTION DANS QUELQUES VERTÉBRÉS

par M. le Dr Cesare STAUVENGHI

Docente di Anatomia topografica nella R^a Università di Pavia.

Qu'il me soit permis d'appeler dans ma note l'attention sur un procédé de recherche du rapport des fibres nerveuses dans le chiasma optique, procédé que je réussis à appliquer depuis 1891 et qui, quoique rappelé par MM. Romiti et Prenant, n'a point été cité dans d'autres monographies bien récentes sur l'anatomie du chiasma par M. A. Kölliker.

Le procédé que je choisis consiste à suivre, aussi bien au moyen de la réduction des sels d'or que de l'acide osmique, le parcours des fibres nerveuses à myéline dans le chiasma des vertébrés dans lesquels il est susceptible d'examen *in toto*.

Les résultats obtenus dans les différentes classes sont exposés dans mon ouvrage susdit.

Maintenant à titre d'essai et comme exemple de ce procédé, je désire présenter des préparations microscopiques du *chiasma* optique de certaines espèces de Chéiroptères (*Rhilonophus ferrum Equinum*, *Miniopteris Schreibersii*, *Vespertilio* sp.?) dont j'ai pu avoir récemment des individus vivants.

On a obtenu ces préparations en enlevant de l'animal à peine tué le chiasma avec un lambeau de tissu cérébral voisin, en le plongeant aussitôt et durant 4 ou 5 heures dans 2 ou 3 centimètres cubes de la solution à 0.75 pour 100 de chlorure de sodium, en y ajoutant 2 ou 3 gouttes de solution d'acide osmique à 1 pour 100.

En gardant cette solution entre deux verres de montre on peut

1. Sulle condizioni utero-placentari della vita fetale. Firenze 1886.
2. Sull' anatomia dell' utero gravido. *Monitore Zoolog. italiano*, Anno X, n° 12. Firenze 1899.

suivre le noircissement progressif des nerfs optiques jusqu'au point de fixation voulue.

On lave le lambeau dans une abondante solution normale de chlorure de sodium : on le porte dans la même solution sur un verre porte-objet puis sous le microscope simple, on le déchire lentement avec des aiguilles et en même temps on se débarrasse du tissu cérébral qui adhère au *chiasma*, jusqu'à ce que la surface supérieure du chiasma des tractus et des nerfs optiques devienne transparente. Ensuite on le plonge pendant quelques heures dans de l'alcool éthylique à 70, puis dans l'alcool à 80, et enfin dans un bain de glycérine bien claire. Il est enfin inclus suivant les règles ordinaires dans la même glycérine.

On peut employer aussi le baume du Canada, mais, au point de vue de la transparence, il vaut mieux se servir de glycérine.

Il se peut bien que le procédé de Bethe (bleu de méthylène et molybdate d'ammonium) soit propre à la préparation du chiasma *in toto*, mais jusqu'à présent je n'ai pas obtenu de résultats décisifs. J'en dirai autant de la formaline substituée à l'alcool.

Comme preuve de la durée de mes préparations j'en présente quelques-unes qui se sont bien conservées depuis dix ans.

Ainsi que l'on peut le voir sur les préparations et sur les dessins, le chiasma de quelques chauves-souris est si mince que quoique intact, il semble l'image d'une section dans laquelle les fibres nerveuses paraissent vraiment tracées avec la simplicité d'un schéma, particulièrement dans le *Rhinolophus ferrum Equinum*.

Chez cette dernière, l'entre-croisement des nerfs optiques dans le chiasma est partiel, et l'on voit le faisceau direct, qui est très petit en comparaison du faisceau croisé, se diriger du côté moyen du nerf optique de son propre côté. Dans le *Miniopteris Schreibersii* et dans le *Vespertilio* sp. ? l'entre-croisement est total.

Ces préparations peuvent servir d'exemples. On peut en obtenir d'analogues dans beaucoup d'autres insectivores et chéiroptères, etc.

Évidemment ce procédé n'est applicable qu'en partie aux mammifères dont le *chiasma* a plus d'épaisseur : et chez ceux-ci, comme par exemple chez l'homme, on ne peut préparer par le procédé décrit que les surfaces dorsale et ventrale ainsi que je l'ai fait remarquer dans mon ouvrage.

J'ai rappelé mon procédé, car pour les mammifères microphtalmiques il peut mener à des conclusions positives en ce qui concerne les nerfs optiques, les bandelettes et le chiasma.

QUELQUES REMARQUES SUR LA CHROMATOLYSE DE L'ÉTAT FATIGUE

par M. Gabriel DELAMARE

La chromatolyse, engendrée par la seule fatigue, apparaît tout d'abord comme une réaction cellulaire d'ordre physiologique. Or, si l'on veut bien se rappeler que la fatigue, obtenue expérimentalement, est considérable puisque l'animal ne répond plus aux excitations, cette fatigue apparaîtra non plus comme un phénomène physiologique, mais bien comme un phénomène franchement pathologique.

Il y a plus : ce surmenage musculaire excessif est, dans une certaine mesure, assez comparable à celui des bêtes forcées dans la chasse à courre. Il est de notion vulgaire que ces animaux succombent à une auto-intoxication d'origine très probablement urémique. Sans vouloir insister sur la disparité qui se montre flagrante dans l'un et l'autre cas, entre l'hyperactivité des combustions organiques et la suppression presque absolue de l'élimination, il me semble logique d'admettre l'existence d'une auto-intoxication dans les cas de fatigue expérimentale.

Dans ces conditions, il ne s'agit plus d'un phénomène normal, mais d'une réaction cellulaire liée à l'auto-intoxication.

Dès lors, cette chromatolyse de la fatigue devient tout à fait comparable à celle de l'urémie et des autres auto-intoxications. Du reste, rien n'est plus naturel que d'observer dans les intoxications endogènes ce phénomène si fréquent, on pourrait dire si constant dans les intoxications exogènes.

En un mot donc, s'il n'est pas démontré que la chromatolyse puisse survenir à l'état normal, il est bien démontré qu'elle se montre avec une constance quasi absolue dans deux circonstances bien différentes : 1° dans les intoxications endo- ou exogènes ; 2° après section du prolongement cellulaire périphérique.

Par contre, elle est inconstante dans les infections. Tantôt elle s'y montre intense, tantôt elle y manque absolument. Cet inconstance, apparente ou réelle, est-elle liée à l'intervention ou à la non-intervention des toxines? Le raisonnement par analogie permettrait, il me semble, de croire que la chromatolyse est moins le fait des infections que des toxi-infections.

Mais d'ailleurs, sans vouloir ni pouvoir trancher ce dernier point, il me semble résulter de ces faits que la chromatolyse, qui toujours manque à l'état normal, est bien l'expression d'une souffrance de la cellule nerveuse, c'est-à-dire *une lésion*. La lésion est sans doute banale et la chromatolyse se présente toujours semblable, qu'il s'agisse d'une intoxication ou d'une infection, voire d'un trauma cylindraxile.

Mais les faits abondent en pathologie générale qui montrent la réaction univoque et banale d'un élément cellulaire en présence des agents pathogènes les plus divers.

ÉVOLUTION DE LA DENT INTERMAXILLAIRE CHEZ L'EMBRYON DE LA VIPERA ASPIS[1]

Par M. le Dr Henri MARTIN

Il existe chez l'embryon de la *Vipera aspis* une dent intermaxillaire très développée, qui suit une évolution croissante jusqu'à la naissance.

Entrevue par Röze dans ses premiers stades, j'ai cru qu'il était nécessaire de la suivre chez des embryons âgés. Ces recherches m'ont conduit aux conclusions suivantes :

1° La dent intermaxillaire de la vipère est un organe atavique ;

2° Il n'existe pas de soudure entre l'os intermaxillaire et la base de la dent ;

3° La perforation des membranes fœtales ne se fait pas à l'aide de cette dent, puisque chez l'embryon près de naître, et chez des individus cinq jours après la naissance, je l'ai trouvée recouverte de muqueuse buccale[1].

1. L'auteur présente les coupes d'embryons de *Vipera aspis* se rapportant à l'évolution de la dent intermaxillaire, ainsi qu'une *série* de pièces reconstruites établissant une série continue du développement de l'appareil venimeux chez l'embryon de la *Vipera aspis*.

Le travail *in extenso*, avec figures à l'appui, sera publié ultérieurement.

ÉVOLUTION DE L'AMYGDALE DU CHIEN

par M. Éd. RETTERER

Chef des travaux pratiques d'Histologie à la Faculté de médecine de Paris

J'aurai l'honneur de vous soumettre des préparations de l'amygdale (palatine) du chien. Cet organe a été peu étudié sur le chien. Billroth[1], Henle[2], Th. Schmidt[3] en donnèrent les premiers une description des plus sommaires et des dessins fort rudimentaires. Les résultats de ces auteurs furent bien contradictoires : pour Henle, l'amygdale du chien est du tissu conglobé diffus ; Billroth et Schmidt, par contre, y décrivent et y figurent des follicules clos bien délimités. Dès 1886, j'ai étudié l'amygdale du chien ; j'ai publié[4], en 1888, un mémoire où j'ai décrit et représenté plusieurs stades de l'évolution de l'amygdale du chien. Les matériaux qui servaient alors à mes études avaient séjourné dans le liquide de Muller ; bien que la fixation des tissus laissât beaucoup à désirer, j'avais déjà été frappé par la présence constante des invaginations épithéliales transformées ultérieurement en follicules clos. En 1897, j'ai appliqué une technique plus perfectionnée à l'étude de l'amygdale du bœuf et du cheval[5] et j'ai montré que l'*épithélium est le seul tissu* d'où dérivent tous les éléments des follicules clos.

Dès cette époque, j'ai collectionné les matériaux nécessaires pour faire une étude analogue sur les amygdales du chien. J'ai fixé les pièces dans le liquide de Zenker (3 à 4 heures), puis je les ai laissées dans une solution de bichlorure de mercure pendant 6 à 12 heures. Après lavage prolongé, je les ai conservées dans l'alcool et débitées plus tard, après inclusion dans la paraffine, en coupes sériées. J'ai soumis les coupes aux colorations les plus variées, sur lesquelles j'insisterai à propos de chaque élément.

Voici l'âge des animaux dont j'ai étudié les amygdales par la méthode précitée : 1° *embryons et fœtus de chiens* ; 2° *chiens à la naissance* ; 3° *chiens de 9 jours* ; 4° *chiens de 71 jours* ; 5° *chiens de 1 à 2 ans* ; 6° *chiens de 3 à 4 ans* ; 7° *chiens de 5 à 6 ans* ; 8° *chiens de 9 à 12 ans* ; 9° *chiens de 14 ans*.

J'aurai l'honneur de vous montrer des coupes *entières* d'amyg-

1. *Beiträge zur pathol. Histologie*. Berlin, p. 131, 1858.
2. *Zeitschrift für rationelle Medicin*, 3e série, vol. VIII, p. 222, 1860.
3. *Zeitschrift für wissenschaft. Zoologie*, vol. XIII, p. 248, 1863.
4. *Journal de l'Anatomie et de la Physiol.*, p. 281, fig. 28, 29 et 37, 1888.
5. *Journal de l'Anatomie et de la Physiol.*, p. 465, 1897.

dales ; vous les examinerez à un faible grossissement et vous verrez combien il est intéressant et instructif de les comparer entre elles aux divers âges. J'ai décrit[1] antérieurement en détail l'état de ces organes aux diverses périodes de l'évolution. Je me borne à rappeler les faits essentiels qu'un coup d'œil jeté sur mes préparations vous permet de vérifier aisément.

Évolution morphologique. — Sur les embryons, la région amygdalienne ne se distingue nullement de la muqueuse avoisinante : l'épithélium émet en ce point, comme partout ailleurs, des bourgeons qui donnent naissance aux glandes en grappes. La première modification qui annonce l'apparition de l'amygdale consiste dans l'épaississement de l'épithélium de la région amygdalienne. A la suite de cet épaississement épithélial, le chorion s'épaissit également. Il se produit ainsi une saillie en forme de lame aplatie dont le grand axe affecte une direction antéro-postérieure. Il faut noter cependant que la face *externe* regarde légèrement en *avant* (face *antéro-externe*) tandis que la face *interne* est tournée en arrière (face *postéro-interne*).

Le développement du tissu folliculaire ne procède pas avec la même énergie sur les deux faces. Pendant la vie fœtale, l'épithélium de la face *postéro-interne* est plus épais que celui de la face antéro-externe. Il en va de même du tissu conjonctif sous-jacent.

Cet accroissement plus actif de la face *postéro-interne* refoule le groupe de glandes en grappes du côté de la face antéro-externe de sorte que ces glandes qui occupaient primitivement la base de l'amygdale se prolongent ainsi sur une certaine étendue le long de la face antéro-externe.

A partir de la naissance, l'épithélium s'épaissit. De plus, il donne naissance à des bourgeons pleins ou creux, qui apparaissent d'abord sur la face *postéro-interne* et qui se prolongent jusqu'à l'axe conjonctif et glandulaire. A partir du 9e jour, le chorion, d'apparence uniforme, montre par places des ébauches de follicules clos. La segmentation en follicules clos se poursuit activement, de sorte que, sur les chiens de 2 à 5 mois, la surface de l'amygdale et les faces de chacune des invaginations épithéliales sont bordées d'une rangée de follicules, hauts de 1 millimètre et larges de 0 mm. 5. Une ou deux profondes invaginations s'observent sur chacune des faces de l'organe ; leur fond, ramifié, arrive jusqu'à l'axe conjonctivo-glandulaire.

Au fur et à mesure des progrès de l'âge, l'amygdale présente deux modifications principales : la segmentation en follicules clos continue

1. C. R. *Société de Biologie*, p. 515, 26 mai 1900.

à se faire du côté du bord adhérent de l'organe sur la face postéro-interne principalement; le tissu folliculaire gagne le fond de la fossette amygdalo-palatine et se prolonge jusqu'au repli ou valvule palatin. L'autre modification, plus importante au point de vue évolutif, porte sur les follicules clos eux-mêmes. Sur les chiens de 2 à 3 mois, les follicules clos sont séparés les uns des autres par des trabécules si minces de tissu conjonctif fasciculé, qu'on peut à peine les mesurer. De *un* à *deux ans*, ces trabécules atteignent un diamètre de 0 mm. 07 ; de *trois* à *six* ans, elles sont épaisses de 0 mm. 3 à 0 mm. 4; enfin vers 9 ans jusqu'à 14 ans, ces travées confluent et forment la plus grande masse de l'organe. Les dimensions des follicules clos se réduisent ainsi, parce que, de la périphérie vers le centre, leur tissu se convertit en faisceaux conjonctifs et même fibreux. Cette transformation fibreuse est accompagnée d'un développement notable de vaisseaux sanguins, de sorte que sur les animaux *vieux*, on observe, à la place des follicules clos, une trame fibro-vasculaire dont l'apparence et la constitution rappellent le tissu érectile.

Les faits précédents rendent compte des apparences différentes qu'offrent les amygdales selon l'âge : sur les *jeunes* animaux, ce sont des organes mous et turgescents, dont la surface est profondément découpée : à partir de 6 ans environ, ils deviennent plus consistants et leur surface prend un aspect de plus en plus uni.

A. *Histogenèse du tissu amygdalien.* — Si l'on examine, à un faible grossissement, des coupes d'amygdales enlevées sur des animaux bien portants, on aperçoit constamment, sur la muqueuse superficielle ou le long des invaginations, des points où l'épithélium est aminci. Tandis que, sur la plus grande étendue de la muqueuse, l'épithélium pavimenteux stratifié, est épais de 0 mm. 10 à 0 mm. 15, il est réduit en ces points aux assises cellulaires superficielles ne dépassant souvent pas l'épaisseur de 0 mm. 01. En ces points, les assises profondes de l'épithélium, c'est-à-dire les cellules cylindriques et polyédriques de la couche malpighienne, ont disparu et à leur place se trouve un îlot cellulaire d'apparence claire[1].

Sur les coupes entières et minces, provenant de pièces bien fixées et bien colorées, il est possible de déterminer, à un fort grossissement, les relations qu'affectent ces îlots avec l'épithélium d'une part, avec le tissu conjonctif sous-jacent, de l'autre. Il n'y a pas de limites nettes entre les cellules épithéliales qui représentent le reste du revêtement et les

1. Dans mon mémoire sur le tissu réticulé, *Journal de l'Anatomie et de la Physiologie*, 1897, j'ai représenté dans les dessins XI et XIII les îlots clairs du cheval et du bœuf.

éléments de l'îlot. De distance en distance des traînées de cellules épithéliales se prolongent jusque vers le centre de l'îlot ; dans leur intervalle se trouvent des éléments plus petits. Les cellules épithéliales ont un cytoplasma dense et très colorable et un noyau volumineux de 6 μ qui est clair avec quelques grains chromatiques espacés. Le noyau des petits éléments, qui n'a que 4 μ, se colore en masse ; il est entouré d'un cytoplasma si clair, si peu colorable, que sur les coupes mal fixées ou mal colorées, on se croirait en présence de lacunes ou vides périnucléaires. Lorsque les pièces fraîches ont été fixées soit dans le sublimé corrosif, le liquide de Zenker ou de Branca (Voir *C. R. de la Biologie*, 19 mai 1900, p. 486), il suffit de colorer à l'hématoxyline au fer et la fuchsine acide pour se convaincre que les éléments des îlots clairs constituent avec le reste des cellules épithéliales un tissu plein sans vides ni lacunes d'aucune sorte.

Alors se pose le problème de l'origine des *petites cellules*. En examinant attentivement et à un fort grossissement le reste du revêtement épithélial qui coiffe l'îlot, on est frappé par le grand nombre d'images karyokinétiques. Et insistons sur un fait curieux : les mitoses siègent dans les cellules épithéliales qui correspondent aux éléments aplatis et superficiels des éléments pavimenteux stratifiés. Avant de se diviser, la cellule épithéliale se modifie : le noyau se condense et s'enrichit en chromatine, en même temps qu'il se produit, autour du noyau, une zone de cytoplasma clair et hyalin. Après s'être divisées par voie mitosique, les cellules épithéliales ainsi modifiées constituent un groupe de petits éléments dont le cytoplasma diffère par ses propriétés chimiques et morphologiques de celui des cellules épithéliales. De plus, les lignes intercellulaires qui existaient entre les cellules épithéliales ont disparu pendant ces transformations : le cytoplasma qui réunit les petits éléments forme une masse commune.

Pour caractériser l'origine et la nature de ces îlots de petites cellules, je les ai désignés sous le nom de *tissu épithélial hyperplasié*. Ce tissu est identique à celui qu'on observe dans les ébauches des organes conjonctifs et dans les follicules clos de la muqueuse glando-préputiale du chien. C'est du *tissu conjonctif au premier stade*, que j'ai appelé *primordial*.

L'évolution de ce tissu conjonctif primordial aboutira à la production : 1° de follicules clos ; 2° de la trame fibro-élastique et très vasculaire qui caractérise l'amygdale des vieux chiens.

B) Segmentation du tissu conjonctif primordial en follicules clos. — L'apparition de territoires distincts ou follicules clos dans le tissu conjonctif primordial, d'apparence uniforme, est due à une série de transformations que je grouperai sous les chefs suivants : 1° développement des trabécules et travées conjonctivo-élastiques : 2° multiplication des cellules conjonctives : 3° formation des vaisseaux sanguins et lymphatiques.

1° Sur les chiens nouveau-nés, la plus grande partie de l'amygdale (portion comprise entre l'épithélium et l'axe conjonctivo-glandulaire) est composée d'un tissu à apparence uniforme : c'est un complexus cellulaire où le protoplasma forme une masse continue et qui renferme autant d'individualités cellulaires que de noyaux. De distance en distance, de demi-millimètre en demi-millimètre environ, le protoplasma homogène ne tarde pas à se différencier : 1° en filaments chromophiles, qui s'anastomosent de proche en proche et figurent un *réticulum*, et 2° en *hyaloplasma* compris dans les mailles du réticulum. C'est ainsi que se développent des traînées qui s'étendent de l'axe conjonctivo-glandulaire vers la surface de l'amygdale ou des invaginations épithéliales. Ces traînées représentent des cloisons qui délimitent autant de territoires distincts (follicules clos ou nodules lymphatiques. Nous avons dit plus haut (p. 98) que sur le chien de 71 jours, tout l'organe est segmenté en lobules par des trabécules si minces qu'elles sont à peine mesurables.

2° Des phénomènes complexes et d'ordre différent se produisent dans ce tissu réticulé : 1° formation de vaisseaux sanguins et lymphatiques ; 2° développement de la trame conjonctivo-élastique.

Les capillaires *lymphatiques* prennent naissance dans le tissu réticulé dès que l'hyaloplasma se fluidifie et se résorbe, et qu'il ne persiste autour de cet espace vide que les lames chromophiles du réticulum. Pour les capillaires sanguins, il en va de même, avec cette différence qu'une portion de l'hyaloplasma a subi auparavant la transformation ou dégénérescence hémoglobique. Ainsi *la lumière des vaisseaux lymphatiques et sanguins représente des espaces intracellulaires qui restent circonscrits par la portion chromophile des cellules et leurs noyaux*. Au fur et à mesure de cette canalisation, le tissu qui est intermédiaire aux vaisseaux évolue de façon à former une trame *fibro-élastique*. En ces points, l'hyaloplasma, loin de se fluidifier, devient dense et montre une striation fine qui s'accentue peu à peu et aboutit à la formation de faisceaux de fibrilles à trajet ondulé et à direction parallèle. Simultanément, les fibrilles élastiques apparaissent ; elles semblent partir des parois vasculaires : de là elles paraissent s'étendre plus loin et rayonner en tous sens. Si l'on compare des coupes provenant de la même amygdale, mais dont les unes ont été colorées à l'hématoxyline, éosine et orange, tandis que les autres ont été traitées par l'orcéine ou la fuchsine-résorcine de Weigert, on peut suivre facilement l'origine et l'extension du réseau élastique : c'est à partir des parois vasculaires (formées de lames chromophiles) que se différencient les fibrilles élastiques. Dans les amygdales, celles-ci restent toujours très fines, bien qu'avec l'âge elles constituent un réseau d'une richesse extrême dont les mailles sont très serrées.

Ces phénomènes histogénétiques que je viens de décrire expliquent l'évolution morphologique que j'ai signalée (p. 98) et qui, je le répète, se caractérise par l'épaississement des cloisons interfolliculaires et leur transformation en une trame fibro-élastique éminemment vasculaire. Dès que les cloisons interfolliculaires ont apparu, on peut distinguer dans le follicule proprement dit une couche ou coque périphérique *sombre* et une portion centrale *claire*. L'aspect et la constitution de ces parties sont, chez le chien, identiques à ce que j'ai observé, décrit et figuré sur le bœuf (*loc. cit.* 1897, p. 485, fig. 6 de la planche XV). Je le répète, la coque périphérique et le centre clair dérivent du tissu conjonctif primordial ou épithélial hyperplasié, qui est une masse cellulaire à cytoplasma commun. Comme dans l'îlot clair qui résulte de la transformation de l'épithélium, on distingue, dans le centre du follicule, deux sortes de noyaux : les uns sont volumineux (7 à 8 μ); ils sont entourés d'une membrane nucléaire à contour net : ils possèdent un nucléoplasma abondant dans lequel on aperçoit des grains chromatiques épars : les autres n'ont qu'un diamètre de 3 à 4 μ : leur substance est dense, et fixe énergiquement et uniformément les colorants chromatiques. A mesure qu'on approche de la coque périphérique, les gros noyaux clairs deviennent plus rares, et on ne trouve plus que de petits noyaux chromatiques. Le cytoplasma internucléaire est plus abondant dans le centre clair que dans la coque périphérique, et les gros noyaux se colorent peu : c'est là ce qui explique l'aspect différent que présentent ces deux couches sur les coupes, surtout si l'on s'est borné à les traiter par les colorants nucléaires.

Jusqu'aujourd'hui on s'est contenté de signaler l'aspect différent qu'offrent les portions périphérique et centrale du follicule clos chez l'adulte, et d'imposer à l'une et à l'autre des dénominations variées [1]. Par une étude attentive, je pense pouvoir expliquer les apparences de la façon suivante : les noyaux clairs et volumineux du centre rappellent par leur constitution les noyaux des cellules épithéliales des couches moyenne et superficielle. Représentent-ils les noyaux des

1. Voir l'historique de la question dans *C. R. de la Biologie*, p. 351, 1900.

cellules qui ne se sont pas divisées au moment où l'épithélium s'est transformé en tissu hyperplasié ou conjonctif primordial? Le fait est possible pour certains d'entre eux. Cependant il me semble que, pour la plupart, ce n'est pas le cas: il me paraît plus probable que les noyaux clairs et volumineux sont des noyaux du tissu hyperplasié dont le nucléoplasma a subi, par nutrition active, un accroissement notable, tandis que la chromatine s'est réduite. Le protoplasma correspondant a participé à cette croissance. A la suite de cette hypertrophie, noyau et protoplasma se divisent et donnent naissance aux éléments de la coque périphérique, à cytoplasma homogène et à noyaux petits et chromatiques. Ce sont ces derniers éléments qui évolueront, de la périphérie vers le centre, en trame fibro-élastique, d'après un processus analogue à celui que j'ai décrit plus haut à propos des cloisons interfolliculaires.

Les phénomènes précédents nous rendent compte de la disposition concentrique des diverses parties du follicule clos : dès que les cloisons interfolliculaires se sont établies, les cellules avoisinantes se divisent et donnent naissance à la coque périphérique qui se transforme en tissu conjonctif et fibreux, toujours de la périphérie vers le centre. Tant que le centre clair fournit de nouvelles générations de petites cellules, celles-ci refoulent la coque vers la périphérie. Avec l'âge et à partir de l'axe conjonctivo-glandulaire de l'amygdale, on voit diminuer l'étendue du centre clair et la coque périphérique empiète de plus en plus sur le centre.

Comme, d'autre part, la transformation fibro-élastique continue à se faire, toujours de la périphérie vers le centre, le follicule clos se trouve peu à peu converti en une masse fibreuse et vasculaire, et, si cette modification comprend plusieurs follicules, toute la portion correspondante de l'amygdale reprend l'apparence uniforme du jeune âge: mais au lieu de tissu conjonctif primordial, nous avons maintenant affaire à un organe fibro-élastique contenant de riches plexus vasculaires.

Les cellules à gros noyau peu chromatique sont des éléments qui, après s'être accrus, se divisent pour donner naissance aux petites cellules à noyau très chromatique. Ces jeunes générations se multiplient peu; par contre, leur cytoplasma élabore des fibres conjonctives et un réticulum d'abord chromophile, puis élastique. La disposition concentrique du follicule résulte du fait que les portions centrales conservent plus longtemps des cellules à gros noyau peu chromatique, qui, en se divisant, produisent des jeunes cellules refoulant les anciennes vers la périphérie.

C'est à partir de l'axe conjonctivo-glandulaire, que le centre de certains follicules commence par ne plus présenter de cellules à noyau volumineux ni de mitoses par conséquent. Sur ces follicules, le centre est ainsi composé des mêmes petits éléments que la coque périphérique. C'est sur ces mêmes follicules que débute la transformation fibro-vasculaire de l'organe. D'autre part, le long des invaginations épithéliales et sous l'épithélium, il persiste le plus longtemps des follicules à centre clair. Ce fait concorde bien avec l'évolution générale de l'organe qui se fait de la surface vers le centre.

En résumé, pour le chien comme pour le bœuf et le cheval, le tissu folliculaire de l'amygdale est un dérivé de l'épithélium ; pour le former, les cellules épithéliales se divisent et se transforment en un tissu plein *tissu épithélial hyperplasié* ou *conjonctif primordial*). D'abord d'apparence uniforme, le tissu conjonctif primordial se segmente en formations arrondies (lobules, ou follicules clos). Cette segmentation est déterminée par les phénomènes suivants : 1° développement de capillaires lymphatiques et sanguins par fonte de l'hyaloplasma de certaines portions du tissu conjonctif primordial ; 2° formation de faisceaux conjonctifs aux dépens de l'hyaloplasma d'autres portions du tissu conjonctif primordial et développement du réseau élastique à la place du réticulum chromophile. Avec les progrès de l'âge, cette transformation s'étend sur la zone périphérique du follicule et gagne finalement son centre. Autrement dit, le follicule clos fait défaut, dans l'amygdale, au début et à la fin de l'évolution de l'organe.

Historique et critique. — Les résultats que je viens d'énoncer sont en contradiction formelle avec l'enseignement des classiques. Au dire des auteurs, les follicules clos de l'amygdale seraient constitués par une trame réticulée dont les mailles seraient remplies de cellules libres ou leucocytes. La trame serait d'origine mésodermique et pénétrée *secondairement* par les leucocytes de provenance mésodermique ou vasculaire.

Comment se prononcer au milieu d'assertions diamétralement opposées? La méthode est tout indiquée : il nous faut comparer entre eux les procédés des auteurs classiques et les miens. C'est après cet examen seulement qu'il convient d'adopter une théorie qui s'appuie sur la série la plus complète d'observations et ces observations doivent être pratiquées dans les conditions qui se rapprochent le plus de l'état physiologique. Mais cela ne suffit pas : il faut de plus avoir le courage de se prononcer pour la théorie ainsi édifiée sur des faits plus probants quoique méconnus géralement.

Voici les procédés qu'ont employés les premiers histologistes qui ont étudié la structure des amygdales et des follicules clos en général.

Billroth (*loc. cit.*, p. 155), durcissait les amygdales dans les solutions d'abord faibles, puis de plus en plus concentrées d'acide chromique ou bien dans l'alcool. Il pratiquait ensuite des coupes, auxquelles il ajoutait de l'eau glycérinée et qu'il traitait par le pinceau.

Henle (*loc. cit.*, p. 216), soumit les muqueuses et les follicules à la dessiccation, les découpait ensuite en tranches minces qu'il faisait macérer et gonfler dans l'eau distillée. L'eau pâlit et rend transparents les corpuscules (cellules rondes) des glandes folliculaires, de sorte que les trabécules du réseau deviennent très visibles. L'emploi d'une solution diluée de potasse dissout les corpuscules sans détruire le réticulum. Quand les corpuscules ont disparu à la vue sous l'influence de l'eau, il suffit d'ajouter de l'acide acétique pour les faire réapparaître. En traitant alternativement la préparation par l'acide acétique et une solution diluée de potasse, on voit tantôt un réseau clair sur fond obscur ou un réseau obscur sur fond clair.

N'oublions pas que, vers cette époque, His[1] appliqua méthodiquement le procédé du pinceau à l'étude des organes lymphoïdes. Il toucha avec le pinceau les tissus, soit frais, soit durcis par l'alcool dilué ou le bichromate de potasse.

Schmidt (*loc. cit.*, p. 226), suivit cet exemple: après avoir examiné des organes frais, il en étudia d'autres traités par l'alcool dilué ou durcis dans des solutions de bichromate de potasse ou d'acide chromique.

Comme il est facile de le prévoir, les résultats obtenus par ces divers procédés furent concordants : après la macération ou le traitement par le pinceau, il restait une trame réticulée et on supposa qu'à l'état physiologique, les mailles de cette trame étaient occupées par des cellules *libres* ou *leucocytes*. Toutes les discussions portèrent sur la nature et l'origine du réticulum (voir p. 107). Quelques rares observateurs, tels que Ch. Robin (voir plus loin p. 126), admirent une substance amorphe entre les fibrilles et les cellules. His (*loc. cit.*) se demanda également s'il existe, à une certaine période du développement, une substance muqueuse, intercellulaire, dans l'intervalle des fibrilles du réticulum. His posa la question sans se prononcer ni dans un sens ni dans un autre.

1. *Zeitschrift f. wissenschaft Zoologie*, vol. X, p. 333, et vol. XI, p. 65, 1862

Toldt[1] admet dans les organes lymphoïdes, l'existence d'une substance intermédiaire, amorphe, qui est plus abondante dans le centre des follicules là même où le réticulum est plus délicat et à mailles plus larges et où le nombre des cellules lymphoïdes est moindre.

Flemming (*Archiv f. mik. Anatomie*, t. 24, p. 50) figure des follicules clos de la base de la langue à un très faible grossissement et un follicule d'une plaque de Peyer (lapin) à un grossissement plus fort. Ces dessins montrent une portion centrale à aspect clair et une portion périphérique sombre. Ils n'ont trait qu'à la mitose et ne donnent aucun renseignement sur la structure du protoplasma.

Flemming dit même expressément (*loc. cit.*, p. 98) que, dans ses dessins, il n'a eu en vue que de représenter les détails relatifs aux noyaux et qu'il a négligé à dessein la structure du protoplasma.

Richard Drews (*Ibid.*, p. 559) arrive aux mêmes résultats pour l'amygdale palatine normale (cobaye, lapin, chat, chèvre), et E. Paulsen (*Ibid.*, p. 565) confirme ces faits sur l'amygdale hyperplasié de l'homme. En un mot, Flemming et ses élèves ont, les premiers, localisé la région où se fait la multiplication cellulaire par voie mitosique. Mais, quand ils admettent *a priori* que les cellules qui se divisent sont des leucocytes libres, ils adoptent une hypothèse gratuite et erronée.

Il s'agit de savoir si les éléments cellulaires du follicule clos sont *libres*, ailleurs que dans les vaisseaux sanguins et lymphatiques et si l'amygdale est composée d'un tissu *plein*. Pour le prouver j'ai procédé de la façon suivante[2] : j'ai traité des fragments d'amygdales (palatines) du même animal (chien de deux ans) par les divers fixateurs et colorants employés par les auteurs et par moi-même. J'ai obtenu aussi des images qui me permettent de porter un jugement motivé sur les conclusions des uns et des autres. Voici le résumé de ces investigations qui sont longues et fastidieuses, mais dont le résultat est certain. Après la fixation de l'amygdale *fraîche* par le *liquide de Flemming*, le *sublimé corrosif*, le *liquide de Zenker* ou *le liquide de Branca*, on observe un tissu *plein* dans les diverses zones des follicules quoiqu'elles se trouvent à des stades évolutifs différents : dans le *centre clair*, c'est du tissu conjonctif primordial avec nombreuses mitoses ; la zone périphérique sombre est constituée par des noyaux chromatiques et petits, réunis par un cytoplasma réticulé. L'hyaloplasma de cette zone sombre, au point où elle est contiguë aux travées interfol-

1. *Lehrbuch der Gewebelehre*, 2e éd., 1884.
2. Note technique sur les follicules clos de l'amygdale, *C. R. Société Biologie*, p. 468, 19 mai 1900.

liculaires, se transforme en fibrilles conjonctives, tandis que le réticulum chromophile se convertit en fibrilles élastiques.

Quant aux îlots de *tissu hyperplasié* qui se rencontrent en de nombreux points dans l'épithélium de la surface ou des invaginations épithéliales, ils sont également constitués par un tissu *plein*, sans vides ni lacunes d'aucune sorte. Les nombreuses mitoses des cellules épithéliales et les modifications protoplasmiques qui les accompagnent permettent de suivre toutes les transitions par lesquelles passent les cellules épithéliales quand elles donnent naissance au tissu conjonctif primordial.

Sur les fragments traités par le *liquide de Muller* ou l'*alcool au tiers*, les aspects sont bien différents et la structure devient tout autre.

Dans la portion centrale du follicule, on ne voit plus que des cellules formées par un noyau et une mince zone protoplasmique. Par places, il part de la zone protoplasmique un ou plusieurs filaments colorés par l'hématoxyline. Le réseau conjonctif des travées interfolliculaires est bien conservé. Si l'on ne fixe que vingt-quatre heures après la mort les fragments d'amygdales, on obtient des images analogues à celles que donnent les liquides tels que l'alcool au tiers ou la liqueur de Muller.

En résumé, dès qu'on voit des cellules *libres* en dehors des vaisseaux sanguins et lymphatiques, on a affaire à des éléments altérés par les réactifs ou la macération cadavérique.

Plus profondes encore sont les altérations qui se sont produites dans les îlots de tissu épithélial hyperplasié : les noyaux sont entourés d'une mince zone cytoplasmique et ces éléments paraissent libres dans des loges circonscrites par des cellules épithéliales non modifiées. Toute trace de division cellulaire a disparu dans ces dernières. On est vraiment en présence de globules blancs, libres dans des excavations creusées dans l'épithélium.

Dès 1888, j'ai relevé (*Journal de l'anatomie et de la physiol.*, p. 337) les assertions gratuites des histologistes qui expliquent l'origine, la structure et les fonctions de l'amygdale par la migration des leucocytes. En 1897 (*Ibid.*, p. 511) je suis revenu sur le même sujet et j'ai dû conclure comme précédemment. Les constatations techniques relatées plus haut me permettent aujourd'hui d'être plus affirmatif encore et de donner une explication rationnelle des résultats défectueux des auteurs.

Si l'on se rappelle la technique rudimentaire employée par Billroth (*loc. cit.*, p. 133), il n'est pas étonnant que cet auteur ait admis un réseau traversant les follicules clos amygdaliens (*netzförmiges Gewebe*).

Les mailles de ce réseau seraient remplies de cellules lymphatiques. A la périphérie du follicule clos, les mailles deviennent de plus en plus étroites et prennent la forme de fentes allongées et le réseau se continue en ce point avec une capsule plus solide.

Pour Schmidt (*loc. cit.*, p. 275), d'accord avec Henle, le tissu folliculaire résulte de la pénétration de cellules lymphatiques dans les mailles du tissu conjonctif : c'est une infiltration lente de cellules lymphatiques, commandée par la distribution des vaisseaux sanguins. Schmidt (p. 275) admet, en théorie, avec His et Frey, que le follicule est traversé dans toute sa masse par un réticulum, mais il ajoute qu'en pratique il n'a jamais réussi à débarrasser la portion centrale des follicules de ses cellules lymphatiques. Pour Henle (*loc. cit.*, p. 218), le réticulum est de nature conjonctive, mais il peut manquer dans le centre de certains follicules, bien qu'il y existe des vaisseaux sanguins. Schmidt a trouvé des fibres dans le centre du follicule, mais ces fibres émaneraient des parois des vaisseaux capillaires.

Quand Henle représente les follicules clos de la conjonctive trachomateuse du mouton, après les avoir traités par la potasse, il reste dans la réalité puisqu'il laisse le centre clair sans tissu conjonctif ni réticulum. Ceux qui parlent du réticulum central des follicules clos des animaux jeunes, le font par théorie ou représentent un protoplasma altéré, mais ce n'est pas là un réticulum, ni conjonctif, ni élastique.

Les figures 13, 14, 15, 16 du mémoire de Stöhr (*Archiv de Virchow*, t. 97, p. 211, 1884, représentent des éléments épithéliaux altérés. Quant aux amygdales *humaines*, Stöhr ne dit pas quel laps de temps s'était écoulé entre la mort et la fixation qui a été faite par l'alcool au tiers, les solutions d'acide chromique, l'alcool ou le liquide de Kleinenberg. Ses dessins montrent des éléments libres dans l'épithélium : c'est le résultat de l'altération cadavérique ou d'une mauvaise fixation.

Plus récemment, Stöhr (*Lehrbuch der Histologie*, p. 188, 7e édition, 1896) reproduit un dessin analogue d'après une préparation faite sur une pièce fixée au liquide de Muller.

Et c'est d'après ces images dues à des altérations cadavériques ou chimiques qu'on a édifié la théorie de la migration des leucocytes à travers l'épithélium.

Pour établir les premiers développements des follicules clos de l'amygdale, Stöhr[1] s'adresse aux embryons *humains* où les leucocytes migrateurs sortiraient des vaisseaux du chorion et s'accumuleraient autour des glandes en grappe ou des invaginations épithéliales.

1. Die Entwicklung des adenoiden Gewesbes, der Zungenbälge, u. der Mandelu der Menschen. *Festchrift für Nägeli u. Kölliker*, Zurich, 1891.

Les matériaux provenant de fœtus de 16 semaines, de 5 mois, de 7 à 8 mois et de nouveau-nés et d'enfants jeunes avaient été conservés dans le liquide de Muller ou l'alcool. M. Stöhr trouve que les leucocytes, sortis des vaisseaux sanguins, passent dans les espaces périvasculaires. En comparant les dessins de cet auteur aux préparations que j'ai obtenues à la suite des modifications cadavériques ou des réactifs altérants, je suis persuadé que les éléments *libres* que figure M. Stöhr dans le tissu conjonctif ou l'épithélium ne sont nullement des leucocytes immigrés : ce sont des cellules autochtones devenues libres grâce à la disparition d'une portion de leur protoplasma.

L'examen des dessins est bien instructif ; on se convainc que les amygdales étudiées par Stöhr avaient macéré avant la fixation à l'alcool fort : on en voit la preuve dans les figures 4 et 5 où se trouvent représentées des cellules libres (leucocytes), aussi bien dans le tissu conjonctif que dans l'épithélium qui tapisse les cryptes. Sur les tissus frais et bien fixés, ces cellules libres font défaut.

Ainsi les invaginations épithéliales se produiraient, selon M. Stöhr, dès l'origine chez les fœtus pour préparer aux leucocytes des portes de sortie.

Aux yeux de Gulland, les phénomènes évolutifs suivraient une marche différente.

L. Gulland[1] a fixé les amygdales de fœtus humain et de lapins dans le sublimé corrosif et le liquide de Flemming, mais il ajoute qu'il n'a employé que des colorants propres à teindre les leucocytes. Ses dessins (fig. 2, 7, 9, 11) ne montrent en effet que des cellules libres dans un réticulum qu'il considère comme de nature conjonctive ou collagène.

Cependant, au point de vue morphologique, Gulland est dans le vrai quand il soutient que l'ébauche amygdalienne débute par une *fossette épithéliale*. Mais, au lieu d'étudier les divisions cellulaires et les transformations protoplasmiques des cellules épithéliales, Gulland imagine une théorie des plus ingénieuses pour délimiter le rôle de l'épithélium d'une part, des leucocytes d'origine vasculaire de l'autre, dans la formation du tissu réticulé.

L'épithélium des invaginations s'accroîtrait et formerait un coin qui condenserait le tissu conjonctif entourant le bourgeon épithélial. Le bourgeon épithélial constituerait ainsi l'épine inflammatoire qui provoquerait l'apport plus abondant de matériaux nutritifs, la dilatation des vaisseaux, la prolifération du tissu conjonctif et le développement de nouveaux vaisseaux.

1. The development of adenoid Tissue, etc. *Reports from laboratory of the Royal College of Physicians*, p. 157. Edinburgh, 1891.

Après avoir ainsi préparé un terrain favorable, les invaginations épithéliales seraient le point de départ de l'acte réflexe qui éveillerait les instincts migrateurs des leucocytes vasculaires. « All my observations, conclut Gulland (*loc. cit.* p. 160) go to show that the connective tissue plays an almost entirely passive part in the development of the tonsil: the active *rôle* is performed by the epithelium. »

Pour montrer le vague de ces assertions et l'absence de toute observation positive, il n'est pas inutile de remarquer que, pour Gulland, les leucocytes sortiraient des veines, tandis que Stöhr les fait provenir des capillaires. Et c'est là le roman qui a passé au rang de dogme scientifique! Une seule citation suffira : je l'emprunte à un livre didactique[1].

« Sous la muqueuse de l'amygdale se trouve du tissu conjonctif réticulé, constitué par un réseau très délicat de fibres conjonctives fines, entre-croisées en tous sens et recouvertes par des cellules plates fort minces s'appliquant sur elles intimement, à la façon d'un vernis. Les mailles de ce réseau sont encombrées par d'innombrables cellules lymphatiques qui les masquent si bien que, pour se rendre clairement compte de leur disposition, il faut avant tout balayer au pinceau la coupe que l'on examine.... Outre ce réticulum, il existe des masses sphériques, de nombre très variable, d'un diamètre de 28 à 50 millimètres en moyenne, dont la paroi, à un examen plus attentif, apparaît constituée simplement par une condensation du réticulum, au milieu duquel nagent ces follicules, réticulum qui, dans ce but, rétrécit notablement ses mailles et forme un feutrage plus régulier. On rencontre aussi dans leur sein d'innombrables cellules lymphatiques. »

Cette structure controuvée passe, aux yeux des classiques, pour un article de foi. Tout est clair et limpide dans cette théorie : il ne reste plus qu'à énumérer et à classer les cellules libres (lymphocytes, leucocytes mononucléaires, polynucléaires et macrophages). C'est l'œuvre qu'ont entreprise MM. Marcel Labbé et Lévi-Sirugue[2], afin, disent-ils, de « préciser la nature et la description des formes cellulaires qu'on y rencontre, la constitution des follicules et leurs rapports avec l'origine des voies lymphatiques ».

Après avoir fixé les pièces par le sublimé acétique, ils les ont coupées dans la paraffine et coloré les coupes, les unes par l'hématéine-éosine-aurantia, les autres par la thionine phéniquée de Nicolle.

1. A. Sallard. *Les Amygdalites aiguës*, p. 9 et 10. Paris, 1892.

2. Recherches sur la structure des amygdales, *Bull. de la Soc. Anatomique*, juillet 1899, et Structure et Physiologie de l'amygdale palatine, *La Presse médicale*, 5 août 1900.

Ils oublient d'indiquer l'âge des animaux (lapin, chien, bouc, mouton) qu'ils ont examinés. Ils énoncent la formule du tissu réticulé, telle qu'on l'enseigne en France : pour eux, c'est un axiome : « La nappe réticulée (des follicules clos et des espaces lymphatiques) est constituée par un réticulum délicat contenant dans ses mailles des cellules lymphatiques, tassées d'une façon moyenne, et disposées sans aucune trace d'orientation.... » Quant au tissu réticulé lui-même, c'est une entité anatomique formée « de fibrilles conjonctives fines anastomosées pour former un réseau dont les nœuds sont occupés par les cellules conjonctives. »

Il est certes commode d'éluder un problème et de trancher une question en adoptant le mot d'ordre de quelque puissant chef de file.

Aussi, malgré la difficulté du sujet, nos jeunes auteurs ne se donnent point la peine de nous dire si les cellules conjonctives qui occupent les nœuds du réseau sont à la surface ou au centre des nœuds, quel est le tissu qui précède le stade réticulé et comment il se fait que le réticulum, d'abord *chromophile*, devienne *élastique* ; si les fibrilles *conjonctives* apparaissent à côté du réticulum, qu'ils pensent de nature *conjonctive*, et comment elles finissent par former une trame *fibreuse* où persiste le réticulum élastique.

Quant aux éléments cellulaires qu'on rencontre dans le réticulum, ils sont tous *libres* : les cellules *à gros noyau clair* sont des leucocytes *adultes* ; les éléments à noyau moins volumineux et plus foncé sont des leucocytes *jeunes*. Avec les fixateurs et colorants que ces histologistes ont employés, on obtient des préparations qui présentent les images d'un tissu *plein* (sauf la lumière des vaisseaux) et ce nest qu'après les réactifs *altérants* qu'on trouve des éléments libres. En oubliant ce point essentiel, ces histologistes montrent qu'ils ne savent ni observer ni décrire la préparation qu'ils ont sous les yeux.

Voilà pour le fond : quant à la forme, mes jeunes contradicteurs paraissent ne pas être au courant ; il me répugnerait, en effet, d'incriminer leur sincérité. Ils ont l'air d'ignorer mes recherches antérieures et rapprochent avec beaucoup de talent quelques-unes de mes notes toutes récentes (de 1900) de la date de la première impression de leur travail (1899). C'est une façon de s'assurer un semblant de sérieux ou de priorité aux yeux des naïfs. Ensuite ils s'en prennent à moi pour un mémoire que j'aurais publié en 1898 et où je chercherais à établir que l'épithélium de l'amygdale et des cryptes amygdaliennes se convertit, par divisions mitosiques et transformations protoplasmi-

1. *Journal de l'Anatomie et de la Physiol.*, p. 288, 1896 ; et *Ibid.*, p. 337, 1897, et *C. R. Soc. Biol.*, 7 avril 1900, p. 350.

ques, en tissu conjonctif réticulé. En réalité, j'avais déjà montré mes préparations, en 1897, au Congrès de la Société anatomique tenu à Gand, et j'ai publié le travail *in extenso* au mois d'octobre 1897, dans le *Journal de l'Anatomie et de la Physiologie*.

On pourrait croire à une dispute de mots : qu'on ne s'y méprenne point : MM. Labbé et Lévi-Sirugue, après avoir cité à tort et à travers, sans avoir pris connaissance des recherches des auteurs, s'arrogent le droit de les apprécier et de les juger. Ils ne s'appuient nullement sur les images réelles qui se trouvent dans leurs propres préparations bien fixées et bien colorées, mais, sans regarder, il les interprètent comme celles qu'on obtient après macération ou avec les réactifs altérants.

Après avoir vu dans l'épithélium quelques mitoses, ils s'écrient qu'ils sont d'accord avec moi, mais sur ce point seulement. Cet accord n'est pas complet. En effet, pour ces auteurs, la multiplication des cellules épithéliales aurait pour but la défense de la muqueuse contre l'invasion des microbes. Pour moi, cette multiplication des cellules épithéliales donne naissance à des cellules qui se transforment en tissu réticulé, et ceci avant toute présence et invasion de microbes, puisque ce phénomène s'observe chez les fœtus de bœuf, de cheval et de chien, alors qu'ils sont encore dans le sein maternel.

Pour se permettre la critique de mes travaux sur ce sujet, MM. Marcel Labbé et Lévi-Sirugue, qui n'ont étudié qu'un stade *unique* d'un animal dont ils ne donnent pas l'âge, devraient étendre leurs recherches à *toutes* les phases évolutives de l'organe. Au lieu de broder de vagues fioritures sur l'enseignement des maîtres ou de borner mon ambition à arranger les documents des auteurs, comme quand il s'agit de préparer une leçon de concours, j'ai mis des années à collectionner des matériaux et à étudier les amygdales pour faire l'histoire de ces organes.

Au milieu des difficultés du sujet, je ne suis arrivé que lentement et péniblement à sortir des confusions classiques, et ce n'est que par étapes que je suis parvenu à voir la réalité. Voici, brièvement résumé, l'exposé des faits positifs qui me semblent se dégager de cette longue série de recherches. Dès 1885, j'ai constaté que l'épithélium des invaginations et des bourgeons épithéliaux prend une part active à la formation des follicules clos. Mais d'où vient le réticulum que je voyais apparaître et que j'ai observé et figuré en 1888 (1er Mémoire, pl. XII, fig. 21)? J'étais jeune et je croyais à la doctrine classique, c'est-à-dire que le réticulum est toujours et partout d'origine mésodermique. D'abord purement *épithéliaux*, les bourgeons présentèrent plus tard un réticulum : pour expliquer ce fait de développement, j'ai alors admis la pénétration de prolongements et d'éléments mésodermiques dans l'intervalle des cellules épithéliales. Ce n'est qu'après une série d'autres recherches faites avec une meilleure technique (voir le Mémoire de 1897, p. 485, fig. 3, 4, 5, 6 et 7), que j'ai pu suivre et observer les divisions cellulaires dans l'épithélium et les transformations que ces jeunes générations d'origine épithéliale subissent pour constituer un tissu nouveau, que j'ai comparé à la couche basilaire des épithéliums. J'ai constaté ensuite que ce nouveau tissu est le même que celui qui compose le jeune mésoderme des membres embryonnaires et l'ébauche des follicules clos de la muqueuse glando-préputiale du chien. Pour ces diverses raisons, je l'ai appelé *tissu conjonctif primordial* ou *tissu épithélial hyperplasié*[1].

Le cytoplasma commun du tissu épithélial hyperplasié évolue de façon à se différencier : 1° en fils colorables par l'hématoxyline, le carmin, etc. : 2° en un protoplasma qui reste hyalin. Les fils colorables s'anastomosent avec leurs congénères et constituent un réticulum que j'ai appelé *chromophile* (*Soc. de Biologie*, 1898, p. 1087). Dans les mailles du réticulum chromophile, le protoplasma hyalin ou *hyaloplasma* subit la dégénérescence hémoglobique ou se fluidifie (développement des globules rouges et blancs et des vaisseaux sanguins et lymphatiques). Ces transformations sont, en effet, diverses : par places, il subit la dégénérescence hémoglobique et se fragmente en globules rouges sans noyau; sur d'autres points, il se fluidifie et met les restes cellulaires en liberté (globules blancs). La paroi vasculaire se développe simultanément autour du plasma et des globules rouges et blancs: et c'est ainsi que se vascularise le tissu conjonctif primordial. Tout le reste de l'hyaloplasma qui ne concourt pas au développement de la lymphe et du sang prend, avec l'âge, plus de consistance et se condense en fibrilles parallèles et ondulées (fibres conjonctives) qui se convertissent, chez l'animal vieux, en trame fibreuse. Le réticulum chromophile participe aux changements apportés par l'âge : à partir des travées interfolliculaires, le réticulum chromophile devient élastique[1] et, à mesure que cette transformation fibro-élastique gagne le centre du follicule clos, l'apparence due à la segmentation de l'organe en follicules clos disparaît et l'amygdale reprend l'aspect uniforme qu'elle présentait déjà dans le jeune âge, bien que sa constitution soit devenue tout autre.

1. *C. R. de la Soc. de Biol.*, 1898, p. 897 et 899.
1. *C. R. de la Soc. de Biol.*, p. 348 et 486, 7 avril et 19 mai 1900.

DÉVELOPPEMENT ET STRUCTURE DES GANGLIONS LYMPHATIQUES DU COBAYE

Par M. Éd. RETTERER

(Chef des travaux pratiques d'histologie à la Faculté de médecine de Paris)

J'ai l'honneur de vous soumettre une série complète de préparations sur le développement et la structure des ganglions lymphatiques. J'ai exposé ailleurs[1] les raisons qui m'ont déterminé à choisir le *pli inguinal du cobaye* pour objet d'étude et la technique que j'ai adoptée dans mes recherches.

I. *Pli inguinal des embryons longs de 2 ou 3 centimètres.* — Le pli inguinal présente : 1° l'*artère* inguinale superficielle et les *veines* qui l'accompagnent ; 2° de nombreux *vaisseaux lymphatiques* formant un plexus des plus riches. On ne trouve encore, à cette époque, aucune trace de renflement ganglionnaire.

Le tissu qui soutient et entoure les vaisseaux sanguins et lymphatiques est du *tissu conjonctif réticulé* (classiquement connu sous le nom de tissu conjonctif muqueux). Il est formé de *cellules étoilées et anastomosées* et renferme par places des *éléments arrondis*.

Les cellules étoilées et anastomosées sont disposées en séries concentriques par rapport aux vaisseaux inguinaux superficiels; d'une couche cellulaire à l'autre, les noyaux sont distants de 10 à 12 μ : mais le noyau d'une même série est éloigné du noyau précédent ou suivant par une distance de 15 à 20 μ. Les cellules conjonctives ont par suite la forme de masses longues de 15 à 20 μ et larges de 10 à 12 μ.

Les noyaux sont ovalaires, longs de 6 à 8 μ et larges de 3 à 4 μ. Le corps de chaque cellule comprend : 1° une *zone périnucléaire* que teintent l'hématoxyline, le carmin et la thionine et que j'appelle *chromophile*. Elle est épaisse de 1 à 2 μ vers chaque extrémité du noyau et s'étend jusqu'à la zone correspondante du noyau qui précède ou suit dans la même série. Sur les faces du noyau, elle est plus réduite. De cette zone chromophile partent de toutes parts des filaments également chromophiles et s'anastomosant avec ceux des cellules voisines. Dans les mailles du réticulum chromophile se trouve un protoplasma transparent et peu colorable: on met sa présence en évidence par l'emploi de certaines couleurs, telles que l'éosine, la

1. *C. R. de la Soc. de Biol.*, p. 280, 1900.

fuchsine acide. Je désigne ce dernier protoplasma sous le nom d'*hyaloplasma*.

Dès 1896, j'ai[1] décrit et figuré le tissu réticulé dont je viens de récapituler les caractères essentiels; je l'ai appelé *tissu réticulé à mailles pleines d'hyaloplasma*.

J'ai montré de plus qu'il dérive de masses cellulaires à protoplasma commun et homogène. En se différenciant en filaments chromophiles et en hyaloplasma, le protoplasma homogène produit le tissu réticulé à mailles pleines d'hyaloplasma.

Certaines cellules de la trame réticulée présentent les modifications suivantes : le noyau s'accroît et s'entoure d'une zone périnucléaire finement granuleuse et très colorable (zone chromophile périnucléaire). Cette portion ainsi modifiée de la cellule étoilée correspond à l'énergide de v. Sachs.

La plupart des histologistes l'ont prise pour un leucocyte; d'autres, tels que Saxer, l'ont appelée *cellule migratrice primaire*. Ils lui attribuent une origine différente de la trame réticulée, puisque les uns la font provenir des vaisseaux sanguins ou lymphatiques, tandis que les autres en font une espèce cellulaire distincte. L'énergide n'est qu'une portion modifiée des cellules de la trame; au moment de la mitose, l'énergide seul se divise pour donner naissance à de nouvelles masses cellulaires à protoplasma commun (tissu conjonctif primordial).

Voici maintenant les modifications qu'on observe dans le tissu conjonctif réticulé[2] à mailles pleines *au voisinage immédiat* des vaisseaux sanguins (artère et veines iliaques superficielles). On y voit des espaces vides dont les dimensions varient entre 10 et 300 μ. Ces espaces qui représentent la coupe de vaisseaux lymphatiques sont cloisonnés par des tractus cellulaires en grande partie chromophiles; de ces tractus, les uns sont nucléés tandis que les autres, dépourvus de noyaux dans l'intervalle de deux espaces, ne sont que le prolongement d'une cellule du tissu réticulé environnant.

II. *Embryons de 5 centimètres et 4cm,5.* — Sur les coupes sériées des embryons de cet âge, on observe les premières ébauches des ganglions lymphatiques.

1. Des bourses muqueuses.... *Journal de l'Anatomie et de la Physiologie*, p. 237, pl. V, fig. 1, 2, 3 et 4, 1896.

2. L'expression de *tissu réticulé* est employée comme synonyme de tissu *adénoïde* ou *cytogène* et appliquée à tort et à travers avec les significations les plus diverses. Pour introduire quelque précision dans le langage, je ne parlerai de *réticulum* que quand j'aurai affaire à des filaments *anastomosés* (chromophiles ou élastiques) dont le diamètre est inférieur à 1 ou 0,5 μ; dès que les trabécules anastomosées dépasseront 1 μ, je les désignerai sous le nom de *réseau* en y ajoutant un qualificatif qui en spécifie la nature.

Dans l'intervalle des parois de l'artère iliaque et des lymphatiques, on aperçoit des portions de tissu paraissant plus riches en cellules et plus denses que le tissu réticulé avoisinant. Tant que les dimensions de ces portions denses ne dépassent pas 100 μ, elles sont mal limitées et leurs contours se perdent insensiblement sur les parois vasculaires et le tissu intermédiaire à ces dernières. Dès qu'elles atteignent une longueur de 300 à 400 μ et une épaisseur de 150 μ, elles représentent des renflements ou nodules circonscrits par des plexus lymphatiques; ce sont des *ébauches ganglionnaires*.

A un fort grossissement, il est possible de se rendre compte du processus qui préside à l'histogénèse de ces renflements conjonctifs. Dans le tissu réticulé à mailles pleines d'hyaloplasma on observe de nombreuses mitoses portant uniquement sur les énergides. Avant de se diviser, le noyau s'accroît et prend un volume de 10 μ; en même temps, il se produit entre le noyau et la zone chromophile un cercle clair dont la largeur varie entre 2 et 3 μ et qui est limité par la zone chromophile continue avec le reste de la cellule primitive. La mitose porte uniquement sur le noyau, le cercle clair et la zone chromophile, et après division, donne naissance à deux cellules filles, dont le protoplasma homogène est commun aux deux jeunes éléments. L'éosine et l'orange teintent faiblement le protoplasma commun de ces masses multinucléées, mais d'une façon suffisamment tranchée quand on compare leur coloration à celle de l'hyaloplasma du tissu réticulé qui entoure l'ébauche ganglionnaire.

A. *Développement des globules rouges sans noyau et des vaisseaux sanguins.* — Sur ces pièces fixées par le liquide de Zenker, incluses et coupées dans la paraffine et collées avec de l'eau très faiblement albumineuse, pour maintenir les éléments en place, il est facile de suivre la genèse des globules rouges sans noyau, surtout si l'on a coloré avec l'éosine et l'orange. On trouve déjà des globules rouges isolés dans l'hyaloplasma du tissu réticulé sur les embryons qui n'ont pas encore de renflement ganglionnaire. Quand l'ébauche ganglionnaire s'est produite, le tissu réticulé qui l'entoure en montre également. Grâce aux précautions techniques que je viens d'indiquer, ce fait ne peut s'expliquer autrement qu'en admettant que l'hyaloplasma subit la dégénérescence hémoglobique par points si discrets qu'il ne se développe point de paroi sanguine et que les globules rouges ainsi formés ne peuvent parvenir dans le sang que par la voie lymphatique. Dans l'ébauche ganglionnaire, on observe des faits analogues, mais ici on voit, de plus, nombre de globules rouges apparaître sur un espace restreint, en même temps que les noyaux et les lames chromophiles contiguës se disposent en anneau autour des amas de globules rouges. D'abord inclus dans le protoplasma, les globules rouges deviennent libres par la fonte des portions protoplasmiques qui n'ont pas subi la dégénérescence hémoglobique.

B. *Développement et extension des vaisseaux lymphatiques.* — Sur la périphérie des renflements ganglionnaires, on observe la section d'espaces qui sont limités par le contour net des lames chromophiles pourvues par places d'un noyau. D'autres espaces ne présentent point une limite aussi nette; sur divers points, la paroi est comme déchiquetée et hérissée de prolongements protoplasmiques faisant saillie dans la lumière d'un vaisseau lymphatique et possédant un ou plusieurs noyaux. Ces noyaux ont même constitution et mêmes caractères que ceux de l'ébauche ganglionnaire. Enfin sur d'autres points, on aperçoit des noyaux libres dans le canal : de ces noyaux libres, les uns sont entourés d'un reste protoplasmique, les autres sont dépourvus de corps cellulaire. Ce n'est pas tout : le renflement ganglionnaire est continu sur divers points avec le tissu environnant, où il n'existe pas encore de capsule, et l'on aperçoit de distance en distance, des tractus cellulaires de même constitution que le tissu de l'ébauche, traversant et cloisonnant le vaisseau lymphatique. C'est surtout sur ces tractus ou trabécules intra-canaliculaires, qu'on peut suivre aisément la fonte du protoplasma et la mise en liberté des noyaux : la liquéfaction débute par l'hyaloplasma; il en résulte des vides ou vacuoles cloisonnés partiellement par des tractus chromophiles. On se croirait en présence d'amibes ayant poussé en divers sens des pseudopodes ramifiés avec ceux des animalcules voisins. Mais en y regardant de plus près, on se convainc que ces restes protoplasmiques se dissocient eux-mêmes après avoir pris un aspect grenu bien que les granulations continuent à se colorer d'une façon identique au protoplasma de l'ébauche ganglionnaire ou des lames chromophiles du revêtement vasculaire. A la suite de la fonte de l'hyaloplasma et de l'effritement de la substance chromophile, le noyau et la portion attenante du protoplasma deviennent libres.

Les phénomènes que je viens de décrire sont identiques à ceux que j'ai observés pendant le développement des bourses muqueuses où la cavité séreuse succède également à un tissu plein. Dans l'un et l'autre cas, la cellule libre ou globule blanc représente une forme *vieillie*. Le leucocyte est emporté par le courant lymphatique et continue à y exercer pendant quelque temps une fonction que j'ignore. Néanmoins je ne pense pas qu'il soit capable de se fixer, et de donner naissance à d'autres générations cellulaires évoluant dans une autre direction. Pour moi, le reste protoplasmique du globule blanc continue à se liquéfier et le noyau nu est destiné également à disparaître tôt ou tard.

C. *Achèvement du ganglion.* — Ainsi les ébauches des premiers ganglions apparaissent sur les embryons longs de 4 à 5 centimètres. Il ne faudrait pas en inférer que tous les ganglions prennent naissance à cet âge. Lorsqu'on fait des coupes *sériées* de toute la région inguinale sur les fœtus à terme, les cobayes nouveau-nés et même plus tard, on rencontre, à côté de ganglions dont le début remonte à la période embryonnaire, d'autres ganglions à l'état d'ébauches, c'est-à-dire de masses dont le développement n'est pas plus avancé que sur les embryons de 4 ou 5 centimètres. En un mot, un seul et même animal âgé de quelques jours suffit pour faire l'étude des divers stades jeunes du ganglion, à la condition qu'on débite *toute* la région inguinale en coupes sériées. Cependant, l'étude préliminaire des embryons est indispensable au risque de confondre les divers stades de l'histogénèse.

En comparant ces faits entre eux, il nous faut conclure que, loin d'être restreinte à la vie embryonnaire ou fœtale, la formation des ganglions lymphatiques se prolonge au delà de la naissance, et sur des animaux normaux et jeunes on rencontre des ébauches ganglionnaires dont la structure est celle des ganglions embryonnaires.

L'évolution morphologique qu'il est facile de suivre à un faible grossissement se caractérise par l'apparition : 1° *de tissu caverneux;* 2° *de follicules clos.*

Sur les embryons de 7 cent. 5, on voit déjà se produire, du côté du hile, des espaces vides qui transforment la masse compacte en tissu caverneux. A partir de ce tissu caverneux et de 1 millimètre à 1 millimètre, des traînées de tissu caverneux se forment dans la masse pleine et la segmentent en lobules. On en voit déjà quelques-uns sur les fœtus à terme. J'ai décrit ailleurs[1] la succession de ces divers aspects qui sont dus à la prédominance du tissu plein ou du tissu caverneux et qui ne présentent qu'un intérêt secondaire si on les compare aux phénomènes histogénétiques et évolutifs dont les cellules sont le siège et qui peuvent se grouper de la façon suivante :

1° *Formation du tissu conjonctif primordial.* — Le tissu compact se multiplie abondamment : sur les embryons, il est plein : le réticu-

1. *Société de Biologie*, p. 334, 31 mars 1900.

laire est formé de fils chromophiles très nets dont les mailles renferment de l'hyaloplasma. Quand il s'est produit autour des noyaux une portion hyaline périnucléaire, l'énergide se divise par karoykinèse : les éléments qui prennent ainsi naissance possèdent un protoplasma homogène, finement granuleux et colorable. C'est du tissu conjonctif primordial à cytoplasma commun, où le réticulum est très fin et composé de granules juxtaposés qui fixent la fuchsine acide, par exemple, d'une façon plus intense que l'hyaloplasma contenu dans ses mailles.

2° *Développement des éléments du sang.* — C'est dans ce tissu conjonctif primordial que prennent naissance les éléments du sang.

Le cytoplasma commun subit la transformation ou dégénérescence hémoglobique. Dans l'intervalle des noyaux, le cytoplasma (fixé par le bichlorure ou le liquide de Zenker prend, après coloration par l'éosine et l'orange, une teinte rose orangé identique à celle des globules rouges du sang. La teinte est d'abord uniforme, c'est-à-dire que les masses hémoglobiques sont continues, mais peu à peu, on y distingue des éléments dont la taille et les propriétés sont celles des globules rouges sans noyau et qui deviennent libres les uns vis-à-vis des autres. C'est ainsi que se développent dans le tissu plein des traînées qui se transforment en lacs sanguins. La plupart ne sont pas limités autrement que par le tissu conjonctif primordial qui leur a donné naissance (*espaces lymphatiques*). Autour de quelques-unes de ces traînées, les restes de cellules, c'est-à-dire la portion périnucléaire du protoplasma et les noyaux se disposent sous la forme de revêtement ou cellules endothéliales (*vaisseaux sanguins*).

En un mot, dans le jeune ganglion, les globules rouges se développent non seulement dans les points qui plus tard correspondent à des vaisseaux rouges, à parois limitées et parcourues par le sang, mais encore dans des espaces qui plus tard renferment, non point du sang, mais de la lymphe. Ceci revient à dire que les vaisseaux lymphatiques efférents emportent, à côté des globules blancs qui se sont formés, par liquéfaction d'une portion du protoplasma, des globules rouges sans noyau.

Ce fait me parut pendant longtemps fort étrange : je ne pouvais me faire à l'idée que les espaces dits lymphatiques fussent occupés au début par du sang. Après l'avoir vérifié d'abord dans les ganglions inguinaux et contrôlé dans les ganglions iliaques et axillaires, je puis compléter cette observation par plusieurs faits nouveaux.

Nous avons vu qu'au début l'ébauche ganglionnaire est partout entourée de sinus lymphatiques qui lui constituent un sinus périphérique à une époque où il n'existe pas encore de capsule générale. Plus tard, sur divers points et surtout aux extrémités et du côté opposé au hile, les traînées cellulaires qui cloisonnent le sinus périphérique se multiplient si abondamment que les aréoles disparaissent, qu'elles sont remplacées par un tissu plein qui se continue directement avec le tissu enveloppant sans interposition d'espaces lymphatiques. Lorsqu'on examine des coupes non interrompues d'un ganglion sur un animal de six mois, d'un an ou plus âgé encore, on observe de nombreux points où la périphérie du ganglion ne présente pas de sinus périphérique et où la masse compacte s'étend jusqu'à la capsule avec laquelle elle est confondue. En étudiant ce tissu compact, on voit que le futur sinus périphérique est occupé par une masse cellulaire dont le cytoplasme commun est en voie d'élaborer des globules rouges sans noyau, comme je l'ai indiqué plus haut pour les régions centrales ou médullaires. On pourrait m'objecter que c'est du sang épanché, mais je le répète, les ganglions sur lesquels j'ai vu ces faits ont été enlevés sur des animaux normaux : j'ai toujours pris la précaution de ne toucher avec les instruments que le tissu adipeux enveloppant, de les fixer ainsi dans les liquides, de les inclure dans la paraffine et de coller les coupes avec de l'eau légèrement albumineuse. Dans ces conditions, il est impossible que les globules rouges qu'on observe dans les masses de tissu plein y aient été apportées à la suite de dilacérations ou des manipulations opératoires.

3° *Follicules clos et cordons médullaires.* — L'extension des lacs sanguins à travers le tissu plein, puis le départ des éléments sanguins et la cavernisation consécutive ont pour effet de diviser la masse compacte en plusieurs segments. Je cite quelques chiffres : sur le cobaye de neuf jours, le ganglion présente, sur une coupe transversale : 1° une masse compacte d'une étendue de 0^{mm},6 et occupant l'un des bords de l'organe : 2° deux nodules compactes de 0^{mm},1 ; 3° une étendue de 0^{mm},8 de tissu caverneux.

Chez un cobaye de six mois environ, une coupe transversale et passant par le milieu, offre : 1° plusieurs masses compactes de tissu plein variant entre 0^{mm},6 et 0^{mm},8 ; le reste est occupé par le tissu caverneux.

C'est dans ces masses compactes que se développent les follicules clos. Sur les ganglions embryonnaires et fœtaux, il existe bien du tissu plein mais point de follicules. La masse compacte qui constitue la portion centrale du ganglion embryonnaire ne correspond nullement à un follicule. En effet, les éléments se trouvent, dans la masse compacte du ganglion embryonnaire, arrangés de telle sorte qu'il est impossible de les rapporter à un centre commun. Ce sont des travées cellulaires dont les éléments ne sont pas disposés ou orientés autour d'un centre commun. Il en est de même chez l'adulte dans toutes les masses compactes formées de tissu plein et qui ne sont pas encore segmentées.

Sur d'autres points, ces masses compactes sont subdivisées en territoires ayant chacun une étendue de 200 à 500 μ et qui offrent la texture de *follicules*. Les follicules sont séparés les uns des autres par des traînées de tissu que nous appellerons *interfolliculaires*. Après la naissance, on trouve habituellement aux extrémités du ganglion, deux et même trois rangées de follicules; ils sont plus clairsemés quand on se rapproche de la portion centrale de l'organe qui est occupée par le tissu caverneux.

Le tissu qui constitue le follicule est composé des mêmes éléments que ceux qui forment la masse compacte des ganglions embryonnaires. La seule différence consiste dans l'orientation spéciale que prennent les éléments dans le follicule. Les cellules sont rangées en série de cercles concentriques par rapport au centre du follicule.

Voici les phénomènes évolutifs qui amènent cette orientation spéciale des éléments dans la masse compacte uniforme, et qui déterminent ainsi l'apparition des follicules. Les noyaux du tissu compact grandissent et acquièrent des dimensions variant entre 6 et 8 μ : c'est surtout le nucléoplasma qui devient plus abondant pendant que la chromatine est divisée en sphérules de 1 à 2 μ dont les plus grosses occupent de préférence la périphérie du noyau. Une membrane nucléaire à contour net sépare le noyau du cytoplasma commun. Celui-ci s'accroît également, car on voit se développer un cercle clair tout autour de la membrane nucléaire, de sorte que deux noyaux voisins variés sont séparés par des traînées larges de 2 à 4 μ.

Une fois que ces éléments ont subi ces transformations, ils se divisent par voie mitosique : les jeunes cellules qui en dérivent sont repoussées vers la périphérie : elles sont plus petites et diffèrent des cellules mères : leurs noyaux qui n'ont qu'un diamètre de 4 μ environ et ne semblent composés que d'une masse dense de chromatine; le carmin, l'hématoxyline donne une teinte foncée au cytoplasma commun de ces noyaux chromatiques qui ne sont distants les uns des autres que de 1 à 2 μ. Ce cytoplasma des nouvelles générations cellulaires présente ainsi les caractères des éléments basilaires des épithéliums, par exemple. L'évolution se fait du centre vers la périphérie : les éléments de la masse compacte et uniforme se convertissent en cellules grosses et claires (*centre clair*), qui donnent, par division, les petits éléments très colorables, lesquels constituent la coque *sombre* du follicule. Ces jeunes générations ne se divisent plus guère, mais ils se transforment en *tissu interfolliculaire*. On voit, en effet, le cytoplasma de la coque sombre subir, sur une vaste étendue, la transformation hémoglobique; il se forme des lacs sanguins identiques à ceux que nous avons décrits plus haut. Des noyaux, les uns deviennent libres, tandis que les autres restent dans les traînées cellulaires qui persistent dans le tissu qui est d'abord réticulé à mailles vides, pour devenir ensuite caverneux.

Dans les traînées cellulaires qui persistent dans l'intervalle des lacs sanguins, le protoplasma continue à évoluer : d'abord il n'est formé que d'un réticulum chromophile et d'hyaloplasma, mais à mesure que la cavernisation progresse, le réticulum chromophile se transforme en réticulum *élastique*. Il est très facile de suivre ces métamorphoses quand on traite les coupes de la même série les unes par l'hématoxyline ou le carmin, les autres par le procédé d'Unna ou de Weigert. Dans le tissu compact où il se forme des parois vasculaires autour des globules rouges, les fibrilles chromophiles commencent à devenir élastiques dans les cellules endothéliales mêmes. Autour des lacs sanguins qui précèdent la cavernisation, la même transformation s'effectue dans les traînées cellulaires qui persistent. Dans les masses compactes, le réticulum élastique apparaît à la limite des follicules clos et suit les traînées interfolliculaires; autour du follicule, il affecte la même disposition concentrique que les autres éléments. On en voit dans l'intérieur du follicule même, mais alors les fibrilles élastiques sont ordonnées autour des parois vasculaires dont elles semblent émaner. Les cellules qui forment les vaisseaux se trouvent à un stade évolutif plus avancé que les cellules intermédiaires; c'est là la raison qui nous explique comment le réticulum *chromophile* y subit en premier lieu la transformation *élastique*. Dans le tissu caverneux qui représente le dernier stade évolutif de la masse compacte, le réticulum élastique atteint le développement le plus complet : il y est constitué par des fils dont l'épaisseur est à peine mesurable : elle varie entre 1/10 et 1/5 de μ. Ces fils élastiques y forment des mailles dont les dimensions oscillent entre 7 et 25 μ. Quand les mailles sont de 7 à 8 μ, elles sont hexagonales; dès qu'elles dépassent ce diamètre, on ne voit plus que quatre côtés, dont deux présentent une longueur de 25 μ, tandis que les deux autres n'ont que 10 μ environ. Le réticulum *élastique* dérive du réticulum *chromophile* dont il prend, dans le tissu plus avancé en évolution, la place et la configuration. Le reste du protoplasma ou hyaloplasma ne contribue pas à sa formation. Pour mettre ces faits en pleine évidence, voici comment il convient de procéder. Je viens de dire qu'il est presque impossible de mesurer la largeur des fils qui composent le réticulum *élastique* du tissu caverneux. Si, après avoir traité par le procédé d'Unna ou de Weigert une coupe de ganglion adulte, on colore par l'hématoxyline et la fuchsine acide, une coupe de la *même* série, l'aspect devient tout différent : le tissu caverneux présente des traînées cellulaires dont il est facile d'évaluer la largeur : aux points où se trouvent les noyaux l'épaisseur est de 7 à 8 μ : plus loin elle varie entre 1 et 4 μ. Autrement dit, il résulte de cette comparaison que le tissu caverneux n'est pas composé uniquement d'un réticulum élastique, mais qu'on observe dans chaque trabécule, outre le renflement protoplasmique qui contient le noyau, un fil élastique central entouré d'un manchon d'hyaloplasma.

Outre cette transformation élastique du réticulum chromophile, le protoplasma de certaines cellules du réseau périphérique et caverneux continue à subir des modifications qui rappellent celles de la cavernisation et qui aboutissent à la formation de cellules libres. Le corps cellulaire d'un grand nombre devient finement granuleux et les granulations possèdent une grande affinité pour l'éosine. Ces leucocytes *éosinophiles* se développent abondamment dans le tissu caverneux. Les leucocytes *polynucléaires* sont également très nombreux dans le système caverneux : j'insiste sur ce fait, parce que, selon quelques auteurs, le ganglion normal se distinguerait par l'absence de leucocytes polynucléaires dans le système caverneux. Enfin certaines cellules, en voie de se détacher du réseau caverneux, continuent, à un degré bien moindre, il est vrai, à élaborer de l'hémoglobine et à produire des globules rouges. C'est la présence de ces éléments hémoglobiques qui a porté certains auteurs à admettre, à tort, selon moi, dans le ganglion lymphatique, des *phagocytes* et des *macrophages* destinés à détruire les globules rouges extravasés.

Résultats. — I. Les ganglions lymphatiques sont précédés par un *tissu plein*, dans lequel le protoplasma est différencié en réticulum chromophile et en hyaloplasma. L'ébauche ganglionnaire s'y développe à la suite des faits évolutifs suivants : l'hyaloplasma de certaines cellules réticulées se fluidifie et il se forme ainsi des espaces qui communiquent avec les lymphatiques de la région et qui restent circonscrits par les parties persistantes des cellules (lames chromophiles et noyau). Après l'édification des *plexus lymphatiques*, les cellules du tissu réticulé qui sont intermédiaires au plexus se multiplient par mitose; mais la division ne porte sur le noyau et la portion périnucléaire du protoplasma, c'est-à-dire sur l'*énergide*. Les nouvelles générations cellulaires sont des masses nucléaires à cytoplasma commun. de sorte que le *nodule plein* est composé de tissu conjonctif primordial et de tissu conjonctif réticulé à mailles pleines d'hyaloplasma. En un mot, l'*ébauche ganglionnaire comprend* : 1° *un plexus lymphatique périphérique*; 2° *un nodule plein* de tissu conjonctif aux premiers stades du développement.

II. La *cavernisation* précède de beaucoup le développement des *follicules*. La cavernisation est la conséquence de la transformation hémoglobique du cytoplasma. Après la production des globules rouges, les restes des cellules formatives deviennent libres et constituent des globules blancs : c'est ainsi que prennent naissance les capillaires à paroi limitée et les cavernes qui se mettent en communication avec les afférents et les efférents. Ces cavernes continuent à être cloisonnées par les traînées cellulaires qui n'ont pas subi la transformation hémoglobique. Les traînées persistantes constituent le réseau caverneux dont les cellules évoluent de façon que le réticulum *chromophile* se convertisse en *réticulum élastique*. Quant aux *follicules*, ils apparaissent dans la masse compacte : les énergides de certaines cellules réticulées s'accroissent (cellules à gros noyau clair): puis ils se multiplient par voie mitosique et produisent des petites cellules à noyau très chromatique qui sont refoulées à la périphérie et se disposent en couches concentriques. Quand tout le follicule s'est transformé en petites cellules, il n'y existe plus de centre clair. Le follicule reste toujours constitué par du tissu conjonctif aux premiers stades du développement ; c'est à partir de la périphérie et des parois capillaires du centre que procède la transformation du réticulum chromophile en réticulum élastique.

III. Le sinus périphérique est interrompu sur de nombreux points non seulement dans le ganglion embryonnaire, mais encore chez l'adulte. Ce fait est dû à la multiplication des traînées cellulaires des plexus lymphatiques. Sur ces points, la masse compacte est continue avec la capsule. La vie durant, on y peut observer les phénomènes de cavernisation décrits plus haut.

Aperçu historique et critique.

E. A. Lauth[1] a montré le premier, par ses injections, qu'au point

1. *Essai sur les vaisseaux lymphatiques*. Thèse de Strasbourg, 1824, p. 28 et 29.

d'élection du futur ganglion, on trouve chez l'embryon « de simples plexus lymphatiques ».

Ce fait a été amplement vérifié : mais il est inexact d'admettre que les plexus lymphatiques sont dus à la végétation des vaisseaux lymphatiques. En réalité, les plexus lymphatiques sont dus à la fonte de l'hyaloplasma qui remplit les mailles de tout un territoire de tissu réticulé.

E. Sertoli[1] et plus récemment Bonnet[2] ont avancé que le tissu propre du ganglion provient tout entier de la prolifération du tissu conjonctif qui se trouve au point où se développe le ganglion. Mais ces auteurs n'avaient qu'une idée incomplète de la structure du ganglion et n'avaient pas observé le mode de multiplication des cellules; aussi leur opinion n'a pas prévalu.

Chievitz[3], Conil[4], Gulland[5], Saxer[6] décrivent au tissu ganglionnaire la double origine que voici : le tissu préexistant serait une trame *fibreuse* dans laquelle viendraient élire domicile des cellules rondes ou migratrices. Les cellules migratrices seraient d'origine vasculaire; elles sortiraient des vaisseaux sanguins ou lymphatiques (Chievitz, Conil, Gulland) ou bien elles dériveraient d' « éléments migrateurs primaires » (Saxer).

Pour M. Ranvier[7], l'ébauche du ganglion serait représentée par un réseau très riche de capillaires sanguins embryonnaires : le plexus lymphatique émet des bourgeons qui s'avancent dans le nodule sanguin et le remanient de telle sorte qu'il s'y produit des espaces caverneux. Les parois lymphatiques disparaissent sur leur plus grande étendue, quoiqu'il en reste une portion qui constitue la tunique externe ou fibrillaire des vaisseaux sanguins.

C'est dans ce manteau fibrillaire et dans le réticulum que les afférents amèneraient les leucocytes qui s'y arrêteraient pour se multiplier.

Si l'on tient compte de l'objet d'étude et du procédé, il est facile

1. Ueber die Entwicklung der Lymphdrüsen. *Wiener Sitzungsberichte*, t. LIV, 2e partie, p. 149, 1866.

2. *Grundriss der Entwick. der Haussängethiere*, p. 175, 1891.

3. Zur Anatomie einiger Lymphdrüsen, etc. *Archiv. f. Anatomie u. Entwickel. Anat. Abtheilung*, 1881.

4. Contribution à l'étude du développement des ganglions lymphatiques. Thèse de Bordeaux, 1890.

5. The development of lymphaticsglands. *Journal of Pathology and Bacteriology*, 1894.

6. Ueber die Entwickelung u. den Bau der normalen Lymphdrüsen, etc. *Anatomische Hefte*, vol. VI, 1896.

7. Morphologie et développement du système lymphatique. *Archives d'anatomie microscopique*, t. I, p. 137.

d'interpréter les résultats des histologistes pour qui le tissu réticulé est formé de fibrilles conjonctives revêtues de cellules plates. M. Ranvier[1], par exemple, fait macérer les ganglions adultes dans l'acide picrique ou l'alcool au tiers, puis il traite les coupes au pinceau et trouve une charpente de faisceaux de fibrilles conjonctives s'unissant ou se séparant au niveau des anastomoses.

Hoyer[2] étudie le ganglion *adulte* après l'avoir soumis à l'action digestive de la trypsine et trouve une indépendance complète entre les fibrilles du réticulum et les cellules.

D'autre part, après avoir injecté par piqûres une solution de nitrate d'argent dans le ganglion, M. Ranvier y fait apparaître les traits bien connus des cellules endothéliales qui revêtiraient les fibres du réticulum.

Sur ce dernier point, il faut faire une distinction[3]. Sur les ganglions des grands mammifères (chien, bœuf, mouton, etc.), le ganglion est traversé par des cloisons de nature *conjonctive*. Si l'on pratique sur le ganglion adulte de l'un de ces animaux une injection interstitielle de nitrate d'argent ou de liquide picro-osmio-argentique de J. Renaut, on produit les traits de la structure endothéliale sur la face interne de la capsule périphérique et à la surface des cloisons fibreuses.

Mais, au niveau du réticulum chromophile ou élastique, on ne détermine que la formation d'un dépôt irrégulier qui, comparé aux préparations faites par d'autres réactifs fixateurs et colorants, permet d'affirmer l'absence de tout endothélium sur les filaments chromophiles ou élastiques et leur gaine protoplasmique.

Si l'on s'adresse aux ganglions embryonnaires et jeunes, il n'est pas nécessaire d'*altérer* préalablement les tissus par les liquides et les manipulations pour observer le réseau cellulaire et pour se convaincre que les trabécules du réseau ne sont que des prolongements cellulaires. C'est là ce qui explique l'accord parfait de tous ceux qui ont pris la peine d'examiner les ganglions jeunes. Que je cite les noms de His, Kœlliker, Frey, Schenk, Toldt, Krause, Demoor, Saxer, etc. Ce n'est pas tout : à supposer que ce réseau cellulaire constitue à lui seul la charpente, il faut se demander s'il possède les mêmes caractères dans les tissus *compact* et *caverneux*.

Les histologistes sont unanimes sur l'identité du réticulum à travers

1. *Traité technique*, 1re éd., p. 398 et 680.
2. Beiträg zur Kenntniss der Lymphdrüsen. *Archiv. f. mikrosk. Anatomie*, vol. XXXIV, 1889.
3. *Société de Biologie*, p. 350, 7 avril 1900.

tout le ganglion; pour quelques-uns, il est vrai, le réticulum serait plus délicat et à mailles plus larges au centre du follicule. Mon maître Ch. Robin seul n'a pas partagé cette erreur : dans les mailles de la charpente formée par des cellules anastomosées, se trouvent, dit Ch. Robin [1], des éléments qui ne sont pas des leucocytes, mais qui possèdent tous les caractères de la couche profonde des épithéliums. Pour Ch. Robin qui n'employait qu'une technique rudimentaire à une époque où l'on connaissait mal l'évolution et la division cellulaires, il s'agissait d'une substance fondamentale amorphe, non segmentée, contenant des noyaux. Composé d'éléments bien distincts des leucocytes, ce tissu se rapproche des *épithéliums nucléaires*. Avec les fixateurs et les colorants précis, j'ai reconnu que les *épithéliums nucléaires* de Ch. Robin représentent une masse protoplasmique commune correspondant à autant d'individualités cellulaires qu'il y existe de noyaux. Le protoplasma se différencie plus tard en réticulum chromophile et en hyaloplasma. Si l'existence de ce tissu est réelle, la genèse du cytoplasma et des noyaux est tout autre que ne le pensait Ch. Robin vers 1860.

Sans la connaissance exacte des premiers stades du tissu conjonctif, il est impossible de comprendre l'évolution du ganglion. A l'époque où la masse compacte se produit au centre des plexus lymphatiques, il n'existe pas de fibres conjonctives, c'est-à-dire de nature *collagène*, dans l'ébauche ganglionnaire. C'est un tissu cellulaire plein au stade de tissu réticulé. Ce réticulum n'a rien à voir avec les fibres collagènes et n'en produit pas. Il est formé de lames et de filaments chromophiles qui cloisonnent l'hyaloplasma du complexus cellulaire.

En s'accroissant et en se divisant, les énergides de ce tissu réticulé à mailles pleines donnent naissance à des générations cellulaires qui possèdent tous les caractères du *tissu conjonctif primordial* ou ceux de *la couche basilaire des épithéliums*. Plus tard, le protoplasma commun de certaines masses multinucléées se différencie en réticulum chromophile et en hyaloplasma, qui évoluent comme le tissu générateur.

Cette description des premiers stades du tissu conjonctif est conforme à la réalité. Je pourrais faire appel aux planches que j'ai publiées, mais je préfère renvoyer au mémoire de M. Ranvier (*loc. cit.*, 1897). J'appelle surtout l'attention sur le dessin (fig. 2, pl. II) qui accompagne le travail de M. Ranvier et qui représente la coupe d'un

1. *Programme des cours d'histologie*, Paris, 1864, et article LYMPHATIQUE, p. 459 du *Dictionnaire des Sciences médicales de Dechambre*.

ganglion cervical chez un embryon de porc de 0m,17. Ce dessin confirme de tous points ma description. Bien qu'il soit emprunté à un ganglion en voie de cavernisation, il reproduit fidèlement le stade du tissu conjonctif dont les cellules possèdent un protoplasma commun à réticulum chromophile granuleux et à mailles remplies d'hyaloplasma.

Il nous reste à parler d'un travail dans lequel l'auteur[1] a choisi spécialement les ganglions du *cobaye* comme objet d'étude. M. M. Labbé ne donne aucune indication de l'âge des cobayes examinés. « Les ganglions du cobaye sont remarquablement peu riches en tissu conjonctif, » dit il, (p. 28.) Ces ganglions seraient entourés partout d'un sinus périphérique étroit : ni dans les dessins de l'auteur, ni dans ses descriptions, il n'est question des régions où le tissu compact confine à la capsule. La charpente serait constituée, dans la substance corticale et médullaire, par des fibrilles conjonctives fines qui forment un réseau dont les nœuds sont occupés par des cellules conjonctives. Dans les mailles de ce réticulum se trouvent des *cellules lymphatiques*, parmi lesquelles il distingue : 1° les *lymphocytes typiques* : 2° les *lymphocytes modifiés* ; 3° les *leucocytes mononucléaires* : 4° les *cellules éosinophiles*. Ces diverses espèces de cellules lymphatiques tireraient leur origine des *capillaires sanguins* : les *mononucléaires* se dirigeraient vers le centre de certains follicules, dont ils formeraient le *centre clair* ; en se divisant, les mononucléaires produiraient les lymphocytes qui se grouperaient autour d'eux en rangées concentriques.

« Le follicule à cellules uniformes, c'est-à-dire composé uniquement de lymphocytes, correspondrait à un premier degré d'orientation, de spécialisation fonctionnelle : le follicule à centre clair représenterait un degré plus avancé, une activité plus marquée du ganglion » (*loc. cit.*, p. 22).

Les lymphocytes ainsi formés sont emportés par le courant lymphatique.

Donc, pour M. Labbé, le ganglion se réduit essentiellement à une trame conjonctive dans les mailles de laquelle se réfugient certains leucocytes de provenance sanguine : leur multiplication produit des lymphocytes emportés par la lymphe. C'est d'une grande simplicité : malheureusement cela ne répond aucunement à la réalité. Voici maintenant comment la *masse pleine* (*nappe réticulée* de l'auteur) se transformerait, selon M. M. Labbé, en tissu caverneux : « Quand les espaces lymphatiques s'étendent jusque dans le tissu plein, ils y apparaissent sous la forme de *cavités fissuraires* qui, dans l'infection,

1. Marcel Labbé. Étude du ganglion lymphatique dans les infections aiguës. Thèse de Paris, 1898.

par suite de leur distension par les cellules, peuvent devenir très apparentes » (*loc. cit.*, p. 20).

Au lieu de décrire les éléments du tissu conjonctif à leurs divers stades d'évolution, M. M. Labbé place dans le ganglion du cobaye une trame conjonctive qui, de son propre avis, (voir p. 127) est de pure imagination. Dans ce travail, il n'a fait que reproduire les schémas classiques pour les adapter aux organes d'un animal peu étudié jusqu'ici. Cet exposé, fait à l'aide de la terminologie à la mode, a de fortes chances de passer pour une nouveauté, du moins aux yeux de ceux qui sont peu au courant de la question.

Quant au *réseau élastique* du ganglion lymphatique, dont il n'est pas fait mention dans le travail de M. M. Labbé, il a été l'objet d'une étude spéciale de la part de Melnikow-Raswedenkow[1]. A l'aide du procédé de Weigert, il a examiné les ganglions de nouveau-nés, d'individus adultes et enfin de plusieurs vieillards.

Les fibrilles élastiques les plus abondantes se trouvent dans les parois des vaisseaux sanguins et lymphatiques; c'est la source d'où émanent les fibrilles, qui se distribuent dans le tissu réticulé. Les fibres élastiques du sinus périphérique et des follicules proviennent de la capsule.

En un mot, le réticulum élastique des ganglions lymphatiques ne serait qu'une émanation des fibres élastiques qu'on trouve dans les parois des vaisseaux sanguins et lymphatiques.

Peu développé chez le nouveau-né, le réseau élastique augmente avec l'âge. Les ganglions profonds (cervicaux profonds, retrotrachéaux, péribronchiques et mésentériques) sont pauvres en fibres élastiques. Les ganglions inguinaux, au contraire, sont riches en fibres élastiques.

Ces faits concordent avec ce j'ai dit de la répartition des fibrilles élastiques dans les diverses parties du ganglion du cobaye. Cependant je ne puis partager la manière de voir de Melnikow-Raswedenkow en ce qui concerne l'interprétation des faits. Cet auteur a fait abstraction des autres tissus du ganglion et il considère le réseau élastique comme possédant une vie indépendante des autres éléments. Si l'on suit l'évolution des tissus conjonctifs (primordial et réticulé), on voit apparaître d'abord le réticulum chromophile: quand les parois vasculaires se développent, c'est dans les cellules qui les délimitent que le réticulum *chromophile* se transforme en réticulum *élastique*.

1. Histologische Untersuchungen über das elastische 'gewebe. *Ziegler's Beiträge*, t. XXVI, p. 546, 1899.

Autrement dit, dans les points (capsule, parois vasculaires) où les cellules arrivent de bonne heure à un degré élevé d'évolution, le réticulum chromophile élabore plus vite et en plus grand nombre des fibres élastiques que dans les régions qui continuent à être composées de tissu conjonctif aux premiers stades de développement.

Cellules libres des sinus périphériques et caverneux. — Nous avons donné (p. 122) la liste des diverses variétés de cellules libres qu'on trouve dans les sinus caverneux et périphérique. Si les unes y ont été amenées par les afférents, les autres sont fournies par le ganglion lui-même. Selon les classiques, l'histoire de ces cellules libres est la suivante : sorties des vaisseaux sanguins ou lymphatiques, elles se reposent et se multiplient dans le ganglion : ensuite, les générations nouvelles quittent le ganglion en suivant les efférents pour retourner dans le sang. Outre les *cellules libres* amenées par les afférents, le ganglion en produit d'autres : certaines cellules qui font partie intégrante des *tissus pleins* (stades conjonctifs primordial et réticulé) subissent la fonte d'une portion de leur protoplasma et deviennent ainsi *libres*. Si un petit territoire de tissu conjonctif primordial se détache, on a une *cellule multinucléée*, qui peut renfermer encore des globules rouges élaborés par le protoplasma. On sait que cette dernière forme cellulaire passe actuellement pour une espèce cellulaire destinée, non pas à produire, mais à incorporer et à dévorer les globules rouges extravasés. On l'a appelée tour à tour *cellule géante*, *phagocyte* ou *macrophage*. L'évolution montre que les choses se passent tout autrement : dans les ébauches ganglionnaires déjà le protoplasma de certaines cellules élabore de l'hémoglobine : plus tard, cette transformation se fait sur une échelle plus vaste (développement des vaisseaux à parois limitées et des lacs sanguins) : une fois que le tissu caverneux est constitué, le même processus se poursuit isolément dans nombre de cellules.

En un mot, les *cellules géantes* ou *phagocytes*, etc., ne sont autre chose que les cellules multinucléées du tissu conjonctif primordial qui persistent dans la substance médullaire et qui y continuent à évoluer comme leurs congénères ont fait dans la substance corticale.

Conclusion générale.

Les ganglions lymphatiques du cobaye représentent des centres persistants de tissu conjonctif primordial et réticulé. Ce tissu élabore constamment du plasma, des globules rouges et blancs que le courant lymphatique emporte et déverse dans le sang.

ESSAI D'UNE NOUVELLE CLASSIFICATION EMBRYOLOGIQUE DES OVULES[1]

RÉSUMÉ

par M. le docteur A. C. F. ETERNOD.

Doyen de la Faculté de médecine, Genève (Suisse).

Il est certain, dans l'état actuel de nos connaissances, que l'absence ou la présence d'une quantité plus ou moins grande de vitellus deutoplasmique n'est nullement décisive des modes de division qu'affectent les œufs qui en sont porteurs.

Les embryologistes, tels que Hæckel, Balfour, Roule et bien d'autres, donnent au méroblastisme un rôle trop prédominant.

A notre avis, il faut, pour établir une bonne classification ovulaire, tenir compte actuellement :

1° De la position du noyau.

2° De la direction de l'axe et de l'orientation des pôles de l'ovule.

3° De la quantité du deutoplasme.

4° De l'orientation de celui-ci.

5° Du mode de segmentation et, notamment, du lieu exact de passage du plan équatorial segmentaire.

En ayant égard à toutes ces données, nous avons établi le tableau synoptique illustré que nous donnons ci-joint (voir Pl. I).

La lecture attentive de ce tableau nous fait voir que l'œuf rigoureusement holoblastique (*Analécithe*), tel que l'ont admis la plupart des embryologistes, n'existe pas et n'a pas pu exister anciennement, du moins en tant qu'œuf proprement dit : car la division rigoureusement égale ne peut produire que des éléments semblables à eux-mêmes, c'est-à-dire des *Protobiotes* (protozoaires, protobioses).

L'œuf le plus simple ne peut être que pseudo-holoblastique (*Oligolécithe*, d'après nous). La confusion a été précisément d'admettre l'existence d'œufs holoblastiques vrais chez les métazoaires. Les œufs de ceux-ci sont tous polarisés et différenciés : ils sont tous aussi, du plus au moins, deutoplasmiques.

Le méroblastisme est devenu rapidement une nécessité évolutive, mais *d'ordre avant tout nutritif* pour conférer aux organismes une certaine indépendance dans les premières périodes du développement,

1. Le travail in extenso paraîtra dans la Bibliographie anatomique, dirigée par le Dr. A. Nicolas.

une sorte d'*affranchissement dans le combat pour la vie.* De là, la naissance, dans une gradation ascendante, des œufs *Panlécithes, Centrolécithes* et *Télolécithes*.

Le méroblastisme, à lui seul, eût été insuffisant à assurer l'apparition des organismes supérieurs, très différenciés et fins de série. D'autres circonstances nutritives sont intervenues. Parmi celles-ci, il convient de relever en toute première ligne :

1° Les adjonctions périovulaires (*œufs ectolécithes*, de Henneguy).

2° La nutrition intra-utérine.

3° Les soins maternels et paternels.

4° L'allaitement.

Chez ces œufs, le méroblastisme a pu devenir *descendant*, sans rien leur ôter de leurs qualités différentielles : je dirai plus, sans entraver leur différenciation ultérieure.

Bien mieux encore ! Le méroblastisme a cessé d'être indispensable et a donc forcément passé au second plan le jour où de nouvelles *sources adjuvantes de nutrition* sont entrées en ligne de compte.

Cela nous conduit à admettre un groupe d'œufs *métalécithes* ou *déméroblastisés* (Ova metablasta) se comportant, à la segmentation et à la gastrulation, d'une façon très semblable aux œufs Télolécithes : mais avec cette différence que ce vitellus plastique se distingue par son absence à peu près totale.

Hæckel et consorts ont commis la grave erreur d'assimiler ces œufs à des œufs simples, dont l'existence, avons-nous dit, reste problématique.

Si, maintenant, nous rapprochons notre classification ovulaire de celle des animaux, nous aurons les gradations ascendantes parallèles suivantes :

I. Protozaires		Éléments analécites .	Sans gastrules.
II. Mésozoaires.		Œufs oligolécithes . .	Hologastrules. Oligogastrules.
III. Métazoaires.	A. Sans vésicule ombilicale .	» panlécithes . .	Pangastrules.
		» centrolécithes .	Centrogastrules.
	B. Avec vésicule ombilicale .	» télolécithes . .	Télogastrules.
		» métalécithes .	Metagastrules.

Les premiers stades de segmentation de nos œufs Oligolécithes et Métalécithes ont apparemment une grande similitude.

Mais combien leur évolution est différente ?

Les premiers aboutissent à une gastrule régulière en cloche : les seconds donnent lieu à une planule indirecte, à une *métagastrule*

Cette dernière, abstraction faite de la réserve vitelline qui a pour ainsi dire complètement disparu, a gardé tous les caractères de la gastrule télolécithique au lieu de la réserve vitelline absente, il y a un *canal notochordal*[1], dont le plancher se désagrège très rapidement, les mérocytes du lécithophore ayant perdu leur point d'appui et leur aliment vitellin naturels.

Comparons, que bien que mal, les classifications de Haeckel, de Balfour, de Roule et la nôtre.

Nous aurons :

Voir tableau page suivante.

Ajoutons que M. le professeur Félix Henneguy[2] a donné une classification embryogénique des œufs très remarquable. Il distingue six espèces d'ovules : *alécithes*, *homolécithes*, *bradylécithes*, *myxolécithes*, *amictolécithes* et *ectolécithes*. Cette classification à certains égards a une grande ressemblance avec la nôtre. Cependant notre façon de comprendre nos œufs analécithes et métalécithes diffère sensiblement de celle concernant les œufs alécithes et ectolécithes de M. Henneguy.

En somme d'après nous :

1° Il n'y a pas d'œufs franchement dépourvus de tout vitellus nutritif ;

2° Tous les œufs sont, du plus au moins, méroblastiques ;

3° Tous sont plus ou moins polarisés ;

4° Tous sont plus ou moins différenciés, puisqu'ils portent en eux des caractères spécifiques.

HYPOTHESE SUR LE MODE DE GASTRULATION PROBABLE DE L'OVULE HUMAIN

par M. le docteur A. C. F. ETERNOD.

Professeur ordinaire d'histologie, d'embryologie et de stomatologie, doyen de la Faculté de médecine à l'Université de Genève (Suisse).

La théorie de la gastrule, à mesure que les études embryologiques progressent, trouve, chaque jour, une confirmation plus éclatante.

1. Voyez à ce sujet nos travaux intitulés : *Il y a un canal notochordal dans l'embryon humain*. Anat Anzeiger, 1899, vol XVI p. 131 ; *Homologie du canal notochordal de l'homme et de l'archentéron*. Arch. de sc. phys. et nat. Bibliothèque universelle 1899, vol. VIII, p. 504 à 506 et Annales de la Soc. helvet des sc. nat. même année.

2. F. Henneguy. *Leçons sur la cellule, morphologie et reproduction* 1896, p. 121. — Voy. également : *Essai sur la classification des œufs des animaux au point de vue embryogénique*. Bull. de la Soc. Phil. 1892.

Comparaison des classifications des œufs.

E. HÆCKEL	BALFOUR	ROULE	ETERNOD
…	…	…	ANALÉCITHES segment. { totale. égale.
Ova holoblasta segment. { totale. égale.	*Alécithes* segment. régulière.	*Alécithes.*	OLIGOLÉCITHES segment. { totale. presque égale.
Ova amphiblasta segment. { totale. inégale.	…… { segm. régulière. segm. inégale.	*Panlécithes vrais.*	PANLÉCITHES segment. { totale. presque égale.
Ova periblasta segment. { partielle. égale.	*Centrolécithes*.. { segm. superficielle.	*Centrolécithes.* Centrolécithes des insectes.	CENTROLÉCITHES segment. { partielle. ± égale.
Ova amphiblasta segment. { partielle. inégale.	*Télolécithes* { segm. inégale. segm. partielle.	*Télolécithes.*	TÉLOLÉCITHES segment. { partielle. très inégale.
…	…	…	MÉTALÉCITHES segment. { redevenue totale. restée très inégale.

Seuls, les organismes supérieurs, et, plus particulièrement, les primates, ont défié jusqu'à présent les savants.

Et, cependant, nous sommes bien près d'atteindre le but.

Les observations récentes de W. His, du comte Spee, de Keibel, de Giacomini et de Wons, sur les premiers stades de développement de l'embryon humain, celles de Selenka sur l'embryon des simiens, de Keibel sur le cochon domestique; celles de Lieberkühn, d'E. v. Beneden, de Carius, de Strahl sur le canal notochordal des rongeurs, les nôtres sur le même canal chez l'homme, nous font entrevoir nettement le résultat à atteindre.

Dans ce qui va suivre, nous n'allons énoncer que des hypothèses; mais combien probables![1]

Tout nous fait supposer que l'ovule humain doit descendre d'un œuf qui était beaucoup plus téloléci the et beaucoup plus riche en deutoplasme qu'actuellement; et qui, par les progrès de la gestation utérine, a dû se déméroblastiser, sans pour cela perdre ses qualités de segmentation, qui font qu'on doit le rapprocher des œufs avec réserves vitellines considérables : en un mot, qu'il est devenu ce que nous avons, dans de précédents mémoires[2], proposé d'appeler un *œuf métalécithe* ou *déméroblastisé*, c'est-à-dire caractérisé par la présence d'un noyau qui n'est pas rigoureusement central, par des traces de vitellus nutritif périnucléaire et un peu excentrique et, enfin, par un vitellus plastique très abondant.

Le début de la segmentation, chez un œuf semblable ne peut être que très simple; et ce que nous savons pour l'œuf de l'opossum, du lapin, etc., nous fait comprendre comment cette division doit s'opérer. Assurément que, comme dans ces derniers organismes, la segmentation conduit rapidement à la production d'une blastule avec cavité de segmentation bien développée.

L'évolution ultérieure se comporte, selon toute probabilité, comme si l'œuf était riche en vitellus nutritif, et la place que la réserve nutritive devrait occuper est représentée par une cavité remplie sim-

1. Le travail sur le même sujet paraîtra in extenso dans la *Bibliographie anatomique* du Dr Nicolas. L'éditeur des *Mémoires du Congrès* n'accordant pas de dessins illustratifs et la place concédée aux auteurs étant restreinte, il est difficile de faire comprendre ici toutes les nuances de notre idée.

2. *a)* « Homologie du canal notochordal de l'homme et de l'archentéron ». *Arch. des sc. phys. et nat.*, vol. VIII, Genève, 1899, 4e période, p. 504 et 506.

b) « Il y a un canal notochordal dans l'embryon humain ». *Anat. Anzeiger*, 1899, vol. XVI, nos 5 et 6, p. 151 à 145.

c) « Contribution à la classification embyrologique des œufs. » *Bibliograph. anatom.*, vol. VIII, 1900, p. 251 à 241.

d) « Essai d'une nouvelle classification des ovules. » *Comptes rendus du XIIIe congrès international de médecine de Paris*, 1900.

plement de liquide albumineux. Dans ces conditions, l'invagination gastrulaire ne pourra être que très locale et disymétrique, sous forme d'un diverticule fruste et de très petites dimensions, réalisant justement ce que nous connaissons actuellement sous le nom d'un *canal notochordal*, avec plafond cellulaire à asise unique et régulière (*plaque chordale* future) et plancher ne tardant pas à se désagréger (vestiges du *lécithophore* de van Beneden). — Les œufs de Reichert, de Wharton Jones; deux œufs, non encore décrits, en notre possession, et dont l'un déjà microtomé; les œufs du lapin, étudiés et dessinés par E. van Beneden; ceux du cochon domestique avec *complexe cellulaire* de Keibel (Zellencomplex de cet auteur), — semblent se rapporter exactement à ce stade.

L'apparition hâtive de l'amnios, en tous cas beaucoup plus précoce que His ne l'avait supposé dans les célèbres schémas, devenus classiques, de ses « Menschliche Embryonen », ne tarde pas à circonscrire et à isoler, de la surface de l'œuf, la région péristomale de cette *métagastrule*; région qui, à ce moment, n'est encore représentée que par une ligne primitive encore mal soudée et ouverte en avant (futur *canal neurentérique*). L'embryon humain *V. H.* du comte Spee et certains embryons de singe de Selenka sont conformes à cette période de développement.

Il y a, dans ce mode d'évolution, un mécanisme, qui nous paraît avoir un certain rapport, mais évidemment sous une forme atténuée, avec celui de l'inversion blastodermique des rongeurs.

Ensuite, suivant la règle habituelle, le champ embryonnaire proprement dit fait son apparition, en avant du canal neurentérique, avec fourchette neurale et compagnie. Ces rapports topographiques généraux ont été actuellement bien tirés au clair, pour l'homme et les primates, avec les embryons humains *S-R* de W. His et *Gle* de v. Spee, avec le nôtre de 1.5 *mm. de long.* et ceux de Giacomini et de Keibel ainsi qu'avec ceux des simiens de Selenka.

L'étude, fort longue et circonstanciée, que nous avons entreprise et menée à bon port, de notre embryon de 1.5 millimètres, nous a révélé nettement l'existence :

1) D'un canal neurentérique encore légèrement béant et conduisant de la cavité amniotique dans celle du mésentère :

2) D'une ligne primitive allongée et faisant suite, en arrière, à ce canal :

3) D'une plaque neurale passablement étendue, avec fourchette neurale, qui embrasse la partie antérieure du canal neurentérique :

4) De deux protubérances caudales, bordant, de chaque côté, la ligne primitive ;

		A. **Hypothétiques** (alécithiques).	B. **Réels** (paralécithiques).				
		I. *Holoblastiques :*	II. *Pseudo[illegible]blastiques :*	III. *Deutoblastiques :*			
					a. *Méroblastiques :*		b. *Déméroblastisés :*
Types d'œufs.	Œufs : Ovula :	Analécithes. Anablasta.	Oligolécithes. Oligoblasta.	Pa[illegible]s. A[illegible]a.	Centrolécithes. Centroblasta.	Télolécithes. Teloblasta.	Métalécithes. Metablasta.
Parties de l'œuf avant la segmentation.	*Plasma plastique.*	Présent. Abondant.	Présent. Abondant.	Pré[illegible] [illegible]al.	Présent. Périphérique surtout.	Présent. Périnucléaire surtout.	Présent. Abondant.
	Plasma nutritif.	Absent.	Présent, mais [illegible] abondant [illegible].	Pré[illegible] [illegible]al et disséminé [illegible]lièrement.	Présent. Périnucléaire, ± abondant.	Présent. Très excentrique et très abondant.	Traces restantes. Très réduit.
	Noyau.	Central.	Jamais [illegible] ment cent[illegible].	[illegible]	± central.	Reporté à l'extrême pôle périphérique.	Revenu au centre.
	Axe et Pôle de segmentation.	Non apparents.	Peu appare[illegible].	Peu [illegible]nts.	± apparents.	Très apparents.	Redevenus peu apparents.
	Équateur de segmentation.	Non apparent.	Peu appare[illegible].	Peu [illegible]ent.	± apparent.	Très apparent.	Redevenu peu apparent.
Exemples authentiques.		Protomyxa.	Toxopneust[illegible].	Am[illegible]s.	Peneus.	Poissons osseux, sauropsidiens, mammifères inférieurs.	Mammifères supérieurs, homme.

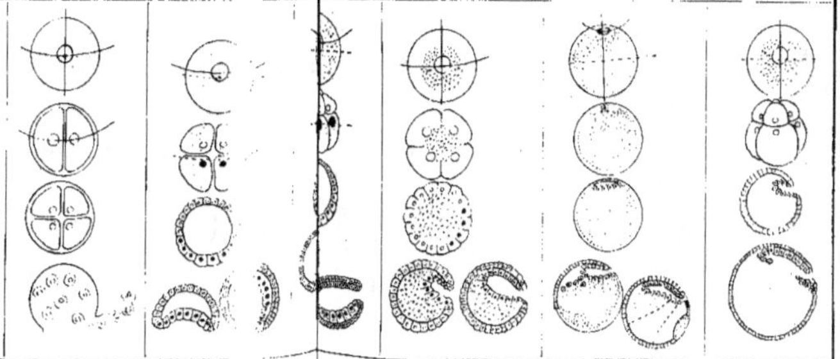

Relations.

Ontogénétiques.

I. Protozoaires. — II. Mésozoaires. — III. Metazoaires.

[illegible]s vésicule ombilicale. — B. Avec vésicule ombilicale.

Contenant du vitellus proprement dit. — Sans vitellus proprement dit.

[illegible]station utérine. — Agestation utérine.

Phylogénétiques.

Agastruléens (œuf confondu avec individu). — Gastruléens (œuf distinct d'individu).

5) D'un toit notochordal, soit plaque chordale, à cellules régulièrement disposées en assises simples;

6) De vestiges d'un lécithophore, sous forme : *a*) d'un plancher du canal notochordal désagrégé en grande partie, sauf aux deux extrémités céphalique et caudale, et *b*) d'une couche cellulaire continue, tapissant la lame interne du mésoderme de la vésicule vitelline;

7) D'une confluence de toutes les formations embryonnaires primordiales (ectoderme, plaque neurale; entoderme, plaque notochordale; mésoderme et ses dépendances) vers l'orifice neurentérique et la ligne primitive, qui lui fait immédiatement suite.

Ajoutons que cet embryon présente : *a*) un canal allantoïdien, très réduit et atteignant à peine le chorion; *b*) un capuchon céphalique accentué : *c*) un cœur en fer de cheval ; *d*) un cours sanguin complet, avec deux aortes, des arcs aortiques, des traces d'arcs branchiaux et des vaisseaux artériels et veineux, s'entendant de l'embryon jusqu'au chorion.

Enfin, disons encore que le sac vitellin, formé de l'entoderme doublé de la lame interne du mésoderme, et le chorion, constitué par l'ectoderme, doublé de la lame externe du mésoderme, sont séparés par un large espace (cœlome extra-embryonnaire), renfermant, outre un liquide albumineux, des traces de magma réticulé de Giacomini. Cet intervalle, qui se retrouve aussi chez les simiens, doit prendre son origine précisément dans le fait que la vésicule ombilicale a perdu son contenu vitellin, et dans le fait, également, que la gestation utérine, a rendu, d'une part, inutiles les réserves nutritives vitellines, et les a, d'autre part, remplacées par une nutrition en détail et successive de l'œuf, au fur et à mesure de son développement.

Donc, en somme :

1) Les premières segmentations de l'ovule de l'Homme et des Primates en général sont, à notre sens, redevenues apparemment simples, comme celle des œufs oligolécithes.

2) La blastule doit avoir un aspect vésiculaire apparemment simple;

3) L'invagination gastruléenne ne peut être que très locale, très petite et très dissymétrique, ainsi que dans les œufs fortement méroblastiques et télolécithes des sauropsidiens.

4) Ainsi prend naissance un canal notochordal (archentéron) semblable à celui des rongeurs et, avant tout, avec toit continu (plaque chordale) et plancher (lécithophore) fruste et atrophique.

5) L'amnios apparaît et s'isole très tôt, en englobant la région péristomale (canal neurentérique, ligne primitive)

6) L'embryon se forme et s'accroît par la partie caudale au lieu habituel, c'est-à-dire en avant du cal neurentérique.

7) Il se forme, pour ainsi dire dès le début, un espace cœlomien externe de vastes dimensions.

8) La gestation utérine remplace la nutrition, par voie méroblastique, de la vésicule vitelline et de son corollaire, pour ainsi dire obligé, la vésicule allantoïdienne.

9) Vésicule vitelline et vésicule allantoïdienne sont donc toutes deux franchement en involution régressive.

10) La circulation ombilicale ne joue donc jamais, pour l'homme actuel, qu'un rôle très restreint.

11) C'est la circulation allantoïdienne qui l'emporte ; mais sans le concours de la vésicule allantoïdienne proprement dite, attendu que celle-ci n'est représentée à tous les premiers stades du développement humain que par un canal allantoïdien réduit, lequel n'atteint pas même le chorion et qui ne se glisse pas dans l'espace cœlomien, comme le fait l'allantoïde de beaucoup d'autres mammifères, même décidués.

12) Plus tard, ce canal, par un vrai troc fonctionnel, donnera lieu à la vessie.

13) L'appareil branchial ne fonctionne jamais effectivement, en tant qu'instrument de respiration, suppléé qu'il est par la circulation allantoïdienne chorio-placentaire.

14) Cet appareil ne fera que s'ébaucher, pour s'adapter rapidement à d'autres fonctions (audition, etc.).

NOYAU LOBÉ DES CELLULES NERVEUSES CHEZ LES GASTÉROPODES PULMONÉS AQUATIQUES (LIMNÆA STAGNALIS ET PLANORBIS CORNEUS) ACTION DES ANESTHÉSIQUES GÉNÉRAUX (CHLOROFORME)[1]

par M. DE NABIAS.

Professeur à la Faculté de médecine de Bordeaux.

En fixant les centres nerveux chez un animal vivant (*Limnæa stagnalis* ou *Planorbis corneus*) avec certains fixateurs : solution saturée de sublimé corrosif avec 10 pour 100 d'acide acétique cristallisable, liqueur forte de Flemming, etc., on observe un aspect lobé du noyau des cellules nerveuses comme si des mouvements amœboïdes étaient accomplis par cet organe.

La *figure* 1, représentant une coupe fixée par le sublimé acétique et colorée par l'action successive de l'hématoxyline et du chromate de potasse d'après la méthode de Heidenhain, montre au sein d'un protoplasme à peine teinté des noyaux ayant cet aspect lobé qui leur donne une forme très irrégulière (N^1 et N^2). On conçoit que, suivant l'orientation de la coupe, de tels noyaux puissent donner l'illusion d'une division directe, comme en N^3. Dans ce cas, ainsi que le démontre l'examen des coupes en série, il s'agit non pas d'une division, mais d'un noyau en forme de croissant, comme en N^1, dont les extrémités, d'épaisseur inégale, ont été prises transversalement par la coupe.

Les *figures* 2, 3 et 4, qui se rapportent à des coupes, fixées par la liqueur forte de Flemming et colorées au violet de gentiane par la méthode de Bizzorero, donnent encore, en mettant en relief des détails intéressants de structure, l'idée très nette de noyaux lobés doués de mouvements amœboïdes. La *figure* 4, qui comprend la coupe d'une cellule géante, est particulièrement démonstrative. Les noyaux tranchent ici par leur aspect blanchâtre sur le cytoplasme foncé qui les entoure et dans lequel ils semblent diffluer. Dans la masse des granulations chromatiques de teinte rosée se détachent des corpuscules plus volumineux, de grandeur inégale, fortement colorés en noir, qui sont autant de nucléoles. Au voisinage de chaque dépression ou concavité du noyau, on observe une disposition constante et caractéristique, *Pi*.

Le protoplasme s'engage dans la dépression sous forme de languette. La membrane du noyau se plisse à ce niveau et les granulations chromatiqués se disposent en rayonnant en manière d'éventail ou de pinceau. Ces sortes de pinceaux, qui de prime abord semblent formés exclusivement par les languettes protoplasmiques à structure fibrillaire, mais auxquels sont réellement appendues, ainsi que l'indique la différence de coloration, les granulations colorées du noyau, peuvent donner aux coupes un aspect des plus variés. C'est ainsi que, lorsque la languette protoplasmique, au lieu d'être prise en longueur, comme en *Pi* (*fig.* 2 et 4), est coupée superficiellement et en travers comme en *Pi* (*fig.* 3), de manière à laisser voir de chaque côté une moitié de noyau, l'idée qui vient de prime abord est celle même de la division de la cellule nerveuse qui n'est pourtant qu'une apparence.

De toute façon, de telles préparations, ainsi que la figure 6 qui représente un noyau lobé en forme d'altère irrégulier, semblent indiquer que des mouvements étendus peuvent s'accomplir, sous certaines influences tout au moins, dans les éléments constitutifs de la cellule

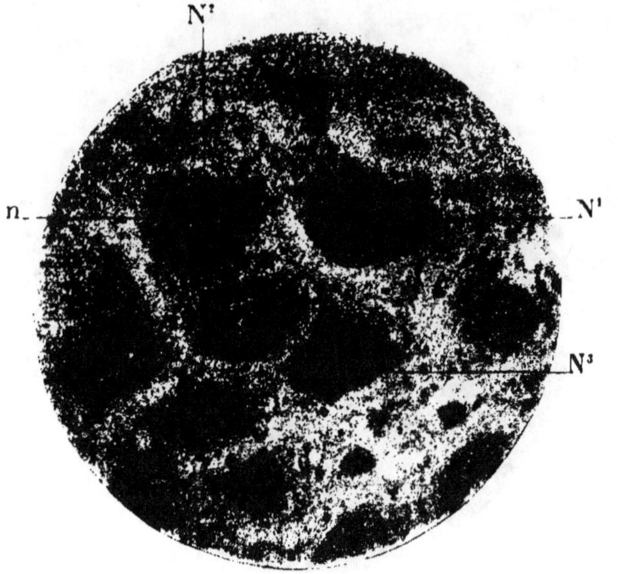

FIG. 1

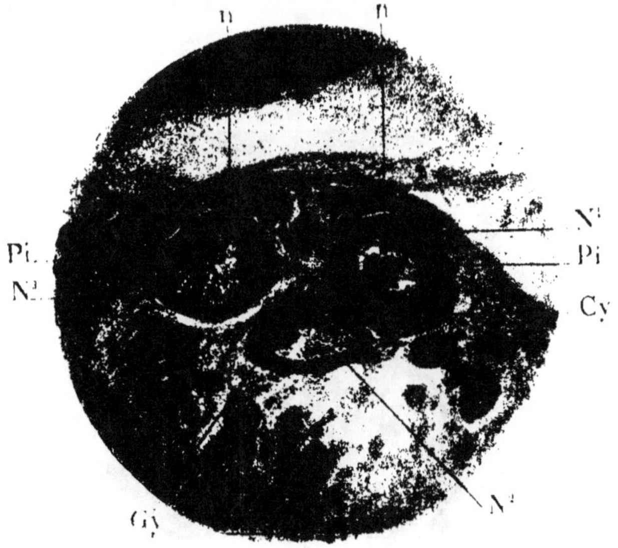

FIG. 2.

CELLULES NERVEUSES CHEZ *LIMNÆ STAGNALIS*.

FIG. 1 ET 2. — Cellules nerveuses traitées par les fixateurs ordinaires.

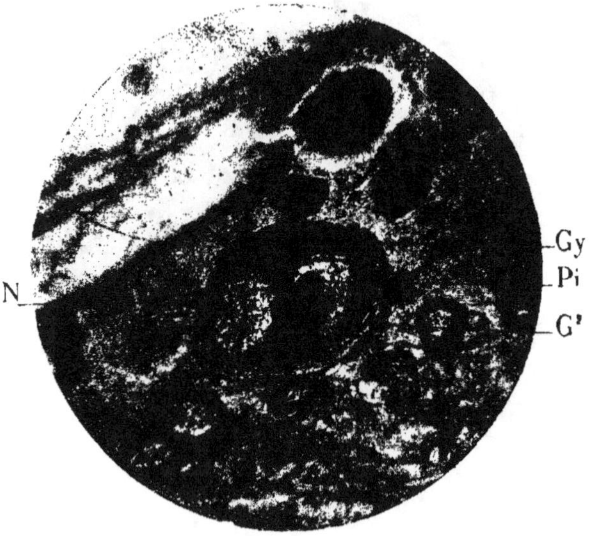

FIG. 3.

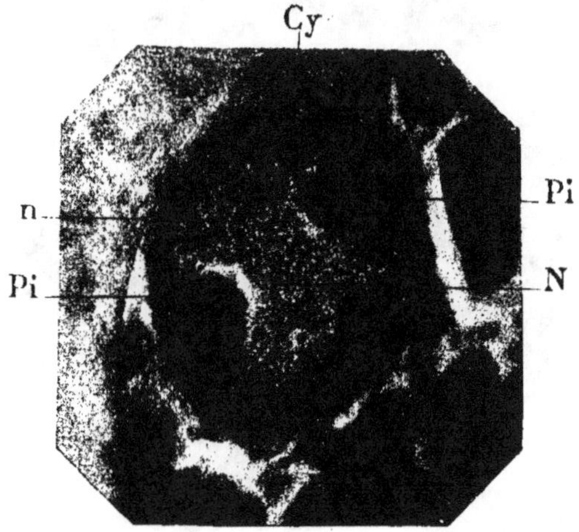

FIG. 4.

CELLULES NERVEUSES CHEZ *LIMNÆA STAGNALIS.*

FIG. 3 ET 4. — Cellules nerveuses traitées par les fixateurs ordinaires.

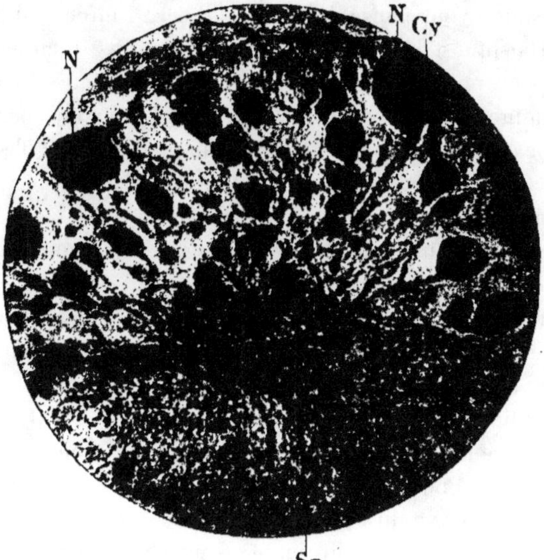

FIG. 5.

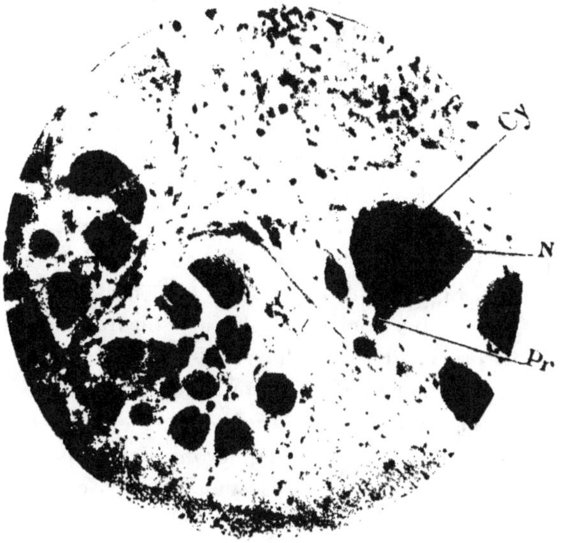

FIG. 6.

CELLULES NERVEUSES CHEZ *LIMNÆ STAGNALIS*.

FIG. 5. — Action du chloroforme et traitement consécutif par l'alcool. *N*, N^1, N^2, N^3, noyaux. *n*, nucléoles. *Pi*, pinceaux chromatiques. *Cy*, cytoplasme. *Gr*, granulations pigmentaires. *Pr*, prolongement cylindraxile. *Sp*, substance ponctuée.
FIG. 6. — Cellules nerveuses traitées par les fixateurs ordinaires.

nerveuse. Nous avons pensé dès lors qu'il serait intéressant de savoir si les anesthésiques généraux n'apporteraient pas quelque modification à l'aspect normal obtenu à l'aide des meilleurs fixateurs. Si quelque changement se produisait du côté du noyau, par exemple, il y avait beaucoup de chance qu'il n'échappât pas à l'observation à cause de la taille considérable qu'acquiert cet organe chez les gastéropodes pulmonés aquatiques.

L'expérience que nous avons tentée à ce sujet nous a donné les résultats les plus frappants.

Quand on soumet une limnée ou un planorbe à des inhalations de chloroforme, ou qu'on met directement ce liquide en contact immédiat avec le cerveau récemment découvert, en traitant ensuite par l'alcool pour fixer et durcir, on obtient un aspect du système nerveux tellement différent de l'aspect normal qu'on se croirait presque en face du système nerveux d'un tout autre animal. La *figure* 5, obtenue par l'action successive du chloroforme et de l'alcool, avec coloration ultérieure à l'hématoxyline chromatée, rend bien cet aspect.

En dehors de la rétraction et de la varicosité des prolongements nerveux qui ont attiré l'attention de certains auteurs, ce qui frappe le plus, c'est la forme sphérique que prend le noyau, puis sa coloration intense par l'hématoxyline, comme si les granulations chromatiques s'étaient tassées les unes contre les autres en expulsant le nucléoplasma.

Nous devons faire remarquer que toutes les cellules nerveuses ne se présentent pas simultanément avec cette modification d'un noyau sphérique et fortement coloré. Les premières qui présentent cet aspect sont les cellules les plus petites. On sait que, chez l'homme, les cellules nerveuses sont hiérarchisées au point de vue de l'atteinte chloroformique. Les cellules psychiques et médullaires sont touchées d'abord : c'est la période d'anesthésie chirurgicale; les cellules bulbaires, qui président aux réflexes essentiels de la vie, ne sont touchées qu'en dernier lieu. La chloroformisation chez les gastéropodes pulmonés aquatiques paraît agir de même.

Dans un travail ultérieur, nous essaierons d'expliquer le mécanisme des phénomènes intimes qui se passent dans les cellules nerveuses sous l'influence de l'anesthésie.

LA SPECTROSCOPIE ET LA MICROSCOPIE EN ANATOMIE GÉNÉRALE

par le docteur A. HÉNOCQUE.

Directeur adjoint du Laboratoire de physique biologique du Collège de France.

Deux années après l'invention de l'analyse spectrale par Kirchoff et Bunsen, cette méthode nouvelle a été appliquée par Hoppe-Seyler à l'analyse du sang (en 1862). Ce fut une première étude d'anatomie générale. En effet, ce grand savant démontra dans le sang veineux la présence de deux matières colorantes, l'une la phlébine, l'autre l'artérine qui sont maintenant appelées l'hémoglobine réduite et l'oxyhémoglobine.

Des travaux importants se succédèrent bientôt, en Angleterre, en Allemagne et en France et déterminèrent, non seulement les caractères du pigment du sang, de ses dérivés, mais encore ceux de l'urine de la bile, des nombreuses humeurs colorées de l'économie, dans toute la série des animaux, apportant des notions précises qui ont projeté une vive lumière sur la composition, les transformations, les rapports réciproques des principes immédiats pigmentaires. En somme, ces applications de l'analyse spectrale, forment un ensemble de données que j'ai réunies sous le titre de Spectroscopie biologique dans le premier exposé général de cette partie de la Biologie qui comprend des chapitres nombreux et variés mais qui est plus particulièrement en rapport avec l'Anatomie générale et l'Histologie.

D'ailleurs le sang est en réalité plutôt un tissu qu'une simple humeur constituante, cette *chair coulante* de Borden, ce *milieu intérieur* de Claude Bernard sont considérés par les histologistes comme un tissu à substance fondamentale liquide, et dont les éléments cellulaires président aux échanges entre tous les autres éléments des tissus et le milieu extérieur. C'est pourquoi il a été le sujet des recherches les plus importantes et les plus répétées, qui ont eu pour résultat une transformation complète dans la connaissance de la matière colorante du sang. La constitution, le rôle, la fonction de l'hémoglobine, les phénomènes de réduction et d'échanges qu'elle présente dans l'intimité des tissus, sont déterminés avec une précision telle que leurs applications à la pathologie et à la thérapeutique aient pu être adoptées et utilisées dans la pratique médicale elle-même sous le nom de Méthode d'Hématospectroscopie.

Ces premières indications suffisent à démontrer que la spectroscopie biologique est une partie de la science définie et constituée.

quoiqu'elle ne soit pas encore l'objet d'un enseignement spécial, il est vrai de dire que l'introduction de la spectroscopie et en particulier de l'Hématospectroscopie dans les Travaux pratiques de diverses branches de l'enseignement, telles que la physique, la chimie, dans diverses facultés de médecine, en particulier à Paris, à Montpellier, à Bordeaux et dans d'autres Écoles de médecine, assure désormais la vulgarisation de l'analye spectrale parmi les jeunes médecins. C'est un progrès que nous sommes heureux d'avoir à constater.

La *microspectroscopie* comprend l'ensemble des procédés dans lesquels l'examen microscopique est associé à l'examen spectroscopique. Dans les premiers essais, on examina l'influence des diverses plages colorées du spectre sur les tissus et leurs éléments, mais actuellement, depuis l'emploi du spectroscope à vision directe comme oculaire du microscope, on étudie les tissus ou les organes ou du moins leur image grossie par la lentille objective, avec un oculaire renfermant un spectroscope. Les dispositifs employés dans ce but sont presque tous des dérivés du microspectroscope de Sorby-Brownig, plus ou moins perfectionné. Néanmoins, ainsi que je l'ai démontré, pour la plupart des recherches microspectroscopiques, un petit spectroscope à vision directe remplaçant l'oculaire du microscope, est suffisant pour ces études. En effet, par ce simple moyen, on peut constater les deux bandes de l'oxyhémoglobine dans trois globules rouges superposés, ce qui démontre la puissance colorante extrême de ce pigment aussi bien que la sensibilité exquise du moyen d'analyse.

L'examen microspectroscopique peut être pratiqué soit avec de forts grossissements, en particulier dans l'étude des pigments cellulaires, ou bien très avantageusement avec des grossissements moyens, comme dans les recherches sur les modifications du sang dans les organes des petits animaux, dans les capillaires de la patte de la grenouille. Enfin des grossissements plus faibles, la loupe même, sont fort utiles pour l'étude des animaux dans les classes les plus variées, par exemple le cœur de la grenouille, de la tortue et d'autres reptiles ou batraciens. C'est ainsi qu'on étudiera les phénomènes produits par la contraction des muscles, leur comparaison dans les muscles rouges et les muscles blancs du lapin. Tous les organes, la rétine même, peuvent être l'objet d'études spectroscopiques à l'état vivant, et conservés intacts ou simplement mis à nu, partout où le sang circule, et dans tous les tissus pigmentés le spectroscope a pu trouver des applications, qui se sont multipliées dans ces dernières années. On constatera aussi que l'on retrouve l'hémoglobine chez certains crustacés, dans les larves des chironomus, des néréides, des annélides de genre très divers, et les hémolymphes renferment aussi des pigments sur lesquels on peut étudier l'action de l'oxygène dans les organismes vivants. La Bactériologie et la Botanique nous offriraient également des résultats spectroscopiques importants pour l'étude de la chlorophylle et d'autres pigments dans les organismes végétaux.

Pour terminer, j'insisterai sur l'intérêt que présentent les études de microspectroscopie en cristallographie, pour ce qui concerne les cristaux des principes immédiats de l'organisme. Les caractères spectroscopiques facilitent et élucident la distinction des divers cristaux de l'hémoglobine et de ses dérivés, dont les caractères cristallographiques et les propriétés optiques sont fort complexes et même incomplètement établis jusqu'à présent.

Tel est l'ensemble des sujets d'observations qui constituent le vaste domaine que la spectroscopie occupe dès maintenant dans l'Anatomie générale.

DÉMONSTRATIONS

Outre les communications suivies de démonstrations, on a fait la série suivante de démonstrations embryologiques et histologiques :

M. Hénocque fait une démonstration pratique de *microspectroscopie*.

M. Henneguy montre des préparations relatives aux *sphères attractives*.

M. Fürst (de Lund) fait une démonstration sur *les formations annulaires des ganglions cérébraux et spinaux chez les embryons de poissons*.

M. Retterer montre des préparations relatives à la *transformation des cellules cartilagineuses en tissu médullaire*.

M. Henneguy fait une démontsration sur la *transformation du corps adipeux pendant les métamorphoses des insectes*.

M. Weidenreich (de Strasbourg) montre des préparations relatives à la *kératinisation de l'épiderme chez l'homme*.

MM. Laguesse et d'Hardiviller présentent un modèle en cire, reconstitution d'après coupes sériées, d'un *acinus pulmonaire de l'homme*.

TABLE ALPHABÉTIQUE

DE LA SECTION D'HISTOLOGIE ET D'EMBRYOLOGIE

B

C

D

E

F

G

H

J

L

SECTION DE PHYSIOLOGIE
PHYSIQUE ET CHIMIE BIOLOGIQUES

COMPTES RENDUS
publiés par E. GLEY

Comité de Publication :

A. DASTRE
Secrétaire général.

E. GLEY, G. WEISS
Secrétaires adjoints.

SECTION DE PHYSIOLOGIE
PHYSIQUE ET CHIMIE BIOLOGIQUES

COMITÉ D'ORGANISATION DE LA SECTION

Président : M. le Professeur CHAUVEAU.

Vice-présidents : MM. les Professeurs MAREY, Armand GAUTIER, d'ARSONVAL.

Secrétaire général : M. le Professeur DASTRE.

Secrétaires adjoints : MM. GLEY et WEISS.

Membres : MM. ABELOUS (Toulouse), ARLOING (Lyon), CHARPENTIER (Nancy), R. DUBOIS (Lyon), François-FRANCK, GARNIER (Nancy), GRÉHANT, HANRIOT, HÉDON (Montpellier), HUGOUNENQ (Lyon), JOLYET (Bordeaux), KAUFMANN, LABORDE, LAGUESSE (Lille), LAMBLING (Lille), LAULANIÉ (Toulouse), LIVON (Marseille), E. MEYER (Nancy), J.-P. MORAT (Lyon), NICOLAS (Nancy), RICHET, WERTHEIMER (Lille).

VENDREDI 3 AOUT

(*Séance d'ouverture*)

A 9 heures du matin, dans l'amphithéâtre du laboratoire de physiologie de la Sorbonne, se sont réunis les membres de la Section de Physiologie.

ALLOCUTION

de M. le Professeur Chauveau.

Messieurs,

En ma qualité de président du Comité d'organisation de la Section de Physiologie du Congrès international de Médecine, j'ai pour premier devoir de vous souhaiter la bienvenue, et particulièrement à nos collègues étrangers, et de vous remercier d'avoir bien voulu vous rendre à notre invitation. Malgré l'existence du Congrès spécial international de Physiologie, le nombre est grand de nos collègues venus de l'étranger à l'occasion du XIIIe Congrès international de Médecine : nous leur en sommes très reconnaissants, et je les salue au nom de tous leurs confrères français.

Nous allons maintenant commencer, sans plus tarder, nos travaux. De nombreuses communications sont à l'ordre du jour de cette séance et des suivantes: la plupart concernent d'importantes questions; j'espère qu'elles seront toutes intéressantes. Les moyens de démonstration, dans le laboratoire où M. Dastre nous donne l'hospitalité, ne feront défaut à personne.

Je vous invite, Messieurs, à désigner vos présidents de séance pour aujourd'hui, en les choisissant exclusivement parmi nos collègues étrangers, et je déclare ouverte la Section de Physiologie.

Présidence de M. le Professeur **HORBACZEVSKY** (de Prague).

THE FOOD REQUIREMENTS OF VARYING LABOUR

by James **CRAUFURD DUNLOP**, M. D., F. R. C. P.

Edinburgh.

All authorities are agreed that the more severe the labour, the greater is the food requirement of the workman, but at present the amount of the increase of food necessary to supply the wants of greater work is far from settled. To assist in the elucidation of this point I venture to describe some dietary studies which I have recently been able to make in the Scottish Prisons. For the purposes of dietary study probably no institutions are so well adapted as cellular prisons. The inmates are kept under constant observation, their food supply is very strictly limited and accurately divided, and their labour strictly fixed and insisted on. Many details of my prison studies have already been published in « Report on Prison Dietaries, » Parliamentary Report C 9514, 1899 [1] and in Further Report on Prison Dietaries published as on appendix to the Report of the Prison's (Scotland) Enquiry Committee, Parliamentary Report C 218, 1900.

Of the many dietary standards advanced during the last half century two deserve special consideration, and as these two differ very essentially, my object in this paper will be to criticise them and try to show which of them more nearly approaches correctness. The two standards I refer to are those of Voit [2] and of Atwater [3]. Voit's series

1. Also published in *Laboratory Reports of the Royal College of Physicians*, Edinburgh. Vol. VII, 1900.
2. Voit. *Hermann's Handbook*. Bd VI. 1881.
3. Atwater. U. S. Department of Agriculture, Office of Experimental Stations, *Bulletin*, 21, 1895.

of standards was founded on studies made by himself and others. It was formulated fully 25 years ago, and has since then been adopted, either entirely or with very slight modification, in all text books, its accuracy has until now never been seriously questioned. Atwater's series of standards, which he has only announced tentatively, is like Voit's series, the outcome of original work. It was found on the results obtained from a long and trustworthy series of dietary studies conducted by him and his fellow workers in America. The differences between Voit's and Atwater's standards are shown in Table I. In it the dietaries are for simplicity expressed as to their proteid and energy values only, a method adopted by Atwater. The energy values of Voit's diets are calculated by Rubner's formulæ.

Table I, Comparing Standards of Voit and Atwater.

DIETS	VOIT		ATWATER	
	PROTEID GRAMMES	ENERGY VALUE CALORIES	PROTEID GRAMMES	ENERGY VALUE CALORIES
Rest.	85	1860	100	2700
Light Labour . .	100	2570-2770	112	3000
Moderate	118	3055	125	3500
Severe.	145	3370	150	4500

(Light labour standard is not given by Voit. The figures quoted are from Munk & Uffelmann's Text book, page 208. They are founded on the observations of Voit and his fellow workers.) In the Table, the essential differences between these two series of standards will be seen. Atwater considers a much larger amount of food necessary for an idle man, 50 per cent, than Voit does, and Atwater considers that larger increments are necessary as the severity of the labour increases than Voit. Voit's severe labour diet is only 26 per cent more than his light labour diet. Atwater's is 50 per cent more than his light labour diet.

One great difficulty in discussing the food of varying labour is to classify labour with any exactitude. This difficulty is thoroughly appreciated by Atwater. In pointing out the difference betwen his standards and Voit's, he states that the more generous American diet may be due to the « scale of living or standard of life » being higher there than in Europe[1]. In stating that, he implies that the American

1. U. S. Board of Agriculture. Office of Experimental Stations. *Bulletin*. 21. p. 211.

conception of moderate labour is more than the European conception. Whether this is so or not it is impossible to say exactly. We are unpossessed not only of estimations of the work done by an average labourer, but also of means to accurately classify labour. In view of this difficulty, a classification of prison labour into light, moderate, and severe, cannot be made dogmatically, but I am of opinion that the labour of the Scottish Prisons can be classified as light and moderate labour, and my reasons for this opinion is as follows:

I. The work exacted from the ordinary prisoner may be considered as light, because:

(1) Most of it is sedentary, much of the prison work consists in teasing rope and oakum, in mat making and other work which does not entail severe bodily exercise.

(2) The ordinary prisoner spends more of his time resting in bed than an ordinary labourer. His night's rest in bed is 10 hours. The free labourers is about 7 hours.

(3) The most severe task exacted from them, stonebreaking, is very much less than a day's work of a free labourer at the same employment. A free labourer breaks 40 to 60 cubic feet of stone daily; an ordinary prisoner from 10 to 17 cubic feet.

(4) Prisoners in conversation have practically unanimously told me that their prison work is not so severe as the labour they performed when free. Dock labourers, miners, seafaring men, and many others have all told me this.

II. The work exacted from convicts may be taken as moderate labour because:

(1) Their day's work is short, never exceeding 8 hours a day.

(2) Their rest is long. They spend about nine hours out of the twenty-four in bed.

(3) Their stonebreaking task, 27 cubic feet, is much less than that of a free labourer — 40 to 60 cubic feet.

Voit describes moderate labour as equivalent to 9 to 10 hours a day of the work of a man in condition employed as a builder, carpenter or soldier. Compared to that description the work of the convict cannot be considered as more than moderate labour, and the work of the ordinary prisoners, being less than that of the convict, as light labour.

For each form of labour I have been able to study the sufficiency of a series of diets of varying value. I shall describe each separately.

Light Labour Diets.

In the Scottish Prisons at the time of my dietary studies, there were in use four diets for ordinary prisoners, i. e., for prisoners doing what is essentially light labour. These four diets were styled Rates I, II, III and IV. The energy value of these diets were 1718, 2100, 2715, and 3115 Calories. The sufficiency of Rate I, 1718 Calories, was not tested; it was never given for more than three days, and consequently there was no opportunity for making satisfactory observations. The sufficiency of Rates II, III, and IV was studied. Rate II was the regulation diet of prisoners with sentences of less than one month; Rate III for prisoners with sentences of less than four months, and Rate IV for prisoners whose sentences were more than four months. Two years in Scotland is the maximum sentence of ordinary imprisonment, and consequently it was the longest period during which a prisoner was dieted on Rate IV.

The composition of the diets was determined by analysis: details are given in « Report on Prison Dietaries ».[1] Rates II, III, and IV all consist of an allowance of porridge and butter milk night and morning and at midday an allowance of broth and bread, or potato and bread, or in some instances fish and bread. Their composition is shown in Table 2.

Table 2 showing composition of Prison Light Labour Diets.

	PROTEID GRAMMES	FAT GRAMMES	CARBOHYDRATE GRAMMES	ENERGY VALUE CALORIES
Rate I	59.5	8.9	339.5	1718
Rate II.	91.5	25.5	362.5	2100
Rate III	117.8	32.8	470.5	2715
Rate IV	154.6	33.5	535.5	3115
Voit's Light Labour[1] See table I	(100)	(56)	(400-450)	(2570-2770)
Atwaters do.	112			3000

In Table 2 it will be seen that of four diets one only, Rate IV, fulfils the requirements of Atwater's standard, while two of them, Rates III and IV, fulfil the requirements of Voit's standard, allowing that Munk and Uffelmann's estimate fairly represents Voit's finding. The observations on Rates II, III, and IV, will be stated separately.

Rate II. — 2100 *Calories*. The sufficiency of this diet was tested in two ways, by metabolic observation, and by weight records.

1. *Loc. cit.*, p. 20 to 42.

Metabolic Observation. These were made on two prisoners « A » and « B ». The duration of observations were in both cases five days. The results of the observations are shown in Table 3 : in it the figures represent the average amount per diem [1].

Table 3. Metabolic studies with Rate II Diet 2100 Calories.

	URINE		FAECES NITROGEN GRMS.	TOTAL EXCRETED NITROGEN GRMS.	NITROGEN INTAKE GRMS.	NITROGEN BALANCE
	QUANTITY C. C.	NITROGEN GRMS.				
A.	4955	13.87	2.46	16.33	14.81	— 1.52
B.	2955	12.69	1.55	14.22	14.81	+ 0.59
Average	3955	13.28	2.00	15.28	14.81	— 0.47

It will be seen in Table 3 that of the two prisoners observed, the one lost nitrogen at the rate of 1gr 52 per diem : the weight of that man when received in prison was 67 kilogrammes. He was losing weight at the rate of nearly 2 kilogrammes per week. The other prisoner, « B », was practically in nitrogenous balance. He was a small man, weighing 57 kilogrammes. He had maintained his weight for the fourteen days that elapsed from his reception to the end of the observation period. From the observation on « A » and from the average of « A » and « B » there is evidence that Rate II, 2100 Calories, is insufficient to keep a lightly worked man of average size in nitrogenous equilibrium.

Weight Records. A scrutiny of the weight records of prisoners dieted on Rate II — 2100 Calories fully corroborated the result got from the metabolic observations. The average sized prisoners doing light work, if restricted to the diet for more than fourteen days almost invariably lost weight. From my own observations of 48 prisoners restricted to this diet for from three to four weeks I found 44,92 per cent. to lose weight to an average of nearly 2 kilogrammes[2]. Even that statement does not show the true loss of weight. Observation has shown that there is almost invariable gain of weight during the first three days of imprisonment, the gain amounting on an average to 1.5 kilogrammes[3] ; if that is calculated for, then the loss of weight

1. Full details of these and following metabolic studies in Report on Prison Dietaries, pages 46-53.
2. Report, p. 53.
3. Report, p. 56 and Further Report, p. 42.

appears to be universal and to amount on an average to about 5.5 kilogrammes. The initial rise of weight in prison may be attributed to the sedentary life limiting the sensible perspiration of the prisoner, this tending to produce an accumulation of water in the system, and thus producing an apparent increase of weight.

The two modes of study, metabolic observations and weight tests, corroborated each other, and showed that a diet containing 91.5 grammes of proteid, and having an energy value of 2100 Calories was insufficient to meet the requirements of a man doing light labour.

Rate III. — *2715 Calories.* The sufficiency of this diet was tested in the same two ways.

Metabolic Observations. These were made on three prisoners « C », « D », and « E ». « C » was observed four days, « D » and « E » were both observed six days. The results are shown in Table 4.

Table 4. Metabolic studies with Rate III Diet — 2715 Calories — Average per diem.

	URINE		FAECES NITROGEN GRMS.	TOTAL EXCRETED NITROGEN GRMS.	TOTAL NITROGEN INTAKE GRMS.	NITROGEN BALANCE
	QUANTITY C. C.	NITROGEN GRMS.				
C.	5162	14.89	5.81	18.70	19.55	+ 0.85
D.	5671	17.76	5.14	20.90	19.50	— 1.60
E.	5426	16.25	5.24	19.47	19.50	— 0.17
Average	5420	16.29	5.40	19.69	19.58	— 0.51

These metabolic observations show in one case out of three observed, a decided negative balance, in one case a small positive balance, in the third nitrogenous equilibrium. The average of all three observations shows a small negative balance and thus shows that the diet was insufficient. All these sets of observations were made on prisoners of small size. « C » weighed 55 kilogrammes; « D » 57 kilogrammes, and « E » 55 kilogrammes, had the prisoners been of average size 67 kilogrammes, the results doubtless would have been more decided

Weight Records. With this diet a scrutiny of the weight records gave results which corroborated those obtained from metabolic observation. It was found that, excluding very small men, less than 56 kilogrammes in weight, that nearly 70 per cent of the prisoners lost weight when restricted to this diet. If allowance is made for the initial rise after reception already referred to, then 85 per cent of all the prisoners, small men included, lost weight to an average of 2.4 kilogrammes[1]. In Table 5 is shown a resume of the observations of the effect of Rate III diet on prisoners of different weight. In that Table no allowance is made for the initial rise after reception.

Table 5. Weights of prisoners receiving Rate III — 2715 Calories.

WEIGHT OF PRISONERS	NUMBER OBSERVED	NUMBER LOSING	PER CENT LOSING	AVERAGE LOSS BY LOSERS KGRAMS.
Under 56 Kgrams (9 stone)	27	3	11	0.7
Between 62-68.5 Kgr. (10-11 stone) . . .	43	27	63	1.7
Over 75 Kgrams. (12 stone)	7	5	70	2·2

The marked difference found between the weight records of the average and large men and the weight of small men, is good proof that Rate III diet — 2715 Calories — is insufficient for both average and large prisoners.

Rate IV — 3115 *Calories.*

The same two methods of observation were employed, metabolic observations and scrutiny of weight records.

Metabolic Observations. These were made on three prisoners, « F », « G », and « H ». « F » was observed for 3 days; « G » and « H » both for seven days. The results of the observations are shown in Table 6.

Table 6. Metabolic observations with Rate IV Diet — 3115 Calories.

	URINE		FÆCES NITROGEN GRMS.	TOTAL EXCRETED NITROGEN GRMS.	NITROGEN OF INTAKE GRMS.	NITROGEN BALANCE GRMS.
	QUANTITY C. C.	NITROGEN GRMS.				
F.	3470	16.82	4.93	21.75	22.65	+ 0.90
G.	3887	18.89	3.72	22.61	22.26	— 0.35
H.	3532	18.20	4.81	23.07	22.26	— 0.81
Average . .	3630	17.97	4.51	22.48	22.39	— 0.09

1. Report, pp. 56 and 57.

It will be observed in this Table that of the three observed one, « F » was retaining nitrogen, a second, « G » was practically in nitrogenous equilibrium, while the third, « H », was losing a small quantity of nitrogen daily. The weight records of these three prisoners showed that « F » was gaining slightly in weight during the period of observation, that « G » was maintaining his weight, and that « H » lost some weight, 45 kilogrammes, during the period. With the prisoners dieted by Rate IV no serious negative balance such as observed with those dieted by Rates II and III was observed. From these metabolic observations it appeared that Rate IV was sufficient to nourish the ordinary prisoner.

Weight Records. With this as with the previous two diets, a scrutiny of the weight records corroborated the results obtained from metabolic observation, for it was found that with this diet, — 3115Calories — all except the largest prisoners maintained their weight. The result of the scrutiny is shown in Table 7, in it, as in Table 5, prisoners whose weights were intermediate to the weight named were omitted.

Table 7. Weight records with Rate IV Diet — 3115 Calories.

WEIGHT OF PRISONERS	NUMBER OBSERVED	NUMBER LOSING	PER CENT LOSING	AVERAGE LOSS BY LOSERS
Under 56 Kgrams. (under 9 stone). .	29	3	10	2.6
Between 56-68.5 Kg. (10-11 stone) . . .	33	5	15	2.6
Over 75 Kgr. (over 12 stone).	1	5	10	6.2

Conclusions regarding light labour diets.

A comparison of the results obtained from the study of the three diets is shown in Table 8. In that Table the weight records of prisoners of average weight, i.e., 56-68.5 kilogrammes, only are included.

Table 8. Light Labour Diets.

DIET	CALORIES	NITROGEN BALANCE AVERAGE	WEIGHT RECORD PER CENT LOSING	CONCLUSION
II	2100	— 0.47	92	Insufficient.
III	2715	— 0.31	65	Id.
IV	3115	— 0.09	15	Id.

As stated in Table 8 only one of the three diets, the one with an energy value of 5115 Calories was found sufficient to properly nourish the average prisoner during light work. Consequently these prison studies have given results which corroborate the opinion of Atwater, that a diet worth at least 5000 Calories is necessary for light labour.

Moderate Labour Diets.

Three diets for prisoners doing moderate labour were observed. At the time I commenced my Studies a diet worth 5928 Calories was given, this was found to be wasteful, and another diet worth 5525 Calories was tried, this second diet was found insufficient, so a third diet worth 5707 Calories was tried. These three diets I shall refer to as A, B, and C. Three food values are given in Table 9 where also Voit's and Atwater's standards are for comparison included[1].

Table 9. Moderate Labour Diets.

DIET	PROTEID GRAMMES	FAT GRAMMES	CARBOHYDRATE GRAMMES	ENERGY VALUE CALORIES
Voit's Moderate Labour	118	6	500	5055
Voits Severe Labour.	145	100	450	5370
Atwater's Moderate Labour.	125	—	—	5500
Atwater's Severe Labour.	150	—	—	4500
Prison A.	179	54	654	5928
— B.	165	56	566	5517
— C.	175	57	602	5707

Three tests were used for ascertaining the sufficiency of the three A, B, and C, the weight records, on the amount of waste or return food, and the amount of complaining. The distance from the laboratory to the prison where these diets were in use was great, and prevented metabolic observation.

Tests of Sufficiency of Diet A. — 5928 Calories.

(1) Weight Records. The application of this test for the sufficiency of a diet with an energy value of 5928 Calories, demonstrated that with it the prisoners were receiving sufficient food, for the vast majority, even when restricted to it for years, maintained their body weight. Small fluctuations occurred both in the individual records, and in the average weight of groups of prisoners, but all the records

1. Details of diets in Report Page 101 and Further Report on Page 44.

were such as to show that the minority losing weight was as small as it reasonably could be expected to be[1].

(2) Complaints. While this diet of 5928 Calories was given, there were constantly some complaints, but these complaints were not of the nature to indicate insufficient feeding, but rather the reverse of that, for the principal faults found by the prisoners with the diet, were not they were not getting sufficient, but that the food was not good enough. They complained of the less savoury dinners, they did not appreciate a suet pudding dinner, nor a fish dinner, nor a dinner of broth and bread. These dinners were at all events wholesome, though perhaps not very savoury, so that the deduction to be got from the complaints was that the prisoners were receiving more food than they required, and had not relish for all their meals.

(3) Waste. With this large diet a very considerable waste occurred, and as might be expected, the waste or returned food consisted almost entirely of the less savoury articles of diet. The waste of porridge and bread was considerable, that of suet pudding, of fish and of broth large (20-25), while that of fish soup was very large, fully half of the issue. This examination fully corroborated the conclusion derived from the consideration of the nature of the complaints that the prisoners were not only receiving sufficient food, but were receiving more food than they required.

Tests of the sufficiency of Diet B. — 5517 Calories.

(1) Weight record. The record of weights during the two months' trial of this diet showed a great difference from what had been the case, for instead of the great majority of the prisoners maintaining their weight, a very large proportion of them were found losing weight, in fact, no less than 82 per cent of the prisoners of average size at so called hard labour, distinctly lost weight during that time. Such a record as that was by itself strong evidence that the diet was insufficient.

(2) Complaints. The complaints during the trial of this smaller diet were very different from what they were with the original larger diet. They were both much more numerous and of a very different character. They were being made by the prisoners daily, they were of a pitiable description, not complaining of the quality of the food as had formerly been the case, but complaining of symptoms of want of food, of genuine underfeeding, feeling faint when at work, no energy, and sleeplessness at night. The complaints were undoubtedly genuine. They also were a proof that the diet was insufficient.

1. See Report quoted, pages 92-96.

(3) Waste. The record of waste during this test shows that the excessive waste which was found with Diet A. was completely abolished, and that the waste was reduced to very small proportions, as small as could reasonably be expected, for the largest remaining waste, that of porridge, amounted only to about 5 per cent of the issues.

Tests for the sufficiency of Diet C. — 3707 Calories.

(1) Weight. The record of the prisoners weights during the trial of this diet was very different from what it was during the trial of Diet B, for instead of there being 82 per cent of the prisoners at hard labour losing weight, only 24 per cent did, the great majority, 76 per cent, maintaining or increasing their weight. The weight test for the sufficiency of Diet B. with its 3317 Calories was unsatisfactory, but the weight test of Diet C. with its 3707 Calories was most satisfactory and afforded strong evidence of its sufficiency.

(2) Complaints. Again in this instance, the amount of genuine complaining was parallel with the weight record, for with improving weight records the complaints of insufficient feeding practically entirely stopped. During the trial of Diet B. the record of complaints showed that some hundreds had been made, during a corresponding period of the use of Diet C., hardly a complaint with any semblance to genuineness was made.

(3) Waste. The waste with this diet may be described as no more than it was with the smaller diet, and much less than with the larger, the original diet. In the following Table is shown a resume of the more important wastes found during the dietary trials: it will be seen how great the difference is between the waste from Diet A. and from Diets B and C.

Table 10. Showing wastes from moderate labour dietaries. Quantities expressed as per cent of issues.

	DIET A WASTE	DIET B WASTE	DIET C WASTE
Porridge	12	5.7	4.8
Bread	4 / 10 (1)	3.5	3.7
Fish	20	—	—
Beef	?	0.5	1
Fish Soup	50	—	—
Sunday Soup	25	0.5	0.4
Potato	?	2	7
Cabbage	—	5	8

(1) On days when 10 per cent bread was wasted, the issues were larger than when 4 per cent was wasted.

(2) Larger waste to be ascribed to falling off in quality of vegetable due to lateness in season.

Conclusions regarding Moderate Labour Diets.

From the observations on the sufficiency of these three diets for moderate labour it may be concluded, that a diet of 5500 Calories was insufficient, one of 5900 was excessive, while one worth 5700 was sufficient, but not excessive. In Table II a comparison of these observations and conclusions is shown.

Table II. Showing tests of moderate labour diets.

ENERGY VALUE OF DIETS	WEIGHT RECORDS PER CENT LOSING	COMPLAINTS	WASTE	CONCLUSIONS
5517	82	Many of quantity. .	Small.	Insufficient.
5707	25	None.	Small.	Sufficient.
5928	25	Some of quality . .	Excessive.	Excessive.

Applying these conclusions to the question enunciated earlier, viz., which of the two standards, Voit's or Atwater's, is more correct, the answer here, as with the diet for light labour, is strongly in favour of Atwater's standard, as it appears that the more generous diet allowed by him for moderate labour is not excessive. In these prison studies, large numbers of men were observed, three diets of slightly varying value but of very similar composition were given, and the results obtained were very marked. The diet worth 5500 Calories was insufficient, and from that it follows that a diet of 5055 Calories, Voit's standard, would be far less than sufficiency.

It might be urged that these studies contradict Atwater's standard. He states 5500 Calories as sufficient food for moderate labour, these prison studies show that for convict labour 5500 was insufficient, while 5700 was necessary. But this I consider does not amount to a contradiction because the term moderate or middle labour is ambiguous. I have stated my reasons for considering convict labour to be moderate, but I fully allow that moderate labour is not a fixed quantity, and that consequently some latitude should be made as to the standard, and if that is done, then both Atwater's standard, and the more generous addition of food allowed by him for increasingly severe labour, may be considered as correct.

Allowing the ambiguity of the term moderate labour and allowing that a latitude of standard to meet that ambiguity, two questions arise, the first whether there is a definite food requirement for a definite amount of work, the second whether it would be right to fix diet for moderate labour from standards.

An answer to the first of the questions is obtainable from these prison studies. The observations were made on large numbers and were arranged so that individuals of exceptional requirements were excluded, by such individuals I refer to those of exceptional size, and those losing weight from well defined reasons such as dietary punishment and illness. The result of the observations were most striking, the difference between diets B and C was a daily allowance of 74 grammes of bread, 190 Calories, while the result of the small change was practically universal. This result clearly implies that all average men doing the same amount of work require the same amount of food, that individual variation is very small, and that there does exist a common food requirement.

The other question can also be answered from my prison studies. These studies have throughout corroborated Atwater's standards, but the mistake of attempting to fix a diet arbitrarily from a standard was made very evident by the trial of Diet B. The labour was essentially moderate, the diet fulfilled the apparent conditions of Atwater's standards and yet it was insufficient to properly nourish the men. The fixation of a proper diet for labour from standards is I consider at present impossible, and is so because we are unable to estimate the severity of the labour. My opinion is that with our present knowledge of dietetics the only way of satisfactorily adjusting diet is by direct observation.

It may be accepted that an average man at light labour requires a diet of 3100 Calories, that if the labour is more than light he requires more food, that the increments to meet the wants of moderate labour may amount to about 20 per cent. and that those for severe labour perhaps to 50 per cent of the light labour diet (Atwater). But, accepting these figures as correct we are still unable to adjust a diet to meet the requirements of moderate or severe labour from standards, because we are unable to estimate with even approximate accuracy the severity of labour tasks.

SUR LA FORMATION DE LA CYSTINE PAR DÉDOUBLEMENT DES MATIÈRES PROTÉIQUES

par M. le Professeur K. A. H. MÖRNER.

(de Stockholm)

J'ai publié, il y a un an, des expériences dans lesquelles j'ai obtenu de la cystine dans le dédoublement de la corne de bœuf par l'action de l'acide chlorhydrique. La cystine, précipitée par neutralisation, a été séparée de la tyrosine au moyen d'une cristallisation fractionnée dont j'ai déjà indiqué les principes.

De la substance de la corne, j'ai tiré de la cystine typique, cristallisée en tables hexagonales, parfaitement identique à la cystine des urines.

Outre cette cystine typique, j'ai trouvé et décrit une cystine cristallisant en aiguilles semblables à celles de la tyrosine. La différence essentielle entre cette cystine et la cystine typique se trouve dans l'action sur la lumière polarisée. La cystine typique, en solution chlorhydrique, possède une action rotatoire de 223 à 224 degrés vers la gauche. La cystine en aiguilles présente une action variable, plus faible, parfois presque nulle vers la gauche; j'ai vu même une déviation vers la droite.

Il est très vraisemblable que la cystine en aiguilles consiste en cystine typique lévogyre, combinée ou mêlée à de la cystine dextrogyre qui n'a pas encore été isolée.

J'ai principalement trouvé de la cystine en aiguilles quand le chauffage de la solution chlorhydrique de la corne a été prolongé. La quantité totale de cystine était alors à son maximum.

Ayant retiré de la cystine de la corne de bœuf, j'en ai cherché, par le même procédé, dans d'autres substances du groupe dit de la kératine, savoir la membrane coquillière de l'œuf et la substance des cheveux de l'homme. De toutes deux j'ai obtenu de la cystine pure sans que la tyrosine ait aucunement empêché la préparation. L'identité de la cystine a été vérifiée par des réactions et par l'analyse. Les cheveux m'ont donné aussi bien de la cystine typique que de la cystine cristallisée en aiguilles et en d'autres formes.

De toutes les substances explorées, celle des cheveux de l'homme s'est montrée la plus avantageuse pour la préparation de la cystine.

La présence de la cystine dans les produits de dédoublement n'est cependant pas caractéristique pour la kératine. J'ai encore tiré de la cystine d'autres matières protéiques. Je signalerai spécialement l'albumine du sang de bœuf. Isolée de la globuline et de la mucoïde coagulée et bien lavée, cette albumine a fourni une assez grande quantité de cystine pure, montant jusqu'à plus d'une partie pour cent de la substance. La cystine cristallisait en tables hexagonales typiques, dont j'ai constaté l'identité par le dosage du soufre.

Un grand nombre de matières protéiques cèdent une partie de leur soufre quand on les chauffe avec de la potasse et de l'acétate de plomb; il se forme alors un précipité de sulfure de plomb. On a présumé que l'autre partie du soufre, restée en solution, est liée à l'oxygène. Par cette raison, on a parlé de soufre non oxydé et de soufre oxydé des matières protéiques, ou, comme on l'a dit aussi, de soufre en combinaison lâche et en combinaison fixe.

Les expériences suivantes sur la quantité de cystine comparée au contenu de soufre des matières protéiques offrent assez d'intérêt.

J'ai essayé de doser la quantité de cystine sur la base du procédé adopté par moi pour préparer cette substance.

La matière, mêlée de deux parts et demie d'acide chlorhydrique pur et d'eau, a été chauffée continuellement à 90 degrés environ du thermomètre centigrade jusqu'à ce que le sulfate de cuivre et la potasse n'aient plus donné de couleur violette dans un échantillon du liquide, ce qui a duré une semaine environ. Le liquide filtré, chauffé sur un bain-marie, a été autant que possible concentré par la distillation dans le vide. Le résidu gélatineux a été dissous par de l'eau. L'acide sulfurique présent a été précipité par du chlorure de baryum. Le liquide, filtré et concentré par la distillation dans le vide, a été dilué dans de l'alcool jusqu'à ce que le contenu s'en soit élevé à 60 pour 100, et neutralisé en ajoutant de l'hydroxyde de soude pur en solution aqueuse à 20 pour 100, diluée par un volume égal d'alcool; enfin, le liquide a été légèrement acidulé par de l'acide acétique.

Si la concentration de la solution alcoolique est convenable, le précipité consiste presque en entier en tyrosine et en cystine libre d'autres substances sulfurées, et assez libre des acides monamidiques.

Le précipité a été recueilli sur un filtre à pression et lavé avec un mélange d'alcool et d'eau à des volumes égaux. Le soufre du précipité a été dosé, et la quantité de la cystine correspondante calculée.

Ce dosage de la cystine ne doit pas être regardé comme précis. J'ai néanmoins pu constater la valeur de la méthode en comparant le résultat avec la quantité de cystine isolée et décolorée que j'ai pu tirer de la même matière, et dont j'ai contrôlé la pureté par un dosage du soufre et même de l'azote.

Dans la substance de la corne de bœuf, la méthode susdite a indiqué 6 et 8 dixièmes de cystine pour 100 parties de substance. De la même substance, j'ai pu tirer jusqu'à 6 parties de cystine isolée pure sur 100 parties de substance.

Dans la substance des cheveux de l'homme, le dosage d'après ladite méthode a indiqué 12 et 6 dixièmes de cystine sur 100 parties de la substance. De la même substance j'ai pu tirer, une fois 11 et 1 dixième, une autre fois plus de 11 et 5 dixièmes de cystine pure sur 100 parties de la substance.

En prenant en ligne de compte les pertes appréciables dans la préparation de la cystine pure et isolée, je pense que les résultats concordent bien entre eux. J'en conclus que le résultat donné par la méthode n'est pas trop élevé; je le crois même peut-être trop bas, ce qui est vraisemblable par les raisons suivantes :

Il m'est impossible d'affirmer que la précipitation de la cystine soit totale; une partie en peut rester dans le liquide. D'autres causes de perte sont également possibles.

La durée du chauffage a une grande importance, et il est impossible de choisir exactement la plus convenable. Comme le montre l'exemple suivant, un chauffage trop court donne trop peu de soufre dans le précipité de cystine :

Pour 100 parties de corne de bœuf, j'ai trouvé dans le précipité de cystine les quantités de soufre suivantes :

Après un chauffage de 46 heures.	0.04
— 96 —	0.76
187 —	1.82

Si la durée du chauffage est trop longue, on risque d'un autre côté une perte de cystine.

J'estime par suite que la quantité de cystine indiquée par la méthode est une limite inférieure.

Voici les résultats de ces expériences sur la substance de la membrane coquillière de l'œuf, celle de la corne de bœuf, et celle des cheveux de l'homme.

Une petite quantité du soufre de toutes ces substances a donné de l'acide sulfurique. L'acide sulfurique trouvé ne dérive ni des cendres, ni de l'acide chlorhydrique, ni de la soude employés. Il est possible que cet acide indique la présence, en petite quantité, d'une matière où l'acide sulfurique entre dans une combinaison éthérique. Quoi qu'il en soit, cette fraction du soufre a peu d'importance dans ces cas.

Une grande partie du soufre se trouve dans la cystine précipitée. Comme je l'ai déjà dit, il est possible qu'il y ait plus de cystine (non précipitée) que la méthode adoptée ne l'indique. Toutefois les quantités de cystine déterminées sont grandes. La cystine entre à raison de 6 pour 100 dans la substance de la membrane coquillière, de 6,8 pour 100 dans celle de la corne, et de 12,6 pour 100 dans celle des cheveux de l'homme.

La cystine semble se former directement par le dédoublement des substances, sans être synthétisée de la cystéine. Cette dernière, dont la molécule est une moitié de celle de la cystine, je ne l'ai trouvée qu'à un chauffage très prolongé et alors en petite quantité, formée, je le pense, de la cystine par désoxydation et dédoublement. Il semblerait par conséquent que la cystine même, avec ses deux atomes de soufre, entre dans la molécule de ces matières protéiques.

En présence de cette grande quantité de cystine, on est par conséquent autorisé à dire que la cystine joue un rôle important dans la structure des substances mentionnées, ce que l'on a ignoré jusqu'ici.

Dans le liquide filtré du précipité de la cystine, j'ai trouvé une quantité assez considérable de soufre que l'on peut, à l'aide de la lessive de soude, dégager à l'état de sulfure. Je n'ose pas me prononcer sur la nature de la substance dans laquelle se trouve ce soufre ni sur les relations de ce corps avec la cystine.

Un résultat intéressant concerne le soufre dit oxydé. En chauffant la cystine isolée avec de la lessive de soude et de l'acétate de plomb, on ne peut enlever qu'une partie du soufre à l'état de sulfure, fait depuis longtemps connu. Il en est de même pour le soufre de la cystine combinée dans ces substances. Le soufre de la cystine précipitée, plus le soufre qu'il est possible de dégager à l'état de sulfure du liquide filtré, s'élèvent à une valeur supérieure à celle que donne le dosage direct du soufre dégageable par ce procédé des substances mentionnées.

Pour la substance de la membrane coquillière, on obtient la valeur de 2 et 75, contre 2 et 47 ; pour la substance de la corne, la valeur de 2 et 87, contre 2 et 52 ; pour la substance des cheveux de l'homme, la valeur de 4 et 55, contre 4 et 16.

On peut en conclure qu'une partie du soufre qu'on a dit « oxydé » se trouve dans la cystine dont le soufre n'est point oxydé.

Substance de la membrane coquillière de l'œuf.

Ca O (cendres = O. 07 p. c.)	O. 005 p. c.
Soufre total (d'après Fleitmann). S.	4 15 p. c.

Soufre, dégagé à l'état de sulfure. S. 2 46 / 2 48 (Parties p. cent de la substance) 2 47 p. c.
1° Soufre, dégagé à l'état d'acide sulfurique. S. 0 18 p. c.
2° — — de cystine. 1 61 p. c.
(La cystine corr sp ndante = 6 04).
3° Soufre, dégagé à l'état de sulfure dans le liquide filtré de 2°. — — 1 14 p. c.
(2° plus 3° = 2 75).

Substance de la corne de bœuf.

Ca O (cendres 0, 25 p. c.). 0, 01 p. c.
Soufre total. S. 3 42 / 3 37 3 40 p. c.
Soufre, dégagé à l'état de sulfure. S. 2 55 / 2 51 (Parties p. cent de la substance.) 2 52 p. c.
1° Soufre, dégagé à l'état d'acide sulfurique, S. 0 16 p. c.
2° — — de cystine, — 1 82 p. c.
(La cystine correspondante = 6 8).
3° Soufre, dégagé à l'état de sulfure dans le liquide filtré de 2°. S. 1 05
(2° plus 3° = 2 87).
4° Soufre total dans le même liquide. S. 1 54 p. c.
Soufre 3 52 p. c.

Substance des cheveux de l'homme.

Ca O des cendres. 0, 009 p. c.
Soufre total, S. 5 26 p. c.
Soufre, dégagé à l'état de sulfure, S. 4 16 p. c.
Parties pour cent de la substance :
1° Soufre, dégagé à l'état d'acide sulfurique. S. 0 11 p. c.
2° — — de cystine, 3 36 p. c.
(La cystine correspondante = 12 6).
3° Soufre, dégagé à l'état de sulfure dans le liquide de 2°. S. 1 19 p. c.
(2° plus 3° = 4 55).

1° MODIFICATIONS DANS L'ABSORPTION DE L'OXYDE DE CARBONE SUIVANT LES ESPÈCES ANIMALES.
2° EMPLOI DU GRISOUMÈTRE DANS LES RECHERCHES PHYSIOLOGIQUES.
3° DOSAGE DE L'ALCOOL DANS LE SANG, DANS L'ALCOOLISME AIGU

par M. le Professeur **GRÉHANT**,
de Paris.

1° Pour placer des animaux d'emblée dans une atmosphère d'air contenant un centième d'oxyde de carbone, j'introduis des animaux, un coq et un cobaye, dans une cloche tubulée de 50 litres, pleine d'air, reposant dans un récipient de fer étamé contenant de l'eau. La tubulure de la cloche est fermée par un bouchon de caoutchouc à deux trous pourvus de tubes de verre, de caoutchouc et de pinces. J'aspire dans la grande cloche, à l'aide d'une petite cloche tubulée pleine d'eau, un litre d'air, puis j'introduis dans 48 litres d'air environ, 480 centimètres cubes d'oxyde de carbone pur, ce qui donne un mélange à 1 pour 100; j'ai soin de faire tra verser la cloche par un mélange semblable préparé à l'avance dans un gazomètre du docteur de Saint-Martin.

L'oiseau est pris de convulsions violentes et meurt en 5 minutes; le cobaye résiste pendant 1 heure 24 minutes.

Voici un tableau qui indique au bout de combien de temps meurent divers animaux dans un mélange à 1 pour 100 d'oxyde de carbone :

Coq	5 minutes.
Pigeon	5 m. 50 s.
Rat	10 minutes.
Chat	15 —
Souris blanche	20 —
Chien	22 —
Lapin	1 h. 7 m.
Autre cobaye	1 h. 26 m.

2° Je fais projeter devant vous le grisoumètre qui m'a permis de doser exactement l'oxyde de carbone dans le sang d'un animal (chien), qui a respiré pendant une demi-heure, un mélange titré d'oxyde de carbone et d'air.

Projection de la courbe obtenue pour des mélanges compris entre un millième et un dix-millième.

Le même instrument, eudiomètre sensibilisé, m'a fait découvrir dans le sang une trace de gaz combustible.

Tout récemment, j'ai démontré dans une expérience de laboratoire que des mélanges explosifs de grisou ou de formène et d'air engendrent de l'oxyde de carbone, fait qui a été reconnu par M. le professeur Haldane, dans le sang des victimes d'une terrible explosion de grisou survenue à Tylorstown : cinquante-deux victimes ont succombé à l'empoisonnement par l'oxyde de carbone contenu dans l'*after-damp*, gaz résultant des explosions.

5° En utilisant le procédé au bichromate de potasse que mon élève et préparateur M. Nicloux a rendu quantitatif et qu'il va démontrer dans quelques instants, j'ai dosé l'alcool dans le sang avec une grande exactitude, après avoir injecté chez un animal (chien) dans l'estomac des doses bien déterminées d'alcool à 10 degrés.

Je fais projeter sur l'écran les résultats que j'ai obtenus : pour 5 centimètres cubes d'alcool absolu ou 50 centimètres cubes d'alcool à 10 degrés par kilogramme du poids de l'animal, on trouve que, pendant des heures, la proportion de l'alcool dans le sang reste constante, comme l'indique le long plateau de la courbe ; on voit que dans 100 centimètres cubes de sang, les dixièmes de centimètre cube d'alcool sont représentés à peu près par le même chiffre que les centimètres cubes d'alcool absolu injectés dans l'estomac.

M. Nicloux va faire fonctionner devant vous mon appareil à distillation du sang dans le vide de la pompe à mercure et faire le dosage de l'alcool dans le sang d'un cobaye qui a reçu de l'alcool dans l'estomac.

PASSAGE DE L'ALCOOL DE LA MÈRE AU FŒTUS. DOSAGE DE L'ALCOOL DANS LE SANG DE LA MÈRE ET DANS LE SANG DU FŒTUS

par M. Maurice NICLOUX.

Préparateur du Laboratoire de Physiologie générale du Muséum d'Histoire naturelle.

L'expérience suivante a été faite devant les membres de la Section de Physiologie.

Une cobaye femelle pleine a reçu en injection stomacale de l'alcool à 10 pour 100 à raison de 5 centimètres cubes d'alcool absolu par kilogramme du poids de l'animal; une heure et demie après la fin de l'injection. l'animal est sacrifié par section de la tête: on recueille le sang carotidien. On en distille 10 centimètres cubes dans le vide, au moyen de l'appareil distillatoire de M. le professeur Gréhant. On recueille le distillatum.

D'autre part l'utérus est ouvert. les fœtus sont sacrifiés par décapitation, on recueille le sang (5 centimètres cubes) et comme précédemment on le distille dans le vide à 50°. On recueille le distillatum.

L'alcool contenu dans les deux liquides provenant de la distillation du sang est dosé par mon procédé.

Le principe de la méthode de dosage consiste dans l'oxydation de l'alcool par le bichromate et l'acide sulfurique, le bichromate est réduit et passe à l'état de sulfate de sesquioxyde de chrome et un très petit excès de bichromate fait virer au vert jaune la couleur vert bleu du sel de chrome. En opérant sur 5 centimètres cubes le nombre de centimètres cubes de bichromate employé donne la quantité d'alcool en millièmes de centimètres cubes par centimètre cube de la solution à doser.

La méthode est par conséquent essentiellement volumétrique.

L'analyse des deux échantillons de sang a fourni les résultats suivants :

Alcool pour 100 c. c. du sang de la mère	0.52
— — — du fœtus.	0.20[1]

Cette démonstration du passage de l'alcool de la mère au fœtus[1], surtout si l'on y ajoute le passage de l'alcool dans les glandes et sécrétions génitales (testicules, prostate, ovaire, liquide des vésicules séminales[2], sperme). explique ainsi très facilement ce qu'on appelle en clinique : hérédité alcoolique avec toutes ses conséquences : naissance avant terme. avortements, morti-natalité infantile et plus tard, à l'âge adulte. la dégénérescence physique et mentale.

J'ai proposé de nommer cet alcoolisme particulier de l'embryon dès sa conception et pendant son évolution « alcoolisme congénital ».

1. Voir tous les détails et les résultats numériques de toutes mes expériences dans : *Recherches expérimentales sur l'élimination de l'alcool dans l'organisme. Détermination d'un alcoolisme congénital.* Paris. 1900, O. Doin, éditeur.
2. Voir d'ailleurs tous les détails *loc. cit.*.

ACTIONS COAGULANTES ET AGGLUTINANTES DES PRODUITS DE SÉCRÉTION DES GLANDES GÉNITALES ACCESSOIRES

par MM. **L. CAMUS** et **E. GLEY**,
(de Paris.)

Les recherches que nous poursuivons depuis plusieurs années sur les produits de sécrétion des glandes génitales accessoires ont montré que ces organes jouent un rôle que l'on ne connaissait point.

Nous avons d'abord établi que le liquide prostatique du cobaye, du rat et de la souris contient un ferment qui coagule le contenu des vésicules séminales de ces animaux[1]. Nous vous montrons cette coagulation cireuse, caractéristique, que produit, par exemple, une gouttelette du liquide prostatique du cobaye avec une quantité beaucoup plus considérable du contenu vésiculaire.

Nous avons vu ensuite que la prostate interne et la prostate externe ou glande de Cooper du hérisson contiennent un corps qui ne présente pas les caractères essentiels des ferments solubles et qui a la propriété d'agglutiner divers éléments figurés, globules rouges, globules du lait, spermatozoïdes, et de donner lieu à la formation d'un précipité dans les liquides organiques riches en matières albuminoïdes, tels que le plasma ou le sérum sanguins, le lait centrifugé, les solutions d'albumine de l'œuf[2]. Le liquide prostatique externe agglutine en outre les corpuscules solides ou sympexions des vésicules séminales du hérisson et en précipite les matières albuminoïdes; et le liquide prostatique interne agglutine les sympexions du liquide de la prostate externe.

D'autre part, nous avons trouvé que le suc prostatique du cobaye possède aussi le pouvoir d'agglutiner les hématies et les globules du lait. La question se pose ici de savoir si cette action agglutinante est distincte de l'action coagulante du même suc sur le contenu vésiculaire. Cette distinction n'est pas facile à faire en raison de la très petite quantité de liquide prostatique que fournit le cobaye et parce que le coagulum que forme ce liquide, quand on le chauffe à 70 degrés,

1. L. CAMUS et E. GLEY : Action coagulante du liquide prostatique sur le contenu des vésicules séminales (*Comptes rendus de l'Acad. des sciences*, CXXIII, p. 194, 20 juillet 1896). — Note sur quelques faits relatifs à l'enzyme prostatique et sur la fonction des glandes vésiculaires (*Comptes rendus Soc. de Biologie*, 24 juillet 1897, p. 787).

2. L. CAMUS et E. GLEY, *Comptes rendus Acad. des sciences*, CXXVIII, p. 1417, 5 juin 1899; *Comptes rendus Soc. de Biologie*, 29 juillet 1899, p. 725; *Comptes rendus Acad. des sciences*, 30 juillet 1900.

peut retenir l'agglutinine, dont cette température ne doit pas supprimer l'activité. Nous cherchons néanmoins à réaliser la distinction dont il s'agit.

Quoi qu'il en soit, il est établi déjà, croyons-nous, que les glandes génitales accessoires fournissent des substances coagulantes et agglutinantes dont le rôle, dans la fonction de reproduction, ne peut sans doute pas ne pas être considérable.

NOUVELLES RECHERCHES CHIMIQUES SUR LA GLANDE THYROIDE

par M. A. OSWALD,

de Zurich

La glande thyroïde renferme deux substances protéiques, l'une contenant de l'iode et possédant les propriétés générales des globulines, — je l'ai nommée thyroglobuline, — l'autre ne contenant pas d'iode, mais par contre du phosphore et ayant les propriétés des nucléoprotéines.

La thyroglobuline possède les propriétés actives de la glande thyroïde elle-même, tandis que la nucléoprotéine est inactive sous ce rapport.

La thyroglobuline et la nucléoprotéine forment ce que les anatomistes appellent la substance colloïde. La substance colloïde est sécrétée, d'après les recherches de nombreux anatomistes, à la façon des produits de sécrétion des autres glandes.

Le corps thyroïde est donc une glande au même degré que les autres glandes et son produit de sécrétion est la thyroglobuline.

La thyroglobuline possède chez les individus d'une même espèce une composition constante: la composition ne varie que très peu d'une espèce de vertébrés à l'autre, tandis que sa teneur en iode varie quelque peu d'une espèce à l'autre: c'est ainsi que chez le porc elle est de 0,4 pour 100, chez le mouton de 0,55 pour 100, chez le bœuf 0,86 pour 100. Ces chiffres sont les moyennes d'un grand nombre d'analyses.

Les goitres renferment en général plus d'iode que les glandes normales. Il peut y avoir deux raisons pour expliquer ce fait : ou bien les goitres renferment une thyroglobuline plus riche en iode, ou bien il y a hypersécrétion de thyroglobuline normale. C'est, en effet, ce dernier cas qui a lieu. De nombreux goitres de l'homme provenant de différentes parties de la Suisse, fournissaient tous une thyroglobuline renfermant 0,07 à 0,19 pour 100 d'iode, quantité que renferment aussi les glandes normales de l'homme[1].

Un goitre basedowien fournissait de même une thyroglobuline contenant 0,07 pour 100 d'iode.

La thyro-globuline extraite de glandes d'enfants au-dessous de quatre ans contenait l'iode dans la même proportion que la thyroglobuline des adultes.

Le radical iodé de la thyroglobuline peut être isolé de la substance mère. Ce radical iodé n'est pas identique avec l'iodothyrine, laquelle peut être obtenue également de la thyroglobuline, mais représente un produit de composition variable et ne contient qu'une faible partie de la quantité totale d'iode, renfermée dans la thyroglobuline.

Le radical iodé, isolé de la thyroglobuline, n'est pas identique avec le radical iodé, isolé des corps protéiques, dans lesquels de l'iode a été introduit *in vitro* au moyen de nos procédés de laboratoire. Il est d'ailleurs possible d'isoler de l'albumine, iodée *in vitro*, un corps semblable à l'iodothyrine quant à ses propriétés chimiques générales, mais qui ne possède aucunement les propriétés physiologiques de cette dernière.

La thyroglobuline doit être rangée dans la classe générale des matières protéiques iodées. Elle se distingue des corps protéiques iodés artificiellement en tant qu'elle renferme moins d'iode que ces derniers et que l'iode est fixé dans les deux cas, à l'intérieur de la molécule protéique, à des radicaux différents.

La thyroglobuline étant le seul corps iodé contenu dans le corps thyroïde, il est facile de calculer la quantité de thyroglobuline renfermée dans une glande thyroïde en déterminant la teneur en iode d'une glande.

En moyenne les glandes thyroïdes de la Suisse renferment 9,25 milligrammes d'iode, ce qui équivaut à 4,61 grammes de thyroglobuline à l'état sec. Comme le poids moyen sec des glandes est de 9,76 grammes, cela équivaut à environ la moitié du poids de la glande.

Cette proportion d'ailleurs n'est pas toujours la même, la quantité de thyroglobuline d'une glande thyroïde équivaut quelquefois à 1/6, d'autres fois aux 3/4 du poids total de la glande.

1. Des recherches ultérieures ont fait voir que la teneur en iode de la thyroglobuline, extraite des goitres, est plus faible que celle de la thyroglobuline, extraite des glandes normales.

La quantité de thyroglobuline renfermée dans une glande thyroïde est en rapport direct avec le développement de l'hypertrophie.

L'iodothyrine, isolée de la thyroglobuline, ne représente pas un individu chimique, car sa composition est variable; il en est de même du produit obtenu par digestion pepsique de la thyroglobuline.

DISCUSSION

M. A. Gautier (de Paris). — Je fais mes réserves sur l'identité ou du moins l'analyse des différents goitres. Sans contester (je n'ai pas d'expériences) que leur thyroglobuline reste la même, il y a certainement des goitres de nature physiologique et chimique différente : le goitre basedowien ne saurait être confondu avec les autres goitres.

De plus, ce n'est pas seulement de l'iode, mais de l'arsenic qu'il y a dans la thyroïde, et si la thyroglobuline reste constante, la quantité du corps arsenical que j'ai reconnu être toujours iodé diffère certainement.

M. Gley (de Paris). — Toutes les espèces de goitre se ressemblent-elles au point de vue de la teneur du goitre en thyroglobuline?

M. Oswald (de Zurich). — *Toutes* les glandes *normales* et *pathologiques* renferment de la thyroglobuline, et cette thyroglobuline a toujours la même composition.

VENDREDI 3 AOUT

(Séance de l'après-midi)

Présidence de M. le professeur HAMBURGER (d'Utrecht)

PHYSIOLOGIE DU NERF SYMPATHIQUE CERVICAL CHEZ L'HOMME

par M. le professeur Thomas JONNESCO

de Bucarest.

Au mois de janvier 1900, j'ai entrepris avec M. N. Floresco une série d'expériences sur la physiologie du sympathique cervical chez l'homme. Elles ont porté sur quinze épileptiques qui devaient être soumis à la résection du sympathique cervical. Voici les résultats obtenus.

I. *Excitation du cordon à la partie moyenne du cou entre les deux ganglions supérieur et inférieur.*

a) *Phénomènes oculo-pupillaires.* On observe : 1) *La dilatation de la pupille* soit par l'excitation mécanique (pincement du nerf), soit par l'excitation électrique (bobine d'induction de Du Bois-Raymond). Avec cette dernière les effets varient suivant la puissance de la durée du courant. Ainsi : avec l'excitant 20, la dilatation se produit après 5" et cesse après 25"; avec l'excitant 18, la dilatation a lieu après 5" et après 4" avec l'excitant 16. Avec l'excitant 14, la dilatation commence après 3", elle atteint le maximum après 15" et, en continuant l'excitation, la pupille commence à se contracter après 1'.15", elle reste stationnaire après 2', pour devenir normale après 3',5". On peut recommencer l'expérience après quelque temps de repos, avec un excitant fort, 8 : la dilatation est plus persistante, elle est énorme après 5", le maximum est conservé pendant 7', elle diminue après 1' pour revenir au maximum après 10. En enlevant l'excitant, la pupille revient lentement à l'état normal. Après avoir rendu la pupille punctiforme à l'aide d'instillation d'ésérine, l'excitation électrique, même très forte, produit très difficilement une faible dilatation qui est très passagère. 2) La propulsion du globe oculaire (exophtalmie) assez marquée s'observe après l'excitation électrique forte : les paupières s'éloignent et l'œil reste ouvert et sec. *La sécrétion lacrymale est arrêtée.*

b) *Phénomènes vasculaires.* 1) *Vaso-constriction.* Le simple pincement ne produit aucun effet visible, mais une succession d'excitations mécaniques produisent un faible resserrement des vaisseaux. L'excitation électrique, surtout forte (6-8) et continue, produit le resserrement et la disparition des petits vaisseaux de la conjonctive palpébrale et bulbaire, les grands vaisseaux diminuent de calibre et le champ est anémié. Les tissus de la moitié de la tête correspondante au nerf excité sont pâles.

2) *Vaso-dilatation.* Excitation avec un courant faible et sensible à la langue (10 à 12) : la constriction initiale des vaisseaux est suivie d'une dilatation plus grande même que celle qui résulte de la section du nerf, sur le côté correspondant de la muqueuse labiale supérieure et inférieure, des gencives de la voûte palatine et de la face interne de la joue. La rubéfaction est très nette et persiste tout le temps de l'excitation. La joue est très humide, la salive coule. L'œil correspondant est aussi mouillé de larmes. L'excitation faible n'arrête donc pas la sécrétion.

c) *Phénomènes calorifiques.* Le resserrement des vaisseaux s'accompagne d'un abaissement de la température du côté opéré. On peut très facilement constater la différence de température entre le côté sain et le côté opéré en mettant en même temps deux thermomètres sur les joues ou dans les narines.

d) *Phénomènes sécrétoires.* L'excitation forte arrête la sécrétion des larmes, mais cet arrêt ne persiste pas tout le temps de l'excitation, elle recommence après quelque temps. La sécrétion salivaire est aussi d'abord diminuée, puis arrêtée. L'excitation faible, même continue, n'arrête pas les sécrétions.

e) *Influence sur la respiration.* L'excitation produit des modifica-

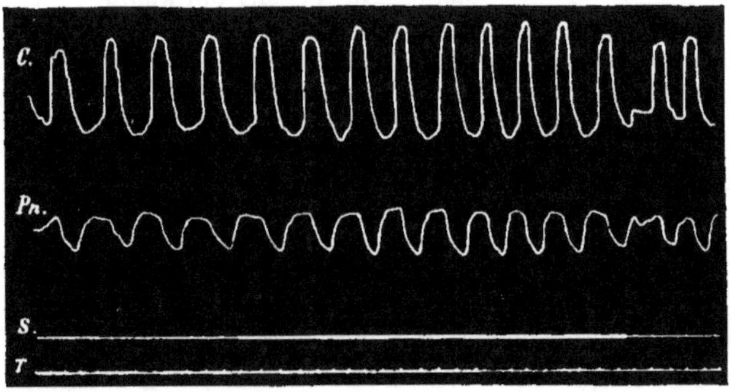

FIG. 1. — Excitation du nerf sympathique droit intact. Exc. 8.
C. Cardiographe ; Pn. Pneumographe ; S. Signal Deprez ; T. Chronographe Jaquet.

tions sur le rythme respiratoire et sur la succession. Le rythme prend une forme régulière, les différents accidents disparaissent. L'amplitude des rythmes est moins grande qu'avant l'excitation, mais les rythmes sont plus nombreux ; quelquefois l'amplitude est plus grande qu'avant l'excitation. L'intervalle entre deux rythmes respiratoires est plus petit, la succession est plus rapide, la respiration est accélérée (fig. 1 et 2).

f) *Influence sur le rythme cardiaque.* Le rythme cardiaque peut être uniforme, présentant le type classique, ou présente des accidents sur la ligne systolique ou diastolique. Sur la systole, les accidents peuvent s'expliquer par la contraction et le refoulement saccadé du sang dans les ventricules, sur la diastole par le manque de force du sang pour entrer dans les artères. La contraction du ventricule peut produire des systoles normales et efficaces, avec plateau systolique, ou des systoles surnuméraires ou anticipées anormales plus ou moins avortées ; quelquefois comme une seule secousse musculaire remarquable par sa forme sans plateau systolique et son

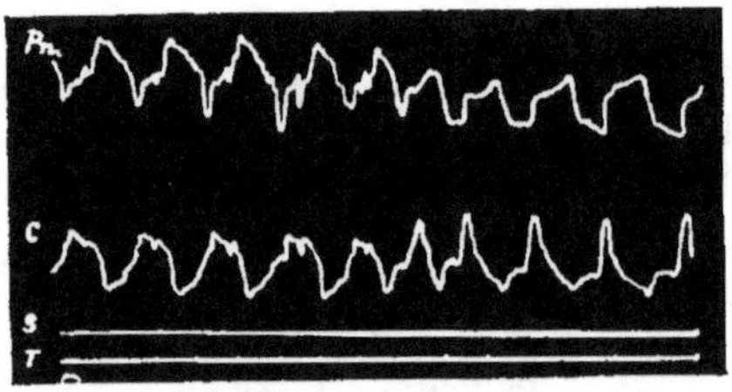

FIG. 2. — Excitation du nerf sympathique droit intact. Exc. 9.

manque de force pour lancer le sang ventriculaire dans l'aorte (fig. 14).

Plusieurs fois on voit se former, après une systole efficace, une ligne sinueuse de 2-4 renforcements, on peut les considérer comme une contraction ventriculaire soutenue avec trois renforcements et, après ces contractions, il y a une contraction plus grande. Dans ce cas, le ventricule se vide très difficilement, et permet de faire une contraction plus grande et de lancer une quantité plus grande de sang dans l'aorte (fig. 5). Ces variations dépendent de trois facteurs : énergie de la contraction, volume du sang intra-ventriculaire, pression dans l'artère, autant de causes qui, isolément ou en se combinant, peuvent rendre les systoles inefficaces. Par là s'explique qu'à côté des systoles inefficaces dont la courbe à faible amplitude trahit une faible énergie, on en voit d'autres, quoique stériles, donner une courbe aussi élevée que la systole normale ; ce sont des contractions qui coïncident avec une tension artérielle trop forte et la vacuité du ventricule (fig. 14).

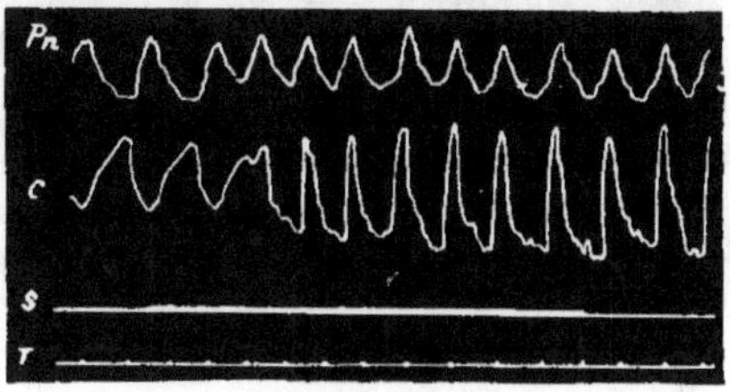

FIG. 5. — Excitation du sympathique droit. Exc. 8.

Les variations du rythme cardiaque peuvent affecter, soit la succession des révolutions cardiaques, soit les parties constitutives d'une révolution cardiaque.

Lorsque le cœur s'accélère, les systoles augmentent de nombre en se rapprochant aux dépens des pauses. La durée des systoles ventriculaires reste à peu près invariable. Le raccourcissement porte sur la période du repos. Si l'accélération devient considérable, la durée de la contraction ventriculaire subit une réduction appréciable. On voit que la durée de la systole est relativement plus longue et celle de la pause plus courte qu'à l'état normal.

Dans l'accélération des contractions cardiaques, on peut observer que les contractions deviennent de plus en plus grandes sous l'influence des excitations électriques (fig. 1 et 5), c'est un phénomène en escalier (Bowditch). Dastre et Morat ont décrit aussi un fait analogue de sommation : l'excitation s'ajoute à l'excitation suivante, et la contraction devient plus grande.

La respiration influence le rythme du cœur. Avec un excitant maximum, on voit que les pulsations sont très évidentes et accélérées pendant l'inspiration (fig. 16). Ceci serait dû à ce que le tonus du nerf vague est diminué pendant l'inspiration.

II. *Section du cordon à la partie moyenne du cou entre les ganglions supérieur et inférieur.* La pupille se contracte plus ou moins rapidement suivant l'intensité et la durée du courant électrique ayant préalablement produit la dilatation pupillaire. Sur l'œil préalablement atropinisé, la section du nerf n'a pas une grande influence; la pupille se contracte très peu et très lentement. L'ouverture palpébrale se resserre, la paupière supérieure tombe, le globe de l'œil se rétracte. La conjonctive palpébrale et bulbaire est congestionnée. La température de la joue et de la narine du côté opéré monte (32,8 côté opéré; 31,7 côté normal). Les sécrétions lacrymale et salivaire sont augmentées. La respiration reprend son rythme normal et régulier: la circulation reprend aussi son rythme normal, il n'y a pas de ralentissement.

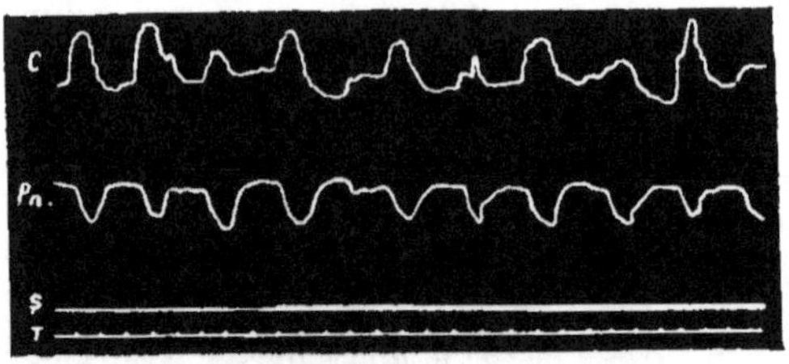

FIG. 4. — Excitation du bout supérieur du nerf sympathique. Exc. 8. Pn. Respiration thoracique.

III. *L'excitation du bout supérieur du sympathique cervical* produit les mêmes effets oculo-pupillaires, vasculaires, calorifiques et sécrétoires que l'excitation du nerf intact.

L'influence sur la respiration thoracique consiste en des arrêts passagers dans l'expiration ou dans une position intermédiaire entre l'inspiration et l'expiration, puis la respiration devient plus rare, pour revenir à la normale avec la cessation du courant électrique (fig. 4 et 5).

La respiration abdominale est plus influencée: il y a un petit arrêt dans l'expiration, puis un arrêt durable dans l'expiration qui se continue même après la cessation du courant électrique. Le rythme respiratoire abdominal, après quelques oscillations, reprend son rythme normal (fig. 5).

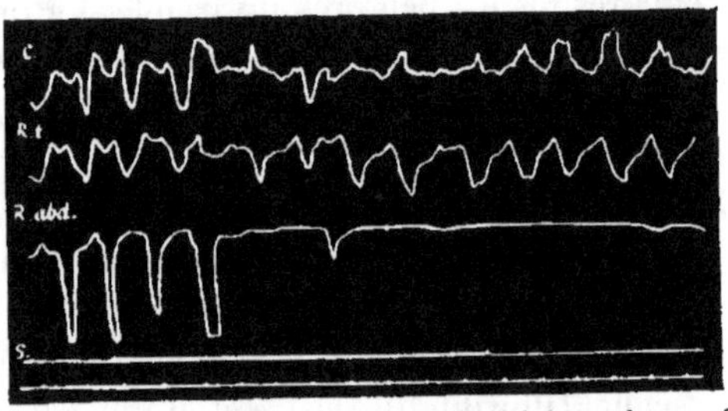

FIG. 5. — Excitation du bout supérieur du nerf sympathique. Exc. 8. R abd. Respiration abdominale. R t. Respiration thoracique.

Influence sur la circulation. Le rythme cardiaque devient très irrégulier. Les systoles et les diastoles sont à peine distinctes. On peut expliquer cette irrégularité, parce que, pendant l'expiration, le centre modérateur exagère son action, d'où ralentissement du rythme cardiaque : le rythme est représenté par de petites contractions en rapport avec l'arrêt prolongé de l'expiration. Le cœur reprend son rythme uniforme avec la cessation du courant (fig. 15).

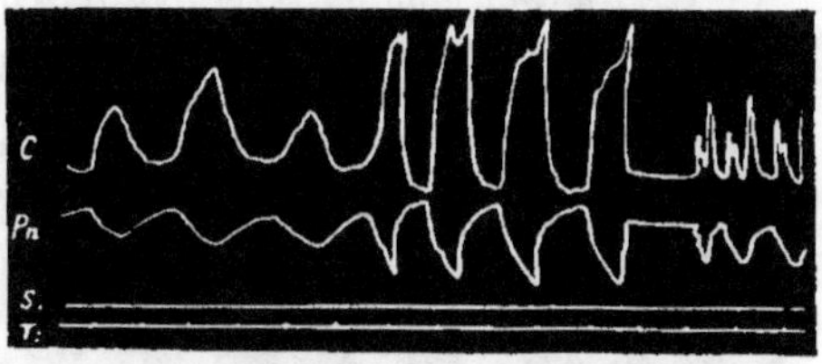

Fig. 6. — Arrachement du ganglion cervical supérieur du nerf sympathique droit.

IV. *Arrachement du ganglion cervical supérieur.* Les phénomènes sont les mêmes que ceux produits par la simple section du nerf, mais ils sont plus intenses et plus visibles. Les phénomènes vasculaires sont plus caractéristiques: les vaisseaux sont gorgés de sang, celui-ci coule abondamment des vaisseaux intéressés qui jusqu'alors donnaient peu de sang. L'influence sur la respiration et sur la circulation est tout à fait différente; les rythmes respiratoires qui étaient espacés deviennent plus accélérés, prennent même une amplitude plus grande; quelque temps après les respirations sont petites (fig. 6).

Les systoles et les diastoles sont grandes et précipitées et quelque temps après les pulsations deviennent plus petites (fig. 5 et 6.)

L'arrachement du ganglion cervical supérieur excite le centre accélérateur pour un court temps, puis c'est le centre modérateur qui produit les petites contractions.

V. *Excitation du bout inférieur du sympathique cervical.* Elle ne produit rien du côté de la tête sur les phénomènes oculo-pupillaires, vasculaires, calorifiques et sécrétoires.

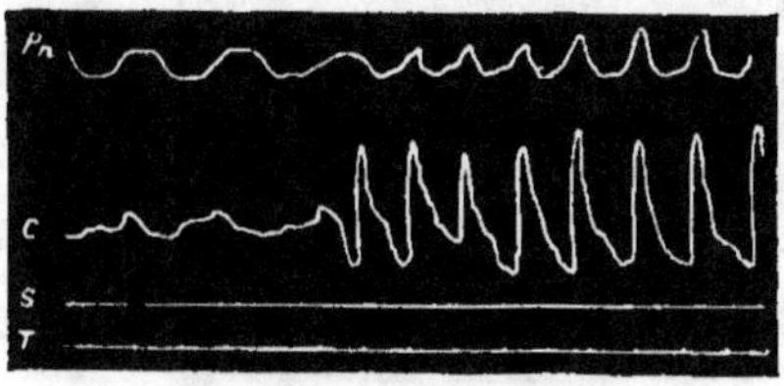

Fig. 7. — Arrachement du ganglion cervical supérieur droit.

Sur la *respiration* : les courbes inspiratoires et expiratoires se produisent plus brusquement. Les accidents des courbes qui existaient avant l'excitation disparaissent. L'amplitude du rythme est plus grand et la succession des rythmes se fait plus rapidement : il y a une accélération de la respiration.

Sur la *circulation* : le rythme cardiaque prend un autre type : les contractions sont moins espacées, se succèdent plus rapidement : il y a une accélération de la circulation (fig. 8). La pression reste constante : elle n'est pas modifiée.

VI. *Excision du ganglion cervical inférieur.* Les influences respiratoires et circulatoires consistent en une amplitude plus grande et d'un type différent (fig. 9). La section du filet qui unit le ganglion cervical inférieur au premier thoracique produit d'abord une accélération de la respiration et de la circulation, puis le rythme se ralentit.

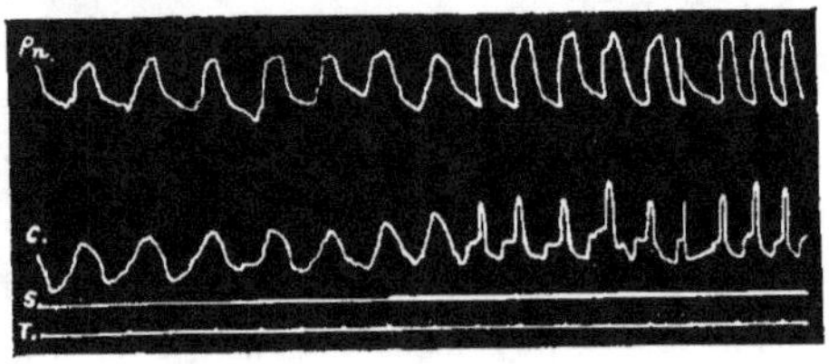

FIG. 8. — Excitation du bout inférieur du nerf sympathique cervical. Exc. 8.

VII. *Modification du pouls radial* (pris avec ou sans l'appareil Dudgeon) : il y a toujours une accélération du pouls pendant l'excitation du sympathique. Ainsi :

Pouls avant l'exp.	Excit. du bout inf.	Excit. nerf intact.	Apr. excis. gangl. inf.
54	74	72	66
64	86	82	75
80	105	105	68

VIII. *Expériences sur le nerf sympathique cervical d'un côté après l'excision de celui du côté opposé.* On obtient les mêmes résultats que dans les expériences sur le nerf opposé (fig. 10, 11, 12), celui-ci étant intact.

A signaler seulement les effets de l'excitation du bout inférieur qui produit des arrêts expiratoires passagers qui entraînent aussi l'espacement des courbes circulatoires (fig. 13) : dans d'autres cas, accélération de la respiration et de la circulation, mais, tandis que le rythme respiratoire est régulier et uniforme, la circulation présente deux rythmes différents, grands et petits (fig. 14), dus à la contraction rapide du cœur ; le ventricule se contracte, mais il n'a pas le temps de lancer tout le sang, il en reste une quantité qui détermine une petite systole à la fin de l'expiration ; les diastoles sont très courtes. Il y a des systoles ventriculaires fortes

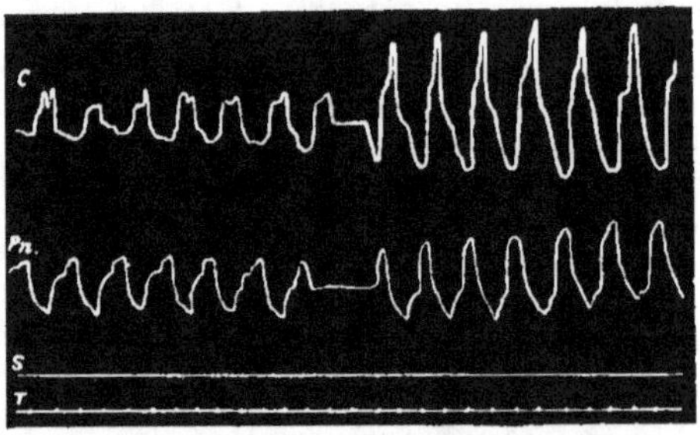

FIG. 9. — Section du ganglion cervical inférieur.

et faibles. Le plateau systolique se divise en deux systoles inégales. La circulation reprend son rythme immédiatement après la cessation du courant.

L'excitation des deux filets qui réunissent le premier thoracique au ganglion cervical inférieur produit des effets contraires : l'excita-

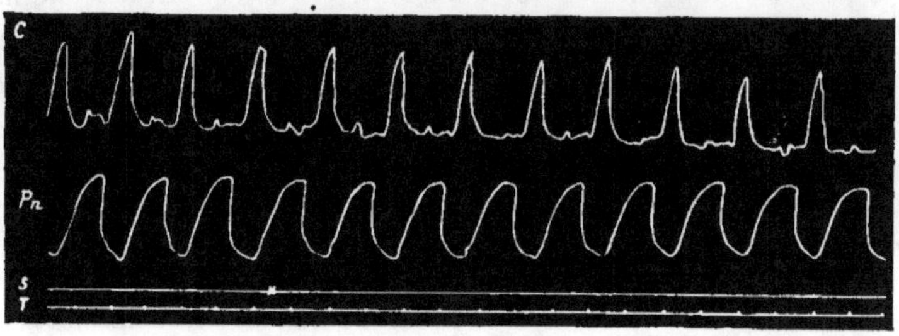

Fig. 10. — Pincement du nerf sympathique gauche intact.

tion du filet postérieur (cordon) produit un ralentissement de la respiration et de la circulation : tandis que l'excitation du filet antérieur (anneau de Vieussens) produit au contraire une accélération.

IX. *Exagération de l'action d'un seul nerf.* Sur un individu qui est resté pendant trois mois avec le sympathique cervical enlevé d'un côté, l'excitation du nerf excitant produit des phénomènes plus intenses et plus caractéristiques que sur les sujets sans aucune résection du sympathique.

X. *Action simultanée de deux nerfs.* L'excitation des deux nerfs intacts et en même temps produit les mêmes effets que l'excitation d'un seul, mais ils sont plus caractéristiques (fig. 16). L'excitation des bouts inférieurs a la même action que celle d'un seul bout, mais plus renforcée (fig. 17).

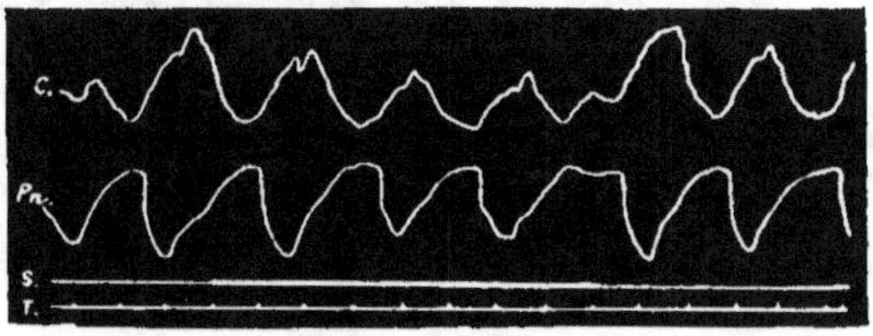

Fig. 11. — Excitation du bout supérieur du sympathique gauche. Exc. 8.

XI. *Nerfs excito-sudoraux.* En injectant sur le bras d'un homme 5 centigrammes de pilocarpine (solution 1 pour 100), on voit apparaître des gouttelettes de sueur après 20'. L'excitation du sympathique intact ou du bout supérieur n'a presque aucune action, sinon une faible diminution de la sécrétion, mais difficile à constater.

Le nerf sympathique cervical gauche étant réséqué depuis quelques jours, si on fait sur le bras une injection de 2^{cc} de pilocarpine (solution

2 pour 100) d'une seule fois, on constate après 8′ l'apparition de quelques gouttelettes de sueur sur la joue gauche et la moitié gauche du front.

Après 8′,20″. apparition de la sueur sur l'aile droite du nez et toute la moitié correspondante du côté sain.

Après 14′ la sueur est très abondante sur le côté droit, une ligne sépare le côté droit du côté gauche de la face, la même ligne s'étend aussi sur la tête. Le côté droit (sain) est mouillé de sueur; le côté gauche (opéré) est sec. Il n'y a rien sur la partie postérieure du cou. Le reste du corps présente de la sueur des deux côtés. En même temps que l'abondante sudation il y a congestion vasculaire, élévation de température et salivation très abondante.

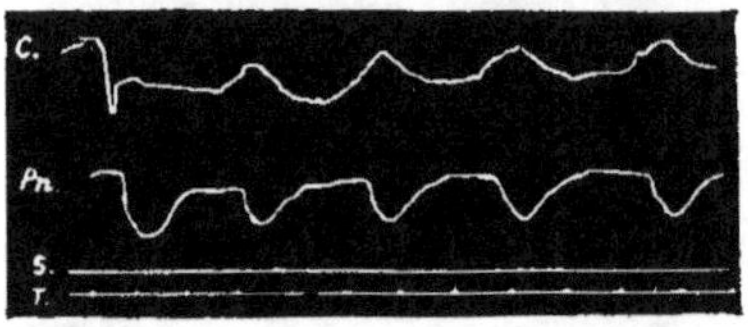

FIG. 12. — Arrachement du ganglion cervical supérieur gauche.

L'effet de la pilocarpine est annihilé après 30′. Dans d'autres expériences sur le côté opéré il ne se produit aucune gouttelette de sueur.

Sur le même homme, nous avons observé plusieurs fois, sans aucune injection de pilocarpine, le côté droit du visage (sain) plein de sueur, tandis que le côté gauche (opéré) était sec.

Donc : *la résection du sympathique* cervical *supprime* l'apparition de la *sueur* sur la moitié de la tête correspondant au *côté opéré*.

XII. *Influence du sympathique cervical sur le cerveau.* Les nerfs constricteurs du cerveau sont contenus dans le sympathique cer-

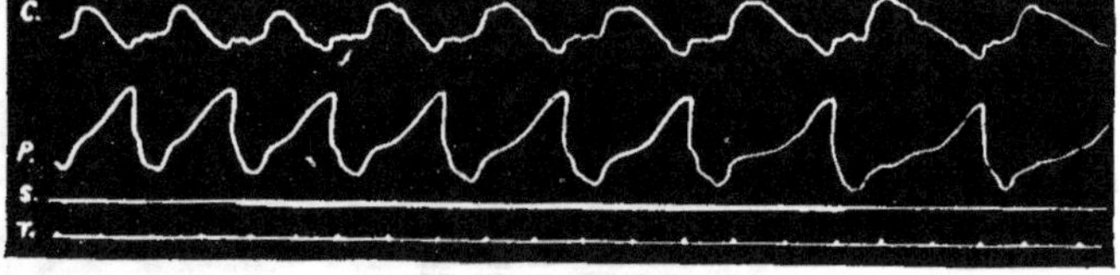

FIG. 13. — Excitation du bout inférieur du sympathique gauche. Exc. 9.

vical (Cl. Bernard), et dans les nerfs qui accompagnent l'artère vertébrale (François-Franck). Le sympathique cervical contiendrait aussi des nerfs dilatateurs des capillaires cérébraux. Cavazzani a démontré l'existence de vaso-dilatateurs sur un cerveau soumis à l'irrigation artificielle. Dans trois cas de *crâniectomie latérale* avec résection de la dure-mère, nous avons observé que l'excitation du sympathique produit une vaso-constriction nette : en examinant une circonvolution qui a peu de vaisseaux, on voit disparaître les petits et le champ devient anémique. Les vaisseaux qui étaient intéressés et qui saignaient assez après l'excitation, saignent à peine ou l'écoulement sanguin s'arrête. Dans d'autres expériences, avec une excitation faible sur le sympathique, au lieu de vaso-constriction, on obtient une vaso-dilatation, les petits capillaires sont gorgés de sang et les vaisseaux saignent davantage.

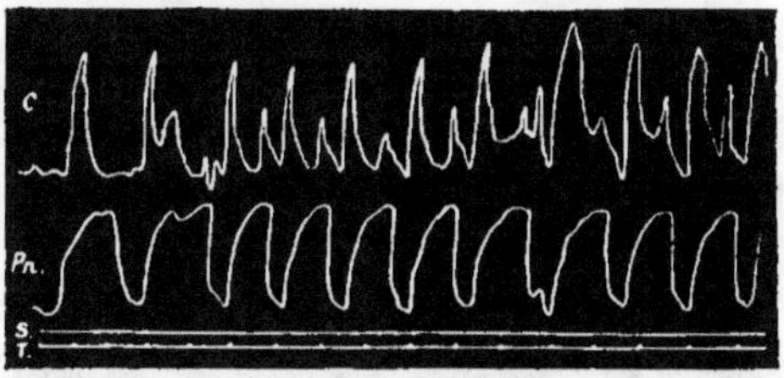

FIG. 14. — Excitation du bout inférieur du sympathique gauche.

Oscillations cérébrales. Celles-ci sont influencées par la respiration : le cerveau s'affaisse pendant l'inspiration et s'élève pendant l'expiration. Les oscillations sont très peu marquées quand la respiration est laborieuse. L'affaissement du cerveau pendant l'inspiration est due à l'influence combinée de deux facteurs : la baisse de la pression artérielle et l'aspiration exercée par le thorax sur le sang veineux. En enregistrant les oscillations cérébrales au moyen d'un appareil inscripteur, qui repose directement sur le cerveau, après avoir enlevé la dure-mère, un pneumographe donnant le rythme respiratoire, on constate que, pendant l'inspiration, il s'affaisse. La courbe inspira-

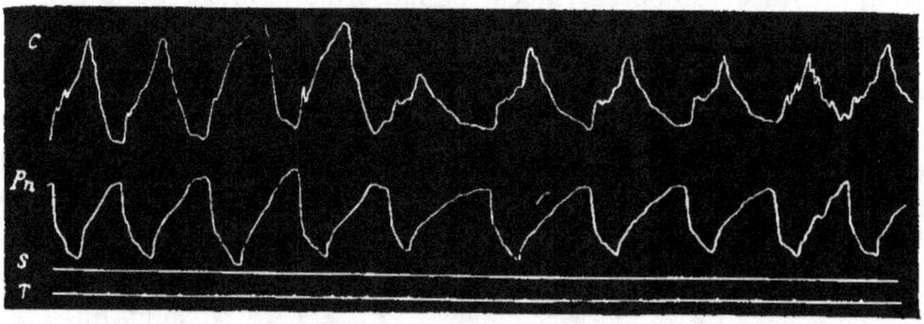

FIG. 15. — Section du ganglion cervical inférieur gauche.

toire et la ligne de descente des oscillations cérébrales sont courbes et brusques. L'excitation du sympathique intact qui détermine une accélération de la respiration amène aussi une accélération dans les oscillations cérébrales, en faisant disparaître les petites oscillations de la ligne d'ascension (fig. 18).

L'excitation du bout supérieur du sympathique qui produit des arrêts passagers de la respiration, amène aussi des petits arrêts dans les oscillations du cerveau.

XIII. *Phénomènes observés après la résection complète d'un seul nerf sympathique cervical.*

Les premiers jours on constate une accélération du pouls, une élévation de température. Pouls variable, 80; 92; 78; 76 et 64 (pouls avant l'opération. 64). La température varie de 36,8 à 39,2.

Après huit jours on constate : rétraction du globe oculaire du côté

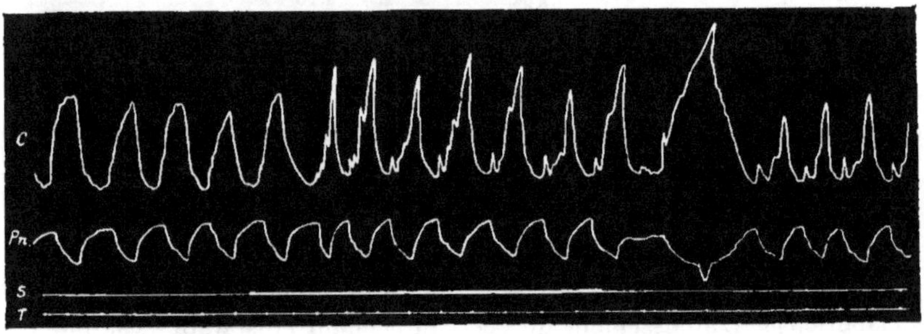

FIG. 16.— Excitation des deux sympathiques cervicaux.

opéré; ptose de la paupière; les traits du visage et du sillon nasolabial plus accentués; congestion de la conjonctive bulbaire et palpébrale du même côté. Pupille du côté sain 2; pupille du côté opéré 1 (diamètre). La pupille du côté sain réagit faiblement à la lumière; la pupille du côté opéré, qui est ponctiforme, a une réaction imperceptible,

Acuité visuelle normale V = 1. Partie antérieure du globe de l'œil normale. Tension oculaire égale. Fond de l'œil normal. Même calibre des vaisseaux. Température des pommettes : côté opéré 36,8; côté sain 36,2. Pouls 64, respiration 17 pour une minute.

Oscillations du cerveau très visibles à travers la peau.

Instillation d'atropine. La pupille du côté sain se dilate plus rapidement (après 4') que la pupille du côté opéré (8'), sous l'influence de l'atropine et persiste quelques jours. La pupille du côté opéré revient à son état initial plus rapidement.

Injection de pilocarpine. L'action réflexe ou l'injection de la pilocarpine produit une sudation abondante sur le côté sain qui est séparé par une ligne de démarcation médiane, du côté opéré. Dans certains cas quelques gouttes de sueur s'observent aussi sur le côté opéré, mais très rarement

Instillation d'ésérine. L'ésérine produit le resserrement de la pupille.

Le resserrement se fait plus rapidement sur la pupille du côté sain.

Après 75 jours les phénomènes sont moins prononcés, la congestion moins intense : pupilles inégales : pouls 64 ; respiration 17 pour une minute.

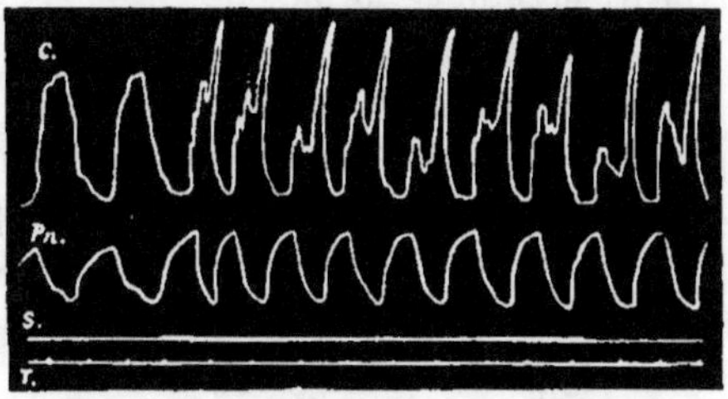

FIG. 17. — Excitation des bouts inférieurs de deux sympathiques. Exc. 8.

Température des pommettes et des narines presque égale des deux côtés. Réflexe accommodatif plus faible du côté opéré : il conserve la même intensité que le 8e jour après la résection.

Après trois ans, même différence entre le côté opéré et le côté sain.

XIV. *Phénomènes observés après la résection bilatérale et totale des nerfs sympathiques cervicaux.*

Les phénomènes après la résection bilatérale sont les mêmes qu'après la résection unilatérale. La congestion vasculaire est plus intense du côté opéré récemment ; la température des pommettes et des narines plus accentuée du même côté.

Injection d'atropine. L'effet de l'atropine est tardif, mais égal des deux côtés et persiste quelques jours.

Injection de pilocarpine. La pilocarpine ne produit aucune sudation sur la tête. Le reste du corps est mouillé de sueur, qui persiste pendant une heure.

Injection d'ésérine. L'ésérine resserre les pupilles plus tardivement qu'à l'état normal.

Réflexe accommodatif. L'accommodation se maintient très faiblement et est égale des deux côtés ; de même les pupilles réagissent à la lumière faiblement.

Après deux mois. Les phénomènes vasculaires, la température des

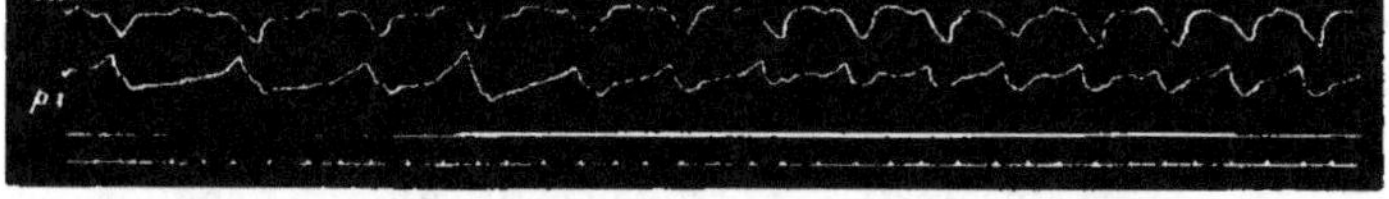

FIG. 18. — Oscillations du cerveau.
Cerv. Graphique du cerveau. Pn. Graphique de la respiration.

narines et des pommettes sont égaux de deux côtés. Même action de l'atropine, de l'ésérine et de la pilocarpine. Le réflexe accommodatif est faible des deux côtés. Les rythmes cardiaques et respiratoires reviennent à la normale.

Conclusion. L'étude du sympathique cervical chez l'homme conduit à la conclusion qu'il faut le regarder comme un système nerveux (Dastre et Morat), formé de :

1° Fibres pupillo-dilatatrices.

2° Fibres motrices pour les muscles lisses de l'orbite, qui produisent la propulsion ou la rétraction du globe de l'œil et des fibres pour les muscles lisses des paupières : ptosis ou ouverture des paupières.

3° Fibres vaso-constrictrices pour la tête, la face et le cerveau, évidentes par les courants forts.

4° Fibres vaso-dilatatrices pour les parties internes des joues, des lèvres, des gencives, face latérale et inférieure de la langue et pour le cerveau, évidentes par les courants faibles.

5° Fibres sécrétoires pour les glandes salivaires, lacrymales et les glandes sudoripares de la tête, mais non du cou.

6° Fibres accélératrices pour le cœur, seulement pour le rythme, passant surtout par le filet antérieur du ganglion cervical inférieur (anneau de Vieussens) : il n'y a pas de fibres pour la pression.

7° Fibres inhibitoires pour le cœur passant par le filet postérieur du ganglion inférieur (anneau de Vieussens).

8° Fibres inspiratoires et expiratoires pour la respiration thoracique et abdominale.

9° Il y a une relation étroite entre la circulation, la respiration et les oscillations cérébrales.

DISCUSSION

M. Pachon (de Bordeaux). — Les effets observés sur la tension oculaire par M. Jonnesco ont-il été permanents? J'aurai l'occasion de présenter au nom de M. Lagrange et au mien un chien, auquel j'ai extirpé le ganglion cervical supérieur gauche, il y a plus de deux ans. L'hypotonie immédiatement consécutive à cette extirpation du côté de l'œil sain, s'est peu à peu atténuée et a aujourd'hui disparu. L'hypotonie oculaire consécutive à l'extirpation du ganglion cervical supérieur n'est donc pas permanente, pratiquée du moins chez l'animal normal.

M. Jonnesco (de Bucarest). — Lorsque l'extirpation du ganglion cervical supérieur est faite chez un individu ne présentant pas préalablement de l'hypertonie oculaire, l'hypotonie ne se produit pas ou n'est pas permanente.

PEPSINOGÈNES ET SUCCAGOGUES

par M. le professeur A. HERZEN.

Lausanne.

M. Herzen donne un rapide aperçu des travaux de Schiff et de Pavlov sur l'influence exercée par différentes substances alimentaires sur la quantité et la qualité du suc gastrique. Schiff a étudié l'influence d'une trentaine de principes alimentaires sur la *production de la pepsine dans les glandules stomacales*; 5 ou 6 sont de puissants « peptogènes ». Pavlov a étudié l'influence d'une quinzaine de ces principes sur la *sécrétion du suc gastrique surtout au point de vue quantitatif*; 5 ou 6 d'entre elles sont de puissants « succagogues ». Or, *quatre* de ces substances sont *en même temps* peptogènes dans le sens de Schiff et succagogues dans le sens de Pavlov; une a été étudiée exclusivement par Schiff (la dextrine) et une exclusivement par Pavlov (l'extrait Liebig). M. Herzen, d'après une série préalable d'expériences, croit pouvoir conclure que certaines substances sont peptogènes, d'autres succagogues, d'autres enfin l'un et l'autre en même temps. De cette façon les deux séries de faits, loin de s'exclure, se concilient, se corroborent et se complètent.

DISCUSSION

M. Hamburger (d'Utrecht). — Probablement M. le professeur Herzen a réfléchi sur les autres expériences de M. Pavlov. Est-ce que M. Herzen peut expliquer pourquoi la sécrétion de bile augmente quand l'animal prend de la graisse et pourquoi la composition du suc pancréatique se règle nettement d'après ce dont la digestion a besoin?

M. Dastre (de Paris) fait remarquer qu'on ne s'est occupé que de rechercher s'il y a des substances qui augmentent l'activité pepsique du suc gastrique. A-t-on cherché si des influences de même nature s'exercent sur la production d'acide chlorydrique?

M. Herzen (de Lausanne). — Je remercie M. Dastre pour son observation, parfaitement justifiée: je ne me suis jamais occupé de la production ni de la sécrétion de l'acide. Ce point exige une étude attentive qui vienne compléter nos connaissances sur la digestion stomacale.

SUR UN RÔLE PARTICULIER DE LA SALIVE ET DES HYDRATES DE CARBONE DANS LA NUTRITION

par M. L. VAUDIN,

Pharmacien à Paris.

I. — Je me suis proposé dans ce travail de rechercher quelles sont les transformations subies par les sels insolubles dans l'eau — phosphates, carbonates terreux — contenus dans les aliments lorsqu'on les soumet :

1° A l'action d'une quantité déterminée de salive normale.

2° A l'action de la salive en présence de quantités variables d'acide chlorhydrique.

3° A l'action de la salive en quantité élevée tout d'abord, et ensuite à l'action du suc pancréatique,

4° A l'action de la salive, et ensuite à l'action de l'acide chlorhydrique au cinquantième, dans un autoclave chauffé à 115°.

II. — L'importance de l'étude des matières minérales dans la nutrition a depuis longtemps été mise en évidence. Liebig, dès 1851, dans ses « Lettres sur la Chimie », insiste sur le rôle considérable que doivent jouer les aliments minéraux dans les phénomènes successifs de la digestion. Il va même jusqu'à avancer que, sans matériaux salins, la digestion des aliments organiques est impossible.

Aujourd'hui, avec les connaissances acquises sur les diastases, aujourd'hui que l'on sait que la digestion est le résultat d'une succession de phénomènes diastasiques, ces paroles de Liebig nous paraissent encore plus évidentes.

Cependant, si nous examinons dans les traités spéciaux de Physiologie ou de Chimie biologique le rôle que les éléments minéraux jouent dans la nutrition et notamment les sels insolubles, nous voyons qu'ils ne renferment à cet égard que des renseignements incomplets ou vagues : parfois même cette question semble avoir été complètement oubliée par les auteurs.

L'on sait que le suc gastrique contient une certaine quantité d'acide libre, l'acide chlorhydrique, dont la présence a fait venir à l'esprit cette idée extrêmement simple, que c'était à cet acide qu'était réservé le rôle de dissoudre les sels insolubles.

Cette manière de voir a été reproduite fidèlement dans tous les traités depuis cinquante ans ; je ne les rappellerai pas ici, je renverrai le lecteur au remarquable fascicule publié par Lambling dans l'*Encyclopédie chimique* de Frémy, « Chimie des liquides et des tissus de l'organisme ».

Aucune expérience n'a été faite pour déterminer les transformations que subissent les matières minérales pendant l'accomplissement des phénomènes diastasiques de la digestion. Il m'a semblé que cette lacune devait être comblée : c'est pourquoi, à la suite de divers travaux intéressant la physiologie animale et végétale que j'ai publiés[1], et dans lesquels j'ai montré le rôle important rempli par les sucres dans le transport des matières minérales insolubles, j'ai été amené à étudier les problèmes que j'ai posés ci-dessus.

Action de la salive simple étendue sur le pain. — J'ai fait choix du pain comme aliment pour étudier l'action de la diastase salivaire :

A. 100 grammes de pain bien cuit, à croûte brune (eau = 35,40 0/0), sont divisés et mâchés longuement[2] afin d'être bien imprégnés de salive, puis dégurgités dans un vase taré. L'opération est longue et désagréable ; pour la rendre moins pénible, on excite la sécrétion de la salive en saupoudrant le pain avec un peu de chlorure de sodium pur. Quand elle est terminée, le récipient est pesé et l'on constate que la quantité de salive additionnée au pain est de 120 grammes.

La bouillie obtenue est délayée dans l'eau distillée pour obtenir 500 centimètres cubes de produit total, puis le liquide est porté dans un bain-marie que l'on maintient pendant deux heures à une température de 38 à 40°. Au bout de ce temps, on laisse refroidir et on filtre au tube de terre poreuse.

Le liquide obtenu est limpide, d'une couleur jaune ambré, légèrement fluorescente.

Sa densité est de 1048 à + 15°. L'acidité évaluée HCl, en prenant la phtaléine du phénol comme témoin, est égale à 0 gr. 12 par litre.

L'on sait que le dédoublement de l'amidon par la salive produit du maltose ; dans le liquide obtenu, ce sucre a été dosé : la quantité est de 75 gr. 15 par litre. Notons aussi que le liquide ne donne pas de coloration avec l'iode et qu'il précipite faiblement avec l'alcool à 96°.

Les cendres insolubles ont été dosées sur 50 centimètres cubes de de liquide filtré au tube de terre poreuse. La masse desséchée au bain-marie et à l'étuve à air chaud a été chauffée avec précaution, car elle se boursoufle et a une tendance à monter au-dessus des bords de la

1. Voir *Annales de l'Institut Pasteur*, 1894 et 1895.
2. L'opération a été faite par des jeunes gens d'une vingtaine d'années.

capsule. Finalement, quand il ne se dégage plus de fumées, le charbon obtenu est léger et friable : on le lave à cinq ou six reprises à l'eau distillée bouillante. Le charbon lavé est recueilli sur un filtre, séché, calciné, et les cendres sont pesées. Dans le cas présent, le poids est de 0,049 pour 50 centimètres cubes, soit de 0,98 de cendres insolubles par litre dans les conditions particulières de l'expérience.

Ainsi, l'action seule de la salive, sans aucune intervention du suc gastrique à réaction acide, a provoqué la formation d'une quantité de maltose égale à 75 gr. 15 par litre, et, parallèlement, 0,98 de sels insolubles dans l'eau sont entrés en dissolution dans le liquide sucré produit.

IV. — *Action de la salive en présence de quantités variables d'acide chlorhydrique.* — Dans les expériences suivantes, faites parallèlement à l'expérience A, j'ai recherché les changements survenus dans les résultats, quand l'action de la salive s'exerce dans des milieux d'une acidité variable.

A cet effet, deux quantités égales de pain insalivé (100 grammes pain et 120 grammes salive) et étendues d'eau distillée comme dans l'opération précédente, ont été additionnées d'acide chlorhydrique dans des proportions différentes.

La première a été additionnée de 0 gr. 50 d'acide pur pour 500 centimètres cubes, soit un gramme par litre (B) ; la seconde l'a été de 1 gramme pour 500 centimètres cubes, ou 2 grammes par litre (C), puis les deux mélanges ont subi les traitements successifs indiqués en A.

Les résultats trouvés sont les suivants :

B. — Liquide additionné de 1 gramme HCl par litre :

Solution limpide tout à fait comparable à celle examinée en A.

Densité	1048 à + 15°
Acidité (évaluée en HCl)	0,18
Sucre formé (maltose)	77,04
Cendres insolubles	0,96

Le liquide ne se colore pas par l'iode et ne précipite que faiblement par l'alcool fort.

C. — Liquide additionné de 2 grammes de HCl par litre.

Produit moins coloré que A et B.

Densité	1059 à + 15°
Acidité (évaluée en HCl)	0,46
Sucre formé (maltose)	41,65
Cendres insolubles	0,74

Ces deux expériences nous montrent :

1° Que l'addition d'une faible quantité d'acide influençant très peu la réaction finale, ne modifie pas d'une façon sensible la formation des matières hydrocarbonées plus solubles : le poids des éléments minéraux insolubles amenés à l'état de solution est aussi le même.

2° Quand le poids d'acide chlorhydrique augmente, la proportion de maltose formée diminue et la quantité des éléments minéraux insolubles est aussi beaucoup moindre. Dans le cas présent, la teneur de ces derniers a baissé d'environ 25 pour 100.

V. — Quelle est la valeur de l'action de la diastase salivaire sur les éléments hydrocarbonés et parallèlement sur les matériaux insolubles du pain ?

Ou, en d'autres termes, quelle pourra être, après l'action de la salive en quantité élevée, comme il a été indiqué dans les expériences ci-dessus, le rôle complémentaire rempli par le pancréas au point de vue qui nous intéresse ?

Pour élucider cette question, j'ai procédé à de nouvelles expériences.

Le pain qui a servi cette fois s'est trouvé moins cuit que le premier (35 2 0/0 d'eau) ; et la levure employée à sa fabrication paraît aussi ne pas avoir été la même. La proportion de salive additionnée était de 90 grammes pour 100 grammes de pain.

Toutes les opérations ultérieures ont été faites comme en A, B et C.

D. — Liquide obtenu avec la salive seulement, ne se colore pas par l'iode. Précipité assez volumineux par l'alcool à 96°.

Densité.	1052 à + 20
Acidité par litre.	0,58 (ou HCl
Sucre formé (maltose).	55,56
Cendres insolubles.	0,78

G. — Le produit obtenu dans une expérience faite parallèlement à D a été additionnée du suc pancréatique[1] correspondant à 10 grammes de cette glande et les opérations successives ont été faites comme en D.

Les résultats ont été les suivants :

Densité.	1050 à + 20
Acidité par litre.	0,51 (ou HCl
Sucre formé (maltose	55,56
Cendres insolubles.	0,80

Les chiffres sont à peu de chose près les mêmes que ceux trouvés en D. Il semble que l'addition du liquide pancréatique a eu pour

1. Obtenu en faisant macérer 50 grammes de pancréas pulpé dans 120 grammes d'eau distillée tenant en dissolution 1 gramme de chlorure de sodium.

résultat d'abaisser l'acidité et d'augmenter légèrement le poids du sucre formé et des sels terreux dissous.

Ce que nous devons retenir de ces expériences, c'est qu'après une mastication et une insalivation bien faites, la diastase salivaire transforme la plus grande partie des matières ternaires hydrolysables et parallèlement la plus grande partie des sels terreux est entraînée en dissolution.

VI. — Il nous reste maintenant à rechercher la proportion des matières sucrées formées et des éléments minéraux rendus solubles quand on chauffe, pendant une heure, une partie du liquide D acidulé à 2 pour 100 par l'acide chlorhydrique, dans l'autoclave à + 115°.

Après refroidissement, le liquide (H) est filtré, puis examiné comme précédemment.

Ses caractères sont les suivants :

H. — Liquide jaune brun ne se colorant pas par l'iode et ne donnant aucun précipité par l'alcool fort.

Densité.	1060,5
Sucre évalué en glucose.	58,85
Cendres insolubles.	0,88

Dans la première partie de l'expérience, il y a production de maltose sous l'influence de la salive. La proportion est, comme nous l'avons vu en D, de 55 gr. 56. L'acide chlorhydrique libre a transformé ensuite ce maltose, et produit un poids de glucose égal à

$$\frac{55,56 \times 360}{342} = 56,58.$$

Or, la quantité totale trouvée est de 58 gr. 85, le glucose produit sous l'action de l'acide chlorhydrique est donc en faible quantité.

Il résulte de cette expérience que la plus grande partie des hydrates de carbone et des éléments minéraux insolubles entrent en dissolution sous la seule influence de la salive.

Conclusions.

I. — La dissolution des éléments minéraux insolubles contenus dans les aliments s'effectue parallèlement à l'hydrolysation des matières hydrocarbonées, sous la seule influence de la diastase salivaire.

II. — L'hydrolysation des matières amylacées et la dissolution des sels terreux s'effectue dans un milieu rendu faiblement acide par l'acide chlorhydrique. Si la proportion de cet acide s'accroît trop, il entrave l'action de la diastase salivaire et la dissolution des sels terreux diminue.

La théorie consistant à admettre que les phosphates et carbonates terreux des aliments sont dissous dans l'estomac à la faveur de l'acide chlorhydrique est donc erronée.

III. — Lorsque la mastication et l'insalivation des aliments sont suffisamment prolongées, le rôle complémentaire du suc pancréatique est peu important au point de vue qui nous intéresse.

IV. — Les matières minérales peuvent être dissoutes presque en totalité pendant l'action de la salive sur les aliments. Ce phénomène s'accomplit parallèlement à la transformation des hydrates de carbone, et les matières sucrées produites sont les agents de transport des sels minéraux insolubles dans l'eau.

ACTION DU LAIT SUR LA COAGULATION DU SANG

par M. L. CAMUS,

de Paris.

A la lumière des faits nouveaux qui dans ces dernières années ont quelque peu accru nos connaissances sur les conditions de la coagulation du sang et dans le but d'apporter une contribution à cette étude, j'ai pensé qu'il pourrait être de quelque intérêt de rechercher l'influence exercée par le lait soit *in vitro*, soit *in vivo* sur la coagulation du sang.

Je ne traiterai ici qu'une partie très limitée de ce sujet, le présent travail n'ayant pour objet que de résoudre la question suivante : le lait exerce-t-il une action coagulante ou anticoagulante directe ou indirecte sur le sang?

Deux séries d'expériences permettent de résoudre cette question ; les protocoles résumés de ces expériences que je donne ci-après me dispenseront d'entrer dans de nombreux détails. Je me bornerai à indiquer brièvement les conditions générales des expériences et les conclusions principales qui s'en dégagent.

Conditions des expériences « in vitro ». — J'ai cherché à n'opérer qu'avec du lait frais ; ce lait apporté le matin de la campagne était immédiatement employé ; dans quelques cas, aussitôt trait, il a été placé dans la glace pour être transporté. La réaction au papier de tournesol a presque constamment été trouvée voisine de la neutralité. Toujours le lait a été écrémé après avoir été centrifugé plus ou moins longtemps suivant les expériences. Le sang a été pris dans l'une ou l'autre artère fémorale à l'aide d'une canule de verre convenablement séchée et aussi propre que possible.

Dans une expérience où je disposais d'un lait faiblement acide, j'ai recherché l'influence de la neutralisation aussi exacte que possible. J'ai également recherché l'influence de l'alcalinisation en opérant comparativement avec de l'eau salée, alcalinisée au titre de la peptone de Witte au 1/10 et avec du lait alcalinisé à ce même titre.

Enfin, j'ai recherché l'influence des substances du lait qui, après précipitation par l'alcool, peuvent rentrer en solution dans l'eau salée à 8/0,00, quand elles ont été rapidement recueillies et séchées.

Conclusions des expériences « in vitro ». — Le lait frais écrémé n'a pas d'action anticoagulante directe; souvent il possède une légère action coagulante directe, parfois il est sans action directe appréciable.

Un seul échantillon a présenté une action coagulante énergique, c'est celui qui a servi aux expériences X, XI, XII.

La stérilisation ne semble pas modifier l'action du lait frais. Ni la neutralisation, ni l'alcalinisation au titre de la solution de peptone de Witte au 1/10 ne modifie sensiblement l'action du lait.

Les substances du lait insolubles dans l'alcool et remises en solution dans l'eau salée à 8/0,00 n'agissent pas sur la coagulation du sang.

Conditions des expériences « in vivo ». — Les injections de lait ont toujours été faites dans une veine fémorale, elles ont été poussées aussi rapidement que possible et la dose employée a presque constamment été de 5 centimètres cubes par kilogramme d'animal. Bon nombre des chiens étaient à jeun depuis 24 heures au moins, quelques-uns, opérés à leur arrivée de la fourrière, pouvaient avoir mangé peu d'heures avant l'expérience.

Le temps, pour les prises de sang et pour l'étude des phénomènes de coagulation, a toujours été compté à partir du moment de l'injection. Toujours avant l'injection, j'ai recueilli un échantillon de sang (tube témoin), pour pouvoir apprécier l'état normal de la coagulation du sang de l'animal. Le sang a toujours été pris dans une artère fémorale, avec une canule en verre sèche et propre, mise dans le vaisseau au moment de la prise de sang et retirée aussitôt après.

Dans quelques expériences j'ai fait coup sur coup deux prises de sang et je n'observais le deuxième tube que lorsque le premier était coagulé : si la coagulation n'avait lieu qu'avec un léger retard dans le premier tube, le phénomène apparaissait alors beaucoup plus nettement avec le deuxième tube.

Expériences « in vitro ».

EXPÉRIENCE	NATURE ET POIDS de l'animal qui a fourni le sang.	OBSERVATIONS sur le lait employé.	PROPORTIONS du mélange.	FILAMENTS de fibrine observés après	COAGULATION complète en
V.	Chien roquet. P. 7k500	Lait écrémé après une heure de centrifugation.	Tube témoin. 1 lait + 1 sang. 2 lait + 2 sang.	1′50″ 1 50 1 50	4′ 5′50″ 5 50
XVII.	Chien griffon. P. 10k500.	Lait écrémé après 45 minutes de centrifugation.	Tube témoin 1 lait + 1 sang. 2 » + 2 »	2′ 2 2	7′50″ 5 50 5 50
XVIII.	Chien roquet. P. 7k.	Lait écrémé après 1 h. de centrifugation.	Tube témoin. 1cc lait + 1 sang. 2cc » + 2cc »	2′ 1 50″ 1 50	9′50″ 5 50 5 50
XIX.	Chien roquet. P. 7k.	Id.	Tube témoin. 1 lait + 1cc,5 sang. 2 » + 2 »	2′50″ 2 2	11′50″ 5 50 5 50
XXIV.	Chien griffon. P. 11k7. (immunisé contre la peptone).	Id.	Tube témoin. 1cc lait + 1cc sang. 2cc » + 2cc »	2′ 1 1	8′ 5 5
X.	Chien griffon. P. 5k.	Lait écrémé après 55 m. de centrifugation.	Tube témoin. 1cc lait + 1cc sang.	2′	6′50″ 1 50
XI.	Chien pointer. P. 10k.	Id.	Tube témoin. 1cc lait + 2cc sang. 2cc » + 4 »	2′50″	10′ 1 1
XII.	Chien roquet. P. 8k.	Id.	Tube témoin. 1 lait + 1cc sang. 2 » + 2cc »	1′50″	11′ 1 1
XXV.	Chien roquet. P. 6k5.	Lait écrémé après 2 h. de centrifugation, puis porté 10′ à 110°.	Tube témoin. 1 lait + 1cc sang. 2cc » + 2cc »	2′ 2 2	7′50″ 7 50 7 50
XXVI.	Chien roquet. P. 7k2.	Lait écrémé après 1 h. de centrifugation, puis porté 10′ à 110°.	Tube témoin. 1cc lait + 1cc sang. 2 » + 2cc »	2′50″ 2 50 2 50	8′45″ 8 45 8 45
VI.	Très jeune chien. P. 6k500.	Lait écrémé après centrifugation, puis porté 20′ à 115-120°.	Tube témoin. 1cc lait + 1cc sang. 2cc » + 2cc »	5′ 5 5	6′ 6 6
VIII.	Chien griffon. P. 6k.	Lait écrémé après centrifugation, puis porté 15′ à 115°.	Tube témoin. 1cc lait + 1 sang. 2cc » + 2cc »	5′ 5 5	14′ 7′50″ ? 14
XIII.	Chien roquet. P. 7k.	Lait écrémé après 25 m. de centrifugation, puis porté 15′ à 108°.	Tube témoin. 1 lait + 1cc sang. 2cc » + 2 »	5′50″ 2′ 2	15′50 5 50 5 50
XIV.	Chien basset. P. 9k.	Lait écrémé après 40 m. de centrifugation, puis porté 15′ à 115°.	Tube témoin. Tube témoin. 1 lait + 1 sang. 2 » + 2cc »	2′50″ 2 50 2 50 2 50	15′ 19 6 10
XV.	Chien griffon. P. 11k.	Lait écrémé après 55 m. de centrifugation, puis porté 15′ à 115°.	Tube témoin. 1 lait + 1 sang. 2 » + 3 » Tube témoin. Tube témoin.	2′ 2 2 2 2	9′ 11 11 10′50 15

EXPÉRIENCE	NATURE ET POIDS de l'animal qui a fourni le sang.	OBSERVATIONS sur le lait employé.	PROPORTIONS du mélange.	FILAMENTS de fibrine observés après	COAGULATIONS complète en
XX.	Lapin gris. P. 2k450.	Lait écrémé après 1 h. de centrifugation.	Tube témoin. 1cc lait + 1cc sang. 2cc » + 2cc »	2' 2 2	12' 30" 7 30 7 30
XXI.	Lapine grise. P. 3k290.	Lait écrémé après 2 h. de centrifugation.	Tube témoin. 1cc lait + 1cc sang. 2cc » + 2 »	1' 1 1	2' 30"? 4 4
XXII.	Lapine albinos. P. 3k025.	Lait écrémé après 2 h. 30 de centrifugation.	Tube témoin. 1cc lait + 1cc sang. 2cc » + 2cc »	2' 2 2	15' 7 30 7 30
XXIII.	Lapine grise. P. 2k900.	Lait écrémé après 3 h. de centrifugation.	Tube témoin. 1cc lait + 1cc sang. 2cc » + 2cc »	2' 30" 2 2	8' 30" 6 6
III.	Chienne roquet. P. 7k.	Lait écrémé après centrifugation, puis alcalinisé au même titre qu'une solution de peptone de Witte à 10 0/0 dans l'eau salée.	Tube témoin. 2cc lait + 5cc sang. 1cc » + 2cc »	2' 2 2	8' 3 3
IV.	Chien roquet. P. 7k500.	Eau salée à 8 0/00 alcalinisée au titre d'une solution de peptone de Witte à 10 0/0.	Tube témoin. 1cc eau + 3cc sang. 2cc » + 4cc »	3' 3 3	9' 9 9
VII.	Chienne épagneule. P. 9k.	Substances du lait insolubles dans l'alcool, reprises par un volume d'eau salée à 8 0/00 égal au volume du lait qui les contenait.	Tube témoin. 1cc solution + 3cc sang.	3' 3	8' 8

J'ai sur quelques animaux recherché l'influence d'une deuxième injection de lait et j'ai aussi essayé l'influence de l'immunisation par la peptone.

Enfin, l'on pourra se rendre compte de l'action des injections de lait sur la pression sanguine, par les tracés que je présente beaucoup mieux que par la lecture des quelques chiffres rapportés dans les protocoles ci-dessous. La pression sanguine a toujours été prise dans l'artère carotide.

Conclusions des expériences « in vivo ». — Le lait frais, écrémé, possède une action anticoagulante indirecte. Cette action peut être mise en évidence par une injection intra-veineuse de 5 centimètres cubes de lait par kilogramme à un chien; on peut en effet obtenir dans ces conditions une incoagulabilité absolue. Toutefois, il importe de faire remarquer que cette action n'est pas obtenue chez tous les chiens, quelques-uns présentent une immunité naturelle presque complète, et beaucoup ne sont que faiblement sensibles. La stérilisation du lait

Expériences « in vivo ».

EXPÉRIENCE	NATURE ET POIDS de l'animal.	OBSERVATIONS sur le lait employé.	PRISE DE SANG après l'injection.	APPARITION des filaments de fibrine en	COAGULATION complète en	PRESSION sanguine en cent. Hg. Max.	Min.
I.	Chien roquet. P. 7k.	Injection de 28cc de lait écrémé après centrifugation.	Tube témoin.	2'	7'		
			1'	5	6		
			1'15''	2 45''	5 45		
			9	2 50	?		
			9 50	2	5 50		
			14 50	1 50	?		
X.	Chien griffon. P. 5k.	Injection de 25cc de lait écrémé après 35' de centrifugation.	Tube témoin.	2'	6 56''		
			2'50''	1 50''	4		
				1 50	12		
			6 50	2	10		
				2	15		
			12	2 50	10 5.		
				2 50	15 50		
			18	1 50	9 50		
				1 50	15 50		
V.	Chien. P. 7k500.	Injection de 57cc5 de lait écrémé après 1 h. de centrifugation.	Tube témoin.	1'50''	4'		
			2'	5	2 heures après encore incoagulé.		
			5	4 50			
			12	6			
XI.	Chien pointer. P. 10k.	Injection de 50cc de lait écrémé après 35' de centrifugation.	Tube témoin.	2'50''	10'		
			1'50''	2	15		
				2	24		
			6 50	5 50	1 h. 15 après le sang est encore liquide dans tous ces tubes.		
				5 50			
			12 50	4			
				4	On a constaté 5 h. après des caillots mous dans tous les tubes.		
			24	2 50			
				2 50			
XVI.	Chien basset. P. 8k.	Injection de 45cc de lait écrémé après 45' de centrifugation.	Tubes témoins.	4'50''	19'50''		
				4 50	25		
			4'50''	5 50	Encore incomplètement coagulé après 9 h.		
				5 50			
			12	4 50			
				4 50			
			19	4	7 h. environ.		
				4	"		
XVII.	Chien griffon. P. 10k5.	Injection de 50cc de lait écrémé après 45' de centrifugation.	Tube témoin.	2'	7'50'	17.8	15.8
			5'			5.8	5.2
			7		Encore incoagulé après 24 h.	5.2	4.6
			16			5.4	4.8
			52			11.2	10.6
XVIII.	Chien roquet. P. 7k.	Injection de 35cc de lait écrémé après 1 h. de centrifugation.	Tube témoin.	2'	9'50''	27.2	15.2
					Encore incoagulé après 24 h. ; en agitant on ramasse un peu de fibrine collée aux parois des tubes.		
			4'			8.8	6.2
			7			12	11.4
			11			12.2	11.2
			16 50''			12.2	11.2
			20			14	12.4

EXPÉRIENCE.	NATURE ET POIDS de l'animal.	OBSERVATIONS sur le lait employé.	PRISE DE SANG après l'injection.	APPARITION des filaments de fibrine en	COAGULATION complète en	PRESSION sanguine en cent. Hg. (Max.—Min.).
XIX.	Même chien que dans l'expér. 18.	Injection de 55cc de lait écrémé après 1 h. de centrifugation. (Expérience faite 24 h. après la précédente.	Tube témoin.	2' 50"	11' 50"	17.8 15.8
			2' 15"	2 15	17 15	15.4 12.8
				2 15	25 15	
			6 50	2 50	22	14 11
				2 50	58	
			11 15	2 15	54 15	14.4 12
				2 15	57	
			16	2 50	25 50	15 11.4
				2 50	25 50	
XXIV.	Chien griffon. P. 11k7.	Injection de 59cc de lait écrémé après 1 h. de centrifugation. (Chienne immunisée par plusieurs injections intra péritonales d'une solution de peptone.	Tube témoin.	2'	8'	15.2 14
			2'	1 50"	4	15.2 15
				2	8	
			6	5	21	16.6 15.8
				5	50	
			8		50	16.4 15
					50	
XV.	Chien roquet. P. 7k.	Injection de 55cc de lait écrémé après 20' de centrifugation, puis porté 15' à 100°.	Tube témoin.	5' 50"	15' 50"	
			5'	2	9	
				2	18	
			8	2	17	
				2		
			15	2	1 heure environ.	
				2		
			18	5		
				5		
VIII.	Chien griffon. P. 6k.	Injection de 50cc de lait écrémé après centrifugation, puis porté 15' à 115°.	Tube témoin.	5'	14'	
			5'	2 50"	6	
				2 50	7	
			9 50"	2	9 50	
				2	12 50	
			15	5	12	
				5	14 50	
IX.	Chien pointer. P. 10k5.	Injection de 50cc de lait écrémé après centrifugation, puis porté 15' à 115°.	Tube témoin.	2'	14'	
			5' 50"	2 50	9	
				2 50	15	
			11	2 50	15 50	
				2 50	17 50	
			17 50	2	11	
				2	15	
VI.	Très jeune chien. P. 6k5.	Injection de 52cc5 de lait écrémé après centrifugation, puis porté 20' à 115-120°.	Tube témoin.	5'	6'	
			5'	1 50"	7	
			9 50"	1 50	5 50	
			17	5	7 50	
XIV.	Chien basset. P. 9k.	Injection de 50cc de lait écrémé après 40' de centrifugation, puis porté 15' à 115°.	Tube témoin.	2' 50"	15'	
			»	2 50	19	
			5'	2	54	
				2	44	
			8	5	49	
				5	55	
			14	2	45	
				2	49	
			29	2	57	
				2	42	

EXPÉRIENCE	NATURE ET POIDS de l'animal.	OBSERVATIONS sur le lait employé.	PRISE DU SANG après l'injection.	APPARITION des filaments de fibrine en	COAGULATION complète en	PRESSION sanguine en cent. Hg. Max.	Min.
XV.	Chien griffon.	Injection de 50		2'	9		
	P. 11k.	de lait écrémé	Tube témoin.	2	10 30		
		après 35 de cen-		2	15		
		trifugation, puis	4 30	2	25		
		porté 15' à 115°.		2	1 heure.		
			9	2 30"			
				2 30			
			15	2 30	2 heures environ		
				2 30			
			19 30	2 30			
				2 30			
XXV.	Chien roquet.	Injection de 35	Tube témoin.	2'	7 30"	14.6	11
	P. 6k5.	de lait écrémé	2'30"		2	12.6	11.6
		après 2 h. de	5	1	3 30	14.6	12.2
		centrifug., puis	9	2	7 30	14.8	12.4
		porté 10' à 110°.	12	1 30"	10 30	14.2	12
			15	3	10	14.4	11.6
XXVI.	Chien roquet.	Injection de 36	Tube témoin.	2 30"	8 45"	12.4	11
	P. 7k2.	de lait écrémé	2'45"	3	6	12	10.4
		après 1 h. de	4 45	2 30	7	11.8	10
		centrifug., puis	9 30	2 15	7 15	12.4	11.8
		porté 10' à 110°.	12 15	2	10 environ.	14	12.2
XXVIII	Chien roquet.	Injection de 45	Tube témoin.	2'	9'	13	11.4
	P. 9k.	de lait écrémé	1'30"			9.6	
		après 1 h. de	3 30		Encore complètement liquide	13.8	12.2
		centrifug., puis	5 30			14.4	10.8
		porté 10' à 110°.	8 30		après 4 heures	14.6	11
II.	Chien. P. 5k250.	Injection de 24	Tube témoin.	2'30"	15'		
		de lait écrémé	1'30"	3 30			
		après centrifu-	14	6	Entre 3 h. et 3 h. 30		
		gation, puis neu	22	3 30			
		tralisé.					
III.	Chienne ro-	Injection de 35	Tube témoin.	2'	8'		
	quet. P. 7k.	de lait écrémé	4'	2	Plus de 26 min		
		après centrifu	10	3	35'		
		gat., puis alca-	18	3	35		
		linisé au même					
		titre qu'une so-					
		lution de pep-					
		tone de Witte à					
		10 0 0 dans l'eau					
		salée.					
V.	Chien roquet.	Injection de 37	Tube témoin.	3'	9		
	P. 7k5.	d'eau salée alca	1'	1 30"	6 30		
		linisée au même	7 30"	1 30	11		
		titre qu'une so-	14	2 30	7 30		
		lution de pep-					
		tone de Witte à					
		10 0 0.					
VII.	Chienne épagn.	Inj. de 40 d'eau	Tube témoin.	3	8		
	P. 9k.	salée à 8 0 00 te	2'30"	2			
		nant en sol. une	7	2			
		partie des ma-	15	2	Entre 1 h. et 4 h.		
		tières albumi-	21	1 30			
		noïdes du lait					
		insolubles dans					
		l'alcool. Opéré					
		sur 40 de lait.					

EXPÉRIENCE	NATURE ET POIDS de l'animal.	OBSERVATIONS sur le lait employé.	PRISE DE SANG après l'injection.	APPARITION des filaments de fibrine en	COAGULATION complète en	PRESSION sanguine en cent. Hg. (Max.—Min.)	
XXII.	Lapine albinos P. 3k025.	Injection de 13cc5	Tube témoin.	2'	15'	11.4	11.2
		de lait écrémé	3' 30"	1 30"	8 30"	8.6	
		après 2 h. 30 de	6	2	11	9.2	
		de centrifuga-	10 30	2	14 30	9.6	
		tion.					
XXIII.	Lapine grise. P. 2k9.	Injection de 14cc	Tube témoin.	2' 30"	8' 30"	10.2	
		de lait écrémé	3' 30"	3 30	16	10	8.6
		après 3 h. de	3 45	3 45	16	8.6	
		centrifugation.	2e injection			8.8	9.8
		(Même expérience	30"				
		8 jours avant sur	3'	3	12	8.6	9
		cette lapine :	7 30"	2 30	6 30	8.6	8
		exp. 21.)					
XX.	Lapin gris P. 2k45.	Injection de 12cc	Tube témoin.	2'	12' 30"	12	11.2
		de lait écrémé	1'	1 30"	3	3.4	5
		après 1 h. de	3	1	2	6.6	
		centrifugation.	9 30"	30	2 30	8.6	
			13 30	2 30	7 30	8	7.6
			18 30	1 30	7 30	8.4	
X.	Lapin gris. P. 3k20.	Injection de 21 5	Tube témoin.	1'	2' 30"?	11	10.6
		de lait écrémé	4' 15"	1 30"	8 45	10.2	
		après 2 h. de	8	2	9	10	
		centrifugation.	14	2	9	9.2	

à 110° ou 115° ne fait pas disparaître l'action anticoagulante indirecte. L'action de l'injection se produit en dehors de l'état de jeûne. Les phénomènes qui accompagnent habituellement l'apparition de l'incoagulabilité, cris, nausées, vomissements, narcose, diarrhée, baisse de la pression sanguine, peuvent exister après l'injection du lait ; ils ne sont pas liés fatalement à l'incoagulabilité du sang. Toutefois la baisse de pression est toujours très marquée dans les cas d'incoagulabilité absolue du sang. La pression se relève souvent pendant que le sang reste encore longtemps incoagulable. On peut observer une diminution notable de la coagulabilité en l'absence de toute action sur la pression sanguine.

On peut inversement observer une baisse très remarquable de la pression sanguine en dehors de toute action anticoagulante ; c'est ce que montre très bien par exemple l'expérience XX sur le lapin.

Les expériences IX et XI, faites sur le même chien à 4 jours d'intervalle, montrent que l'immunité, si elle s'est produite, a été de courte durée. D'autre part, les expériences VIII et X faites avec le même intervalle de temps montrent la persistance de l'état réfractaire normal. Les expériences XIII et XXV, faites à plus d'un mois de distance sur le même chien, montrent encore cette persistance de l'état réfraclaire avec peut-être une légère augmentation. Le chien qui a servi aux expériences XIV et XVI faites à 8 jours d'intervalle, était peut-être devenu plus sensible à l'action du lait. il faut toutefois tenir compte des différences qui peuvent dépendre d'une activité différente du lait.

Quoiqu'il en soit, il est très facile, en opérant avec le même échantillon de lait, comme cela a eu lieu dans plusieurs de nos expériences ci-dessus et en particulier dans les expériences XXVI et XXVII faites à 1 heure d'intervalle. de mettre en évidence des différences individuelles très grandes. En tenant compte des différences de lait. on peut encore affirmer qu'il est possible de conférer au chien par une première injection de lait un certain degré d'immunité contre une deuxième injection : c'est ce que montrent bien les expériences XVIII et XIX faites à 24 heures d'intervalle.

J'ai cherché également si un animal immunisé contre la peptone l'était en même temps contre une injection de lait. Le chien qui a servi dans l'expérience XXIV avait reçu préventivement trois injections intra-péritonéales de peptone de Witte au 1/10 dans l'eau salée : la première injection avait été de 10 grammes de peptone, la deuxième, faite 5 jours après, de 14 grammes et la troisième, faite 8 jours après la seconde, de 15 grammes. L'expérience a été faite 5 jours après la dernière injection, le chien s'est montré encore sensible à l'injection intra-veineuse du lait au point de vue de la coagulabilité qui a été manifestement retardée. mais il a présenté une immunité complète contre l'action sur la pression sanguine.

L'expérience VII montre encore que les substances du lait, qui sont insolubles dans l'alcool et qui après précipitation se dissolvent dans l'eau salée, ont une action anticoagulante indirecte. Les injections intra-veineuses de lait écrémé n'ont pas comme on devait s'y attendre, d'action anticoagulante indirecte sur le sang du lapin.

Je rappellerai cependant que le lapin est sensible aux injections de lait et l'on peut constater, sur deux des tracés que je présente ici, l'action très remarquable de cette substance sur la pression sanguine. Enfin et bien que je n'aie pas étudié systématiquement la toxicité du lait, au cours de ces expériences, j'ai noté que plusieurs des lapins sont morts dans les 24 heures qui ont suivi l'injection alors que les chiens résistent fort bien.

DISCUSSION

M. Delezenne (de Montpellier). — Dans mes recherches sur l'action exercée par les sérums et les liquides organiques provenant d'animaux d'espèce étrangère sur la coagulation du sang, j'ai eu l'occasion d'observer des faits identiques à ceux que vient de rapporter M. Camus.

J'ai constaté que le lait de vache, le lait de jument, le lait d'ânesse sont capables d'empêcher ou de retarder la coagulation du sang lorsqu'ils sont injectés dans les veines du chien. Je me suis assuré d'autre part que cette action anticoagulante est intimement liée au pouvoir leucolytique de ces divers laits et nécessite pour se produire le concours simultané du leucocyte et de la cellule hépatique.

Le lait provenant d'un animal de même espèce, c'est-à-dire dans le cas particulier, le lait de chienne, injecté dans les veines d'un autre chien, ne possède que des effets anticoagulants très peu marqués, souvent même nuls. Ceci tient à ce que le lait, comme les divers liquides organiques, ne contient pas de lysines pour les leucocytes des animaux de même espèce ou que tout au moins les lysines (isolysines) qu'il renferme sont très peu actives.

J'ai constamment obtenu des résultats négatifs en injectant dans les veines d'une chienne en lactation son propre lait. Ce liquide n'est pas ou est à peine nocif, en effet, pour les globules blancs de l'animal dont il provient.

M. Camus. — Je crois en effet qu'il importe de préciser l'origine du lait employé et je dois dire que toutes mes expériences ont été faites avec du lait de vache.

Le mécanisme d'action indiqué par M. Delezenne me semble difficilement compatible avec ce fait que montrent certains de mes protocoles d'expériences, à savoir qu'un lait qui ne modifie pas la coagulabilité *in vitro* peut déterminer l'incoagulabilité *in vivo*.

Dans l'expérience XIV, j'ai constaté une faible action coagulante *in vitro* et j'ai obtenu *in vivo* une incoagulabilité d'une heure; dans l'expérience XV je n'ai pas observé d'action *in vitro* et l'injection a cependant déterminé une incoagulabilité de 2 heures; enfin dans l'expérience XXVII un lait qui n'avait aucune action *in vitro* a déterminé en injection une incoagulabilité très vraisemblablement absolue, bien que l'observation n'ait été faite que pendant 4 heures.

SAMEDI 4 AOUT

(Séance du matin)

Présidence de M. le professeur **BURDON-SANDERSON** (d'Oxford)

INFLUENCE DE LA TEMPÉRATURE SUR LA FATIGUE DES NERFS MOTEURS DE LA GRENOUILLE

par M. J. CARVALLO,

de Paris.

I

Depuis les recherches de Bernstein, de Wedenski, de Bowditch, la plupart des physiologistes ont admis que les nerfs sont infatigables et que ces appareils ne dépensent rien ou presque rien sous l'influence de l'excitation. Nous croyons qu'en interprétant ces expériences on n'a pas tenu suffisamment compte de l'état dans lequel se trouvaient les nerfs pendant qu'ils recevaient l'excitation. Un nerf en état d'anelectrotonus n'est plus un nerf dans des conditions normales. L'anelectrotonus se propage plus ou moins en deçà et au delà du point d'application de l'anode et dans cette région le nerf est complètement paralysé, c'est-à-dire, que non seulement sa conductibilité, mais son excitabilité aussi y est abolie. On sait, d'autre part, que le curare et les autres poisons, avec lesquels on a prétendu paralyser seulement les plaques terminales des nerfs, ne respectent pas non plus ces appareils. De sorte que dans ces deux expériences, qui constituent la base principale de la théorie de l'infatigabilité nerveuse, les nerfs ne sont pas en état de répondre aux excitations de la même façon qu'ils le feraient à l'état normal. Mais il y a plus. Si l'on tient compte du rapport fonctionnel existant entre le nerf, la plaque terminale et l'organe innervé, on se demande si, dans ces expériences où l'excitation ne donne lieu à aucun effet utile, la dépense chimique du nerf est la même que lorsqu'il peut mettre en activité les organes qui sont sous sa dépendance directe. Quoi qu'il en soit de l'interprétation réelle de ces expériences, on verra par la suite que les nerfs moteurs de la grenouille peuvent, dans certaines conditions thermiques, se fatiguer bien avant les muscles et avant même la plaque terminale motrice.

considérée jusqu'ici comme l'élément le moins résistant à la fatigue de l'appareil neuro-musculaire tout entier.

II

Lorsqu'on compare la durée totale de la fatigue de l'appareil neuro-musculaire terminal, obtenue par l'excitation directe du nerf, le muscle restant toujours à la même température et le nerf passant de 0 à 20 degrés, par exemple, on s'aperçoit tout de suite que plus la température du nerf est élevée, plus la courbe de fatigue se prolonge. En effet, si l'on prend le train postérieur d'une grenouille et si l'on prépare de la même façon la patte droite et la patte gauche afin d'obtenir la courbe de fatigue du muscle gastrocnémien par l'excitation du nerf sciatique, on constate, en mettant le nerf d'une des pattes aux environs de 20 degrés, l'autre à 0 degré, les deux muscles se trouvant dans les deux cas à la même température, que la courbe de fatigue est beaucoup plus longue dans le premier cas que dans le second (fig. 1).

Nous avons cherché dans ces expériences à mettre les deux nerfs dans des conditions de travail à peu près identiques et à éliminer toute cause d'erreur. Pour cela nous avons pris une excitation voisine de celle qui provoque la secousse minima à la fermeture. De cette façon nous avions des excitations à la rupture largement suffisantes à donner la secousse maxima du muscle. La fréquence avec laquelle se succédaient ces excitations était plutôt lente, une toutes les cinq secondes.

D'autre part, les deux muscles se trouvaient chargés par le même poids. Finalement, les nerfs et les muscles étaient chacun enfermés dans une gouttière métallique dont on maintenait la température constante à l'aide d'un courant d'eau ou bien en l'entourant complètement de glace. Ces deux gouttières étaient séparées par une cloison verticale, mauvaise conductrice de la chaleur, placée au niveau de l'articulation du genou, dans le cas où on opérait sur le nerf sciatique, et sur la racine de la cuisse, lorsqu'on se servait des nerfs lombaires. Un thermomètre mis à côté du muscle et un autre à côté du nerf, nous renseignaient sur les variations de température de ces deux organes pendant toute la durée de l'expérience.

C'est ainsi que nous avons pu observer que les nerfs dont la température est élevée se montrent invariablement beaucoup plus actifs que les nerfs dont la température est basse. Toutefois, malgré la constance de ces résultats, on pourrait attribuer ces différences aux écarts de

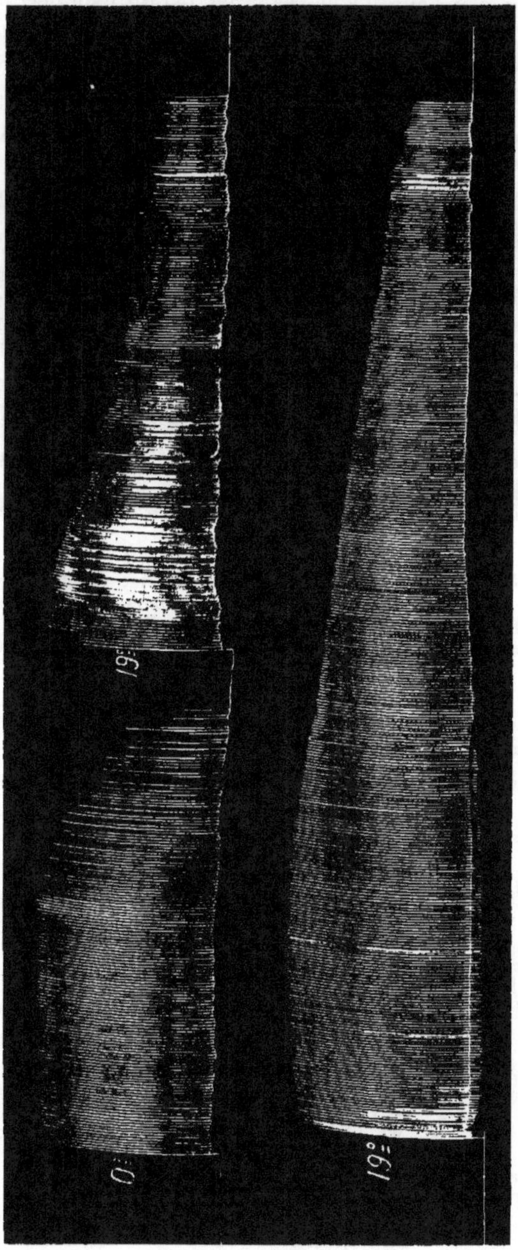

FIG. 1. — I. Patte droite. Courbe de fatigue du nerf sciatique à 19°, le muscle restant constamment à 19°. II. Patte gauche. Courbe de fatigue du nerf sciatique à 0°, le muscle restant constamment à 19°. Reprise de l'excitabilité du nerf par l'échauffement à 19°, le muscle restant toujours à 19°.

l'excitabilité existant entre une patte et l'autre. Pour répondre à cette objection, nous n'avons eu qu'à élever la température du nerf fatigué à 0 degré, en versant quelques gouttes d'eau chaude sur la glace qui entourait sa gouttière; immédiatement le nerf a repris son excitabilité. Pendant ce temps, la température du muscle n'a varié que de cinq dixièmes de degré et, dans la plupart des cas, la reprise du nerf

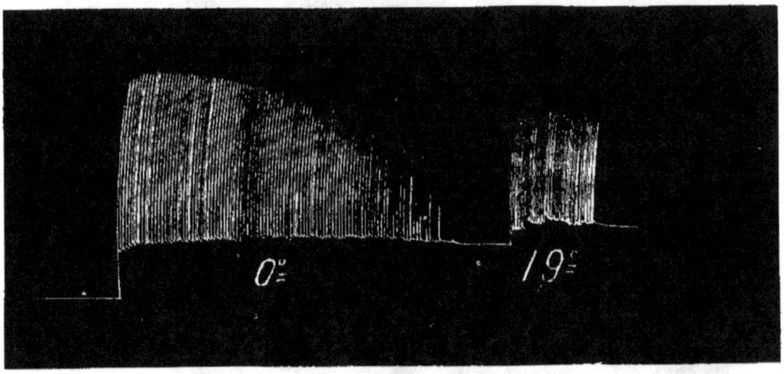

FIG. 2. — Courbe de fatigue des nerfs lombaires à 0°. Reprise par l'échauffement à 19°, le muscle restant constamment à 19° (la reprise est tellement forte qu'on voit paraître les secousses à la fermeture). Dans cette expérience, le muscle se trouvait séparé des nerfs par deux cloisons en carton, placées à une distance de 4 centimètres, et dans cet intervalle on avait mis une couche de coton ordinaire. D'autre part, le muscle était constamment baigné par un courant d'eau à la température de 19°.

est telle, qu'il peut donner une nouvelle courbe de fatigue aussi haute et aussi longue que la première (fig. 1, graphique II). Nous ferons remarquer que, dans cette expérience, les excitations n'ont pas cessé un seul instant d'agir sur le nerf; de sorte que, si c'était la plaque terminale qui était fatiguée au moment où le nerf placé à 0 degré ne répondait plus aux excitations, on n'aurait pas dû avoir la reprise des contractions en chauffant simplement celui-ci. Il est aussi impossible d'attribuer ce phénomène au faible échauffement que peut subir le muscle pendant qu'on élève la température du nerf, car si on s'arrange de façon à l'éviter tout à fait, comme dans l'expérience de la figure 2, où le muscle se trouvait relativement à une grande distance des nerfs excités, le résultat est encore le même. Nous avons vu d'ailleurs qu'on peut élever la température du muscle de 20 à 25 degrés sans obtenir la reprise des contractions une fois que le nerf est fatigué à 0 degré. Par contre, en chauffant le nerf, les contractions reprennent aussitôt, même si on refroidit le muscle. Nous croyons donc pouvoir conclure : 1° *que l'activité des nerfs croît avec la tempé-*

rature; 2° qu'aux basses températures les nerfs se fatiguent plus rapidement que la plaque terminale et que les muscles.

Ce qu'il y a de vraiment curieux dans cette fatigue des nerfs aux basses températures, c'est que la courbe de fatigue n'est pas du tout régulière. L'excitabilité tombe par des à coups, et, après une courte phase pendant laquelle la hauteur des secousses se maintient au même niveau, on voit celles-ci devenir très inégales, puis disparaître complètement. On pourra se convaincre que ces irrégularités ne tiennent pas à notre système d'excitation en voyant sur nos graphiques qu'elles disparaissent aussitôt qu'on enlève la température du nerf. Un autre point sur lequel il convient d'insister, c'est que, lorsque la fatigue du nerf à 0 degré est complète, elle s'étend uniformément sur toute la longueur du nerf refroidi. On peut en effet, à ce moment, changer les électrodes de place et porter ailleurs l'excitation sans que cela donne lieu à aucune reprise des contractions. Il était aussi intéressant à voir si un fragment de nerf fatigué à 0 degré pouvait encore conduire des excitations portées au-dessus de lui, sur un autre point du nerf restant à la température du laboratoire. L'expérience nous a montré que ces excitations passent à travers le nerf refroidi, à peu près comme à l'état normal.

III

En présence de ces faits, nous avons cru nécessaire de déterminer les conditions thermiques dans lesquelles les phénomènes dont nous parlons se montrent avec la plus grande netteté. Pour résoudre cette question, nous avons fait un grand nombre d'expériences. Nous étant aperçu tout d'abord que la température du muscle n'était pas indifférente dans la reprise de l'excitabilité du nerf par l'échauffement, nous avons été obligé de répéter les mêmes expériences en laissant le muscle toujours à une température fixe, mais d'une valeur différente pour chaque expérience. Comme il était facile à prévoir, nous avons trouvé que la reprise du nerf par l'échauffement est d'autant plus forte que la température du muscle est basse. Ce résultat s'explique par ce fait que le rendement du muscle augmente avec la température jusqu'aux environs de 20 degrés, de sorte qu'entre 0 et 20 degrés, plus la température du muscle est élevée, plus la fatigue de la plaque et du nerf est complète. Au-dessus de cette dernière limite, c'est-à-dire entre 25 et 30 degrés, le muscle de grenouille qui travaille un certain temps se trouve bientôt dans des conditions anormales. Il n'est donc pas étonnant que, lorsqu'on élève la température du nerf fatigué à 0 degré, on n'obtienne pas la reprise des contractions.

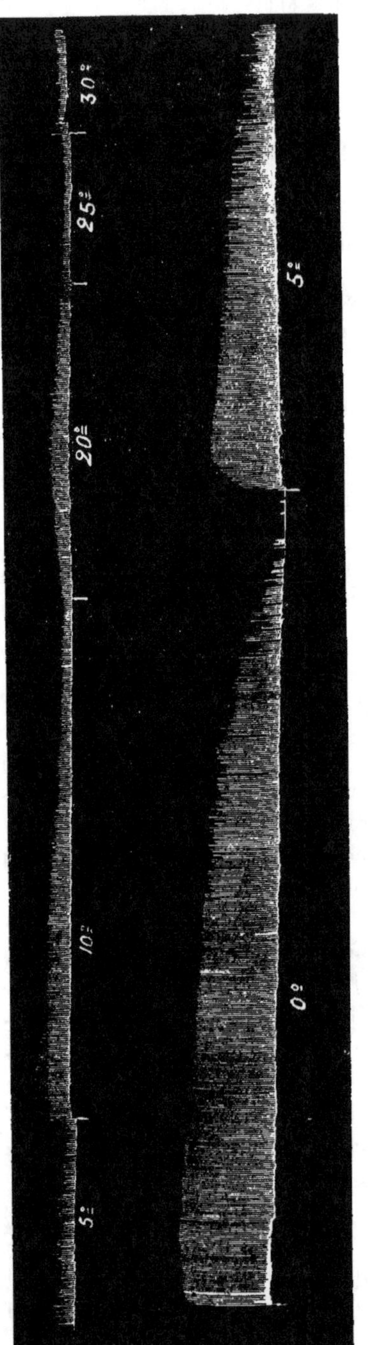

Fig. 5. — Variations de l'activité du nerf sciatique en fonction de la température de 0 à 30°, le muscle restant constamment dans la glace (graphiques réduits de 1/3).

Ce premier point étant acquis, à savoir que, plus la température du muscle est basse, plus la reprise du nerf par l'échauffement est parfaite, il nous a été facile de réunir dans une seule expérience les diverses phases par lesquelles passe l'activité nerveuse en fonction de la température de 0 à 30 degrés. Le nerf sciatique transporté rapidement, après fatigue, de 0 à 5 degrés, de 5 à 10 degrés, de 10 à 20 degrés, de 20 à 25 degrés, de 25 à 30 degrés, le muscle restant constamment dans la glace, présente des accroissements successifs d'excitabilité jusqu'à la température de 20 degrés. Ces accroissements cessent complètement au delà de cette limite (fig. 5). Ajoutons encore que nous sommes arrivés aux mêmes résultats en faisant des expériences isolées pour chacune de ces températures. Constamment, le nerf fatigué reprend son excitabilité lorsqu'on le chauffe pour des limites comprises entre 0 et 20 degrés, mais à une condition seulement, c'est que le muscle reste à 0 degré. Si la température du muscle est plus élevée, la reprise du nerf ne s'opère distinctement que lorsqu'on le fait passer de 0 degré aux autres températures, et, dans ce cas, les nouvelles contractions sont d'autant plus fortes que la température du nerf se rapproche davantage de 20 degrés. Ces expériences montrent incontestablement que *l'optimum thermique de l'activité des nerfs moteurs de la grenouille se trouve aux environs de 20 degrés.*

IV

Nous avons voulu savoir, en outre, la part qui revient dans ces modifications de l'activité du nerf à l'influence de l'excitation et aux variations de la température. Dans ce but, nous avons pris le train postérieur d'une grenouille et nous avons préparé les deux nerfs sciatiques de façon à faire agir, sur l'un la température seule, sur l'autre l'excitation et la température. Nous n'avons pas été étonné de voir que, tandis que le nerf qui travaille perd rapidement son excitabilité à 0 degré, en général au bout d'une demi-heure, le nerf qui n'est pas soumis à l'excitation conserve son excitabilité pendant un temps infiniment plus long. D'après nos expériences, l'excitabilité du nerf au repos tombe au début du refroidissement d'une façon brusque, mais elle se maintient ensuite au même niveau pendant très longtemps et ne disparaît totalement qu'au bout de deux ou trois heures. Cette disparition de l'excitabilité n'est pas, bien entendu, définitive, car si on chauffe le nerf refroidi, immédiatement il reprend ; toutefois, le retour aux conditions normales ne s'opère jamais d'une façon complète.

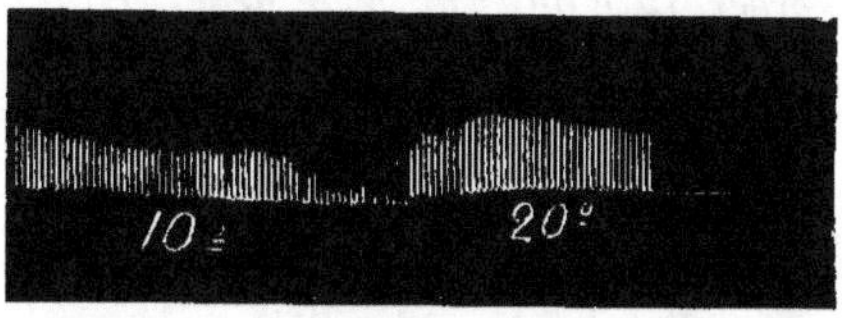

Fig. 4. — Courbe de fatigue du nerf sciatique à 10°, le muscle restant à 0°. Légère reprise par l'échauffement du nerf à 20°.

Nous ne croyons pas qu'on puisse mettre sur le compte de la fatigue du muscle, le fait que le nerf qui travaille soit moins résistant au refroidissement que le nerf qui reste au repos. Ainsi que nous l'avons déjà dit, si le muscle ou la plaque étaient fatigués dans ce cas, le nerf ne reprendrait pas aussitôt qu'on le chauffe. D'autre part, il semble ressortir de quelques expériences que nous avons entreprises à ce sujet que l'excitation hâte la perte de l'excitabilité du nerf aux basses températures. Les nerfs sciatiques des deux pattes d'une grenouille sont placés en même temps à la température de 0 degré et soumis à la même excitation. L'un d'eux est excité immédiatement, l'autre après la fatigue du premier. Or, si l'on prend une grenouille de petite taille dont les muscles se fatiguent rapidement, on constate que les deux courbes de fatigue présentent à peu près la même longueur. Il est donc bien évident que la température n'est pas le seul élément qui intervienne dans la production de cette fatigue, car s'il en était ainsi, la seconde de ces courbes devrait être beaucoup moins longue que la première : mais, même en admettant que le refroidissement aux basses températures soit la cause essentielle de la perte de l'excitabilité du nerf qui travaille à 0 degré, on aurait de la peine à expliquer de la même façon la fatigue du nerf à 5 et à 10 degrés, comme le montrent nos graphiques des figures 3 et 4. Dans ces limites, la température est incapable, par elle-même, d'abolir l'excitabilité du nerf, car nous avons vu dans une expérience que les nerfs moteurs peuvent conserver leur excitabilité pendant vingt-quatre heures à la température de 10 ou 12 degrés. Nous pouvons donc dire : *qu'étant donné le temps relativement court que la fatigue du nerf met à se produire, l'excitation joue un rôle tout aussi important que la température dans la perte de l'excitabilité du nerf.*

V

Pour interpréter ces résultats, on est obligé d'admettre que les nerfs sont le siège de phénomènes chimiques et que ces phénomènes sont profondément modifiés par le travail et par la température. L'hypothèse d'un changement moléculaire du nerf produit exclusivement sous l'influence de la température nous semble insoutenable. Les deux troubles physiques que nous connaissons, la congélation et la coagulation des albumines, ont lieu à des températures plus basses ou plus hautes que celles que nous avons employées et, lorsqu'ils se produisent, ils arrêtent complètement la vie des tissus. Quant à des actions physiques d'autre ordre qui, tout en respectant l'intégrité anatomique des nerfs, feraient perdre à ces appareils leurs propriétés physiologiques, nous ne croyons pas qu'elles existent. En effet, ce qui caractérise la perte de l'excitabilité du nerf aux basses températures, c'est qu'elle ne se produit pas aussitôt que l'équilibre thermique est rétabli. Si le nerf ne travaille pas, il peut rester deux ou trois heures dans la glace sans perdre son excitabilité. Ce changement a plutôt les caractères d'une dépense chimique que d'une modification physique. La preuve en est que, lorsqu'on chauffe le nerf fatigué à 0 degré, non seulement il reprend, mais il se répare, dans ce sens que, transporté de nouveau à 0 degré, il donne à cette température une nouvelle courbe de fatigue (fig. 5). Nous ne trouvons rien dans ces phénomènes qui ressemble à une modification physique. Alors qu'un nerf placé à 0 degré met un temps très long à perdre son excitabilité, il devient de nouveau rapidement excitable aussitôt qu'on élève sa tem-

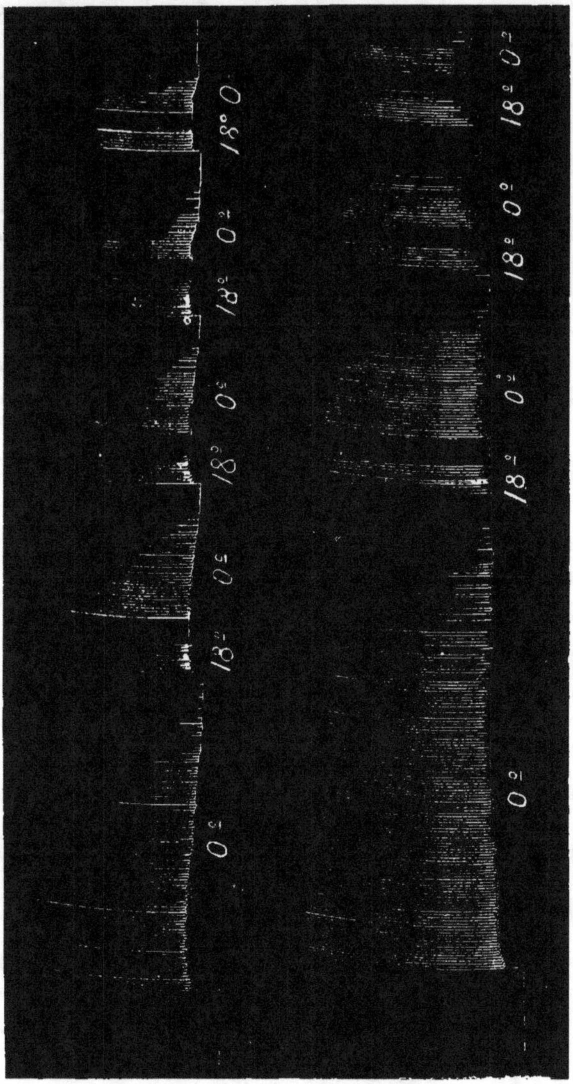

Fig. 5. — I. Courbe de fatigue du nerf sciatique à 0°. Reprise et réparation de l'excitabilité du nerf par l'échauffement à 19°. On obtient en effet, en transportant de nouveau le nerf à 0°, une nouvelle courbe de fatigue à cette température. Les excitations se continuent toujours, et lorsque le nerf est revenu à 0°, on fait avancer le cylindre à la main pour séparer la courbe de fatigue qu'il donne à 18° de celle qu'il donne à 0°. II. Le même phénomène, le muscle restant constamment à 5°.

pérature. Si ces deux phénomènes étaient de simples changements physiques, ils devraient, tous deux, se produire dans le même temps. D'autre part, lorsqu'on regarde les courbes de réparation du nerf dans les graphiques de la figure 5, on constate qu'elles deviennent de plus en plus petites au fur et à mesure qu'on reproduit le phénomène. Le nerf se fatigue indiscutablement un peu plus à chaque expérience et ce qui prouve que c'est par suite d'une véritable dépense chimique, c'est le fait que, si on le laisse trop longtemps à la température de 0 degré, la reprise par l'échauffement est beaucoup plus faible. Par la même raison, un nerf fatigué à 0 degré se répare d'autant plus complètement qu'il reste plus longtemps à une température favorable. Cette réparation est nulle ou insignifiante dans le cas où on le transporte brusquement de 0 à 20 degrés et de 20 à 0 degré. Les mêmes phénomènes s'observent sur les nerfs qui ne travaillent pas, de sorte qu'on ne peut pas les attribuer à la fatigue ou à la réparation du muscle.

Nous pensons avoir démontré par ces expériences que les nerfs se comportent vis-à-vis de l'excitation et de la température exactement de même que les muscles [1]. Les seules différences existant entre ces deux appareils sont exclusivement d'ordre quantitatif. Le fait qu'on n'a pas pu mesurer jusqu'ici la dépense chimique du nerf ne veut pas dire que cette dépense n'existe pas. D'après ce que nous savons sur les phénomènes énergétiques de la vie, nous ne pouvons pas admettre que là où l'énergie est libérée, il n'y ait pas de réactions chimiques [2].

DISCUSSION

M. Camus (de Paris). — Il me semble que les expériences de M. Carvallo peuvent admettre une autre interprétation que celle qu'il en donne. Ses tracés sont aussi bien des tracés dus à la disparition plus ou moins rapide de l'excitabilité que des tracés de fatigue. On ne peut sûrement dire qu'il y a fatigue que lorsqu'on met en même temps en évidence un phénomène d'usure. S'il est impossible de constater directement le phénomène d'usure par une différence de composition chimique avant et après l'excitation ou par des différences de température du nerf excité, on peut chercher à montrer indirectement qu'il y a eu fatigue par la façon dont se produit la restauration du nerf fatigué. Dans les conditions où il se place (le nerf étant isolé du reste de l'organisme), M. Carvallo pense que la restauration se fait par la destruction des produits nuisibles au fonctionnement du nerf sous l'influence d'une élévation de température. Ce mécanisme ne me semble pas vraisemblable, d'une part parce que l'élévation de la température amène une restauration instantanée, d'autre part, parce que nous constatons que pour des tempéra-

1. *Journal de Physiol. et de Pathol. gén.*, 1899, t. I, p. 290 et 1000.

2. Pour la bibliographie de cette question, voir : Biedermann, *Elektrophysiologie*, zweite Abth. S. 559; Art. Chaleur du *Dictionnaire de Physiologie* de Ch. Richet, t. III, p. 265; *Intermédiaire des biologistes*, t. I, p. 98, 146, 174 et 176.

tures assez voisines, il se produit des différences assez grandes dans la destruction des produits nuisibles.

Si l'on admet, comme il est assez rationnel de le supposer, que la destruction se fait par un processus fermentatif, ces différences d'action ne se conçoivent pas très bien. — Je crois qu'il s'agit ici d'expériences relatives à des modifications de l'excitabilité. La perte d'excitabilité qui résulte de la somme des actions de la température et de l'excitation produite, peut aussi bien se comprendre en admettant une modification structurale du nerf qu'en supposant une usure de ce nerf.

M. Gley (de Paris). — Si le nerf se fatigue par le travail, il consomme de l'énergie. Dans l'état actuel de nos connaissances, il n'est point d'expériences qui prouvent cette consommation. Les expériences du docteur de Boeck (de Bruxelles), par exemple, ont, il y a quelques années, montré qu'il n'y a aucune élévation thermique dans le nerf excité. Je dirais donc volontiers que présentement nous ne connaissons rien qui prouve une consommation d'énergie dans le nerf excité. Celui-ci paraît ainsi se comporter comme un simple conducteur physique.

M. Herzen (de Lausanne). — Il faut s'affranchir des interférences électriques pour résoudre la question de savoir si le nerf est inaltérable par le fait de l'activité fonctionnelle. Je me permets de renvoyer mes collègues aux trois séries des faits que j'ai exposées dans la *Revue Scientifique* (janvier 1900).

Nos adversaires excitent le nerf pendant des heures entières sans qu'on leur fasse le reproche d'altérer le trajet directement frappé par l'irritation; pourquoi donc admettre une telle altération dans des expériences où on n'excite le nerf que de temps en temps et faiblement ?

M. Weiss (de Paris). — Il me semble que la question de la fatigue des nerfs ne se présente pas tout à fait comme le dit M. Dastre à la suite de l'observation de M. Herzen. Il y a plutôt lieu de dire : Le nerf se fatigue-t-il plus vite ou moins vite que la plaque terminale ? Je dois dire aussi que l'expérience de M. Herzen est sujette à de nombreuses objections. L'altération produite en un point d'un nerf par une série d'excitations électriques ne doit pas être rapprochée de ce que l'on appelle la fatigue.

M. Carvallo. — Nous répétons que nos résultats ne peuvent pas s'expliquer par des modifications physiques du nerf produites par la température. Le nerf placé à 0° conserve son excitabilité pendant un temps relativement long, et en tout cas longtemps après que l'équilibre thermique est établi. La perte de l'excitabilité se fait graduellement et le travail, de même que toute autre cause qui modifie la nutrition du nerf, hâte la production de ce phénomène. Nous adhérons pleinement aux idées émises par M. Chauveau à ce sujet et nous pensons comme lui qu'il est impossible de considérer le nerf comme un conducteur physique sans porter atteinte aux notions les plus fondamentales de l'énergétique animale ? Quant aux expériences analectrotoniques par lesquelles on prétend démontrer que les nerfs sont infatigables, nous croyons avec M. Herzen qu'elles doivent être écartées, car elles placent les nerfs dans des conditions telles que ces appareils ne sont plus en état de répondre à l'excitation.

DE LA NATURE INTIME DE L'ACTION DES POISONS SUR LE NERF

par M. le professeur E. WEDENSKY,
de l'Université de St. Pétersbourg.

Il existe une doctrine dont le nombre des partisans s'accroît toujours, qui considère les deux propriétés fondamentales du nerf, l'excitabilité et la conductibilité, comme essentiellement différentes l'une de l'autre. Elle s'appuie avant tout sur le fait que plusieurs poisons, étant appliqués à une partie du nerf, y produisent une diminution de l'excitabilité sans changer du tout la transmission nerveuse.

Or, mes expériences démontrent que cette thèse n'est point juste, elle est établie par l'application au nerf des excitations *minimum*. Mais les excitations minimum sont les *dernières* qui cessent d'être conduites dans la partie altérée du nerf. Au moment où leur transmission y est encore possible, la conduction des impulsions *fortes* est déjà totalement suspendue dans la partie empoisonnée du nerf.

Ce résultat est constaté par le téléphone, le galvanomètre et le muscle. Tous les trois indicateurs du nerf empoisonné manifestent un parallélisme parfait, ce qui fait rejeter une assertion toute récente, d'après laquelle, par l'action des poisons (chloralose), l'excitabilité du nerf pourrait être abolie, sa propriété de donner les courants d'action lui étant conservée.

La question la plus importante qui surgit de mes expériences est de savoir comment il faut interpréter cet état original du nerf dans lequel sont transmises les impulsions faibles et non les impulsions fortes. J'en conclus que ce n'est pas un état passif, mais au contraire que ce doit être un état d'excitation particulier, avec lequel ont affaire aussi bien les irritations appliquées immédiatement à la partie altérée du nerf, que les impulsions arrivant des autres points (inaltérés) du nerf. Cette conclusion découle, avant tout, des deux faits suivants : *a*) le rythme des excitations tétaniques éprouve une transformation pendant leur passage dans le trajet altéré du nerf; *b*) plus tard, lorsque la transmission des impulsions fortes est suspendue dans ce trajet, ces impulsions y produisent des phénomènes d'inhibition par rapport aux effets de l'irritation appliquée immédiatement à cette partie du nerf.

Dès lors, les questions les plus importantes concernant la nature intime des processus nerveux en général, se rattachent à l'étude de cet état particulier du nerf altéré par l'action des poisons.

DISCUSSION

M. WEISS (de Paris). — Je crois que la distinction à établir entre l'excitabilité et la conductibilité des nerfs doit être conservée. Je ne vois pas, entre autres choses, comment on peut expliquer qu'en abaissant la température d'un nerf son excitabilité se modifie considérablement sans que la vitesse de propagation dans le nerf change. Le fait me paraît certain. Quant à l'interprétation qu'il faut en tirer, on peut en conclure, il me semble, que cette propagation n'est pas liée à une action chimique.

M. HERZEN (de Lausanne). — Je ne puis que reconnaître l'intérêt et l'importance très grandes des recherches de M. Wedensky et des résultats qu'il a obtenus. Ces faits modifient nécessairement mon interprétation de l'expérience qui me semblait prouver la disjonction de la variation négative et de l'activité fonctionnelle; je tiens cependant à faire l'observation suivante : M. Cybulski m'a objecté que j'avais pris un léger électrotonus négatif (qui l'emporte toujours sur le positif) pour un vrai courant d'action, — sans action. Or, s'il en est ainsi, je prétends que *toutes* les recherches (y compris celles de M. Wedensky) sont entachées de la même source d'erreur, et qu'il faut, pour arriver à une solution définitive, *renoncer à l'excitation électrique*.

INFLUENCE DU NOMBRE DES PÉRIODES SUR LES EFFETS MORTELS DES COURANTS ALTERNATIFS

par MM. J. L. PREVOST et F. BATTELLI.

Travail du Laboratoire de Physiologie de l'Université de Genève.

C'est à la suite d'une série de recherches expérimentales que nous avions faites pour étudier le mécanisme et les particularités de la mort par différentes espèces d'électricité, que nous avons été amenés à rechercher l'influence que le nombre des périodes offre sur les effets physiologiques et les causes de la mort par les courants alternatifs.

L'exposé de ces recherches forme le sujet de la présente communication.

Nous résumerons tout d'abord brièvement les principaux résultats auxquels nous étions arrivés dans nos expériences sur les effets mortels dus aux courants alternatifs et aux courants continus. Ces recherches ont fait le sujet de plusieurs mémoires publiés dans le *Journal de Physiologie et de Pathologie générale*, ainsi que de plusieurs notes communiquées à l'Académie des Sciences.

Dans une première série d'expériences, nous avions employé les courants alternatifs de la ville de Genève, qui offrent 47 périodes environ à la seconde.

Nous avons ensuite fait des recherches sur la mort due aux courants continus.

Un premier fait important que nous avons mis en lumière est le suivant :

Un courant à basse tension (au-dessous de 200 volts passant de la tête aux pattes postérieures de l'animal) provoque essentiellement un trouble fonctionnel du côté du cœur. Le cœur présente le phénomène connu par les physiologistes sous le nom de trémulations fibrillaires.

Le tracé suivant choisi dans ceux de notre mémoire sur les courants alternatifs en est un exemple :

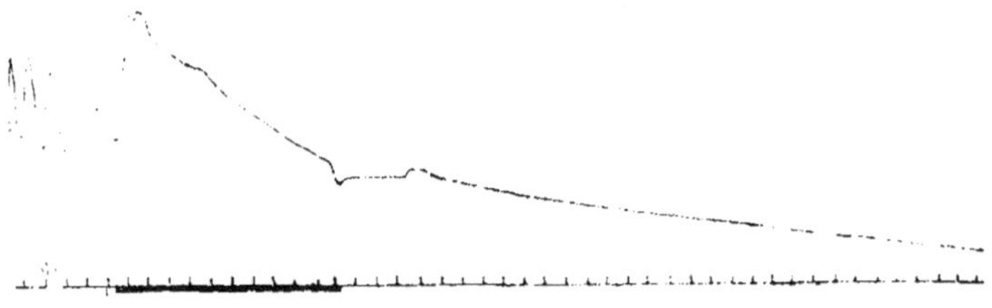

FIG. 1. (réduction à 1/4).
CHIEN. Électrodes (bouche, cuisse et rectum). — E, électrisation 40 volts : trémulations fibrillaires du cœur.

Les centres nerveux ne sont pas fortement atteints, car l'animal continue à respirer pendant quelque temps, de façon que la mort par les courants à faible voltage ne peut être produite que lorsque l'arrêt du cœur est définitif.

Les courants alternatifs à haute tension (au-dessus de 1200 volts, le courant allant de la tête aux membres postérieurs et les contacts étant bons) ne provoquent plus les trémulations fibrillaires du cœur : les ventricules continuent à battre. Par contre, les centres nerveux sont fortement inhibés et la respiration peut s'arrêter d'une manière définitive. Le tracé fig. 2 en est un exemple.

Ainsi, le mécanisme de la mort par les courants électriques industriels est tout à fait différent, suivant qu'il s'agit d'un courant à basse tension ou d'un courant à tension élevée.

Lorsqu'on emploie un courant alternatif à *tension moyenne* (de 200 à 600 volts, le courant allant de la tête aux membres postérieurs, les contacts étant bons), on observe, chez le chien, simultanément, l'arrêt du cœur en trémulations fibrillaires et une forte inhibition des cen-

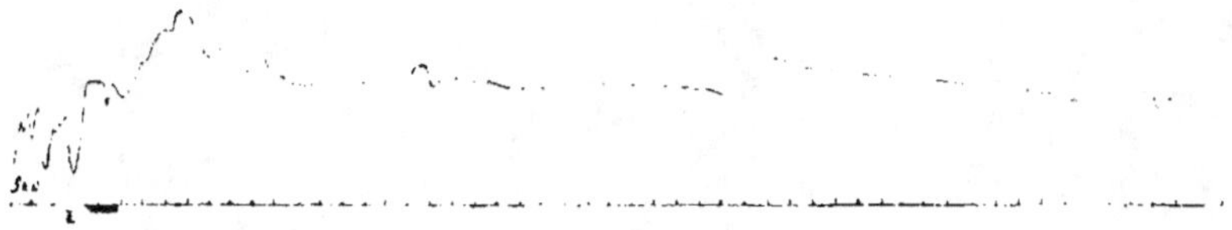

FIG. 2. (réduction 1/4).
CHIEN. Électrodes (tête et cuisses). — E. électrisation 4800 volts : cœur rapide : élévation de pression.

tres nerveux se manifestant par la cessation immédiate et définitive de la respiration.

Nous avons dit que l'accident le plus important provoqué par les courants à basse tension est l'arrêt du cœur en trémulations fibrillaires. On pouvait, par conséquent, prévoir que le passage du courant à basse tension devait produire des résultats variables chez les différentes espèces animales; car les trémulations fibrillaires n'offrent pas chez toutes la même persistance.

On sait en effet que ces trémulations provoquées par l'application directe d'un courant induit sur le cœur, sont définitives chez le chien adulte; le plus souvent définitives chez le cochon d'Inde bien adulte; ordinairement, mais pas toujours, passagères chez le lapin; toujours passagères chez le rat [1].

Les trémulations fibrillaires du cœur provoquées par les courants à basse tension se comportent de même relativement à leur persistance.

Il en résulte, comme nos expériences l'ont prouvé, que les chiens adultes soumis aux courants à basse tension meurent toujours, les cochons d'Inde adultes meurent le plus souvent, les lapins meurent rarement, les rats ne meurent jamais.

Les centres nerveux étant peu atteints, la respiration se rétablit toujours après la cessation d'une crise de convulsions tétaniques. Les animaux dont le cœur a réacquis ses battements se rétablissent rapi

1. J.-L. PREVOST. Contribution à l'étude des trémulations fibrillaires du cœur électrisé. *Travaux du Laboratoire de Physiologie de l'Université de Genève*, I, 1899, 46 et *Revue médicale de la Suisse Romande*, 1898. F. BATTELLI. Les trémulations fibrillaires du cœur chez différentes espèces animales. *Journal de Physiologie et de Pathologie générale*, II, 422. Paris, 1900.

dement sans aucune intervention. La respiration artificielle est absolument inutile chez les animaux dont le cœur est pris de trémulations fibrillaires définitives.

Les courants à haute tension qui causent la mort par inhibition des centres nerveux, et surtout du centre respiratoire peuvent être

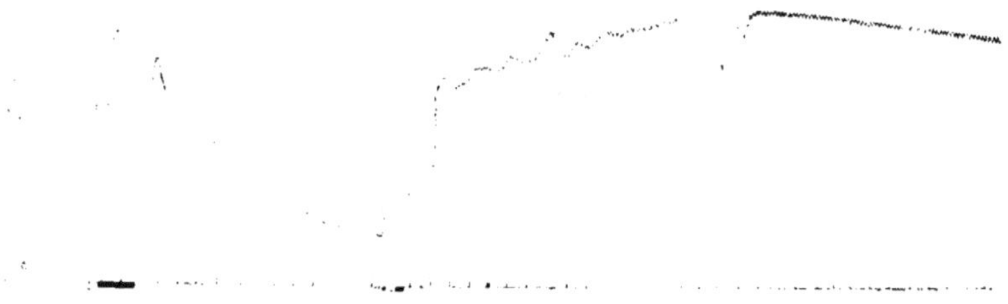

FIG. 3 (réduction à 1/4).
CHIENNE. Électrodes (bouche, cuisse, rectum). — E. électrisation 20 volts : trémulations fibrillaires : E' électrisation, 4800 volts : rétablissement des battements du cœur (le pointillé indique un court arrêt de l'enregistreur).

mortels pour tous les animaux. Pour un même animal, l'inhibition des centres nerveux est d'autant plus forte que la tension est plus élevée, que la durée du contact est plus longue, que les électrodes sont placées plus près des centres nerveux, etc. Pour les animaux de taille différente, l'inhibition des centres nerveux est d'autant plus forte, les autres conditions étant égales, que le poids de l'animal est plus petit. Ainsi, tandis qu'un chien de grande taille n'est pas tué par le passage d'un courant alternatif de 2400 volts (bons contacts, courant dirigé de la tête aux pieds) prolongé pendant une ou deux

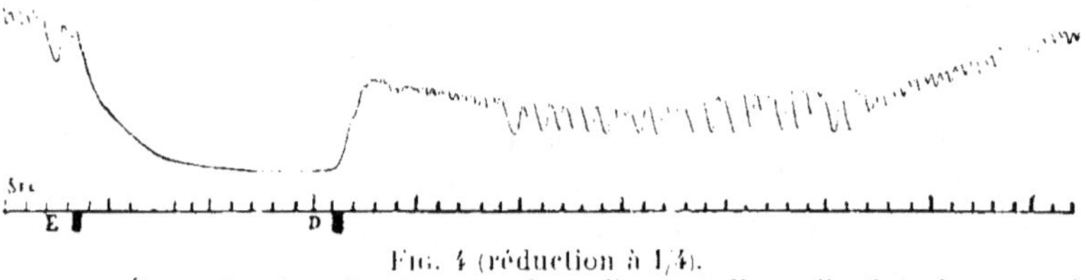

FIG. 4 (réduction à 1/4).
CHIEN. Électrodes (bouche et cœur : deux disques). E. application du courant induit sur le cœur : trémulations fibrillaires. D. décharge électrique (254 joules) faite après 15 secondes : rétablissement immédiat du cœur.

secondes, un rat meurt, lorsqu'il est soumis dans les mêmes conditions à un courant alternatif de 600 volts.

Après l'application des courants à haute tension, l'animal se remet quelquefois spontanément ; dans d'autres cas, la respiration artificielle peut le sauver si l'inhibition des centres nerveux n'est pas trop forte.

Les chiens dont le cœur a été arrêté en trémulations fibrillaires par des courants à basse tension, sont irrévocablement perdus, si l'on n'intervient pas, car les trémulations sont chez eux définitives.

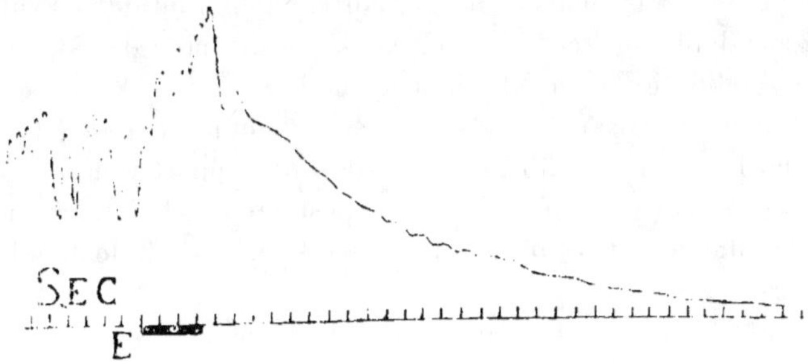

Fig. 5. (réduction à 1/4).
CHIENNE. Électrodes (bouche, cuisses et rectum). — E. électrisation, 80 volts. Trémulations fibrillaires du cœur.

Nous avons cherché des procédés pour faire reprendre au cœur ses contractions normales. Ces procédés sont les suivants :

1° Faire traverser l'animal par un courant alternatif à haute tension (2400 ou 4800 volts); fig. 3.

2° Application sur le cœur d'une forte décharge électrique; fig. 4.

3° Application sur le cœur d'un courant alternatif de tension moyenne (250 à 500 volts).

Les *courants continus* dont nous avons recherché les effets mortels, nous ont été fournis soit par des dynamos, soit par des piles. La plus grande tension dont nous pouvions disposer était de 550 volts, de manière que nous n'avons pas pu étudier l'action des courants continus à haute tension.

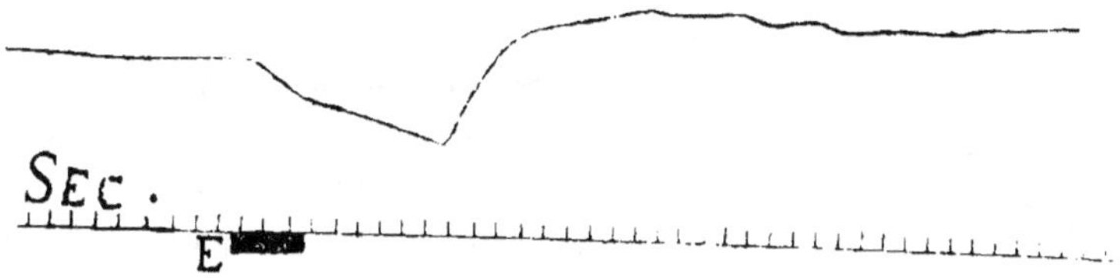

Fig. 6 (réduction à 1/4).
LAPIN. Électrodes (bouche et cuisses). — E. électrisation 550 volts. Trémulations fibrillaires du cœur, passagères.

Les courants continus provoquent des effets analogues à ceux produits par les courants alternatifs. Le cœur est pris de trémulations fibrillaires, ce qui amène la mort définitive chez le chien, et le plus souvent chez le cochon d'Inde adulte (fig. 5).

Le lapin au contraire se rétablit ordinairement parce que les trémulations fibrillaires sont généralement passagères chez cet animal (fig. 6).

Quant au rat, il n'est pas tué par le passage d'un courant continu de 100 à 200 volts; mais bien par celui d'un courant de 550 volts prolongé pendant une seconde, qui, vu la petite taille de l'animal, produit une inhibition complète du système nerveux.

Quelle est la tension minima nécessaire pour provoquer l'arrêt du cœur en trémulations fibrillaires? Nous ne rapporterons ici que nos résultats obtenus sur le chien; car c'est chez cet animal que nous avons étudié les effets différents obtenus en variant le nombre des périodes.

En appliquant les électrodes dans la bouche et sur la tête rasée d'un côté, et dans le rectum et sur les cuisses rasées de l'autre (résistance de 250 ohms environ), un courant alternatif de 10 volts a occasionné la mort de deux chiens. Dans d'autres cas, les conditions de contact étant les mêmes, il a fallu atteindre une tension de 20 volts pour provoquer l'arrêt du cœur en trémulations fibrillaires.

En appliquant les électrodes d'une manière analogue, le courant continu n'a produit la mort des chiens que lorsque la tension a atteint un minimum de 50 volts; mais, le plus souvent, on a dû employer un courant de 70 ou 80 volts.

INFLUENCE DU NOMBRE DES PÉRIODES SUR LES EFFETS MORTELS DES COURANTS ALTERNATIFS

Il nous a paru intéressant de rechercher si la variation du nombre des périodes pouvait modifier les effets physiologiques que nous avions constatés comme produits par les courants alternatifs, et que nous avons résumés ci-dessus[1].

Toutes ces expériences ont été faites sur des chiens qui ont été mis exactement dans les mêmes conditions. Ces animaux étaient fixés sur une table; les électrodes furent toujours disposées de la même manière dans la bouche et le rectum. L'électrode buccale était constituée par deux plaques métalliques, que l'on plaçait dans les replis gingivo-buccaux; l'électrode rectale était formée d'une tige de laiton

1. C'est grâce à l'obligeance des Directeurs de plusieurs établissements industriels, que nous avons pu réaliser notre désir d'expérimenter avec des dynamos fournissant des périodes variant de 9 à 1710. Nous leur adressons ici nos remerciements : soit à M. Th. Turrettini, directeur de la Société genevoise pour la construction des instruments de physique; soit à M. le Prof. Guye qui a mis à notre disposition une dynamo pouvant fournir 1720 périodes; soit à M. Lecoq, ingénieur-électricien; enfin à M. Dapples, directeur de la Compagnie de l'Industrie électrique, à Sécheron, près Genève.

terminée par une sphère. La durée du passage du courant était de 4 secondes. Le courant nous a été fourni par des dynamos à types différents et pouvant donner un nombre variable de périodes. Dans tous les cas nous nous sommes servis uniquement du courant monophasé.

Pour pouvoir abaisser la tension fournie par les dynamos, nous avons employé un rhéostat à spirale, sur lequel était pris en dérivation le courant qui devait agir sur l'animal. La résistance du rhéostat (7 ohms) étant négligeable par rapport à celle du chien (200 ohms au minimum), la chute du potentiel dans les différentes parties du rhéostat n'était guère modifiée par la dérivation qu'on y faisait.

Le courant qui devait traverser l'animal était fermé ou interrompu au moyen d'un interrupteur à manette placé dans le circuit de dérivation.

Comme instruments de mesure nous disposions d'un voltmètre et d'un ampèremètre. Le voltmètre nous indiquait la tension existant entre les deux électrodes appliquées sur l'animal. Quant à l'ampèremètre il n'était pas assez sensible pour pouvoir marquer avec une exactitude suffisante des intensités inférieures à 0,4 ampères. Nous n'avons pu ainsi mesurer l'intensité du courant passant dans l'animal que lorsque la tension atteignait 100 volts.

Pour des tensions inférieures à 100 volts l'intensité a été obtenue par le calcul en divisant le voltage par la résistance de 250 à 500 ohms.

A partir de 100 volts les indications fournies par l'ampèremètre ont toujours vérifié le chiffre que nous prévoyions par le calcul.

Nous avons surtout fixé notre attention sur les troubles qui se produisent d'une part dans le rythme du cœur, et d'autre part sur les symptômes qui se manifestent dans les fonctions des centres nerveux.

Le phénomène le plus important qui peut se passer du côté du cœur est, comme nous l'avons dit, l'apparition de trémulations fibrillaires, car vu leur persistance définitive chez le chien, elles amènent la mort de l'animal. Dans nos expériences, nous avons recherché avec un soin tout particulier quel est le voltage minimum nécessaire pour produire ce phénomène.

Quant aux troubles qui se produisent dans les fonctions des centres nerveux, nous en avons observé surtout deux, savoir : l'apparition des *convulsions tétaniques*, et les modifications de la *respiration*. Ces symptômes faciles à observer nous permettaient de comparer aisément les effets variables des courants électriques de différentes périodicités sur les centres nerveux.

Nous réunissons en un tableau les résultats principaux des expériences que nous avons faites sur des chiens en variant le nombre des périodes de 9 à 1720 à la seconde.

Électrodes (bouche et rectum). Électrisation 4 secondes.

Nos	ANIMAL	TEMPS	PÉRIODES	VOLTS	CŒUR	RESPIRATION	CONVULSIONS	RÉSULTATS
1	Chien de 10 k. 500	8 h. 58 m.	9	10	Bat	Respire de suite	Manquent	
		8 40	»	15	»	»	»	
		8 41	»	20	»	»	Légères à la face	Ne meurt pas
2	Même chien	8 47	15	10	Bat	Respire de suite	Manquent	
		8 49	»	»	»	»	»	
		8 50	»	15	»	»	»	
		8 51	»	20	»	»	Faibles contractures mus-	
		8 55	»	**25**	Arrêté	Resp. cesse après 1 m. 27 s.	culaires peu énergiques.	Mort
3	Chien de 30 k. 500	9 5	15	20	Bat	Respire de suite	Raideur musculaire	
		9 5	»	25	»	»	Toniques faibles	
		9 6	»	**30**	Arrêté	Resp. cesse après 1 m. 50 s.	»	Mort
4	Chienne de 16 k.	9 25	20	10	Bat	Respire de suite	Ton. faibles puis cloniques	
		9 27	»	15	»	Respire	toniques puis cloniques	
		9 29	»	20	»	»	»	
		9 31	»	25	»	»	»	
		9 32	»	**26**	Arrêté	»	Toniques	Mort
5	Chien de 6 k.	9 45	20	20	Bat	Respire	Toniques et cloniques	
		9 46	»	25	»	»	»	
		9 50	»	26	»	»	»	
		9 52	»	**29**	Arrêté	Resp. cesse après 1 h. 26 s.	Toniques	Mort
6	Chien de 27 k. 400	3 56	30	11	Bat	Respire	Toniques	
		3 57	»	16	»	»	Toniques puis cloniques	
		3 59	»	19	»	»	»	
		4 5	»	**23**	Arrêté	Respirat. cesse après 2 m. 6 s.	Toniques	Mort

Électrodes (bouche et rectum). Électrisation 4 secondes (*suite*).

Nos	ANIMAL	TEMPS	PÉRIODES	VOLTS	CŒUR	RESPIRATION	CONVULSIONS	RÉSULTATS
7	Chien de 7 k. 100	4 h. 17 m.	42	11	Bat	Respire de suite	Manquent	
		4 19	»	**16**	Arrêté	Respire	Toniques	Mort
8	Chien de 4 k. 500 encore jeune	5 5	47	10	Bat	Respire	Faibles	
		5 6	»	12.5	»	»	»	
		5 8	»	15	»	»	»	
		5 9	»	17.5	»	»	»	
		5 10	»	20	»	»		
		5 12	»	**22.5**	Arrêté	Respiration cesse après 1 m. 15 s.		Mort
9	Chien de 7 k.	4 27	60	9	Bat	Respire	Manquent	
		4 33	»	12	»	»	Passagères	
		4 35	»	16	»	»	Toniques	
		4 37	»	**19**	Arrêté	Respiration cesse après 1 m. 42 s.	»	Mort
10	Chienne de 5 k. vieille et emphysémateuse	4 48	60	12	Bat	Respire	Convulsions	
		4 51	»	**15**	Arrêté	»	Toniques	Un peu d'œdème sort des narines, respire mal Mort
11	Chien de 12 k. 500	8 47	80	15	Bat	Respire	Toniques peu de cloniques	
		8 52	»	**19**	Arrêté	Manque	»	Mort
12	Chien de 12 k. 500	8 7	110	**26**	Arrêté	Manque	Toniques	Mort

Électrodes (bouche et rectum). Électrisation 4 secondes (*suite*).

N°	ANIMAL	TEMPS	PÉRIODES	VOLTS	CŒUR	RESPIRATION	CONVULSIONS	RÉSULTATS
13	Chien de 5 k.	8 h. 17 m.	110	11	Bat	Respire	Toniques puis cloniques	
		8 19	»	15	»	»	»	
		8 21	»	19	»	»	»	
		8 24	»	**23**	Arrêté	Fait 7 mouv. respir. le dernier après 1 m. 15 s.	Toniques	Mort
14	Chien de 6 k.	8 32	110	15	Bat	Respire	Toniques puis cloniques	
		8 34	»	19	»	»	»	
		8 38	»	**23**	Arrêté	Fait 5 respirations la dern. après 2 m. 40 s.	Toniques	Mort
15	Chien de 8 k.	1 36	150	**18.5**	Arrêté	Manque	Toniques	Mort
16	Chien de 4 k. 500	2 22	150	**15**	Arrêté	Manque	Toniques	Mort
17	Chien de 5 k.	2 28	150	7.5	Bat	Respire	Toniques peu de cloniques	
		2 31	»	**11**	»	»	»	
		2 34	»	**15**	Arrêté	Manque	Toniques	Mort
18	Chien de 2 k. 400	3 10	200	18.5	Bat	Respire	Toniques	
		3 12	»	22	»	»	»	
		3 14	»	26	»	»	»	
		3 16	»	19.5	»	»	Toniques puis cloniques	
		3 20	»	33	»	»	»	
		3 22	»	37	»	»	Toniques faibles	
		3 24	»	**40.5**	Arrêté	Manque	Légères	Mort
19	Chien de 6 k.	3 30	200	29.5	Bat	Respire	Toniques puis cloniques	
		3 32	»	**37**	Arrêté	Manque	Toniques faibles	Mort

Électrodes (bouche et rectum). Électrisation 4 secondes (*suite*).

Nos	ANIMAL	TEMPS	PÉRIODES	VOLTS	CŒUR	RESPIRATION	CONVULSIONS	RÉSULTATS
20	Chien de 6 k.	2 h. 42 m.	500	26	Bat	Respire	Toniques puis cloniques	
		2 45	»	29.5	»	»	»	
		2 47	»	33.5	»	»	»	
		2 50	»	37	»	»	»	Se rétablit
21	Chien de 9 k. 400	2 5	500	18.5	Bat	Respire	Toniques puis cloniques	
		2 15	»	22	»	»	»	
		2 15	»	26	»	»	»	Se rétablit
22	Même chien	2 55	500	35	Bat	Respire	Toniques puis cloniques	
		2 57	»	40.5	»	»	»	
		2 59	»	48	»	»	»	
		3	»	52	»	»	»	
		3 2	»	54.5	»	»	»	
		3 4	»	**58**	Arrêté	Manque	Toniques	Mort
23	Chien de 11 k.	3 24	330	17	Bat	Respire	Quelques légères	
		3 30	»	**51**	Arrêté	Manque	Toniques	Mort
24	Chien de 15 k.	4 33	420	**120**	Arrêté	Manque	Toniques	Mort
25	Chienne de 15 k.	4 5	420	22	Bat	Respire	Toniques puis cloniques	
		4 9	»	50	»	»	»	
		4 14	320	100	»	»	»	
		4 25	360	**150**	Arrêté	Une seule respir.	Toniques	Mort
26	Chien de 20 k.	4 5	860	50	Bat	Respire	Toniques puis cloniques	
		4 9	»	100	»	»	»	
		4 14	»	**150**	Arrêté	Fait 7 respirations la dern. après 1 m. 56 s.	Toniques	Mort

Électrodes (bouche et rectum). Électrisation 4 secondes (*suite et fin*).

Nos	ANIMAL	TEMPS	PÉRIODES	VOLTS	COEUR	RESPIRATION	CONVULSIONS	RÉSULTATS
27	Chien de 18 k.	4 h. 27 m.	860	100	Bat	Respire	Ton. puis cloniques	
		4 32	»	125	»	»	»	
		4 36	»	150	»	»	»	
		4 41	»	**180**	Arrêté	Fait 11 respirations la dern. après 1 m. 26 s.	Toniques	Mort
28	Chien de 29 k.	8 22	1720	10	Bat	Respire de suite	Manquent	
		8 25	»	15	»	»	Faibles	
		8 28	»	20	»	»	»	
		8 32	»	30	»	Respire	»	
		8 37	»	40	»	»	Toniques fortes	
		8 45	»	50	»	»	»	
		8 50	»	60	»	»	Toniques puis cloniques	
		8 55	»	70	»	»	»	
		8 58	»	100	»	»	»	
		9 5	»	150	»	»	»	
		9 8	»	210	»	»	»	
		9 12	»	5	»	Respire pendant le passage du courant	Manquent	Se rétablit rapidement
29	Même chien	10 26	1720	500	Bat	Respire	Toniques puis cloniques	
		10 32	»	**400**	Arrêté	Respir. cesse après 1 m. 45 s.	»	Mort
30	Chien de 12 k.	9 28	1720	100	Bat	Respire	Toniques puis cloniques	Se rétablit vite
		9 32	»	210	»	»	»	
31	Même chien	10 56	1720	**500**	Arrêté	Fait 11 mouvements respir.	Toniques	Mort

Résumé des cas de mort. Effets sur le cœur et la respiration.

EXPÉRIENCE	PÉRIODES	VOLTS	CŒUR	RESPIRATION
1	9	20	Ne meurt pas.	Respire.
2	15	25	Arrêté.	»
3	»	30	»	»
4	20	26	»	»
5	41	29	»	»
6	30	23	»	»
7	42	16	»	»
8	47	22.5	»	»
9	60	19	»	»
10	»	15	»	»
11	80	19	»	Ne respire pas.
12	110	26	»	»
13	»	23	»	Respire.
14	»	23	»	»
15	150	18.5	»	Ne respire pas.
16	»	15	»	»
17	»	15	»	»
18	200	40.5	»	»
19	»	37	»	»
22	300	58	»	»
23	330	51	»	»
24	420	120	»	»
25	560	150	»	Une seule respiration.
26	860	150	»	Respire.
27	»	180	»	»
29	1720	400	»	»
31	»	500	»	»

En nous basant sur les résultats que nous venons d'exposer, nous avons dressé deux courbes représentant l'influence que le nombre de s périodes exerce sur le voltage nécessaire pour obtenir la mort par paralysie du cœur.

Dans ces courbes, le nombre des périodes est placé sur la ligne des abscisses et la tension en volts sur celle des ordonnées.

Les petites sphères indiquent la mort de l'animal. Comme valeur des tensions ayant occasionné la mort de l'animal nous avons pris la moyenne des chiffres obtenus dans nos expériences.

En analysant les expériences exposées dans ces tableaux et ces courbes nous observons les principaux résultats suivants :

Action sur le cœur. Le courant à 9 périodes à la seconde n'a pas produit l'arrêt du cœur avec la tension de 20 volts la plus élevée que nous puissions atteindre avec le dispositif de l'appareil employé. (Exp. I.)

Avec les courants dont le nombre des périodes a été de 15 et de 20 (Exp. II, III, IV, V) on a dû atteindre une tension de 25 volts au minimum pour produire la paralysie du cœur.

Avec les courants de 50 à 150 périodes le voltage nécessaire pour

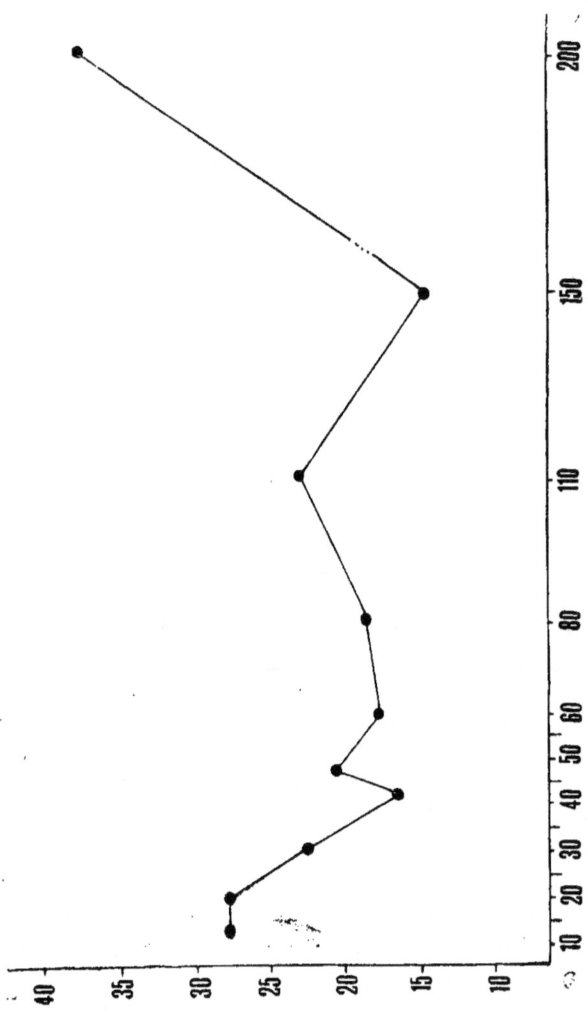

Fig. 7. — Tensions (ordonnée) ayant occasionné la mort, avec des périodes (abcisse) variant de 15 à 200.

paralyser le cœur en trémulations fibrillaires et occasionner ainsi la mort, a oscillé de 15 à 25 volts. Ces oscillations doivent être probablement attribuées à des susceptibilités individuelles des animaux en expérience, car rien ne nous a permis de les interpréter autrement.

Toutefois c'est avec le courant de 150 périodes que nous avons obtenu la paralysie du cœur avec le voltage minimum de 15 volts de la façon la plus constante. (Exp. XVI et XVII.)

A partir de 150 périodes la tension a dû être sensiblement aug-

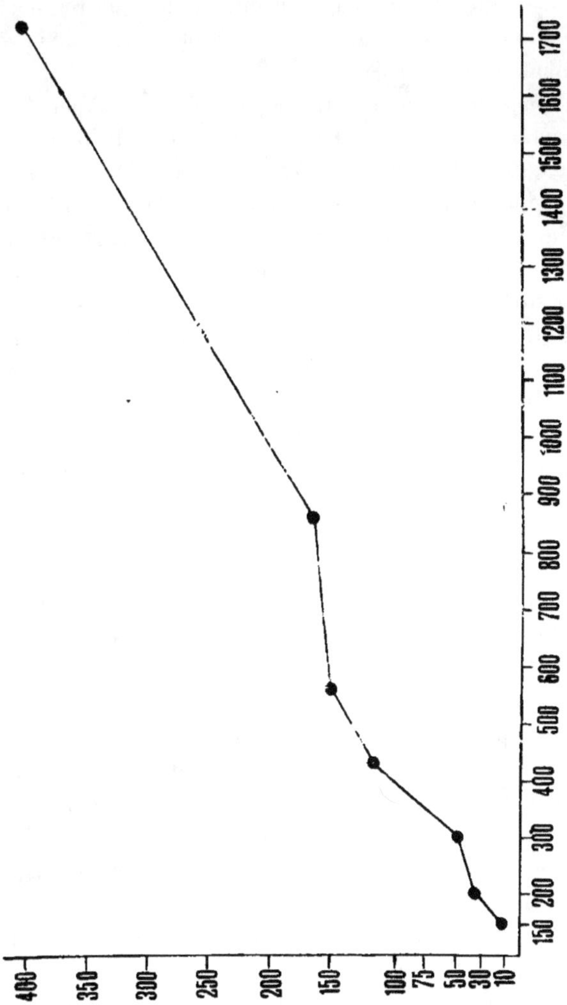

Fig. 8. — Tensions (ordonnée) ayant occasionné la mort, avec des périodes (abcisse) variant de 150 à 1720.

mentée pour produire les trémulations fibrillaires du cœur et la mort.

A 200	périodes	(Exp. 18-19)	il a fallu atteindre	37 et 40 volts	
A 300	—	(Exp. 22-23)	—	50	au minimum
A 420	—	(Exp. 24)	—	120	—
A 560	—	(Exp. 25)	—	150	—
A 860	—	(Exp. 26-27)	—	150 à 180	—
A 1720	—	(Exp. 29)	—	400	—

On voit donc que, relativement à l'action sur le cœur, l'augmentation du nombre des périodes, à partir de 150, rend le courant de moins en moins dangereux.

Effets sur le système nerveux. Nous avons apprécié, comme nous l'avons dit plus haut, les effets du courant sur les centres nerveux en observant les convulsions et la persistance plus ou moins prolongée des mouvements respiratoires.

Les *convulsions* ont, comme dans nos précédentes expériences, présenté le caractère d'une phase tonique succédant au tétanos généralisé qui se manifeste toujours pendant le passage du courant.

Ces convulsions toniques se prolongent pendant 10 à 25 secondes et sont suivies de convulsions cloniques, qui cessent généralement de la 30e à la 50e seconde. Cette phase clonique a manqué dans quelques cas; elle fait surtout défaut, lorsque le cœur est paralysé.

Les courants à périodicité faible (9-15 périodes) ne produisent les convulsions qu'à un voltage relativement élevé : ainsi, les courants de 9 périodes ne produisent pas les convulsions à 20 volts (Exp. I); ceux de 15 ne les produisent pas à 15 volts. (Exp. II.)

Les courants à périodicité plus élevée (40 à 300 périodes) produisent déjà les convulsions dès que l'on dépasse 10 volts; dans un cas même, avec 150 périodes nous les avons constatées avec une tension de 7.5 volts. (Exp. XVII.)

Les courants à périodicité très élevée (1720 périodes) n'ont pas produit à 10 volts les convulsions, qui ont apparu dès que la tension fut élevée à 15 volts. (Exp. XXVIII.)

Nous voyons ainsi que le nombre des périodes a une influence beaucoup moins marquée sur l'excitation du système nerveux, se manifestant par la crise de convulsions, que sur le cœur. La tension minima nécessaire pour provoquer ce phénomène des convulsions, serait représentée par un courant alternatif de 150 périodes (7,5 volts, exp. XVII). Les convulsions sont plus facilement provoquées par un courant à périodicité très élevée (15 volts pour 1720 périodes, exp. XXVIII) que par un courant à périodicité très faible (plus de 20 volts pour 9 périodes, exp. I).

Respiration. La respiration suspendue pendant la phase de convulsions se rétablit toujours au bout de 35 à 40 secondes (durée des convulsions fortes) *si le cœur n'est pas paralysé*, quel que soit le nombre des périodes.

Les mouvements respiratoires sont d'abord superficiels, espacés, puis s'accentuent de plus en plus et reviennent à l'état normal, sans que nous ayons dans aucun cas été appelés à faire la respiration artificielle, l'inhibition du centre respiratoire n'étant que temporaire, si la circulation du bulbe est maintenue grâce à la persistance des battements du cœur.

Lorsque le cœur a été paralysé par le voltage minimum nécessaire pour produire cet effet, les mouvements respiratoires peuvent réapparaître après la cessation des convulsions pour s'arrêter bientôt : ou bien la respiration s'arrête en même temps que les battements du cœur et aucun mouvement respiratoire ne se montre après la crise convulsive. Cette différence, dans la réapparition ou la non réapparition des mouvements respiratoires, est surtout due au nombre des périodes du courant.

Lorsque le nombre des périodes a été de 150 à 500 environ, la respiration est inhibée en même temps que le cœur est paralysé : il en résulte que l'animal succombe sans faire un seul mouvement respiratoire (Exp. XV à XXIV). Cette particularité rappelle en tous points la manière de mourir des chiens qui, dans nos précédentes expériences, avaient été soumis aux courants alternatifs de 47 périodes, que nous désignions comme des courants à *tension moyenne*, savoir des courants de 240 à 600 volts appliqués de la tête aux pieds avec de bons contacts. Nous faisions observer à ce sujet que : « Avec un courant de tension moyenne le centre respiratoire est atteint en même temps par un choc énergique et par le manque de circulation; ce qui explique aisément l'inhibition absolue qu'il subit[1]. »

Ce résultat a été obtenu avec les courants de 150 à 500 périodes ; mais il faut remarquer que, tandis qu'avec un courant de 150 périodes on produit déjà la paralysie du cœur avec un courant de 15 à 20 volts (Exp. XV à XVII), avec un courant de 500 périodes, il faut atteindre une tension de 120 volts environ pour obtenir ce résultat (Exp. XXIV, XXV). On peut donc admettre que le courant de 150 périodes est celui qui inhibe le plus profondément le centre respiratoire.

Les courants ayant un nombre de périodes inférieur à 150 ne produisent plus une inhibition aussi complète du centre respiratoire. Après la cessation des convulsions, l'animal exécute encore un certain nombre (5 à 10) de mouvements respiratoires qui disparaissent bientôt, grâce à l'anémie du bulbe. Les inspirations deviennent de plus en plus faibles, finissent par être tout à fait superficielles et, après quelques légers mouvements d'inspiration des narines, l'animal peut être considéré comme mort. (Exp. I à X, XIII, XIV.)

1. J.-L. Prevost et F. Battelli. La mort par les courants électriques alternatifs. *Journal de Physiologie et de Pathologie générale*, I, p. 438.

Dans les expériences que nous avons précédemment publiées nous avions trouvé que le courant de 47 périodes ne produit pas encore une inhibition complète du centre nerveux lorsqu'il atteint une tension de 120 volts.

Au-dessus de 500 périodes, dans les expériences où nous avons employé 800 et 1720 périodes, le voltage paralysant le cœur a dû, comme nous l'avons dit, être très élevé (jusqu'à 180 et 400 volts). Malgré ce voltage élevé, le centre respiratoire n'a pas été dans ces cas inhibé et les chiens ont continué à faire des mouvements respiratoires, pendant un certain temps, après l'arrêt du cœur. (Exp. XXV, XXVI, XXVII, XXIX, XXXI.)

Le nombre de 150 périodes serait ainsi le plus favorable pour obtenir l'inhibition du centre respiratoire; car pour un courant de 150 périodes, il suffit d'une tension de 15 volts pour arrêter la respiration d'une manière définitive lorsque le cœur est paralysé en même temps. Les courants à périodicité élevée paraissent influencer le centre respiratoire d'une manière moins grave que les courants à faible périodicité : car l'animal respire encore après le passage d'un courant de 500 volts et de 1720 périodes (Exp. XXXI), tandis que par un courant de 47 périodes ce centre est déjà complètement inhibé à 240 volts.

Nous tenons à attirer encore une fois l'attention sur le fait que les chiffres (de la tension, des périodes, etc.) donnés ci-dessus pour produire tel ou tel phénomène ne sont vrais que si l'on se place dans les conditions que nous avons suivies : savoir, en mettant des électrodes à surface étendue dans la bouche et le rectum. En appliquant les électrodes sur d'autres parties du corps, la tension nécessaire pour produire la mort peut devenir beaucoup plus élevée; et d'autre part, on pourrait arrêter le cœur sans produire des convulsions, sans inhiber le centre respiratoire, etc. Nous avons insisté sur ces différentes particularités dans nos précédents mémoires.

Conclusions.

1. Le nombre des périodes modifie les effets physiologiques produits par les courants alternatifs.

2. Relativement à l'action des courants *sur le cœur*, les courants de 150 périodes paraissent exiger la tension la plus faible pour occasionner la paralysie du cœur, et par conséquent la mort chez le chien.

Les courants à périodicité très faible (9 périodes) exigent une ten sion un peu plus élevée: les courants à périodicité très élevée (1720 périodes) exigent au contraire une augmentation très considérable de la tension pour obtenir ce résultat.

3. Relativement aux effets sur les *centres nerveux*, ce sont aussi les courants de 150 périodes qui, à parité de tension, produisent les troubles les plus considérables.

Les courants à périodicité très élevée provoquent des *convulsions* à une tension moins haute que les courants à périodicité très faible.

4. La *respiration*, suspendue pendant les convulsions, se rétablit toujours au bout de 30 à 45 secondes (durée des convulsions), si le cœur n'est pas paralysé, quel que soit le nombre des périodes et quel que soit le voltage.

Lorsque le cœur a été paralysé par le voltage minimum nécessaire pour produire cet effet, la respiration est complètement paralysée en même temps que le cœur, lorsque le nombre des périodes varie de 150 à 500 environ.

Au-dessus et au-dessous de ces chiffres, le chien dont le cœur est paralysé, présente, avant de mourir, une série de mouvements respiratoires survenant après l'attaque de convulsions

SAMEDI 4 AOUT

Séance de l'après-midi.

Présidence de M. le professeur A. DANILEVSKY,

de Saint-Pétersbourg.

SUR L'ARSENIC NORMAL DES ANIMAUX ET SON ROLE DANS L'ÉCONOMIE

par M. le professeur Armand GAUTIER,

de Paris.

L'arsenic, l'iode, le phosphore et le fer se trouvent souvent associés dans la nature. Je les ai trouvés réunis dans les roches primitives, et particulièrement dans tous les granits que j'ai examinés. Dans l'eau de mer ils contribuent à former, avec le manganèse, cette curieuse et importante matière organique iodée que j'y ai signalée, même aux grandes profondeurs, en 1899[1]. Ils existent à la ois dans beaucoup d'algues marines ou terrestres d'après des recherches que je n'ai pas encore publiées en entier.

Ces remarques et l'observation que j'avais faite depuis quelque temps de l'activité vraiment surprenante des préparations arsenicales, et particulièrement des cacodylates, sur la régénération des tissus et l'assimilation, m'amenèrent à supposer que peut-être l'arsenic pourrait être un instrument nécessaire à l'accomplissement de quelques-unes de nos fonctions, et que, s'il faisait normalement partie de certains tissus, c'était à côté de l'iode qu'il fallait le chercher.

C'est ainsi que je fus logiquement amené à trouver l'arsenic dans la glande thyroïde et dans quelques autres organes[2].

Cette découverte déconcertait toutes les idées reçues et les données antérieures. Des milliers d'expertises toxicologiques avaient été faites sans qu'on eût signalé l'arsenic dans nos tissus. Les organes des animaux et de l'homme, soumis aux plus minutieuses recherches, n'avaient jamais fourni que des résultats négatifs. Mais ces

1. *Comptes rendus Acad. des sciences*, t. CXXVIII, p. 1069.
2. *Comptes rendus*, t. CXXIX, p. 929.

faits s'expliquent d'une part, parce que les méthodes employées avant la mienne pour la recherche de l'arsenic, étaient insuffisantes[1], vu la très faible quantité de ce métalloïde qu'il s'agit de retrouver ; de l'autre et surtout, parce que ce métalloïde est localisé dans quelques rares organes où l'on n'avait pas songé à le chercher spécialement.

Organes arsenicaux.

Les organes arsenicaux sont :

La *glande thyroïde* ;

Le *thymus* ;

La *mamelle* ;

La *peau et ses appendices* ;

Enfin quelquefois on trouve une trace d'arsenic dans le *lait*, le *cerveau* et peut-être *le testicule*.

Tous les autres organes, y compris le sang, sont entièrement dénués d'arsenic ; nous verrons tout à l'heure qu'il est cependant un cas très spécial où le sang peut en contenir normalement.

Glande thyroïde. — Dans cette glande, le plus riche des organes en arsenic, j'ai trouvé chez l'homme 0 mgr. 75 d'arsenic pour 100 gr. de tissu frais. Il y est constant, du moins à l'état physiologique, et dans beaucoup de cas pathologiques. Une glande thyroïde humaine complète, avec ses deux lobes, pesant en moyenne 20 grammes à l'état frais, contient donc 0 mgr. 15 d'arsenic, soit environ un cent trente-cinq millième de son poids.

J'ai trouvé :

	Par kilo de glande fraîche	Par kilo de glande sèche
Homme.	7mgr,5	50mgr,0
Porc.	0mgr,8	5mgr,2
Mouton	0mgr,7	2mgr,8

Tous ces nombres sont nécessairement un peu approximatifs.

Par rapport au poids d'un adulte pesant 68 kilogrammes en moyenne, 0 mgr. 15 d'arsenic représentent *un quatre cent-cinquante millionième* (1/450 000 000) de la masse du corps humain. Cette quantité suffit cependant pour que, la glande fonctionnant normalement, la santé se maintienne ; et cette quantité suffisante est nécessaire, car l n'y a pas de thyroïde normale sans arsenic, et pas de santé sans thyroïde.

L'arsenic n'est pas contenu dans toutes les parties de cette glande. Lorsque, après l'avoir broyée, on la soumet à la digestion pepsique,

1. Voir ma méthode in *Annales de chimie et phys.*, 5e série, t. VIII, p. 384 et *Comptes rendus Acad. des sciences*, t. CXXII, p. 426 et t. CXXIX, p. 936.

on obtient des peptones qui ne contiennent pas d'arsenic. Celui-ci est contenu dans la partie nucléinique du résidu. En le reprenant par de l'eau légèrement alcalinisée par du carbonate de soude, ou par un peu d'ammoniaque, et reprécipitant par l'acide acétique, on obtient les nucléines qui entraînent la totalité de l'arsenic. 1 gr. 2 de cette nucléine thyroïdienne sèche, correspondant à 100 grammes de glande thyroïde fraîche de mouton, m'a donné un bel anneau d'arsenic répondant à 0 mgr. 075 environ, ce qui répond à 1/16000 du poids de cette nucléine. Il nous paraît très probable que ces nucléines ne sont pas homogènes, et que parmi elles il en est de plus particulièrement arsenicales. Dans ces nucléines j'ai trouvé, en même temps, une grande partie de l'iode de la glande.

Je conclus donc qu'il existe dans la thyroïde une ou plusieurs nucléo-protéides (et corps analogues), iodées et arsenicales, spécifiques. Leur arsenic nous a paru tendre à diminuer ou disparaître dans le cas des maladies qui frappent cette glande.

Autres organes arsenicaux de l'économie. — Les seuls organes, tissus et sécrétions, où j'ai trouvé aussi de l'arsenic, sont : le thymus, la peau et ses appendices, les os, la mamelle et le lait, quelquefois le cerveau. Mais sur ce dernier point six recherches ne m'ont pas donné de résultats concordants.

Si nous rangeons ces organes suivant l'ordre décroissant de leur richesse en arsenic, nous aurons le tableau suivant :

Arsenic en milligrammes rapporté à 1000 grammes d'organes frais.

Glande thyroïde humaine	7mgr,0
— — de porc	3mgr,2
Mamelle de vache (début du rut)	1mgr,5
Cerveau	*Quantité très variable ou nulle.*
Thymus	0mgr,15
Poils, cheveux et cornes	*Traces décroissantes.*
Peau	
Os	
Lait	

Organes non arsenicaux.

Tous les autres organes des animaux sont exempts d'arsenic ou du moins n'en contiennent que des doses absolument insensibles. Je n'ai pas besoin de dire que je l'ai cherché avec le plus grand soin sur 200 à 500.

Je n'ai pas trouvé d'arsenic dans les *muscles*, le *foie*, la *rate* de mouton, veau, chien, porc, homme ;

dans le *rein* de cochon ;

les *glandes salivaires* (250 gr.) de bœuf.

Le *pancréas* de bœuf (250 gr.) n'en a donné qu'une *trace douteuse*.

La *muqueuse stomacale* et *intestinale* (195 gr. et 560 gr.) de porc et d'homme n'en fournissent pas le moindre indice.

Le *tissu cellulaire*, les *lymphatiques*, pas davantage.

Le *poumon* (500 gr.), les *capsules surrénales* (250 gr.), la *moelle osseuse* des jeunes animaux (250 gr.) en ont été trouvés entièrement exempts.

En ce qui touche aux *organes reproducteurs*, la constatation de l'absence ou de la présence de l'arsenic avait, comme on va le voir tout à l'heure, la plus grande importance :

70 grammes de testicule humain, 160 grammes de testicule provenant d'un jeune bouc, 280 grammes d'un cheval adulte bien portant, 200 grammes de laitance fraîche de hareng n'en ont pas fourni trace[1].

500 grammes d'*ovaires* et 400 grammes d'*utérus* de vache, en état de vacuité, mais au moment du rut, n'ont pas donné le plus petit indice d'arsenic. Pas davantage dans l'utérus gravide d'une chienne.

250 grammes de *sang* de porc défibriné, 510 grammes de sang humain, provenant de saignées, n'ont pas donné la moindre quantité d'arsenic. Je rappelle que MM. Gley et P. Bourcet n'ont trouvé dans le sang normal que 0 mgr. 005 à 0 mgr. 050 d'iode par kilogramme. Ces chiffres nous serviront tout à l'heure.

L'arsenic n'existe pas dans les reins. On n'en trouve pas dans les *urines*, même en opérant sur 5 litres à la fois.

Je n'en ai pas trouvé dans les *fèces*.

L'arsenic s'élimine par desquamation épidermique, par les ongles, les poils, les cheveux, et par une autre voie dont nous allons parler :

Rôle de l'arsenic dans l'économie. Fonction menstruelle; rut des animaux.

J'ai été conduit à penser qu'entre le fonctionnement des organes génitaux, celui de la glande thyroïde et la poussée des poils, ongles et cheveux, existait un rapport, rapport certain, quoique son mécanisme me restât caché. Cette certitude résulta d'abord pour moi de l'observation que chez les femmes malades auxquelles j'administrais depuis quelque temps l'arsenic, particulièrement sous forme de cacodylate, la chevelure devenait plus abondante, plus longue, plus épaisse, la peau plus rénittente se débarrassait de ses éphélides, pigments et autres signes de déchéance, et les règles devenaient plus abondantes. Souvent, au lieu de se produire par périodes de 28 à 29 jours, elles reparaissaient au bout du 24e ou 25e jour.

1. M. Pagel en aurait trouvé depuis un indice dans le testicule.

D'autre part, je savais que, quand il y a dysménorrhée, ou simple retard des époques, le médicament le plus actif est la teinture d'iode prise à l'intérieur ou même absorbée par la peau. Or, les cheveux, poils et ongles, qui croissent avec plus d'abondance sous l'influence du traitement arsenical, sont précisément les organes qui, après la thyroïde, sont les plus riches en arsenic et en iode. C'est eux que cette glande nourrit spécialement : du moins c'est par l'épilation et la desquamation épidermique qu'elle désassimile son arsenic et son iode.

Puis donc que l'iode et l'arsenic sont simultanément assimilés par la thyroïde et excrétés par l'épiderme, les poils et les cheveux, il pouvait se faire, vu l'influence simultanée que j'observais du traitement arsenical sur la poussée des appendices de la peau et sur le flux menstruel, que celui-ci fût, comme la croissance des cheveux, des poils et des ongles, en rapport avec l'élimination de l'arsenic et de l'iode. C'est ce que mes expériences ont confirmé.

M. le Dr P. Bourcet, qui a bien voulu, dans mon laboratoire, se charger de la partie de ces recherches relative à la désassimilation de l'iode, a complété la preuve pour ce second élément.

J'ai établi, comme je le disais plus haut, que le sang normal, chez l'homme et les animaux, ne contient pas d'arsenic. Il y existe peut-être à certains instants à l'état de dilution extrême, puisque c'est par lui que l'arsenic alimentaire est transporté jusqu'à la thyroïde qui l'absorbe, mais le sang normal ne contient pas un vingt-millionième de son poids d'arsenic, soit moins de 0 mgr. 05 par kilogramme.

Il en est à peu près de même de l'iode : d'après M. P. Bourcet, le sang humain n'en contiendrait pas plus de 0 mgr. 025 par kilogramme.

Les choses vont tout autrement pour le sang menstruel.

J'ai fait six examens de ce sang emprunté à six jeunes femmes ne prenant aucun médicament arsenical. J'obtins les résultats suivants :

	QUANTITÉ DE SANG	ARSENIC OBTENU	ARSENIC PAR LITRE DE SANG
I.	95 gr.	$0^{mgr}.05$	$0^{mgr}.55$
II.	567 »	$0^{mgr}.06$	$0^{mgr}.17$
III.	60 »	$0^{mgr}.02$	$0^{mgr}.35$
IV.	46 »	$0^{mgr}.015$	$0^{mgr}.32$
V.	120 »	$0^{mgr}.05$	$0^{mgr}.25$
Moyenne par kilogr. de sang menstruel.			$0^{mgr}.28$

Un 6e cas fut examiné, celui d'une très jeune malade (16 ans) dont les menstrues étaient presque décolorées, comme leucorrhéiques. On n'y trouva pas d'arsenic. Le sang des menstrues anémiées, anormales, ne contient donc pas ce métalloïde. L'exception confirme la règle.

Une glande thyroïde humaine moyenne contenant, comme on l'a dit, environ 0 mgr. 15 d'arsenic, on voit que, si l'on admet une perte de sang menstruel de 400 à 500 grammes pour toute une époque, il sera ainsi perdu 0 mgr. 12 à 0 mgr. 14 d'arsenic. C'est presque la totalité de la provision d'arsenic que contient la glande thyroïde avant les règles.

Des observations analogues furent parallèlement faites par mon préparateur, M. le Dr P. Bourcet, pour l'iode. Il trouva qu'en moyenne cet élément était quatre fois et demi plus abondant dans le sang menstruel que dans le sang normal[1]. Par conséquent ici, comme toujours, l'iode et l'arsenic s'accompagnent.

Ainsi l'arsenic et l'iode réunis dans la thyroïde s'éliminent régulièrement chaque mois chez la femme par les menstrues et ce flux a pour origine, au moins en partie, une sorte de déplétion des principes arsenico-iodés fournis par cette glande et peut-être aussi un peu par la peau.

Or, j'ai montré plus haut que l'arsenic et l'iode s'accompagnent dans les principes spécifiques formés dans la thyroïde. La réunion de ces deux éléments est donc la marque et comme l'estampille de cette origine thyroïdienne. Leur présence simultanée dans le sang menstruel, à l'exclusion des autres sangs, est la preuve incontestable du passage, direct ou indirect, dans ce flux de ces nucléines ou autres principes spécifiques venues de la thyroïde. Que les nucléo-protéides qu'on peut rencontrer dans le sang menstruel aient toutes cette origine, qu'il n'en vienne pas d'autres sources, je ne le pense pas : mais la présence simultanée et relativement abondante de l'arsenic et de l'iode dans le sang démontre l'influence directe qu'exerce sur cette fonction la sécrétion thyroïdienne. Après avoir été élaborées dans cette glande, les nucléo-protéides spécifiques qui lui sont propres sont en tout temps versées à petite dose dans les lymphatiques et dans le sang pour y jouer le rôle d'excitants de la vitalité et de la reproduction des cellules, rôle sur lequel nous reviendrons : mais chaque mois leur excédent passe dans les menstrues pour être versé au dehors, sauf le cas où la femme ayant conçu, ces nucléines sont

1. Voir *Comptes rendus Acad. des sciences*, t. CXXXI.

utilisées à la constitution du nouvel être qui a besoin de phosphore, d'iode et d'arsenic sous cette forme éminemment plastique.

On voit maintenant quel est, entre le fonctionnement de la thyroïde, celui de la peau, à la nutrition de laquelle elle concourt si notoirement, et le fonctionnement génital, ce rapport caché dont je parlais plus haut, et qui avait d'abord mis en éveil mon attention.

Mais, avant qu'on eût la preuve que je viens d'en donner, la certitude d'une relation entre les trois fonctions, thyroïdienne, cutanée et génitale, sinon son mécanisme, aurait pu résulter du rapprochement et de l'étude attentive des faits physiologiques et pathologiques déjà connus.

On sait, en effet, que la glande thyroïde excite et régularise la croissance, qu'elle agit sur la nutrition de la peau et qu'elle est aussi en relation avec le fonctionnement des organes générateurs. Elle ne prend son plein développement qu'à la puberté. Sa dégénérescence, chez le crétin, coïncide avec l'arrêt de croissance, l'infantilisme des organes sexuels, les modifications myxœdémateuses de la peau, l'imbécillité. Cette glande devient le siège d'une turgescence particulièrement rapide chez la femme aussitôt après que celle-ci a subi l'influence du liquide séminal. C'est là une très vieille remarque, que Juvénal avait déjà consignée dans un vers curieux de ses *Satires* lorsque, parlant de la nuit de noces d'une jeune fille, il dit :

.... Non poterit cras collum circondere filo
Nutrix.

Cazenave considérait même le gonflement subit du cou, chez la femme, comme un signe de grossesse. Chez certaines, la glande thyroïde s'hypertrophie avant l'apparition des règles (*Liégeois*). A la suite de la thyroïdectomie, on peut voir se produire une atrophie des organes mâles ou femelles, analogue à ce qu'on observe chez les myxœdémateux (*Hofmeister*). Réciproquement, l'injection du suc thyroïdien dans l'infantilisme et le myxœdème développe à la fois les organes génitaux, l'activité assimilatrice et l'intelligence : l'œdème de la peau disparaît, les sécrétions cutanées se rétablissent, les ongles et les poils repoussent : en un mot, tous les organes riches en nucléines, et plus particulièrement ceux où nous avons trouvé à la fois l'arsenic et l'iode, sont favorablement influencés par le suc thyroïdien.

C'est avant tout par la peau et ses annexes, et par les pertes menstruelles que, chez la femme, l'arsenic et l'iode sont éliminés. Il se fait donc chez elle entre la production des nucléines thyroïdiennes, la croissance des cheveux, poils et ongles, et la perte de sang menstruel, une sorte de balancement d'où résulte l'état de santé. Mais on doit se demander comment, au point de vue de l'élimination des nucléines arsénico-iodées, est suppléée chez le mâle la fonction menstruelle, et comment se passent les choses chez les animaux qui n'ont pas d'écoulement sanguin au moment du rut. C'est le cas de presque tous, à l'exception des singes, des makis, de quelques chats septentrionaux, de la genette, quelquefois de la vache, du tatou, de la chienne et du dromadaire.

Or, remarquons que la plupart des animaux à sang chaud sont couverts de poils ou de plumes et que ces appendices cutanés tombent ou poussent en partie après la saison des amours pour se reproduire ensuite grâce aux réserves accumulées avant la nouvelle époque des rapprochements sexuels. C'est ce qui se passe régulièrement pour les animaux sauvages : le cerf, le renne, le renard, la loutre, etc., dont le poil tombe au printemps[1]. En un mot, chez les animaux velus, la désassimilation de l'arsenic et de l'iode se fait par le passage de ces éléments dans le poil, la corne ou l'ongle, organes toujours arsenicaux et iodés.

Chez le mâle, comme chez la femelle, le poil, en particulier, pousse et se nourrit jusques à son complet développement, moment où le flux des nucléines, et parmi elles, les iodo-arsenicales, se porte vers les organes sexuels. Le rut commence alors; les nucléines richement phosphorées étant alors dérivées vers les organes reproducteurs, la peau et ses annexes, qui s'en nourrissaient auparavant, sont atteints peu à peu de déchéance, les poils tombent, ainsi que les bois, chez les cervidés à formes caduques, et le tissu cutané est souvent pris d'eczéma.

Chez les animaux velus, le poil qui pousse dans la saison froide consommant donc les nucléines arsenico-iodées, le flux menstruel ne se produit pas : ils n'entrent en rut que lorsque la poussée du poil est complète. Ce n'est que quand les cheveux, cornes, poils et ongles ont atteint leur plein développement que les organes génitaux reçoivent les nucléines thyroïdiennes et peut-être aussi celles de quelques autres glandes spéciales richement phosphorées.

Chez l'homme mâle, non couvert de poils, la crue des cheveux et de la barbe, ainsi que la desquamation épidermique continue, correspon-

1. On dit généralement que ces animaux perdent leur poil d'hiver dès qu'il fait chaud, et le revêtent aux premiers froids. Ce n'est là qu'une constatation, non une explication suffisante, sinon par le principe des causes finales. La vraie cause de la poussée du poil ou de la chute ne peut être la température, car l'animal en stabulation, mis à l'abri du froid ou du chaud, prend son poil d'hiver en novembre et le perd au printemps.

dent donc, au point de vue de l'élimination des nucléines arsenico-iodées, à la perte menstruelle de la femme dont la peau lisse subit moins d'exfoliation, qui n'a pas de barbe, et dont les cheveux ne poussent que peu ou pas, dès qu'à la puberté ils ont atteint leur entier développement.

Tant que se fait chez la jeune fille l'accroissement de la chevelure, les règles ne se produisent pas. La menstruation s'établit à cette époque de la puberté qui est pour l'homme celle de la poussée intense des poils et de la barbe. Chez la femme faite, il peut bien se produire de nouveaux cheveux follets et l'on admet, sans preuves je crois, que les cheveux déjà formés s'usent par le bout ; en réalité, leur pousse s'arrête, et leur bulbe recevant à certaines époques une quantité insuffisante de nucléines iodo-arsenicales, il se fait chez la femme des mues périodiques, des chutes de cheveux répondant à la perte du poil d'hiver chez les animaux, mues que les médecins spécialistes connaissent bien. L'une d'elles, la plus importante, suit l'accouchement, alors que la mère vient de fournir au fœtus le maximum de ces nucléines essentiellement nutritives.

C'est cette relation entre la pousse et la chute des cheveux et l'utilisation de l'arsenic assimilé ou assimilable qui m'a mis d'abord sur la voie de ce singulier mécanisme. Chez les femmes soumises à l'action du cacodylate et de l'iode (celui-ci à très faibles doses) la chevelure, qui paraissait avoir atteint tout son développement, s'allonge encore et devient plus opulente et les règles se rapprochent ou se régularisent. On avait fait avant moi une observation analogue, mais sans en voir la portée, pour la crue et le lustre du poil, des chevaux auxquels on donne un peu d'arsenic.

S'il existe entre la crue des cheveux et des poils et les fonctions génitales, en particulier la menstruation, une sorte de suppléance, le fait de tailler les cheveux, chez la femme, en donnant à leur reproduction un essor qui détourne en partie le flux des nucléines arsenicales devra influer sur les règles. C'est ce qui se produit, en effet. Chez les religieuses, toutes tenues à se couper les cheveux *à la garçon*, la crue des cheveux est très variable. Certaines sont obligées d'y revenir tous les mois, d'autres tous les trois ou quatre mois seulement. L'influence de la pousse des cheveux sur la menstruation sera donc aussi variable : mais toutes ont remarqué que le fait de tailler les cheveux, s'il se produit au moment des époques, éloigne celles-ci ou les rend irrégulières. Voici quelques faits à ce sujet : à une jeune professe entrée depuis peu de temps au couvent on coupe imprudemment sa belle chevelure alors qu'elle avait ses mois. Les menstrues disparaissaient le lendemain, et quelques jours après elle est prise d'accidents cérébraux. L'aménorrhée dura trois mois. Elle était auparavant de bonne santé.

Une actrice, Mlle R..., obligée de se couper les cheveux à son départ pour le Caire, fut prise aussitôt de désordres menstruels qui se prolongèrent quelque temps.

Une dame de 24 ans, ayant une opulente chevelure, a remarqué que six à sept jours avant ses mois ses cheveux deviennent rebelles, durs, difficiles à coiffer. Si ses règles retardent ou avancent, ce phénomène retarde ou avance également. Si bien qu'elle juge par l'état de sa chevelure le jour exact où viendront ses mois.

Ces modifications, en évident rapport avec les fonctions génitales, de ces appendices de la peau où j'ai signalé l'arsenic, et où M. Bourcet a trouvé l'iode et le brome, appendices dont la nutrition se rattache par conséquent à l'utilisation des nucléines thyroïdiennes arsenical, ces modifications ne se produisent pas seulement chez les mammifères, mais chez presque tous les animaux. Chez les oiseaux, le mâle, arrivé à la période de plein développement qui précède celle des amours, est alors paré, sur divers points de sa personne, de plumes d'une longueur et d'un coloris spécial, revêtement supplémentaire, qui tombe après le printemps, lorsque la copulation a épuisé les réserves de nucléines richement phosphorées, et pour une partie arsenicales ou iodées, dont il dispose. Avant l'époque des amours, ces nucléines nourrissant abondamment le bulbe des plumes de certaines régions, on voit l'oiseau mâle revêtir ce qu'on appelle *sa robe de noces*. Plusieurs hérons se parent alors transitoirement de belles aigrettes. Le combattant mâle (*Machetes pugnax*) acquiert au printemps une riche collerette qui persiste deux mois environ. Le coq sauvage (*Gallus bankiva*) acquiert au cou de longues soies qui tombent après les rapprochements sexuels. Certains oiseaux de paradis prennent de belles et brillantes plumes latérales qu'ils perdent après avoir abandonné la femelle. Mais l'exemple le plus propre à démontrer que cette production de poils, plumes, cornes, et autres appendices arsenicaux de la peau, est bien en rapport avec la fonction génitale nous est fourni par les *Fratercula ou Mormonidés*, famille de palmipèdes des régions de l'Océan Glacial du Nord. Au moment où il atteint chaque année son plein développement, c'est-à-dire avant la saison des amours, le bec du *Fratercula artica* est comme entouré d'un gros étui de corne solide, coloré en rouge, qui, après que l'oiseau a terminé son office de reproducteur, se démonte et tombe en neuf pièces. De même chaque paupière est accompagnée d'une plaque cornée longitudinale qui se détache avec les pièces du bec. Cette transformation se fait en même temps qu'une modification du plumage, modification telle que l'oiseau, après les amours, devient méconnaissable et qu'on en a fait longtemps une autre espèce[1].

Des phénomènes semblables se passent pour les batraciens.

Chez les crocodiles, le mâle acquiert au printemps divers caractères sexuels de la peau, une brillante coloration et une haute crête cornée sur le dos et la queue, crête qui se résorbe après la période des accouplements. Tous les tritons de nos pays présentent ce caractère.

On voit donc que, dans un grand nombre de classes d'animaux très différents, le développement de ces appendices de la peau où j'ai spécialement constaté la présence de l'arsenic est toujours en rapport avec la fonction génitale, et que les nucléines richement phosphorées, et particulièrement les nucléines thyroïdiennes, passent, à certaines périodes, de la peau aux ovaires et autres glandes de la génération.

La pathologie à son tour va nous fournir de nouvelles preuves de ces relations.

On sait que plusieurs maladies de la peau peuvent frapper la femme durant la grossesse : le masque, la pigmentation cutanée, les vergetures, le *prurigo gestativus*, la chute des cheveux.... autant de témoignages de la déchéance de vitalité et de résistance de la peau dont les nucléines spécifiques sont dérivées vers le placenta pour la formation des organes arsenico-iodés du fœtus.

Il existe une variété d'herpès, l'*herpès menstruel* qui récidive au moment des règles. Il frappe d'ordinaire la peau des fesses et des cuisses. Certains eczémas s'exacerbent aux mêmes époques et s'aggravent à la ménopause. On sait du reste qu'à ce moment de la vie de la femme, alors que la glande thyroïde perd de son énergie fonctionnelle, la peau est le siège de diverses altérations (roséole, eczéma, poussée de poils, etc.)

Chez les tuberculeux, l'arsenic, ou plutôt la puissance assimilatrice d'où résulte la formation des nucléines arsenicales, diminue très sensiblement ; l'iode suit la même loi de déchéance. Aussi a-t-on signalé chez ces malades des altérations diverses de la peau, la pigmentation, le masque, la décoloration, l'arrêt de la poussée des ongles, la chute des cheveux, etc., altérations coïncidant très souvent avec les troubles menstruels. Tous ces désordres cessent à la fois par l'emploi des arsenicaux, et particulièrement des cacodylates, surtout si l'on donne simultanément à ces malades une très faible dose d'iode.

1. Voir LOUIS BUREAU, *Bulletin de la Société zoologique de France*, t. IV (Paris, 1879).

Dès le début du myxœdème, les cheveux et les poils se raréfient, s'étiolent et tombent. La peau devient sèche et rugueuse et la voix s'altère, surtout au moment des époques.

Plusieurs auteurs ont constaté que cette maladie était relativement bien plus fréquente chez les multipares: c'est qu'elles ont épuisé à plusieurs reprises, pour la formation du fœtus, leurs réserves arsenicales. Le myxœdème se développe chez la femme plus particulièrement à l'époque de la ménopause, alors que la glande thyroïde tend à s'atrophier.

Tous ces faits peuvent se résumer en quelques mots :

Les nucléo-protéides activent la vie et la reproduction générale des tissus. Celles de la glande thyroïde sont tout particulièrement attirées par les organes d'origine ectodermique, le cerveau et surtout la peau. Celle-ci les utilise à la formation du derme et de ses appendices. L'arsenic et l'iode (et je puis ajouter le brome) d'origine thyroïdienne, se désassimilent ensuite chez le mâle par la chute des cheveux, du poil, des cornes, et par la desquamation épidermique. Chez la femelle, le surplus des nucléines richement phosphorées de la thyroïde, et peut-être d'autres glandes analogues, se détourne périodiquement vers les organes génitaux qui les utilisent pour le développement du fœtus, s'il y a eu fécondation, ou qui les rejettent au dehors dans le cas contraire.

Peut-on aller plus loin dans l'analyse du mécanisme par lequel agissent ces nucléo-protéides ?

Les faits cliniques ont depuis longtemps établi que l'iode et l'arsenic sont, à faibles doses, des excitants et des régulateurs de la nutrition générale. Sous leur influence, les tissus reçoivent un supplément d'activité assimilatrice, les globules du sang augmentent en nombre et s'enrichissent en hémoglobine, le coefficient azoturique s'élève ; l'urée est excrétée plus abondamment. Or, c'est seulement dans la glande thyroïde que ces deux éléments, arsenic et iode, vont se fixer d'une façon éminente. Baumann l'a découvert pour l'iode, je l'ai établi pour l'arsenic, et j'ai démontré, d'autre part, que c'est uniquement dans certaines nucléines de cette glande qu'on les trouve localisés[1].

Ces nucléines, ou plutôt les nucléo-protéides qui les contiennent, qu'elles soient arsenicales, iodées, bromées ou non, sont les agents de l'économie les plus riches en phosphore actif. On savait, depuis longtemps, et l'on sait plus particulièrement par les travaux de Danilevsky (1895), que les principes des tissus vivants qui contiennent le phos-

1. *Comptes rendus Acad. des sciences*, t. CXXIX, p. 951.

phore à l'état organique, tels que les lécithines, excitent d'une façon générale la reproduction des cellules et le développement des jeunes animaux et même des plantes[1]. Selenski et Sostin ont établi l'influence des injections sous-cutanées des lécithines sur la reproduction des globules rouges. Mais, bien avant eux, Brown-Séquard, dans ses célèbres recherches sur l'influence du suc testiculaire sur les fonctions vitales, avait commencé cette démonstration. Ce suc, éminemment riche en nucléo-protéides, est apte à imprimer une activité extraordinaire à la vie des cellules, et l'on a remarqué depuis que ses effets se portent plus particulièrement sur la peau et l'épiderme et régularisent puissamment la menstruation[2]. Généralement, on ne trouve cependant pas dans ce suc des nucléines arsenicales ; il est simplement riche en principes organiques très phosphorés. Mais ce rôle déjà puissant des nucléo-protéides fortement phosphorées est porté à un degré d'excellence, lorsque, grâce à la thyroïde, s'y ajoutent l'arsenic et l'iode. On a rappelé plus haut l'efficacité thérapeutique de ces deux agents qui se fixent spécialement dans cette glande. La thyroïde vient-elle à souffrir ou disparaître, comme chez les goitreux, les myxœdémateux, les thyroïdectomisés, les tuberculeux, etc., la reproduction cellulaire s'alanguit, les fonctions génitales sont atteintes, la peau et le cerveau peuvent dégénérer.

Si donc le phosphore organique des nucléines joue un rôle indispensable au fonctionnement des noyaux cellulaires, l'arsenic donne aux nucléines spéciales dans lesquelles il entre une activité supérieure qui lui permet de réagir sur tout l'organisme par l'intermédiaire de la peau, du système nerveux et des organes reproducteurs.

Il conviendra, sans doute, de généraliser ces observations, et de demander à une analyse chimique minutieuse le secret encore caché de l'activité de certains ferments ou de certaines glandes : capsules surrénales, hypophyse, glandes génitales, etc.... Après les découvertes si inattendues de l'iode et de l'arsenic chez les animaux, il faut rechercher soigneusement dans leurs organes tous les autres éléments et examiner si ceux qu'on n'y connaît qu'à l'état de traces ne joueraient pas, comme l'iode et l'arsenic, un rôle spécifique très important : tel est, par exemple, le cas du fluor et du magnésium dans les centres nerveux ; du brome qu'on trouve constamment à côté de

1. *Comptes rendus Acad. des sciences*, t. CXXI, p. 1167.

2. Les observations relatives à l'influence de ce suc sur la peau et la menstruation sont surtout dues à M. le Dr Bouffé. L'ichtyose vraie, maladie à peu près incurable par toute autre méthode, et le psoriasis paraissent avoir été guéris par l'injection répétée du suc testiculaire.

l'iode dans les produits épidermiques et la thyroïde; du manganèse signalé dans quelques ferments oxydants; du zinc, du cuivre, du vanadium et du bore qu'on a signalé chez beaucoup d'êtres vivants.

C'est une voie nouvelle à suivre, loin des sentiers battus et presque épuisés. Elle nous conduira à une physiologie plus pénétrante et à une thérapeutique plus rationnelle.

DISCUSSION

M. Oswald (de Zurich). — M. Gautier nous a dit qu'il existe dans la glande thyroïde une nucléine iodée. Cette assertion est en contradiction avec les résultats auxquels m'ont amené les recherches que je poursuis depuis plusieurs années. J'ai réussi, en effet, à extraire de la glande thyroïde une nucléine, mais cette nucléine ne contient pas d'iode; l'iode au contraire est lié à une substance protéique, que j'ai nommée *thyroglobuline* et qui n'a ni les propriétés ni la composition des nucléines, elle ne contient pas trace de phosphore.

M. A. Gautier. — M. Oswald remarque que l'iode n'est pas à l'état de nucléines thyroïdiennes, et que, par digestion, il doit passer dans les peptones d'après ses expériences. Les dosages de l'iode dans les peptones ont été faits par M. P. Bourcet. Il y en a trouvé en effet, mais seulement une trace. Ceci démontre que ces peptones entraînent une partie de l'iode; mais je confirme à nouveau que la majeure partie de ce métalloïde accompagne bien les nucléines thyroïdiennes arsenicales, qu'il en fasse partie ou non.

Quant à la forme précise sous laquelle l'iode et l'arsenic sont associés dans la glande et pour tout ce qui touche la nature des nucléines arsenicales, mes recherches sont à peine commencées sur ce point et je me réserve de reprendre cette partie secondaire, mais importante, de mon travail. Quoi qu'il en soit, dans l'économie animale, l'iode et l'arsenic s'accompagnent et diminuent ou augmentent partout en même temps.

AUTOMATISME, PÉRIODE RÉFRACTAIRE ET INHIBITION CHEZ LES INSECTES

par M. POMPILIAN,

de Paris.

L'étude de la physiologie du système nerveux des insectes est intéressante à deux points de vue : 1° parce qu'elle montre qu'on retrouve chez les insectes des phénomènes analogues à ceux qu'on observe chez d'autres animaux, sur certains organes, comme le cœur, par exemple ; 2° parce qu'elle fait connaître la nature de l'inhibition.

Des nombreux phénomènes que nous avons observés au cours de

nos recherches, nous n'en retiendrons que quelques-uns. Voici, très brièvement, leur description :

Le phénomène le plus facile à constater est l'*automatisme* du système nerveux. — Après l'ablation du segment céphalique, et après la division d'un insecte en autant de fragments qu'il y a de segments thoraciques, on voit que les pattes présentent, pendant longtemps (plus de 24 heures), des mouvements spontanés rythmiques analogues à ceux du cœur. Le fait que ces mouvements disparaissent quand on détruit les ganglions nerveux nous indique que l'automatisme des mouvements dépend du fonctionnement du système nerveux. L'*activité du système nerveux est donc automatique*. C'est-à-dire : les cellules nerveuses, du fait même qu'elles vivent et qu'elles se nourrissent, dégagent constamment de l'énergie nerveuse, sans qu'il soit nécessaire pour cela que des excitations du dehors viennent ébranler leur équilibre chimique.

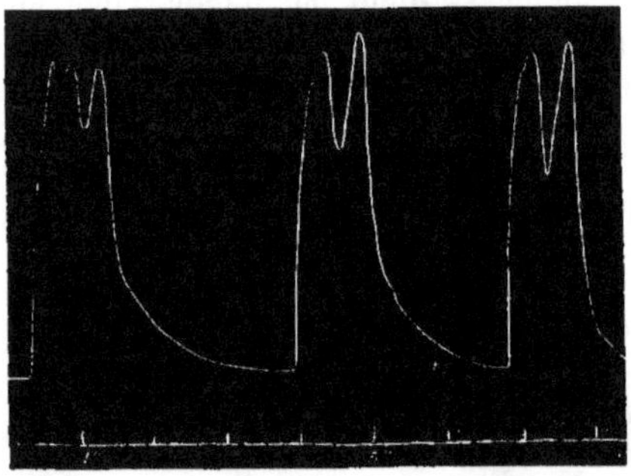

FIG. 1. — Forme des mouvements automatiques d'une patte de Dytisque.

Nous avons soigneusement étudié les mouvements automatiques des pattes du *Dytiscus marginalis*, et nous en avons pris de nombreux tracés. Le nombre, la forme et l'intensité de ces mouvements sont variables. Leur nombre peut aller de 1 à 100 par minute. Parfois, après des heures de mouvements rythmiques très réguliers (analogues à ceux du cœur), on observe une longue période (de 30 minutes à 1 heure ou 2 heures) de contracture : après cette période, les mouvements rythmiques réguliers reparaissent.

Toutes ces variations indiquent que l'*intensité de l'énergie nerveuse varie* d'un moment à l'autre périodiquement. Les périodes de variation se mesurent par des heures, des minutes et des secondes. Si l'on construisait la courbe de ces variations, on aurait : 1° une courbe à grandes ondulations dont la période se mesurerait par des heures ; 2° ces grandes ondulations présenteraient d'autres ondulations dont la période se mesurerait par des minutes, et 3° ces dernières ondulations présenteraient à leur tour de petites ondulations dont la période se mesurerait par des secondes.

En excitant par des excitations électriques les ganglions nerveux du Dytisque, on observe les faits suivants :

1° *L'excitabilité des éléments nerveux varie d'un moment à l'autre.* — Des excitations, isolées à certains moments provoquent des réponses, à d'autres n'en provoquent pas. — Ces variations de l'excitabilité s'expliquent facilement quand on se reporte à ce que nous avons dit sur les variations spontanées de l'énergie nerveuse. L'effet d'une excitation n'est pas le même dans une période de grande production d'énergie et dans une période de petite production d'énergie. Dans la première, des excitations faibles sont capables de provoquer des réponses ; dans la seconde, les mêmes excitations sont inefficaces.

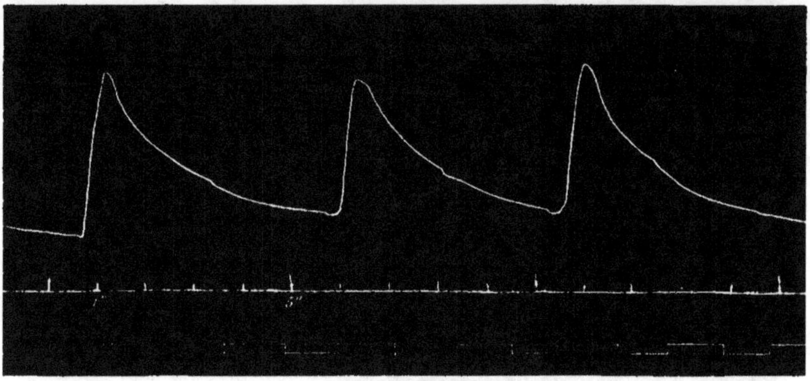

FIG. 2. — *Période réfractaire.* Excitation de rupture.

L'état dans lequel se trouve le système nerveux fait varier l'effet des excitations. C'est lui qui détermine les variations de l'excitabilité.

En excitant les ganglions nerveux par des excitations électriques rapprochées, toutes les 2".5 par exemple, on observe le fait suivant : Les réponses provoquées, c'est-à-dire les mouvements des pattes, ne sont pas égales pour toutes les excitations. Toutes les 2, 3 ou 4 excitations, les réponses sont très grandes, tandis que les réponses qui correspondent aux autres excitations sont petites ou nulles. C'est là un phénomène analogue à celui que Marey, Richet et Broca ont appelé *période réfractaire.*

L'explication de ce phénomène est la suivante : dans une période de plusieurs secondes il y a, spontanément, des moments de production d'énergie. Les excitations qui coïncideront avec ces moments provoqueront des réponses bien plus grandes que les réponses produites par les excitations de même intensité aux moments compris dans l'intervalle des périodes de production spontanée d'énergie. Dans le premier cas, l'effet de l'excitation, qui est une petite produc-

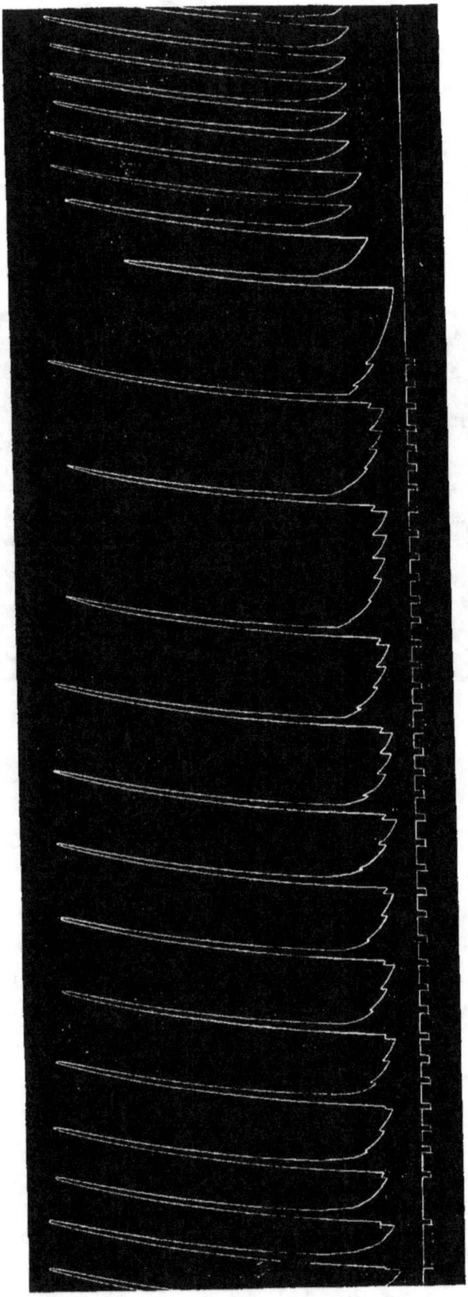

FIG. 5. — *Période réfractaire*. La vitesse du cylindre est moins grande que dans les figures précédentes.

tion d'énergie, est augmenté de l'énergie qui se serait dégagée spontanément : dans le second cas, on n'a que le petit dégagement d'énergie dû à l'excitation. La période qui se trouve comprise entre les moments de production spontanée d'énergie a été désignée sous le nom de *période réfractaire* ou période de faible excitabilité.

2° L'effet des excitations électriques varie avec l'intensité de l'excitation. Plus l'excitation est forte, plus la grandeur et la durée de l'effet provoqué sont considérables. Des excitations très fortes produisent un grand dégagement d'énergie qui se manifeste par une contracture.

Pendant une période de contracture provoquée ou spontanée, on n'observe plus de réponses en excitant les centres nerveux. C'est là une inexcitabilité apparente, l'effet des excitations, qui est toujours un dégagement d'énergie, renforce la contracture : il échappe à notre observation.

3° Après une excitation électrique, on observe, entre le mouvement provoqué par l'excitation et les contractions spontanées qui suivent, une période de repos plus grande que celle qui existe entre les mouvements spontanés. Cette période est d'autant plus grande que l'excitation a été plus forte. — C'est là un phénomène analogue au phénomène du *repos compensateur* qui suit l'extra-systole et qui a été découvert par Marey.

L'explication du repos compensateur est la suivante : l'excitation transforme en énergie nerveuse (cinétique) une partie de l'énergie

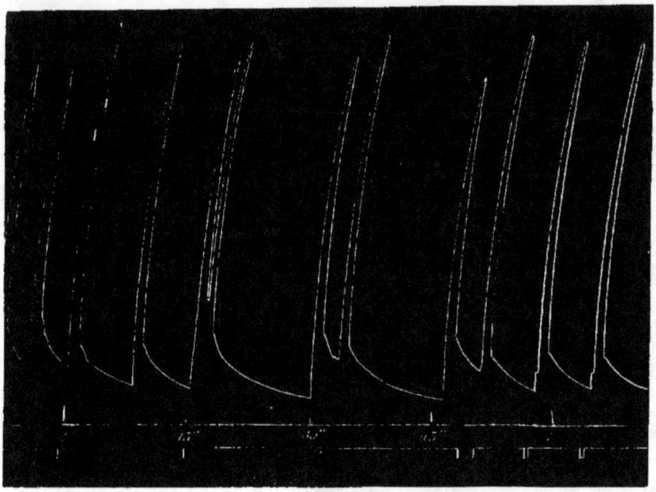

Fig. 4. — *Repos compensateur.*

potentielle des centres nerveux : cette dernière se trouvera d'autant plus amoindrie que l'excitation aura été plus forte. Pour qu'elle augmente jusqu'au niveau où la production spontanée d'énergie a lieu, il lui faudra un temps d'autant plus long qu'elle aura été plus diminuée par l'excitation.

4° Des excitations faibles provoquent, en dehors des petits mouvements correspondant à chaque excitation, *un ralentissement* des grands mouvements spontanés. Après l'arrêt des excitations, les mouvements reprennent leur rythme antérieur. — L'explication du ralentissement est la suivante : au fur et à mesure que l'énergie potentielle s'accroît, on lui fait perdre par les excitations de petites parties, qui se transforment en énergie nerveuse (cinétique). Il faudra donc, pour que l'énergie nerveuse augmente jusqu'au niveau où la production spontanée d'énergie a lieu, un temps d'autant plus long que les petites pertes subies par elle, du fait des excitations, auront été plus nombreuses.

5° Par des excitations fréquentes et d'intensité moyenne, on arrive à supprimer complètement les grands mouvements spontanés et à n'avoir que des réponses correspondant à chaque excitation. C'est là une synchronisation des réponses avec les excitations.

6° Si l'on prend des excitations d'intensité très faible et fréquentes, on n'a pour effet que le ralentissement des contractions spontanées. En augmentant encore la fréquence des excitations faibles, les mouvements sont complètement *arrêtés*, *inhibés*. Ils reparaissent quand les excitations cessent, et quelquefois avant, si les excitations se prolongent beaucoup (plusieurs minutes). Ce phénomène correspond à ce qu'on appelle : *inhibition*. L'explication de ce phénomène est la suivante : l'existence des mouvements spontanés nous indique, comme nous l'avons déjà dit, qu'il y a dans les centres nerveux des périodes de production d'énergie nerveuse (ou de décharge d'énergie). Après chacune de ces périodes, il y a naturellement une diminution de l'énergie potentielle. Pour qu'une nouvelle décharge ait lieu, il faut que l'énergie potentielle s'accroisse de nouveau jusqu'au point où a lieu la décharge, c'est-à-dire sa transformation spontanée en énergie nerveuse (cinétique). Nous ignorons la cause et le mécanisme de l'existence d'une limite d'accroissement et la raison pour laquelle, au delà de cette limite, l'énergie potentielle se transforme en énergie cinétique (nerveuse). Les choses sont telles. C'est un fait de constatation. — Les excitations troublent ce cours naturel des choses, elles provoquent la transformation de l'énergie potentielle en énergie nerveuse à tout moment. Quand les excitations ont lieu au cours de la période d'accroissement de l'énergie potentielle, elles l'empêchent d'arriver au niveau où sa transformation en grande quantité

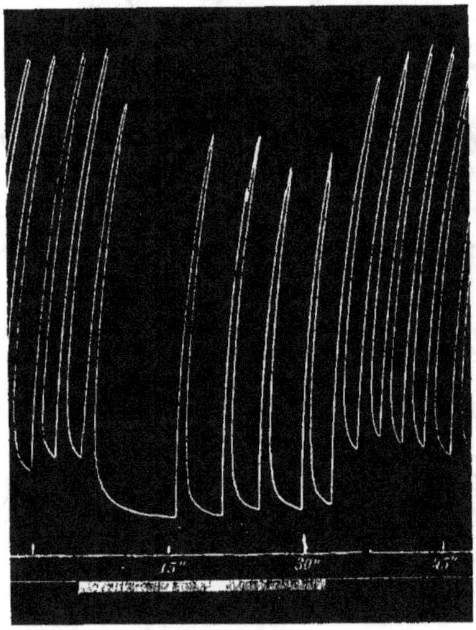

FIG. 5. — Ralentissement des mouvements d'une patte de Dytisque.

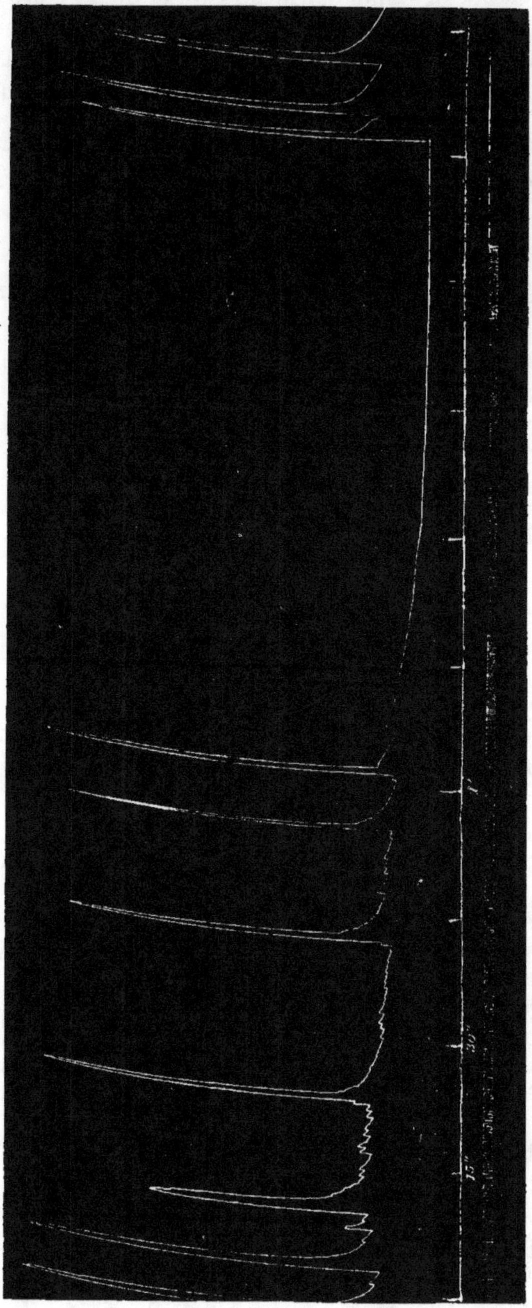

FIG. 6. — *Inhibition.* Dans la première partie de la figure, on voit un ralentissement des mouvements spontanés; dans la seconde partie, les excitations étant plus fréquentes, on observe l'arrêt des mouvements.

d'énergie nerveuse a lieu spontanément, car, au fur et à mesure que l'énergie potentielle tend à augmenter, les excitations la forcent à se dépenser, c'est-à-dire à se transformer en petites quantités d'énergie nerveuse. Des excitations très faibles peuvent provoquer cette dépense,

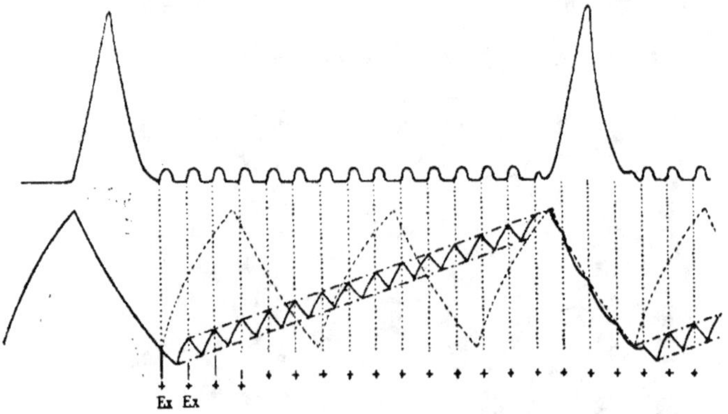

Fig. 7.

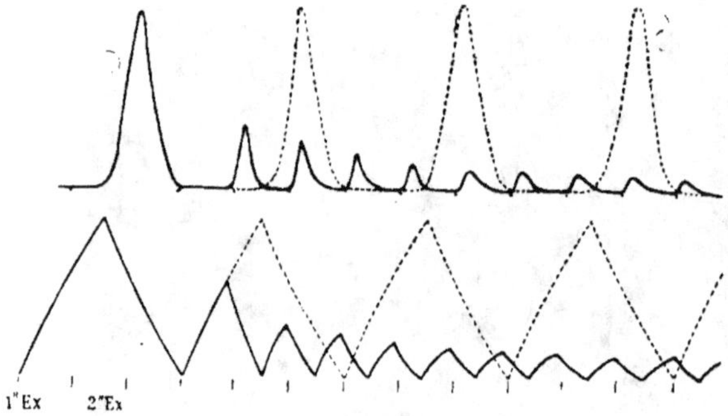

Fig. 8.

Fig. 7 et 8. — Dans ces figures on a cherché à exprimer graphiquement l'explication des phénomènes de ralentissement et d'inhibition. La courbe supérieure correspond aux manifestations extérieures du fonctionnement des centres nerveux : c'est la courbe de l'énergie nerveuse dégagée. La courbe inférieure correspond aux variations de l'énergie potentielle. Les lignes pointillées indiquent ce qui se passerait dans les centres nerveux si aucune excitation extérieure ne venait troubler leur fonctionnement normal.

quoique l'effet de chacune (c'est-à-dire la petite quantité d'énergie nerveuse produite par la transformation de l'énergie potentielle) soit insuffisant à provoquer une contraction. — Si les petites dépenses subies ne sont pas très nombreuses, c'est-à-dire si les excitations ne sont pas très fréquentes, l'énergie nerveuse peut tout de même arriver, en mettant un temps plus long que normalement, au niveau où a lieu spontanément sa transformation en grande quantité d'énergie nerveuse capable de provoquer des mouvements. — Si les petites dépenses sont très nombreuses, l'énergie potentielle ne pourra plus arriver au niveau où a lieu spontanément sa transformation en énergie nerveuse, de sorte qu'il n'y aura plus de mouvements pendant la durée de l'excitation. On dit, dans ce cas, que les mouvements sont *inhibés* (Fig. 8).

En résumé, l'inhibition a pour cause une transformation de l'énergie potentielle en petites quantités d'énergie nerveuse très faibles, insuffisantes à provoquer des mouvements musculaires.

La cause qui fait reparaître les mouvements spontanés avant l'arrêt des excitations, quand celles-ci ont été très prolongées, doit être la suivante : Nous savons que l'intensité de l'énergie nerveuse dégagée varie d'une minute à l'autre. Des excitations suffisantes à provoquer l'inhibition dans une phase de petite production d'énergie ne le seront plus dans une phase de grande production d'énergie. Dans ce dernier cas, l'énergie potentielle augmente plus vite que dans le premier ; de sorte que, malgré les pertes que les excitations lui font subir, elle arrivera quand même au niveau où a lieu spontanément la production de grandes quantités d'énergie nerveuse capable de provoquer des mouvements.

7° En ce qui concerne le rapport qui existe entre la fréquence et l'intensité des excitations et l'inhibition, on remarque les faits suivants : 1° La fréquence doit être d'autant plus grande que l'intensité des excitations est plus faible ; 2° Pour provoquer l'arrêt des mouvements dans une phase de grande production d'énergie, il faut des excitations plus fréquentes que dans une phase de petite production d'énergie ; 3° La fréquence des excitations atteinte dans nos expériences sur le Dytiscus marginalis a été de 6 excitations par seconde.

8° Avec des excitations d'intensité égale on peut obtenir, en faisant varier la fréquence des excitations, soit le tétanos, soit l'inhibition. — Pour l'inhibition, il faut que l'intervalle qui existe entre les excitations soit supérieur à la durée des petits dégagements d'énergie nerveuse qu'elles provoquent chacune séparément. Si, de par une fréquence plus grande des excitations, cet intervalle est plus petit, les effets de chaque excitation s'ajoutent et on a le tétanos par addition des excitations.

Pour bien observer les phénomènes que nous venons de décrire, il faut étudier le fonctionnement d'une parcelle de substance nerveuse, ce à quoi nous sommes arrivés en prenant le deuxième segment thoracique du Dytiscus marginalis, qui n'a qu'un ganglion nerveux.

Les effets provoqués par l'excitation électrique d'une grande quantité de substance nerveuse, par exemple, l'excitation de deux ganglions nerveux du Dytisque (1 et 2 ganglions thoraciques), sont complexes. Aux effets dus au fonctionnement spontané et provoqué d'un ganglion s'ajoutent les effets du fonctionnement spontané et provoqué du ganglion avec lequel il est en relation.

De par ce simple fait, on peut se rendre compte de combien doit être plus difficile l'étude des phénomènes nerveux élémentaires chez les êtres à système nerveux très développé. Chez ces animaux, les phénomènes simples que nous avons décrits doivent se retrouver. L'étude de la physiologie du système nerveux des êtres à système nerveux simple est d'une grande utilité pour l'étude de la physiologie des animaux à système nerveux complexe.

DÉMONSTRATION DES EXPÉRIENCES DE B. DANILEVSKY (DE KHARKOFF) SUR L'EXCITATION DES NERFS PAR LES RADIATIONS ÉLECTRIQUES A DISTANCE.

Cette démonstration est faite devant la Section

par M. le professeur MISLASVKY,

de Kazan.

RÔLE TRYPSINOGÈNE DE LA RATE

par M. le professeur HERZEN,

de Lausanne.

Je désire vous présenter en quelques mots le bilan de la question concernant *le rôle trypsinogène de la rate*, telle que le XIXe siècle la lègue au XXe ; je commencerai par son actif, dont la connaissance préalable est nécessaire pour en apprécier le passif à sa juste valeur.

I. — Vers le milieu de notre siècle, plusieurs expérimentateurs ont établi, indépendamment les uns des autres, les faits suivants :

1° Que le suc ou l'infusion pancréatiques ne contiennent de la trypsine que pendant *une période nettement déterminée* de l'acte digestif ;

2° Que la rate *se congestionne fortement* pendant cette même phase de la digestion ;

3° Que ces deux faits se produisent simultanément, débutent pendant la 4e heure après le repas, atteignent leur maximum *pendant la 7e heure*, pour diminuer ensuite peu à peu et disparaître.

Frappé de cette coïncidence, Schiff voulut savoir s'il y avait un lien de cause à effet entre le gonflement de la rate et l'apparition de la trypsine dans le suc ou dans l'infusion pancréatiques. Il entreprit sur cette question une longue série d'expériences variées, et arriva, au moyen de plusieurs méthodes indépendantes l'une de l'autre, aux résultats suivants :

4° Que chez les chiens et les chats privés de leur rate, le suc ou l'infusion pancréatiques *perdent pour toujours la propriété de digérer l'albumine*.

Ce fait une fois dûment établi, Schiff essaya de l'expliquer au moyen de la théorie suivante : la rate préparerait les matériaux indispensables au pancréas pour préparer à son tour la trypsine.

Dix ou douze ans plus tard, Heidenhain découvrit que le pancréas ne forme pas directement son ferment peptonisant, mais un *proferment*, le zymogène, destiné à se transformer en trypsine. Devant ce nouveau fait, *la théorie* de Schiff tombait ; le discrédit de la théorie s'étendit néanmoins *aux faits eux-mêmes*, et la plupart des physiologistes, oubliant que, si les théories sont éphémères, les faits sont éternels, crurent, bien à tort, que la réfutation de la théorie de Schiff impliquait la négation des faits qu'il avait établis. Je crois avoir été mieux inspiré à ce moment en cherchant une nouvelle théorie qui embrassât et conciliât *les deux ordres de faits* acquis à la science par les recherches de Schiff et de Heidenhain : certes, la substance fournie par la rate ne pouvait plus être envisagée comme la source du zymogène, qui se forme dans le pancréas indépendamment de la rate ; mais elle pouvait être l'*agent de la transformation du zymogène en trypsine*. Pour soumettre cette hypothèse à l'épreuve expérimentale, il fallait montrer qu'une infusion de rate congestionnée, ajoutée à une dissolution de protrypsine, la transforme rapidement en une dissolution de trypsine ; j'ai fait de nombreuses expériences afin de m'assurer s'il en était réellement ainsi ; elles m'ont toutes donné le résultat suivant :

5° Si on mélange de l'infusion de rate gonflée à une infusion de pancréas pris à jeun, et ne digérant par conséquent que tardivement, lentement et peu (grâce à la transformation spontanée du zymogène), on la transforme du coup en une infusion riche en trypsine, digérant immédiatement, rapidement et beaucoup ;

6° Si, à différentes portions d'une infusion pancréatique semblable, ou mélange du sang artériel ou veineux, somatique ou splénique, *seul le sang splénique veineux* produit sur cette infusion *le même effet que l'infusion de rate.*

Dès lors, ma théorie cessait d'être une théorie pour devenir tout simplement l'expression généralisée des faits eux-mêmes. Quelques années plus tard, il se trouva enfin un physiologiste qui voulut bien abandonner le système des ratiocinations *a priori* et soumettre les expériences de Schiff et les miennes à un contrôle expérimental sérieux : M. V. Pachon, de Bordeaux. Il commença par faire ce que nos contradicteurs obstinés auraient dû faire depuis longtemps, par répéter nos expériences *en se conformant a nos indications*; en procédant ainsi, il a naturellement confirmé tous nos résultats ; mais M. Pachon a fait plus : il a imaginé une expérience originale fort ingénieuse, qui les a confirmés par une méthode nouvelle à ajouter à celles que nous avions employées ; il a constaté ainsi le fait suivant :

7° Si à un chien en pleine digestion, mais privé de rate, on prend une partie du pancréas pour en faire immédiatement l'infusion, on obtient un liquide *protryptique* ne digérant que tard et peu ; si on injecte dans le sang de ce chien de l'infusion de rate congestionnée, pour prendre 20 minutes plus tard une autre partie de son pancréas et l'infuser exactement comme la première, on obtient un liquide *tryptique*, digérant vite et beaucoup.

Tel est actuellement l'*actif* de la question concernant le rôle trypsinogène de la rate ; je passe au *passif* de la question, — en laissant naturellement tout à fait de côté toutes les ratiocinations *a priori* auxquelles j'ai fait allusion tout à l'heure, pour ne prendre en considération que les tentatives de critique *expérimentale* de nos résultats.

II. — Les expériences faites par quelques-uns de nos contradicteurs pour « contrôler » les nôtres n'ont *jamais* été faites dans les conditions que nous avons indiquées comme indispensables à la production du fait contesté : je pourrais, de ce chef, les récuser toutes comme portant à faux, car il est bien clair que tout phénomène se produit *exclusivement dans certaines conditions*, et point dans d'autres ; logiquement, je serais donc parfaitement justifié de dire : *aucune* de ces expériences n'infirme nos résultats et nos conclusions : mais je voudrais faire besogne d'historien : c'est pourquoi je passerai rapidement en revue les principaux types d'expériences soi-disant critiques qui nous ont été opposées et qui, chose curieuse, ont eu, aux yeux de la plupart de nos collègues, plus de crédit que les nôtres.

1° Un physiologiste italien a dératé un chien, l'a laissé se remettre complètement de l'opération et l'a sacrifié ensuite, *trois* heures après le repas, pour voir si l'infusion de son pancréas digérait : elle a, en effet, digéré 1 gramme d'albumine. L'auteur avait seulement oublié deux choses : *a*) que l'infusion pancréatique d'un chien normal en pleine digestion digère 50 *à* 60 *grammes* d'albumine, et *b*) qu'elle n'acquiert ce pouvoir peptonisant qu'environ *six heures* après le repas; il a donc fait son expérience *avant la période digestive* dont nous avons fixé le début et la durée; il en conclut néanmoins que la digestion, pancréatique de l'albumine ne subit aucune diminution du fait de l'absence de la rate !

2° Deux ou trois physiologistes allemands ont trouvé que nos expériences étaient défectueuses parce que nos extractions pancréatiques n'étaient pas suffisamment prolongées et complètes. Ils ont oublié deux choses : *a*) que nous faisions exactement de la même manière *toutes* nos extractions et que, néanmoins, celles provenant d'animaux non dératés *digéraient parfaitement* ; *b*) que, plus on prolonge l'extraction, plus aussi on permet l'accomplissement de la *transformation spontanée du zymogène*, de sorte que la teneur en trypsine s'égalise de plus en plus dans les différents liquides à comparer et finit par disparaître; de sorte qu'en fin de compte ils digèrent tous à peu près également.

3° D'autres ont cru bien faire en prolongeant les digestions à l'étuve jusqu'à 12 ou 24 heures. Leurs expériences pèchent par le même défaut que les précédentes : si on laisse au zymogène le temps de se transformer spontanément en trypsine, le liquide devient peu à peu aussi tryptique que celui qui l'était dès le début, et finit par digérer autant que ce dernier : l'énorme différence entre eux, évidente pendant *les premières 3 heures* d'étuve, ne peut plus être constatée dans ces conditions.

4° Enfin, un jeune physiologiste russe a su combiner tous ces défauts dans des expériences destinées à réfuter ce qu'il appelle notre *théorie* (alors que c'est du *fait* qu'il s'agit). Il a expérimenté sur le suc pancréatique d'un chien porteur d'une fistule pancréatique permanente (opération de Pavlov), et sur celui de plusieurs chats : il n'a trouvé aucune différence entre les sucs recueillis *avant* et *après* l'extirpation de la rate. Or, il a non seulement adopté les digestions artificielles les plus prolongées, mais il a toujours recueilli, soit 2 *ou* 3 *heures* avant la phase digestive par nous indiquée, soit même, chose incroyable, *à jeun*.

Je vous laisse à juger la valeur et le sens qu'on peut attribuer à un « contrôle expérimental » du genre de ceux que je viens d'indiquer S'ils prouvent quelque chose, c'est le peu de connaissance et le peu de compréhension de la question : bref, la légèreté, avec lesquelles les auteurs de telles expériences ont abordé la critique des nôtres.

Il y a cependant une objection qui vient d'être formulée tout récemment et sur laquelle je vous demande la permission de m'arrêter encore un instant. On nous a reproché d'avoir employé une méthode inexacte pour mesurer la quantité de substance albumineuse digérée par les différents liquides. Or, voici ce qu'il en est :

Nous n'avons aucun besoin d'une mesure « exacte » ; notre but est de voir dans le temps le plus court possible lequel de deux liquides digère vite et beaucoup et lequel lentement, peu ou point du tout ; c'est pourquoi nous employons la méthode macroscopique, consistant à mettre en contact avec toute la masse de ferment présent dès le début une grande quantité d'albumine ou de fibrine finement divisées ; nous suivons la marche de la digestion et nous l'arrêtons au moment où tout est sur le point d'être digéré dans l'un des liquides à comparer et où rien (ou presque rien) n'est encore digéré dans l'autre ; nous obtenons ainsi des différences énormes, au sujet desquelles il ne saurait subsister aucun doute : elles se mesurent par dizaines de centimètres cubes ; un aveugle peut les voir avec les doigts. — Eh bien, on nous reproche de ne pas employer la méthode microscopique, celle de Mett, qui consiste à soumettre à l'action d'une minime partie du ferment la surface de section d'un minuscule cylindre d'albumine, protégé contre cette action sur toute sa longueur par le tube de verre qui le renferme et à mesurer à la loupe au bout de 12 à 24 heures les millimètres et fractions décimales de millimètre d'albumine dissoute. Admettons un instant que cette méthode soit réellement aussi exacte qu'on le prétend (ce dont j'ai de bonnes raisons de douter fort) : il ne faut cependant pas oublier que, lorsqu'on a des différences massives de dizaines de centimètres cubes, on n'a que faire des millimètres en plus ou en moins : quand, *en 2 ou 3 heures*, l'un des liquides a dissous tout ou à peu près et l'autre rien ou à peu près, le but, celui de faire ressortir la différence initiale entre eux, la seule qui importe, est pleinement atteint. Il ne faut également pas oublier l'importance capitale, pour le cas qui nous occupe, de la *rapidité de la digestion dès le début*, seul moyen d'éviter la transformation spontanée de la protrypsine en trypsine, transformation qui à 38-40 degrés est complète en 24 heures ; c'est pour cela que je préfère la fibrine à l'albumine, et que je ne tiens compte que des trois premières heures de digestion. Or, la méthode Mett est fatalement astreinte à l'usage de l'albumine coagulée, qui se digère beaucoup trop lentement, et à prolonger les digestions de façon à ne plus avoir aucune garantie contre la transformation spontanée du zymogène : les différences initiales entre les liquides, différences qu'elle est incapable de révéler, *ont le temps de s'effacer* complètement.

DISCUSSION

M. PACHON (de Bordeaux). — La question qui se pose dans la détermination de la fonction trypsinogène de la rate est la suivante : le ferment protéolytique se trouve-t-il dans le pancréas du chien dératé à l'état de proferment (zymogène) ou de ferment parfait (trypsine)? Eh bien, si l'on met à l'étuve, avec de l'albumine, une macération *de courte durée* de pancréas enlevé en pleine digestion à un animal dératé, son pouvoir digestif ne commence à se manifester que *tardivement*, après plusieurs heures. Tout se passe comme si la zymase protéolytique, au moment de la mise en macération, n'était pas encore à l'état de ferment définitif, mais bien sous l'état intermédiaire de proferment qui, peu à peu, s'est transformé en ferment actif, en trypsine. Des phénomènes opposés se passent avec la macération du pancréas d'animal normal enlevé également en pleine digestion. Cette macération, mise à l'étuve, manifeste très vite son pouvoir digestif. C'est que dans ce cas le ferment est déjà dans la glande, sous l'influence du travail digestif, à l'état de ferment parfait. Or, la présence de la rate constitue dans le second cas la seule condition, précisément absente dans le premier. D'où nécessité d'admettre le rôle de la rate dans la transformation normale, *au sein du pancréas vivant*, du zymogène ou trypsine.

Si l'on a tant discuté sur cette question, c'est qu'on a comparé des expériences qui n'étaient pas toujours comparables. C'est ainsi, par exemple, qu'on a opposé telle macération à telle autre, en ne prenant pas garde que les macérations comparées ne pouvaient pas l'être parce que, suivant le principe de Cl. Bernard, toutes conditions de leur déterminisme n'étaient pas égales.

Le *temps de macération* joue ici un rôle considérable dans les résultats observés. Tandis que les macérations de longue durée (24 heures et plus) ne présentent à l'étuve (40°), au point de vue de leur pouvoir protéolytique, aucune différence sensible — qu'il s'agisse de pancréas d'animaux à jeun, en digestion, ou dératés, — au contraire, les macérations de courte durée (2 heures et moins) du pancréas de ces divers animaux présentent des différences dans leur pouvoir tryptique, surtout au point de vue de l'évolution de la digestion à l'étuve. Ce sont les différences que j'ai rappelées au début[1]. C'est sur des macérations de *courte durée* que l'on doit opérer, si l'on veut être dans les conditions convenables pour saisir *l'état de proferment*, sous lequel se trouve la substance génératrice fermentaire dans la glande pancréatique de l'animal dératé. Les macérations de *longue durée* ne se prêtent point à cette détermination, mais bien à celle de la *quantité* de substance fermentaire contenue dans la glande. Et, dès lors, chaque ordre de macération doit être considéré *isolément*, chacun des

1. On en trouvera une étude très détaillée dans un travail, fait à mon laboratoire. Cf. J. C. GACHET. Du rôle de la rate dans la digestion pancréatique de l'albumine. *Th. Bordeaux*. 1897.

deux apportant des renseignements *complémentaires* les uns des autres et non point contradictoires. — Si l'on veut bien prendre garde à ces simples remarques, toute discussion cessera vite, parce qu'on ne comparera plus que des expériences comparables, ce qui n'a pas été toujours le cas, je le répète, dans l'histoire de la *fonction trypsinogène de la rate*.

M. A. Gautier (de Paris). — La rate me paraît agir en produisant un ferment hydrolysant qui solubilise de façon éminemment rapide le zymogène du pancréas. Je pense que d'autres organes que la rate doivent contenir des ferments de cette espèce, et ce qui paraît le démontrer c'est, d'une part, que l'extirpation de la rate n'empêche pas le pancréas de digérer et, de l'autre, que, ainsi que le dit M. Herzen, le suc intestinal mélangé au suc pancréatique suffit pour rendre actif son zymogène.

M. Herzen (de Lausanne). — Les infusions d'autres tissus (foie, rein, muscle, etc.) n'ont aucune action trypsinogène sur les liquides protryptiques; il n'y a absolument que les infusions ou le sang *veineux* de rates congestionnées qui l'exercent; ce n'est donc ni le sang comme tel, ni quelque élément figuré (leucocyte?) qui possède la propriété en question, mais uniquement un produit de sécrétion splénique interne dont la nature fermentaire a été démontrée par M. Pachon : c'est un ferment soluble, car dans la glycérine concentrée il ne saurait y avoir d'éléments *vivants*. Cela n'est pas à dire que le ferment splénique soit *le seul* agent de la transformation de la protrypsine : elle se transforme rapidement au contact de l'air; d'ailleurs il est certain que, lorsque la rate est absente, le pancréas excrète du *proferment* et que celui-ci se transforme peu à peu en ferment définitif dans l'intestin grêle, probablement sous l'influence du suc entérique (fait récemment découvert par Pavlov).

DU CHLORE DANS L'ORGANISME

par MM. J. P. LANGLOIS et Ch. RICHET,
(de Paris).

Le chlore dans l'organisme est principalement sous forme de combinaisons sodiques et potassiques, mais devant les difficultés considérables de doser séparément le chlorure de sodium et le chlorure de potassium, nos dosages ont uniquement porté sur le chlore seul.

Technique.

Le tissu à examiner est placé dans une capsule de porcelaine, pesé et additionné de 10 ou 12 grammes de potasse caustique pure. Puis il est laissé à l'étuve sèche à 100°, pendant quarante-huit heures. Au bout de ce temps, il est absolument déshydraté, et la calcination en est devenue facile.

Cette calcination n'est pas poussée très loin, afin d'éviter la volatilisation des chlorures. Il faut cependant que la masse charbonneuse ait été portée quelques minutes au rouge sombre, de manière à déterminer la destruction de toutes les matières organiques.

La masse potassique est additionnée d'un peu d'eau distillée, et de nouveau desséchée, ce qui détermine le départ de faibles quantités d'AzH^3.

Le magma charbonneux est broyé, filtré et additionné d'eau bouillante en grande quantité. Le filtrat, après que la masse a été bien lavée, contient tous les chlorures. Mais il y a aussi des cyanures alcalins solubles, et il est absolument indispensable d'éliminer les cyanures.

Alors on ajoute de l'acide nitrique pur de manière à donner au liquide une réaction très fortement acide, et on le met au bain-marie pendant quelques heures, mais en empêchant l'évaporation, c'est-à-dire en laissant le filtre et la matière charbonneuse recouvrir presque hermétiquement le vase. Dans ces conditions l'acide chlorhydrique n'est pas déplacé par l'acide azotique, tandis que tout l'acide cyanhydrique s'évapore.

Cela fait, on ajoute au liquide une grande quantité (en excès) de carbonate de chaux parfaitement pur, ce qui détermine une effervescence assez vive.

Quand le carbonate de chaux est en grand excès, on titre par les méthodes colorimétriques ordinaires (nitrate d'argent, et chromate de sodium comme indicateur).

Nous avons, par la méthode des pesées, vérifié l'exactitude de ces procédés de dosage.

Les chiffres que nous trouvons sont tous plus élevés que ceux de Nencki et Schoumov-Simanovski (*Arch. des sciences biol. de Pétersbourg*, 1894, III, p. 191). Nous pensons avoir évité la volatilisation des chlorures, en ne calcinant pas jusqu'à disparition totale du carbone, et d'autre part avoir évité le dosage des cyanures par l'ébullition prolongée en milieu très acide.

Influence de l'hémorragie.

Il est absolument impossible de comparer la teneur en chlore des tissus d'un animal, si le genre de mort a été différent. Opérant sur des chiens tués, les uns par piqûre du bulbe ou morts de maladie, les autres par hémorragie, nous trouvons les différences suivantes :

	Cerveau.	Rein.	Foie.	Muscles.
Hémorragie.	1.549	2.643	1.555	0.885
Pas d'hémorragie. . . .	2.119	2.714	1.982	1.565
Différence.	0.570	0.081	0.527	0.664

En faisant la proportion égale à 100 pour le sang, et en supposant 5 de Cl dans le sang normal, on trouve :

	Cerveau.	Rein.	Foie.	Muscles.
Hémorragie.	2.119	2.714	1.982	1.549
Pas d'hémorragie. . . .	1.512	2.536	1.331	0.863

Ce qui donne une différence en moins pour les tissus d'animaux hémorragiés.

	Absolue.	Centésimale.
Cerveau.	0.607	28
Rein	0.178	6
Foie	0.651	32
Muscles.	0.686	41

Cette proportion si différente de chlore entre les tissus d'animaux hémorragiés et ceux d'animaux non hémorragiés ne s'explique pas suffisamment par le fait d'une moindre quantité de sang.

Prenons pour exemple le cerveau. Si l'on mesure la quantité de sang contenue dans le cerveau d'un animal mort d'asphyxie, ou de tuberculose, ou d'intoxication par un anesthésique, on voit que cette quantité de sang est très faible, de 5 ou 6 grammes, tout au plus, dépassant de 3 à 4 grammes la quantité de sang du cerveau d'un animal non hémorragié. Admettons un chiffre maximum de 5 grammes. Un cerveau de 75 grammes sera considéré comme pesant 80 grammes, et nous aurons $0.075 \times 1.512 \times 0,005 + 5 = 0,1284$, nombre qui est bien différent du chiffre 0,16952 que nous trouvons réellement.

Il faut admettre autre chose, et supposer que, par le fait de l'hémorragie, il se fait une spoliation du chlorure de sodium des tissus, comme si le sérum et la lymphe interstitielle exsudaient des tissus pour se déverser dans le sang appauvri.

Ce qui confirme cette hypothèse et la rend presque certaine, c'est que le sang ultime est le plus souvent bien plus riche en chlore que le sang de la première saignée.

II

Influence de l'alimentation.

Deux séries d'expériences ont été constituées. Dans l'une, les animaux étaient mis à l'inanition pendant vingt jours, recevant uniquement soit de l'eau pure, soit de l'eau salée à 10 pour 100.

Le tableau suivant est calculé d'après les moyennes.

	Chien normal.	Chien à jeûn. Eau pure (2)	Chien à jeûn. Eau salée (2)
Sang.	3.015	2.993	2.879
Cerveau	1.512	1.570	1.493
Foie.	1.351	1.335	1,225
Rein.	2.536	2.693	2,913
Muscles	0.863	0,883	0.755

Dans la seconde série, certains chiens étaient alimentés avec une nourriture riche en chlorure de sodium, et d'autres avec une alimentation pauvre en chlorure de sodium.

La ration alimentaire était la suivante : correspondant à 1100 calories.

Sucre de canne.	100 gr.
Farine.	100 —
Lait	500 —

C'est là une alimentation très pauvre en chlore, puisque la farine et le sucre ne contiennent que des traces de chlore et que le lait de vache ne contient que 1 gramme de chlore par litre, soit 0.5 pour 100 grammes.

Les autres chiens recevaient, en plus de leur alimentation ordinaire, viande cuite et pain, 30 grammes de NaCl.

L'analyse de leurs tissus nous a donné les résultats suivants :

	Chiens normaux	Sans NaCl (4)	Avec NaCl (5)
Sang.	3.015	2.946	2.920
Cerveau.	1.512	1.328	1,50
Foie.	1.351	1.054	1.21
Rein.	2.536	2.245	2.79
Muscle.	0.863	0,663	0,85

On voit qu'il existe une diminution de 10 à 15 pour 100 environ dans la proportion de chlore contenue dans les tissus des animaux privés de sel dans leur nourriture.

Nos expériences seront exposées plus en détail, dans le prochain fascicule (1900, n° 5) du *Journal de physiologie et de pathologie générale*, mais nous croyons pouvoir donner ici nos conclusions :

1° Le jeûne, avec ou sans chlorures, ne modifie pas l'équilibre chloré ;

2° L'alimentation avec chlorures ne fait pas croître la quantité du chlore des tissus ;

3° L'alimentation sans chlorures fait baisser de 10 pour 100 le chlore des tissus, et cet appauvrissement en chlore n'augmente pas, même quand on remplace les chlorures par un grand excès de phosphates ou de nitrates ;

4° L'injection, à dose toxique, de nitrates ou de sucre dans le sang diminue de 25 pour 100 la quantité des chlorures ;

5° L'hydrotomie post-mortem diminue de 40 pour 100 les chlorures des tissus ;

6° Chez les animaux non tués par hémorragie, la quantité des chlorures est plus forte de 40 pour 100 que chez les animaux tués par hémorragie.

LE FER DANS LA SÉCRÉTION GASTRIQUE

par M. Charles DHÉRÉ,

de Paris.

L'existence du fer dans la sécrétion gastrique est connue depuis longtemps et admise classiquement, peut-on dire. On trouve bien également, sur ce point, quelques déterminations quantitatives; mais ces données ont été acquises dans des conditions si défectueuses tant au point de vue de l'exactitude de la méthode de dosage qu'au point de vue de la pureté du produit analysé, que la question était entièrement à reprendre.

J'ai profité de l'occasion que m'offrait M. Froin de recueillir du suc gastrique tout à fait pur et normal chez des chiens à estomac séquestré pour fixer l'ordre de grandeur de cette élimination du fer par la voie stomacale.

Le problème se présente sous deux aspects : quelle est la teneur en fer du suc gastrique? quelle est la valeur de l'excrétion quotidienne du fer?

La sécrétion gastrique des trois chiens sur lesquels ont porté mes expériences contenait par litre de 0 milligramme 30, à 0 milligramme 50 de fer. Ces chiffres se rapportent au suc décanté, c'est-à-dire séparé du mucus qui se dépose quand on abandonne le liquide au repos. Mais la teneur du suc total est à peine plus élevée : car le mucus, tout en étant relativement riche en fer, est si peu abondant qu'il y a de ce chef seulement 0 milligramme 1 de fer, en moyenne, dans un litre de sécrétion.

D'autre part, d'après mes déterminations, un chien de 15 kilogrammes sécrète en moyenne près de 500 centimètres cubes de suc gastrique par vingt-quatre heures. L'élimination quotidienne du fer par la muqueuse stomacale est donc, chez un animal de cette taille, de 0 milligramme 20, à 0 milligramme 25 environ. Ces chiffres conduiraient par analogie à admettre, chez l'homme, une élimination quotidienne de 1 à 2 milligrammes de fer ; c'est dire que cette élimination est beaucoup plus faible qu'on l'avait estimée d'après l'ensemble des recherches de mes devanciers.

J'ajouterai que ces dosages de fer ont été effectués au moyen du procédé colorimétrique de Lapicque, qui m'a permis de pratiquer ces déterminations délicates avec sûreté et facilité.

LUNDI 6 AOUT

(Séance du matin.)

Présidence de M. le professeur HAMMARSTEN,

d'Upsal.

SUR L'ACTION PHYSIOLOGIQUE DES COURANTS A HAUTE FRÉQUENCE

par M. J. CARVALLO,

de Paris

Les effets produits par les courants à haute fréquence sur l'organisme varient considérablement suivant la manière dont on fait l'application de ces courants. Ainsi que M. d'Arsonval l'a démontré, la sensibilité générale, de même que la contractilité, ne sont nullement influencées lorsqu'on applique ces courants directement sur la peau ou lorsqu'on introduit le corps d'un animal tout entier dans un solénoïde traversé par les décharges oscillantes d'un condensateur. Toutefois, d'après M. d'Arsonval, il existerait un certain nombre de phénomènes qui indiqueraient que ces courants pénètrent dans les profondeurs de l'organisme. M. d'Arsonval signale entre autres la chute de la pression sanguine.

Nous avons repris ces recherches en nous servant des appareils qu'on emploie ordinairement dans les applications thérapeutiques, entre autres, le dispositif conseillé par M. d'Arsonval lui-même. Nos résultats peuvent se résumer ainsi qu'il suit :

1° Si tout l'animal est introduit dans le solénoïde sans communication directe avec lui, on ne constate pas de réaction sensitive ni motrice. mais il n'y a pas non plus de variation dans la pression sanguine;

2° Si on applique directement ces courants sur la peau. la sensibilité est quelque peu influencée. dans le cas où l'intensité du courant est très forte. Consécutivement il y a une réaction motrice et une chute de la pression sanguine: mais si la sensibilité n'est pas influencée, ces derniers phénomènes n'existent pas.

3° En faisant agir les courants à haute fréquence sur les nerfs isolés, nous avons vu se produire les mêmes manifestations que lorsqu'on excite ces appareils par les courants ordinaires. L'excitation du bout périphérique du nerf sciatique chez la grenouille provoque le tétanos du gastro-cnémien; l'excitation du bout central de ce même nerf donne lieu au tétanos de la patte opposée; enfin, l'excitation du bout périphérique du pneumogastrique, chez le chien, produit l'arrêt ou le ralentissement du cœur avec la chute de pression qui en est la conséquence.

Peut-être faut-il attribuer ces phénomènes à ce fait que les courants dont nous nous sommes servi, comme d'ailleurs tous les autres courants qu'on a employés jusqu'ici, soit dans les recherches physiologiques, soit dans les applications thérapeutiques, ne sont pas des courants purs. Mais s'il en est ainsi, nous croyons qu'il vaudra mieux attendre les résultats de nouvelles expériences avant de tirer une conclusion définitive sur l'action physiologique des courants à haute fréquence.

DISCUSSION

M. André Broca (de Paris) indique que dans les ondulations de haute fréquence la forme de l'onde est certainement complexe quand on opère avec les appareils ordinaires. Il faut arriver à employer le résonateur de Blondlot pour espérer des résultats nets.

Les résultats des expériences dépendent essentiellement de la bobine et de l'interrupteur.

Le fait de l'irritation des nerfs par les hautes fréquences est certain *a priori*, car toute dépense d'énergie sur un tissu met en jeu son irritabilité profuse; ce qui différencie les diverses cellules et les diverses énergies, c'est la valeur du seuil de l'excitation, celui ci est certainement relativement très élevé pour les ondulations de haute fréquence.

LES AUTO-INTOXICATIONS PAR SURFATIGUE DES TISSUS NERVEUX ET MUSCULAIRES ET LEUR TRAITEMENT PAR L'ORGANO-THÉRAPIE

par M. le professeur Dr Alexandre PŒHL.

(de St Pétersbourg).

Une suite d'analyses que j'ai eu l'occasion d'exécuter sur les urines de cyclistes ou de motoristes ayant pris part à de grandes courses, m'a convaincu qu'un pareil excès de fatigue amenait infailliblement des auto-intoxications plus ou moins graves.

Tous les cas d'auto-intoxication de ce genre ont beaucoup d'analogie entre eux : en comparant les résultats d'analyses faites sur les urines avant et après les courses, il se trouve en résumé que :

1° Le rapport de l'azote de l'urée à l'azote total des urines — c'est-à-dire le coefficient de l'énergie oxydatrice — est notablement abaissé;

2° Le rapport de l'acide urique à l'acide phosphorique, sous forme de phosphate neutre, a considérablement monté;

3° Le rapport de l'acide phosphorique total à l'acide phosphorique, sous forme de phosphate neutre, a décru; et, en dernier lieu, que:

4° la pression osmotique absolue s'est réduite de beaucoup, et le rapport $\frac{\Delta}{NaCl}$ a décliné.

Ces modifications de coefficients nous fournissent la preuve que, par l'effet de la surfatigue :

1° L'énergie des processus d'oxydation faiblit;

2° L'alcalescence des humeurs décline;

3° La quantité de produits intermédiaires azotés, contenus dans les sucs tissulaires, est augmentée;

4° La pression osmotique des humeurs décroît, et la circulation des humeurs est alanguie.

Dans bien des cas j'ai pu constater, chez des cyclistes qui venaient de fournir une course violente, une forte irritation des reins, de manière que, après la course, on pouvait reconnaître dans les urines non seulement la présence de cylindres hyalins, mais encore celle de cylindres micro-granuleux.

Ainsi, lors de la dernière course Moscou-Pétersbourg, tous les cyclistes qui y ont participé étaient des jeunes gens d'une santé parfaite; leurs urines avaient été analysées à Moscou (avant le départ), à Malaïa-Vyschéra (à mi-chemin) et à Saint-Pétersbourg, aussitôt après l'arrivée. Des 8 cyclistes arrivés à bon port, 7 se trouvèrent avoir des cylindres hyalins et micro-granuleux.

Comment expliquer un pareil trouble dans la métamorphose physiologique?

Comme on le sait, les observations de Funke, Ranke et Afanassiev ont fourni la preuve que l'irritation des tissus, soit musculaires, soit nerveux, amène leur acidification. Des recherches ultérieures ont démontré que cette acidification était notamment provoquée par la formation d'acide lactique. D'autre part, le fait est avéré que l'alcalescence des sucs tissulaires étant amoindrie, l'oxydation intra-organique devient moins active. Ceci nous explique les phénomènes précités : le surcroît de produits intermédiaires, l'affaiblissement des pressions osmotiques, l'alanguissement de la circulation des humeurs, enfin l'action pernicieuse sur le cœur.

Donc, nous avons évidemment affaire à des cas d'auto-intoxication causés par l'affaiblissement de l'oxydation intra-organique.

Un fait à remarquer est que, chez les motoristes, l'exténuation amène presque les mêmes anomalies que chez les cyclistes ; il est probable que, chez les premiers, ce sont les irritations nerveuses qui jouent le rôle le plus important.

Pour mes études sur l'effet des irritations nerveuses, j'ai trouvé une riche matière d'observation dans une série d'analyses d'urines de jeunes gens bien portants qui, durant de longs mois, avaient travaillé avec ardeur pour se préparer aux examens. Ces analyses m'ont prouvé jusqu'à l'évidence que l'excès de travail du cerveau amenait des phénomènes analogues à ceux que cause une fatigue excessive des muscles.

Cependant, les auto-intoxications des étudiants présentent une différence : outre l'abaissement de l'oxydation intra-organique, de l'alcalescence des liquides physiologiques et des pressions osmotiques, j'ai dû constater une déperdition relative de chlorure de sodium (par rapport à l'urée) et, dans la plupart des cas, une augmentation relative des acides sulfuriques conjugués (coefficient de Baumann-Morax). Cette dernière circonstance indique un surcroît de fermentations intestinales, dû vraisemblablement au genre de vie casanier des étudiants. Quant au manque de *ClNa*, c'est un symptôme qui marche de pair avec l'anémie.

Comme nous l'avons vu, une forte acidification des tissus a lieu chez le sportman, lorsqu'il y a excès de fatigue musculaire, de même que chez l'étudiant, en cas d'excès de fatigue mentale ; et il est vraiment remarquable que, sous bien des rapports, les anomalies sont identiquement pareilles dans les deux cas.

Donc, pour les cas de surfatigue des tissus musculaires ou nerveux, les remèdes que la physiologie indique comme les plus efficaces sont ceux qui ont la vertu de rehausser la respiration des tissus et l'alcalescence des humeurs.

Ce sont précisément ces vertus que possèdent les préparations organo-thérapiques, dont un constituant isolé, la spermine, a la faculté de rehausser l'alcalescence du sang dans un délai fort bref et pour une durée assez longue ; cet effet de la spermine (Sperminum-Pœhl) a été prouvé par mes analyses d'urines, ainsi que par des titrages de sang opérés par les professeurs Senator, Loewy et Richter.

Ce rehaussement de l'alcalescence du sang ne doit, sous aucun prétexte, être considéré comme un effet de neutralisation de l'acide lactique produit dans les tissus : les expériences de Loewy et de Richter prouvent précisément que, dans le principe, le procès respectif consiste en une destruction ou, autrement dit, en une combustion de l'acide lactique.

Les résultats thérapeutiques obtenus par l'emploi de la spermine active (Sperminum-Pœhl) dans des cas d'affections dérivant d'un excès de fatigue des tissus nerveux ou musculaires, correspondent entièrement aux résultats des observations expérimentales citées plus haut.

Les effets thérapeutiques du Sperminum-Pœhl observés dans différents cas de neurasthénie, d'hystérie et dans tout genre d'affections provenant d'un abus des fonctions sexuelles (Aframovitch, Benedict, Bœthlingk, de Buck, Boukoïemsky, Eulenburg, Ewald, Finkelstein, Frétin, Fuerbringer, Goldberg, Hirsch, Gikharew, Znakomtzew, Hofmeier, Kondratiew, Kostiourine, Krieger, Maslennikow, Maximovitch, Mendel, Mertwago, Moritz, de Moor, Mrotchkovski, Nagoubkow, Ostroumow, Pantchenko, Postoïew, Podkopaïew, Rostchinine, Salomon, Sokolow, Toulouchew, Schill, Speigel) nous prouvent qu'il s'agit ici d'une auto-intoxication qui disparaît par suite de la destruction de l'acide lactique produit dans les tissus, ou par un rehaussement de l'oxydation intra-organique.

Des observations immédiates opérées sur des cyclistes et des étudiants à l'époque des examens ont démontré que l'usage interne de la spermine (Essentia Spermini-Pœhl), administrée à doses relativement petites avant et durant l'excès de travail, a eu pour effet une altération notablement moindre des coefficients urinaires susmentionnés. On a pu constater d'une manière évidente que, dans des cas d'excès de fatigue des tissus nerveux et musculaires, la spermine exerçait une influence bienfaisante sur l'oxydation intra-organique, sur l'alcalescence des humeurs et sur la pression osmotique, soit sur la circulation des liquides physiologiques. Quant au coefficient de Baumann-Morax, c'est-à-dire aux acides sulfuriques conjugués, l'influence de la spermine a été nulle.

Par analogie, quelques autres médicaments organo-thérapeutiques préparés rationnellement, à l'instar du Sperminum Pœhl, c'est-à-dire contenant entre autres ingrédients de la spermine à l'état actif, ont produit non seulement des effets spécifiques, mais encore des effets toniques généraux que l'on doit attribuer à la spermine. Tels sont : la thyréoïdine-Pœhl, l'ovarine et l'orchidine du même auteur, etc.

Résumé.

L'excès de fatigue des tissus nerveux et musculaires provoque des auto-intoxications, par suite de l'acidification des tissus, avec abaissement de l'oxydation intra-organique.

De pareils troubles dans la métamorphose physiologique ont été constatés chez des cyclistes venant de terminer une grande course, chez des étudiants en train de préparer les examens, chez des patients affectés de neurasthénie, etc.

Les préparations organo-thérapeutiques — comme par exemple le Sperminum-Pœhl — ont la vertu de rehausser l'oxydation intra-organique et de détruire par oxydation l'acide lactique qui se produit par effet de la surfatigue : par ce fait, lesdites préparations détruisent le principe élémentaire des auto-intoxications.

DIE THEORIE DES AUGENLEUCHTENS BEI DREHUNG DES AUGENSPIEGELS

(*SKIASKOPIE*)

von Dr O. NEUSTÄTTER,

aus München.

Infolge der Entdeckung Cuignets (1878) wurde die Theorie des Augenleuchtens nach einer bishin nicht beachteten Richtung ausgebaut. Beim Drehen des Augenspiegels kommt es nämlich je nach der Refraction zu verschiedenem Wandern von Licht und Schatten in der Pupille. Trotzdem Landolt, Parent, Monoyer, Leroy, Rüppell und Andere nach Widerlegung von Cuignets « Hornhautreflextheorie » die Vorgänge richtig erklärten, entstanden anderseits doch eine Reihe von unhaltbaren Theorieen, welche nur Verwirrung schufen. Es wäre daher sehr *wünschenswert*, wenn durch *Aufnahme der Theorie* der Skiaskopie in das *Vorlesungsgebiet der Physiologie*, wo sie ebenso hingehört wie die des Augenspiegels weiterem Dilettantismus vorgebeugt und eine einheitliche Darstellung im Zusammenhang mit der übrigen Optik verbürgt würde.

Die *erweiterten Gesetze* des *Augenleuchtens* nun lauten : 1) die untersuchte Pupille erscheint ganz erleuchtet wenn das durch sie überblickbare Netzhautgebiet (Gesichtsfeld) ganz erleuchtet ist. Bei Accommodation des Beobachters auf dieselbe aber auch dann noch wenn dieses nur zum Teil erleuchtet ist. — 2) In letzterem Fall tritt Schatten erst auf wenn die dem Zerstreuungsbild des äussersten Randes der Beob.-Pupille entsprechende Zone nicht mehr ganz vom Beleuchtungsfeld gedeckt wird ; die scheinbare Schattenausdehnung ist dann proportional der objectiven Beschattung dieser Zone.

Beschattung der inactiven Zone ergibt nur Verminderung der Helligkeit. — 3) Der Schatten in der Pupille tritt von der entgegengesetzten Seite wie auf der Netzhaut des Untersuchten auf, wenn deren conjugiertes Luftbild zwischen Beobachter- und Untersuchter-Pupille liegt. — 4) Die Bewegung des Beleuchtungsfeldes, welches ein Planspiegel auf der untersuchten Netzhaut erzeugt, erfolgt gleichsinnig mit dessen Drehung, entgegengesetzt mit der Drehung eines concaven Spiegels. — 5) Im Augenblick wo das Luftbild des Beleuchtungsfeldes auf die Beobachterpupille beziehungsweise das Spiegelloch fällt, kann kein begrenzter Schatten, sondern nur volle Erleuchtung oder volle Beschattung der Pupille gesehen werden. Da mittels Gläsern stets diese Bedingung erreicht werden kann lässt sich aus Gläsern und Distanz die Refraction bestimmen.

WANDTAFELN UND PHANTOME ZUR SKIASKOPIE

von Dr O. NEUSTÄTTER,

aus München.

Das Bedürfniss eine Construction zu bieten, in welcher einmal *alle* die Momente berücksichtigt sind, welche überhaupt in Betracht kommen können bei der constructiven Darstellung der Skiaskopie, und so weiteren unrichtigen Constructionen vorzubeugen haben mich zur Anfertigung der Wandtafeln geführt. In denselben ist der Strahlengang von der zur Erleuchtung benützten Flamme über den Spiegel ins Untersuchte Auge und dann von diesem zurück in die Luft und ins Beobachterauge wiedergegeben mit Andeutung der verschiedenen conjugierten Bilder, ihrer Zerstreuungsbilder und ihrem Verhalten in drei verschiedenen durch Bewegung des Spiegels hervorgebrachten Positionen. Auch das Zustandekommen des falschen Schattens ist in denselben berücksichtigt. Der wahre Schatten ist durch Schraffierung angedeutet und in seiner Projection auf die Untersuchte Pupille durch Schwarz und Rot. — Neben dieser *ausführlichen* Darstellung welche für *eingehendes* wissenschaftliches Studium berechnet ist, hielt ich es für ri htig *auch eine Darstellung* zu geben die bei möglichster Genauigkeit doch sofort *leicht anschaulich* ist und ohne viel Erklärung ein Bild der Vorgänge liefert. Dazu schien mir der beste Weg die Darstellung mittels *Phantomen*, wie ich sie hier versucht habe. Das Princip derselben ist leicht verständlich. Für zu einander conjugierte Bilder überträgt sich die Bewegung des einen auf das andere mittels der durch den Knotenpunkt gehenden Strahlen. Dieser lässt sich als Drehpunkt ansehen. Wenn wir es nun mit Zerstreuungsbildern zu thun haben, so lassen sich deren Bewegungen an die der zugehörigen scharfen Bilder angliedern. Nur müssen wir die Enden des Bildes mit den Enden der Oeffnung der Linse (Pupille) verbinden, um so die Fläche des Zerstreuungsbildes in richtiger Ausdehnung zu erhalten. Die Fehler, welche entstehen wenn wir nun diese Verbindung von der Mittelstellung ausgehend als eine feste annehmen, wie dies der Fall ist wenn wir wie bei meinen Phantomen die Strahlenflächen in Carton ausgeschnitten darstellen — dürfen wir vernachlässigen. Wenn wir nun die speciellen Zerstreuungsbilder die wir bei der Skiaskopie zu berücksichtigen haben, entsprechend construieren so erhalten wir bei Drehungen der Strahlenflächen die Erscheinungen der Skiaskopie soweit sie sich objectiv darstellen lassen. Die Projection nach aussen entlang den Richtungslinien von der Beobachter-Netzhaut, können wir als etwas psychisches nur insofern andeuten als wir jederzeit den Ort angeben können, wo der gesehene Schatten erscheint. Wir brauchen nur die Richtungslinien zu veranschaulichen (durch ein Lineal z. B.).

Die Spiegelphantome zeigen Form und Ausdehnung der Bewegung des Beleuchtungsfeldes für sämtliche Refractionszustände. Die Bewegung erfolgt für den Planspiegel gleichsinnig mit der Bewegung der reflectierten Strahlenfläche, beim Concavspiegel entgegengesetzt. Für ein myopisches und ein hyperopisches Auge, die auch in den Spiegelphantomen angedeutet sind, ist nun der Gang der rückkehrenden Strahlen und zwar von der Gesichtsfeldfläche aus (bei Mittelstellung) gegeben. Bewegt sich diese, mit und abhängig von der erleuchteten Fläche sich bewegende, Fläche so erscheint nachdem die Leuchtzone erreicht ist beim myopischem untersuchtem im Beobachterauge auf der gleichen Seite Schatten — wird also entgegengesetzt gesehen werden — beim hyperopischen auf der entgegengesetzten Seite — wird also in der untersuchten Pupille umgekehrt, das heisst gleichgerichtet erscheinen. So gelingt es mit einigen Handgriffen den ganzen Vorgang leicht zu veranschaulichen. Die Phantome und Wandtafeln sind nebst einem erläuternden Grundriss bei *J. F. Lehmann, München* erschienen.

DISCUSSION

M. G. Weiss (de Paris). — Je désire seulement attirer l'attention de M. Neustätter sur un article que j'ai fait vers 1892 dans la *Revue générale des sciences pures et appliquées* et où je donne une démonstration du phénomène de l'ombre papillaire qui me paraît plus simple que celle de M. Neustätter.

M. Neustätter (de Munich). — Je ne crois pas qu'il y ait un procédé plus court et en même temps aussi démonstratif pour l'explication des phénomènes skiascopiques que mes fantômes; il n'y faut que quelques manipulations très simples et on voit tout ce qui se passe. Avec des dessins quelconques c'est impossible. Du reste je m'empresserai de consulter l'article du professeur Weiss et je me réserve de revenir sur la question.

RECHERCHES SUR LES RÉFLEXES CHEZ QUELQUES INVERTÉBRÉS. CONTRIBUTION A LA THÉORIE GÉNÉRALE DES RÉFLEXES

par M. MENDELSSOHN,
de St-Pétersbourg.

Il résulte de mes nombreuses recherches sur les réflexes chez les mollusques hétéropodes — recherches faites au laboratoire russe de zoologie maritime à Villefranche — que ces animaux sont doués d'une grande réflectibilité. Toute irritation extérieure d'intensité suffisante amène une réaction motrice manifeste dans un segment correspondant de l'animal. Chez les espèces : *Carinaria mediterranea* et *Pterotrachea coronata* j'ai pu constater les réflexes suivants :

1° *Réflexes du tronc et de la trompe*. — En excitant un point quelconque de la surface du corps de l'animal on provoque une réaction de ce dernier qui présente tous les caractères de la défense et rappelle d'une façon frappante le phénomène analogue chez la grenouille lorsqu'une patte essuie l'autre, irritée par une goutte d'une solution d'acide sulfurique. Chez le mollusque la partie buccale ou même la trompe toute entière se porte presque instantanément vers l'endroit irrité comme pour éloigner la cause irritante : ceci a lieu même lorsque l'irritation n'est que de très courte durée et même après qu'elle a cessé d'agir. Souvent l'animal saisit avec les dents l'objet irritant et mord sa propre peau à l'endroit irrité.

2° *Réflexe pédieux*. — L'irritation de la nageoire produit une réaction réflexe très énergique dans la partie postérieure et dans toute la partie antérieure de l'animal. Le corps tout entier se recourbe dans la direction de la nageoire, au-dessus de laquelle la tête touche souvent la queue : l'animal se présente alors sous forme d'un cercle.

3° *Réflexe buccal.* — Ce réflexe est produit par l'irritation de l'orifice de la bouche. Il suffit de toucher légèrement cette dernière pour qu'elle se contracte fortement et pour que l'instrument irritant soit saisi par les dents et entraîné dans la cavité buccale.

4° *Réflexes du pénis.* — Le plus énergique et le plus prompt de tous les réflexes. En irritant le pénis on provoque une forte réaction de la nageoire qui se contracte et s'incline dans la direction du pénis: la partie caudale du corps se contracte et se recourbe également. Souvent ce réflexe se généralise sur le corps tout entier de l'animal qui est pris d'une agitation violente.

Tous ces réflexes sont plus nets et plus intenses chez les individus mâles, jeunes et de taille moyenne: ils subissent certaines modifications sous l'influence de la destruction de différents ganglions.

La destruction du *ganglion dorsal* n'exerce aucune influence sur la locomotion qui reste intacte. Tous les réflexes sont conservés, mais ils sont plus faibles et plus lents à se produire. Leur temps perdu est manifestement augmenté. Un seul réflexe est aboli par la destruction du ganglion dorsal, c'est celui de la trompe, laquelle ne se contracte plus à la suite d'une irritation extérieure. Évidemment, pour ce réflexe, le ganglion dorsal est sa seule et unique voie de transmission. Le réflexe buccal est particulièrement affaibli après la destruction de ce ganglion ; l'intensité de l'irritant doit être notablement augmentée pour obtenir un resserrement de l'orifice de la bouche. Le réflexe pédieux est parfaitement conservé après l'ablation du ganglion dorsal, mais il est modifié dans ce sens que la contraction de la partie caudale de l'animal est plus intense que sa partie antérieure: c'est plutôt le contraire qui a lieu à l'état normal. Chez l'animal opéré la réaction dans sa partie antérieure est évidemment affaiblie. Le réflexe du pénis est également bien conservé après la destruction du ganglion dorsal, mais il est tout à fait localisé et même chez les animaux très excitables il n'accuse aucune tendance à se généraliser, comme cela arrive souvent chez l'animal normal.

Bien plus grands sont les troubles produits par l'extirpation du *ganglion pédieux*. L'animal perd alors son pouvoir locomoteur, la nageoire ne produit plus aucun mouvement et ne réagit pas par voie réflexe à l'irritation extérieure. Tout au plus elle présente quelques contractions fibrillaires dues à l'irritabilité propre de ses éléments musculaires.

L'extirpation du *ganglion buccal* abolit le réflexe buccal et n'exerce aucune influence sur d'autres réflexes.

La manière dont se comportent les réflexes dans les différents segments isolés de l'animal présente un certain intérêt. Au point de vue de l'étude des réflexes la carinaria et la pterotrachæa peuvent être divisées en trois segments, que l'on peut isoler facilement au moyen d'une section transversale : 1) *segment antérieur* constitué par la tête toute entière, y compris la trompe : ce segment contient donc le ganglion dorsal et le ganglion buccal : 2) *segment moyen* constitué par toute la partie moyenne de l'animal sans tête et sans queue et contenant les ganglions pédieux et viscéral : 3) *segment postérieur* ou *caudal* formé par toute la partie postérieure de l'animal située derrière la nageoire et dépourvue de tout ganglion.

En séparant par une section transversale le segment antérieur du reste du corps, on constate que ce segment perd son pouvoir locomoteur, mais il conserve très bien son pouvoir réflexe : la trompe réagit à la moindre irritation périphérique du segment, l'orifice buccal de même se contracte et se rétrécit sous l'influence d'une irritation. Si l'on détruit dans ce segment le ganglion dorsal, on abolit le réflexe de la trompe, mais le réflexe buccal persiste, quoique notablement affaibli. Au point de vue des réflexes tout se passe donc comme si l'on avait affaire à l'animal intact et non pas à son segment isolé. Quant à la partie décapitée (segment postéro-moyen) de l'animal, elle garde son pouvoir locomoteur intact et tout de suite après la décapitation elle continue à nager dans le sens de la tête enlevée. Les réflexes se comportent dans cette partie absolument de la même façon que chez l'animal tout entier privé de son ganglion dorsal. Si l'on divise maintenant le tronçon décapité en deux parties : en segment moyen et en segment caudal on voit que le segment moyen conserve presque intact son pouvoir locomoteur et en partie son réflexe pédieux. L'animal raccourci sans tête et sans queue continue à nager très bien pendant des heures entières. Le réflexe pédieux paraît être conservé sans pouvoir se manifester d'une façon très prononcée à cause du raccourcissement extrême de l'animal. Quant au segment caudal, qui ne contient aucun ganglion, il ne peut exécuter aucun mouvement et ne réagit guère à l'irritation extérieure. On ne constate pas de traces de mouvements réflexes dans cette partie isolée de l'animal.

Ces faits démontrent que la réflectibilité chez les mollusques hétéropodes est en rapport direct avec le système nerveux ganglionnaire. La présence du ganglion est une condition essentielle pour la production d'un réflexe chez l'hétéropode. Dans la partie caudale de l'animal, isolée et dépourvue de tout ganglion, on ne constate aucun réflexe, malgré qu'il y a lieu de supposer dans cette partie la présence d'autres connexions musculo-épithéliales qui pourraient faciliter le passage de l'excitation centripète à l'impulsion centrifuge. La destruction de différents ganglions abolit les réflexes correspondants ou les dirige vers d'autres voies de transmission. L'opinion contraire de *Bethe* refusant à la cellule ganglionnaire le rôle producteur du réflexe ne trouve sa confirmation ni dans les recherches précitées ni dans les expériences que nous avons faites sur le crabe et sur lesquelles nous reviendrons dans un travail ultérieur.

De nos recherches sur les hétéropodes il résulte également que les réflexes chez ces animaux présentent un caractère *segmentaire*, c'est-à-dire que l'irritation d'un point quelconque de la surface de l'animal est toujours suivie d'une réaction motrice réflexe d'un segment correspondant de l'animal, quelle que soit la voie parcourue par l'irritation dans le système nerveux ganglionnaire. Le caractère segmentaire des réflexes n'est nullement en rapport avec leur localisation dans certains ganglions, mais s'explique plutôt par une adaptation et une différenciation fonctionnelles des différents segments, en vertu desquelles certaines régions du corps réagissent toujours par un mouvement d'ensemble à l'irritation d'un point donné. Peut-être aussi est-ce grâce à cette adaptation et différenciation fonctionnelles et pour des raisons que nous ignorons encore et qui pourraient relever de certains faits de l'évolution et de la sélection, que chez les hétéropodes la plupart des réflexes parcourent dans le système nerveux les *voies longues*. Ce n'est que lorsque la voie longue est barrée par suite de la destruction d'un ganglion, que ce même réflexe peut s'écouler par une autre voie plus courte, mais plus résistante et moins praticable. Ceci explique la raison pourquoi après la destruction de la voie normale (longue) les réflexes deviennent plus faibles et ne se produisent qu'avec une intensité d'irritant plus considérable.

NOUVELLES RECHERCHES SUR LA SÉCRÉTION INTERNE DES REINS

par M. Alexandre N. VITZOU.

Professeur à l'Université de Bucarest, Directeur de l'Institut de Physiologie.

Le promoteur de la doctrine des sécrétions internes, Brown-Séquard, a montré dans de nombreuses publications que les glandes à conduit excréteur, comme les glandes vasculaires, ont une sécrétion interne[1] et en généralisant cette notion il est arrivé à la conclusion que l'acte de sécrétion interne accompagne partout les actes de la nutrition[2].

La démonstration de la sécrétion interne des glandes vasculaires sanguines a été donnée en même temps par Vassale[3] et par Gley[4] pour la thyroïde et par Abelous[5] pour les capsules surrénales.

Les expériences de contrôle que nous avons faites à ce sujet[6] nous ont pleinement convaincu du bien fondé annoncé par ces habiles expérimentateurs.

Von Mering et Minkowski, Lépine, Hédon ont démontré l'existence de la sécrétion interne du pancréas. Il restait à savoir si le rein comme glande à conduit excréteur se comporte à cet égard comme le pancréas et les glandes dites vasculaires auxquelles on avait reconnu l'existence d'une sécrétion interne.

Brown-Séquard et d'Arsonval ont montré en collaboration les premiers que le rein a une sécrétion interne d'une grande utilité.

« En effet, ces expérimentateurs ont trouvé que les animaux (lapins « et cobayes) ayant les deux reins enlevés et dont quelques-uns ont « reçu des injections sous-cutanées de suc dilué de reins d'animaux « de la même espèce, survivent plus longtemps que ceux qui n'avaient « pas eu d'injections.

« De plus, grâce à l'injection du suc rénal dilué, les phénomènes « urémiques ont tardé à se montrer chez les animaux qui ont eu une « survie plus grande. » (Brown-Séquard et d'Arsonval. *Comptes rendus de l'Acad. des Sciences*, 1892, t. 115, p. 1400.)

Nous devons remarquer que, dans les expériences de Brown-Séquard et d'Arsonval la survie des animaux ayant reçu des injections du suc rénal dilué, après avoir subi la double néphrectomie, a été *de courte durée*, c'est-à-dire *d'un quart ou d'un tiers et rarement* (une seule fois) *d'une moitié* par rapport à ceux qui n'en ont pas eu[7]. »

Meyer[8] a donné des preuves nouvelles de l'existence dans les reins d'une sécrétion interne, en étudiant un des symptômes bien connus de l'urémie, *la respiration périodique de Cheyne-Stockes*.

1. BROWN-SÉQUARD. *Comptes rendus de la Soc. de Biol.* Paris, 1899, p. 421; *Comptes rendus de l'Acad. des sciences*, 1892, p. 1400; *Archiv. de Physiol.*, 1893, p. 200.
2. BROWN-SÉQUARD. *Arch. de Physiol.*, juillet 1891.
3. VASSALE. *Rivista sperim. di Freniatria e di medicina legale.* Vol. XIV. 1890 p. 439.
4. GLEY. *Comptes rendus de la Soc. de Biologie*, 18 avril 1891, p. 250 et 251. *Arch. de Physiol.*, 1892, p. 518 et 519.
5. ABELOUS. *Comptes rendus de la Soc. de Biol.*, 1892, p. 864.
6. VITZOU. *Bibliothèque internationale de l'Alliance scientifique universelle*, t. II, 1893.
7. *Archiv. de Physiol.*, 1893, p. 292.
8. MEYER. *Arch. de Physiol.*, 1893, p. 760-765.

Des recherches de cet auteur, il résulte que les effets des injections de suc rénal, du sang normal et du sang veineux rénal sur la respiration urémique ont été très nettes: la respiration périodique de Cheyne-Stockes a été supprimée après chaque injection. Les graphiques pris avant et après chaque injection le prouvent jusqu'à l'évidence.

Nous devons remarquer que la suppression de la respiration périodique a été aussi de courte durée (deux heures) et avec le sang veineux rénal seulement la suppression semble avoir été plus durable qu'avec le suc rénal et le sang normal.

Tel était l'état de la question au moment où nous avons commencé nos recherches il y a six ans.

Action du sang veineux rénal défibriné. — Dans nos expériences faites sur des lapins et des chiens nous sommes parti de l'idée suivante : si le rein possède, comme les glandes dites vasculaires et comme le pancréas, une sécrétion interne qui se déverse dans le sang, il faudrait recueillir le produit de cette sécrétion au fur et à mesure de sa formation, c'est-à-dire des voies qu'il suit pour être porté dans le sang de la circulation générale et voir ensuite quels sont ses effets sur les animaux en état d'urémie expérimentale.

Les seules voies au moyen desquelles la sécrétion interne est déversée dans le sang sont les *lymphatiques* et les *veines rénales*.

Nous nous sommes adressé aux veines rénales.

Le choix du sang veineux rénal, recueilli au moment de la sortie de ces vaisseaux de l'organe, avait un double avantage :

a) Il est débarrassé d'un certain nombre des produits de désassimilation, qui abondent dans le tissu rénal, lesquels ont été éliminés pendant l'acte de la sécrétion externe;

b) Il contient en plus grande quantité les produits de la sécrétion interne du rein que le sang normal de la circulation générale.

C'est avec le sang veineux rénal défibriné pris chez des animaux en bonne santé que nous avons fait avec M. Spineanu, mon assistant, de nombreuses expériences sur les animaux de même espèce et en état d'urémie expérimentale.

Voici le résultat de ces recherches :

Le sang veineux rénal défibriné, pris chez les lapins en bonne santé, a eu une *puissance considérable pour suspendre*, après chaque injection, *les manifestations morbides urémiques très avancées*.

En effet, la survie des lapins injectés de la sorte a été de 60, 64 et 66 heures et demie après la double néphrectomie et de 42 heures et demie, 26 et 49 heures après la première injection, lorsque les phénomènes urémiques étaient très avancés.

Ces faits sont d'autant plus intéressants que nous savions à la suite d'autres expériences que les lapins ayant perdu les reins par la double néphrectomie et n'ayant reçu aucune injection, ne résistent pas aux manifestations urémiques.

Tous ces animaux meurent après les 16, 17, 19, 24, 29, 52 heures et rarement les 54 heures qui suivent la double néphrectomie.

Chez le chien, les phénomènes urémiques, qui se montrent après la double néphrectomie, consistent dans des troubles fonctionnels nerveux et gastro-intestinaux.

La mort, lorsqu'elle survient, est presque instantanée et se produit 24, 36 et 40 heures et rarement 46 heures après l'opération.

Voici un exemple d'une expérience que j'ai cédée à M. de Lignerolle pour sa thèse inaugurale.

J'ai tenu en vie un chien 109 heures (4 jours et 13 heures) après une néphrectomie double, grâce à 9 injections de 204 cc. de sang veineux rénal défibriné. C'est un bel exemple de survie due à la sécrétion interne du rein que l'on peut comparer à la rapidité de la mort des animaux qui en sont dépourvus.

Action du sérum de sang veineux émulgent pris chez des animaux en bonne santé sur les animaux de même espèce et en état d'urémie expérimentale avancée. — A la suite de mes recherches sur la *sécrétion interne des reins* publiées dans la Bibliothèque internationale de l'Alliance scientifique universelle (T. II, fasc. 1er, 1895), il s'est produit deux thèses inaugurales : l'une de M. de Lignerolle, ayant pour titre : *Les injections de sérum de la veine rénale dans le traitement de l'urémie*, publiée en 1898 et l'autre de M. Spineanu, mon élève, publiée l'année dernière (1899).

Les résultats de ces expérimentateurs étant les mêmes, je me contenterai de résumer les expériences de Spineanu, le chef des travaux pratiques de mon institut, sur l'action du sérum du sang veineux rénal injecté à des animaux en état d'urémie expérimentale à la suite de la néphrectomie double, faite en deux temps.

Voici le résultat de ces recherches :

Les chiens à double néphrectomie ont survécu 60 h. 46', 87, 84 et 88 heures après l'opération, grâce aux injections du sérum de sang veineux rénal, tandis que les animaux opérés de la sorte et n'ayant rien reçu, sont morts 50, 55 et 47 heures après l'opération.

Ces faits démontrent l'action efficace du sérum du sang veineux émulgent dans les cas d'urémie expérimentale, comme nous l'avons démontré pour le sang veineux rénal défibriné.

Néanmoins tous les expérimentateurs ne semblent pas être d'accord dans leurs résultats.

En effet, dans le courant de cette année, il a paru dans les *Archives de médecine expérimentale* (fasc. 2) un mémoire intitulé : *De la sécrétion interne du rein*, par MM. Chatin et Guinard, de Lyon. Ces expérimentateurs ont étudié l'action du sérum de chèvre et de chien obtenu par décantation du sang de la veine rénale, sur des animaux ayant perdu les deux reins *en un seul temps*. De leurs expériences, au nombre de cinq, il est résulté d'une façon générale que tous les chiens, à double néphrectomie, auxquels on pratiquait des injections étaient plus rapidement malades et sont morts plus tôt que les témoins qui ne recevaient rien.

A la suite de pareils résultats, j'ai repris mes expériences d'autrefois et je me suis servi dans toutes mes recherches du *sérum de sang émulgent* pris chez des animaux en bonne santé.

Voici le compte rendu de quelques-unes de nos expériences les plus importantes :

Expérience. — Le 25 avril 1900, je procède à une *première opération* après anesthésie complète sur un chien bien portant pesant 16 kgr. 500 gr., en lui faisant l'ablation, par la voie dorso lombaire, du rein du côté gauche.

On attend que l'animal soit complètement guéri, ce qui se fait les jours suivants, pour procéder à une deuxième opération.

Deuxième opération. — Le 20 mai 1900, vers les 8 heures du matin, on procède à une deuxième opération, après anesthésie du mélange de chloroforme, d'éther et d'alcool, parties égales, en faisant l'ablation, par le même procédé, de l'autre rein qui lui est resté après l'operation faite le 25 avril. Asepsie rigoureuse.

Le lendemain (21 mai), vers les 9 heures du matin, on constate la manifestation des phénomènes d'urémie et on lui fait une première injection de 5 c.c. de sérum du sang veineux émulgent d'un chien bien portant. Deux heures après, les phénomènes urémiques ont disparu, l'animal a mangé un peu de lait et n'a pas eu de vomissements pendant la journée. Vers les 10 heures du soir, on lui fait une *deuxième* injection de 10 c. c. de sérum de chien et pendant la nuit l'animal se trouve calme, pas de vomissements.

Le 22 mai, vers les 8 heures et demie du matin, le chien est bien malade et on lui fait une *troisième* injection de 10 c.c. de sérum. Pendant la journée l'animal commence à se remettre, il a été gai et il a mangé un peu. Vers les 9 heures du soir, on lui fait une *quatrième* injection de 10 c.c. de sérum de chien. Ainsi de suite, on répète les injections de sérum toutes les fois que l'animal se sent mal, et après chaque injection, les phénomènes urémiques expérimentaux disparaissent, l'animal se tient tranquille.

Le 24 mai, vers les 8 heures et demie du soir, l'animal est mort subitement.

Le chien ayant la néphrectomie double, faite en deux temps, à un intervalle d'un mois environ, a survécu 108 heures, c'est-à-dire 4 jours et 12 heures après la deuxième opération, grâce à 7 injections de 65 c. c. de sérum du sang veineux émulgent.

Expérience. — *Première opération.* — Le 15 mars 1900 j'ai fait la première opération sur un chien pesant 12 kgr. 500 gr., consistant à faire sans anesthésie l'ablation d'un seul rein par le même procédé. La guérison de l'animal se fait les jours suivants.

Deuxième opération. — Le 9 mai 1900 je procède vers les 5 h. 1/2 de l'après-midi à une deuxième opération sur le même animal dont le poids avait augmenté de 900 grammes. Après anesthésie complète, on lui fait l'ablation de l'autre rein.

10 mai 1900. L'animal est très triste et a eu deux vomissements dans la journée : un vers 7 h. 1/2 du matin et le deuxième vers les *deux* heures de l'après-midi.

La manifestation des phénomènes urémiques s'est produite 16 heures après l'opération. On lui fait une *première* injection de 5 c. c. de sérum du sang veineux rénal, 24 heures après la deuxième opération, lorsque les phénomènes urémiques étaient très avancés. Les premiers 5 c. c. de sérum ont été suffisants pour enrayer l'urémie expérimentale, car l'animal a passé le reste de la journée et toute la nuit suivante très tranquille jusqu'à l'aube.

Dès que les phénomènes urémiques apparaissent, immédiatement on fait de nouvelles injections de 10 c. c. de sérum qui se manifestent par une amélioration considérable dans l'état de l'animal, car le chien est plus gai après chaque injection et mange jusqu'à 200 c. c. de lait.

Le chien à néphrectomie double, faite en deux temps à un intervalle de deux mois environ, a survécu 110 heures (c'est-à-dire 4 jours 14 heures) après avoir reçu en sept injections 65 c. c. de sérum du sang veineux rénal d'un chien bien portant.

Expérience. — *Première opération.* — Le 8 mars 1900 je fais la néphrectomie gauche à un chien vigoureux pesant 21 kgr. 500 gr. L'animal a été endormi avec le mélange de chloroforme, éther et alcool, parties égales. Aucun accident pendant l'opération. Asepsie et antisepsie très rigoureuse. La guérison de l'animal se fait les jours suivants.

Deuxième opération. — Le 25 avril, c'est-à-dire un mois et 17 jours après la première opération, on procéda vers 9 h. 1/2 du matin à la néphrectomie du côté droit. Le chien avait perdu 2 kilos, car il ne pesait le jour de la deuxième opération que 19 kgr. 500. L'opération a marché très bien.

L'animal est très résistant et les phénomènes urémiques ne se sont manifestés que 28 heures après la deuxième opération. Le chien a eu ensuite plusieurs vomissements et se trouve dans un état de prostration. On lui a fait des injections sous-cutanées de 10 c. c. de sérum du sang veineux émulgent. Après chaque injection de sérum il se produit une amélioration considérable dans l'état général de l'animal, car il mange quelques morceaux de viande cuite et jusqu'à 250 c.c. de lait.

Le chien auquel j'ai fait la double néphrectomie le 25 avril 1900, vers 10 heures du matin, a vécu jusqu'au 30 avril vers les 5 h. 1/2 de l'après midi. En tout, après une néphrectomie double, le chien a survécu 127 h. 1/2 (c'est-à-dire 5 jours et 7 h. 1/2) et a reçu 85 c. c. du sérum du sang veineux rénal en *neuf* injections sous-cutanées distancées de 10 à 12 heures.

C'est le plus bel exemple de survie due à la sécrétion interne du rein, que l'on peut comparer à la rapidité de la mort des animaux qui en sont dépourvus.

Les faits que je viens de signaler sont extrêmement intéressants.

Le sérum du sang veineux émulgent, préparé avec les soins convenables et pris chez des chiens en bonne santé, a une puissance considérable pour suspendre, après chaque injection, les manifestations urémiques très avancées.

La survie des animaux injectés de sérum du sang veineux rénal a été de 108, 110 et 127 heures et demie après la double néphrectomie et de 85 h. 1/2, 86 h. 1/2 et 98 h. 1/2 après la première injection, lorsque les phénomènes urémiques étaient très avancés.

Ces faits sont d'autant plus intéressants que nous savions, à la suite d'autres expériences, que les chiens ayant perdu les reins par la double néphrectomie et n'ayant reçu aucune injection, ne résistent pas longtemps aux manifestations urémiques.

Tous ces animaux meurent après les 24, 35, 40, 47 heures et rarement (une fois) 71 heures qui suivent la double néphrectomie.

Comparant nos résultats avec ceux obtenus par Brown-Séquard chez les lapins et les cobayes, ainsi que ceux obtenus par Meyer, de Nancy, concernant la respiration périodique, on constate que la survie de nos animaux néphrectomisés a été plus durable que dans les expériences de nos prédécesseurs.

Les résultats obtenus par Ajello et Parascandalo en employant la néphrine en injection à des chiens et des lapins ayant subi la double néphrectomie, et ceux de Spineanu, en employant le sérum de sang veineux rénal, se rapprochent le plus de nos résultats.

D'autre part, le sang veineux rénal défibriné et surtout le sérum du sang veineux émulgent s'est montré plus efficace que l'extrait dilué du tissu rénal (Brown-Séquard et d'Arsonval) et le sang de la circulation générale (Meyer).

Quant aux résultats de MM. Chatin et Guinard, de Lyon, ils sont diamétralement opposés aux nôtres. Cette différence, je l'attribue au fait suivant : MM. Chatin et Guinard faisaient leurs injections de sérum à des animaux bien malades, ayant subi la néphrectomie double faite en un seul temps, tandis que moi je fais la même opération en deux temps et en attendant que l'animal soit guéri de la première néphrectomie d'un côté.

L'absence dans le sang des produits de la sécrétion interne des reins, due soit à une maladie du tissu rénal, soit à l'ablation complète de ces organes, amène les manifestations urémiques, lesquelles peuvent être suspendues pour quelque temps, comme nous l'avons montré, au moyen des injections soit du sang veineux défibriné, soit du sérum de sang veineux émulgent pris chez des animaux de même espèce et en bonne santé.

Conclusions. — L'exposé des faits dont nous venons de rendre compte nous amène aux conclusions suivantes :

1. — *Le rein possède une sécrétion interne, comme les glandes dites vasculaires* (la thyroïde et les capsules surrénales), *le pancréas et les glandes venimeuses des serpents.*

2. — *Le sang veineux rénal et surtout le sérum du sang émulgent rénal sont plus riches en produits de la sécrétion interne du rein que le sang normal.*

3. — *Les sécrétions internes des reins se sont montrées d'une grande utilité, pouvant supprimer, pour un temps plus ou moins long, les phénomènes de l'urémie expérimentale avancée, permettant aux animaux ayant reçu des injections de sérum de sang veineux rénal une survie beaucoup plus grande que les témoins qui n'en ont pas eu.*

DES EFFETS A LONGUE ÉCHÉANCE DE LA RÉSECTION EXPÉRIMENTALE DU GANGLION CERVICAL SUPÉRIEUR SUR LA TENSION OCULAIRE[1]

par MM. LAGRANGE et PACHON.

(de Bordeaux)

Dans un rapport présenté à l'Académie de médecine sur la physiologie du sympathique cervical, François-Franck[2] écrit : « Ce qui nous eût importé davantage, c'eût été l'indication précise des modifications nutritives *tardives*, pouvant survenir dans les différents tissus et organes de la tête à la suite de la résection du sympathique....

... Qu'adviendra-t-il du fonctionnement des vaisseaux céphaliques, de l'appareil oculaire...? etc. »

Cette note se rapporte précisément à l'un des desiderata exprimés, celui qui concerne spécialement la tension oculaire.

L'extirpation expérimentale du ganglion cervical supérieur chez le chien produit, entre autres phénomènes, tout un syndrome de troubles oculaires bien connus : enfoncement de l'œil, diminution de la fente palpébrale, rétrécissement de la pupille, etc. Parmi ces troubles prend rang une *hypotonie* marquée du globe oculaire, du côté opéré. Cette hypotonie a été précisément, ces dernières années, l'objet d'essais d'application pratique à la thérapeutique chirurgicale du glaucome (Th. Jonnesco, Abadie).

Or, parmi les troubles consécutifs (chez les animaux tels que le chien et le lapin) soit à la section du sympathique cervical, soit à l'extirpation du ganglion cervical supérieur, il en est, on le sait, qui sont persistants, d'autres passagers. Le rétrécissement de l'ouverture palpébrale, la diminution du diamètre pupillaire, sont parmi les troubles durables. Les phénomènes vaso-dilatateurs de la conjonctive et du pavillon de l'oreille sont, au contraire, parmi les troubles qui vont s'atténuant, pour finir par disparaître. Le chien que nous avons l'honneur de soumettre à votre examen, Messieurs, est tout à fait classique à cet égard.

Dans ces conditions, il était intéressant de rechercher si l'hypotonie oculaire consécutive à l'extirpation du ganglion cervical supérieur

1. Communication, avec présentation d'animal, faite par M. Pachon à la Section de Physiologie.

2. François-Franck, Rapport sur un travail de Thomas Jonnesco et N. Floresco (de Bucarest) intitulé : *Physiologie du nerf sympathique cervical chez l'Homme*. *Bull. Acad. de Méd.*, 1900, p. 215-219.

entrait dans le groupe des phénomènes durables ou dans celui des phénomènes passagers produits par ce traumatisme.

Le chien (chien des rues de 15 kilog., sexe féminin) qui vous est présenté a subi, du côté gauche, l'extirpation du ganglion cervical supérieur le 4 février 1898, soit il y a trente mois. Les phénomènes immédiats et habituels furent excessivement nets. L'ensemble des signes oculaires présentés par l'animal aujourd'hui même permettent à tout physiologiste de reconnaître les stigmates de l'extirpation du ganglion cervical supérieur : l'œil gauche est enfoncé, la fente palpébrale gauche présente une ouverture remarquablement plus petite que la fente palpébrale droite, l'orifice pupillaire gauche est nettement rétréci.

Sans plus insister sur ces détails, et en négligeant tous ceux d'ordre autre qui sont de connaissance classique, nous nous bornerons à relater l'évolution subie par l'état de la tension oculaire chez notre animal à des périodes diverses et de plus en plus éloignées de l'opération.

Immédiatement après l'extirpation du ganglion sympathique cervical, le globe oculaire du côté opéré a présenté chez notre chien une hypotonie très nette comparativement à la tension de l'œil du côté sain. Cette hypotonie a été très manifeste pendant un mois. La tension oculaire était explorée soit par la palpation digitale simple, suivant la technique ordinaire, soit à l'aide du tonomètre de Fick (type Ostwalt, construit par Verdin). Pendant tout le premier mois l'exploration tonométrique a donné des oscillations de l'aiguille inscriptrice variant pour l'œil droit (côté sain) de + 22 à + 24, et pour l'œil gauche (côté opéré) de 16 à 18. A la palpation digitale différences de tension correspondantes, très bien ressenties.

Dès le 15 mars, soit six semaines après l'intervention expérimentale, l'hypotonie première est déjà considérablement compensée. L'aiguille du tonomètre Fick-Ostwalt donne pour l'œil droit (sain) + 24, pour l'œil gauche (opéré) + 20. La palpation digitale donne des renseignements de même sens.

Le 29 mars, les chiffres tonométriques trouvés respectivement pour chacun des deux globes oculaires sont les mêmes, et on obtient pour l'œil droit (sain) comme pour l'œil gauche (opéré) une déviation de l'aiguille sensiblement égale et oscillant autour de + 24. A la palpation digitale on n'apprécie plus de différence dans la tension respective des deux globes oculaires. Depuis lors, et à ce jour (6 août 1900), la tension du globe oculaire gauche (côté opéré) s'est maintenue relevée.

Dans la physiologie du sympathique cervical et dans l'histoire des faits relatifs au caractère durable ou passager des phénomènes consécutifs à l'extirpation expérimentale (chez le chien) du ganglion cervical supérieur, l'hypotonie oculaire doit donc être rangée parmi les troubles passagers consécutifs à ce traumatisme. C'est là le point nouveau apporté par cette observation de longue durée (4 février 1899-6 août 1900). Et c'est pour permettre de constater ce fait que nous avons cru devoir présenter notre animal au Congrès. Nous désirons rester aujourd'hui sur le terrain de la constatation simple du fait expérimental. Son étude analytique devra être faite, si possible. La tension oculaire, représentant essentiellement une résultante de divers facteurs, parmi lesquels entrent la valeur du tonus des petits vaisseaux, la grandeur de la sécrétion et de l'excrétion des liquides oculaires dans un même temps, la qualité élastique propre de la coque oculaire...., il sera nécessaire de chercher à démêler la part respective des réactions d'ordre circulatoire et d'ordre sécrétoire dans le phénomène de compensation aboutissant à la disparition de l'hypotonie primitive. C'est là une étude de dissociation, dans laquelle l'atropine et la pilocarpine pourront, sans doute, apporter leurs éléments ordinaires d'information analytique. Quand elle sera faite, il pourra être question seulement alors d'émettre une opinion sur le mécanisme de l'hypotonie oculaire immédiatement consécutive à l'extirpation du ganglion cervical supérieur et sur celui des réactions compensatrices progressives aboutissant au rétablissement de la tension oculaire normale.

Addendum. — En réponse à une question de M. Pachon (séance de l'après-midi du 3 août 1900), M. Th. Jonnesco a déclaré que chez les individus autres que les glaucomateux, tels que, par exemple, les épileptiques auxquels il réséquait une portion de sympathique cervical, il n'observait pas d'hypotonie oculaire ou, du moins, celle-ci disparaissait très vite après l'opération. La physiologie expérimentale et la clinique se trouvent donc le plus parfaitement d'accord.

ACTION DES SÉRUMS ÉTRANGERS SUR LA COAGULATION DU SANG CHEZ LE CHIEN

par M. C. DELEZENNE.

(de Montpellier).

J'ai signalé récemment[1] que le sérum des animaux soumis à des injections répétées de leucocytes de chien, acquiert, en même temps qu'un pouvoir destructeur extrêmement marqué pour ces éléments, la propriété de suspendre la coagulation du sang lorsqu'il est introduit à faible dose dans le torrent circulatoire.

J'ai observé depuis que ces propriétés anticoagulantes appartiennent à toute une série de sérums étrangers, qui sont normalement très toxiques pour les globules blancs du chien : tel est le cas du sérum des reptiles (tortue), des batraciens (grenouille), des poissons (anguille) et aussi de l'hémolymphe de la plupart des invertébrés.

Les extraits d'organes de ces animaux et tout spécialement les extraits d'organes de mollusques, de crustacés, d'insectes, de myriapodes, etc., qui exercent habituellement les mêmes effets suspensifs sur la coagulation sont aussi des agents destructeurs énergiques des leucocytes.

Les sérums et les extraits d'organes de la plupart des mammifères sont également toxiques pour les globules blancs du chien, mais leur pouvoir leucolytique est toujours relativement faible. L'injection de doses élevées peut produire cependant une leucolyse appréciable et un retard manifeste de la coagulation.

Les sérums ou les extraits d'organes empruntés à la même espèce, c'est-à-dire dans le cas particulier ceux qui proviennent du chien, ne sont guère nocifs pour les globules blancs de cet animal. Injectés dans les vaisseaux, ils ne modifient pas ou tout au moins ne modifient que très faiblement la coagulation[2].

J'ajouterai que je me suis assuré que le mécanisme de l'action anticoagulante des sérums ou des extraits d'organes empruntés à des

1. Contribution à l'étude des sérums antileucocytaires. Leur action sur la coagulation du sang (*Comptes rendus Acad. des Sciences*, 1900).

2. Ces faits sont à rapprocher de ceux que j'ai signalés dans les quelques observations présentées à propos de la communication de M. Camus sur l'action anticoagulante des injections intra-veineuses de lait.

animaux d'espèce étrangère est en tout comparable à celui de la peptone. La présence du foie est nécessaire à la production du phénomène qui résulte en dernière analyse du concours simultané du leucocyte et de la cellule hépatique.

Les sérums étrangers, qui sont normalement très toxiques pour les leucocytes du chien, sont aussi d'ordinaire fortement hémolytiques, mais il est toujours nécessaire, pour obtenir la dissolution des hématies, d'employer des doses notablement plus élevées.

J'ai observé que, lorsque la quantité de sérum injectée est suffisante pour provoquer une destruction rapide et très étendue des globules rouges, l'incoagulabilité ne se produit plus : le plus souvent même les animaux succombent par coagulation intra-vasculaire. Le sérum d'anguille, par exemple, qui rend le sang incoagulable lorsqu'il est introduit dans les veines à la dose de 0cc,025 à 0cc,05 par kilogramme, détermine au contraire des thromboses étendues, si la quantité injectée est cinq ou six fois plus élevée.

On obtient des résultats du même ordre en employant des sérums hémolytiques artificiels : le sérum des lapins, injectés à plusieurs reprises de globules rouges de chien, et qui a acquis le pouvoir de détruire ces éléments avec une très grande intensité, peut tuer les animaux par coagulation intra-vasculaire généralisée à la dose de quelques centimètres cubes par kilogramme. Je crois inutile de rappeler à ce propos que les sérums neufs correspondants sont dépourvus aux mêmes doses de toute action.

Il est intéressant de noter que l'on obtient les mêmes résultats en s'adressant à la plupart des substances chimiques bien définies qui sont fortement hémolytiques : les sels biliaires, la toluylène-diamine, la saponine, etc., déterminent également des thromboses étendues lorsqu'on les introduit dans le torrent circulatoire en quantité suffisante pour obtenir la destruction rapide d'un grand nombre d'hématies.

DISCUSSION

M. L. Camus (de Paris). — Il me semble que la très intéressante théorie du mécanisme d'action des substances anticoagulantes indirectes que vient de nous exposer M. Delezenne et qui se ramène à l'action d'une lysine sur le sang ne peut expliquer tous les cas d'incoagubilité indirecte. J'ai déjà fait remarquer que des substances qui n'ont pas vraisemblablement d'action destructive sur les cellules du sang, puisque *in vitro* elles ne modifient pas le temps de la coagulation, peuvent *in vivo* déterminer l'incoagulabilité indirecte. Mais il y a plus : un des caractères principaux des lysines, c'est leur faible résistance à l'action de la chaleur, elles sont en général détruites par une température voisine de 55° : or, je rappellerai que dans un certain nombre de mes expériences j'ai obtenu l'incoagulabilité par l'injection de lait chauffé à 110 ou 115 degrés pendant 10 à 15 minutes : il ne peut donc être question dans ces cas d'une injection de lysine dans le sang. Tout au plus, si l'on veut poursuivre l'hypothèse qui vient de nous être présentée, pourrait-on admettre la persistance dans le lait chauffé d'une substance sensibilisatrice qui réagirait au contact d'un alexine de l'animal injecté. Quoi qu'il en soit, et tant que cette hypothèse ne sera pas confirmée, rien ne nous autorisera à rejeter l'hypothèse d'une action directe de la substance anticoagulante indirecte sur la cellule hépatique.

M. Delezenne (de Montpellier). — Je répondrai brièvement à M. Camus que, pour observer les actions leucolytiques sur le sang *in vitro*, il est souvent nécessaire de se placer dans des conditions particulières. Si l'action destructive de la peptone sur les globules blancs avait échappé à la plupart des expérimentateurs, c'est que ceux-ci employaient de trop fortes quantités. La peptone commerciale présente en effet cette particularité qui semble très curieuse au premier abord, de dissoudre les leucocytes à dose relativement faible et de les conserver à dose beaucoup plus élevée. J'ai déjà eu l'occasion d'appeler l'attention sur ce fait et je n'insisterai pas davantage.

Je ferai remarquer, d'autre part, qu'il est très probable que les substances lysinantes contenues dans les extraits d'organes, le lait, la peptone, etc., et qui résistent à des températures élevées, doivent être rapprochées des substances sensibilisatrices. Les éléments figurés sensibilisés par ces substances seraient susceptibles d'être dissous par leur propre sérum. Je poursuis d'ailleurs, en ce moment, des recherches ayant trait à la solution de cette question.

SÉRUM ANTIHÉPATIQUE

par M. C. DELEZENNE.

(de Montpellier)

En pratiquant à des lapins et à des canards une série d'injections intra-péritonéales d'une émulsion aseptique de foie de chien, j'ai pu obtenir des sérums fortement toxiques pour la cellule hépatique de cet animal.

Injectés dans les vaisseaux ou dans le péritoine à dose relativement faible (quelques centimètres cubes par kilogramme), ces sérums déterminent presque toujours la mort des animaux.

Quelques chiens ont succombé rapidement (quinze à vingt heures après l'injection) en présentant des lésions limitées à la cellule hépatique et consistant en une véritable nécrose aiguë du foie.

Chez ceux qui ont survécu plus longtemps (cinq à quinze jours) la lésion caractéristique était une dégénérescence graisseuse extrêmement marquée du foie.

Dans ce cas, les altérations de l'organe sont toujours très caractéristiques et l'examen macroscopique seul suffit à les révéler : le foie, absolument jaune, friable, se déchirant facilement, présente un aspect qui le rapproche beaucoup du foie des malades ayant succombé à l'atrophie jaune aiguë ou de celui des animaux intoxiqués par le phosphore.

L'examen microscopique montre que les cellules hépatiques sont fortement dégénérées. Là où la lésion est ordinairement le plus accusée, c'est-à-dire au centre du lobule, le protoplasme a en grande partie disparu ; il ne reste que de minces travées limitant de larges vacuoles remplies de graisse. Tous les vaisseaux sont fortement dilatés, les capillaires sanguins du lobule sont largement béants et séparent d'une manière très nette les différentes files de cellules hépatiques. On observe en outre une infiltration leucocytaire ordinairement très accusée.

Le tissu conjonctif hépatique présente d'ordinaire un léger degré d'inflammation ; les cellules fixes du tissu connectif des espaces portes paraissent multipliées et leurs noyaux sont plus volumineux. Les lymphatiques que l'on rencontre dans ces espaces sont largement béants.

Au point de vue fonctionnel, les animaux injectés de sérum hépatolytique présentent la plupart des signes physiologiques caractéristiques de l'insuffisance hépatique. Je signalerai en particulier la diminution considérable de l'urée dans les urines et l'augmentation parallèle des sels d'ammoniaque, l'excrétion de quantités souvent notables de leucine et de tyrosine. Les animaux peuvent présenter une légère glycosurie s'ils reçoivent une alimentation riche en matières hydro-carbonées, mais ils n'ont pas d'ictère. Ceux qui survivent assez longtemps ne tardent pas d'ailleurs à présenter des troubles digestifs très accusés et ils succombent fortement cachectiques.

Dans quelques expériences, j'ai obtenu des résultats du même ordre en employant des doses beaucoup plus faibles de sérum actif, mais en le portant pour ainsi dire directement en contact avec la cellule hépatique. Pour cela, j'ai eu recours à une méthode précédemment employée par Denys et Stubbe pour obtenir la destruction du foie par l'acide acétique dilué, c'est-à-dire à l'injection par le canal cholédoque. On peut par ce procédé, qui est d'une application assez délicate, obtenir la mort rapide des animaux en employant des doses souvent inférieures à 1 centimètre cube par kilogramme.

J'ajouterai que l'action du sérum antihépatique est tout à fait spécifique : il n'atteint pas d'autres organes que le foie et les lésions qu'il provoque ne s'obtiennent jamais avec d'autres sérums cytotoxiques, les sérums hémolytiques par exemple.

En injectant des chiens avec des doses faibles et progressivement croissantes de sérum antihépatique, on peut les rendre réfractaires aux effets toxiques habituels de doses beaucoup plus élevées. Cette immunité résulte de la formation d'une antilysine comparable à l'antispermotoxine ou à l'antihémotoxine. Le sérum d'un animal immunisé transfusé à un animal neuf est capable en effet de le protéger contre l'action si caractéristique du sérum antihépatique.

MARDI 7 AOUT

(Séance du matin)

Présidence de M. le professeur **VITZOU** (de Bucarest)

ÉTUDE DES PHÉNOMENES SPECTROSCOPIQUES DE LA RÉDUCTION DE L'OXYHÉMOGLOBINE DANS LE SANG DES ANIMAUX PENDANT LA VIE

par M. le docteur A. HÉNOCQUE.

Directeur Adjoint du Laboratoire de Physique biologique au Collège de France

L'étude des phénomènes spectroscopiques de la réduction de l'oxyhémoglobine chez les animaux vivants se fait avec une grande facilité. Suivant les procédés que j'ai institués, l'on peut déterminer chez l'homme, en examinant avec un simple spectroscope à vision directe l'ongle du pouce dont la circulation est arrêtée au moyen d'une ligature appliquée autour de la première phalange, les phases successives de la réduction de l'oxyhémoglobine, la durée de cette réduction, et, comparant celle-ci avec la quantité d'oxyhémoglobine contenue dans le sang, on en déduit l'activité des échanges respiratoires entre le sang et les éléments des tissus.

Les applications de ce moyen d'analyse en quelque sorte physiologique, qui ont été faites à la Pathologie sont nombreuses et importantes ; je n'ai pas à en parler ici, mais je désire attirer l'attention des physiologistes sur certains faits d'expérimentation récents.

En premier lieu, je rappellerai les résultats que j'ai obtenus au sujet des effets de l'arrêt de la respiration, de l'apnée plus ou moins volontaire, sur la durée de la réduction, parce qu'ils nous démontrent les rapports qui existent entre l'activité de la réduction de l'organisme entier avec celle que nous observons au pouce.

I. — Étudiant les variations de l'activité de la réduction chez le même individu en déterminant la durée de la réduction dans le pouce ligaturé, et en faisant précéder la ligature par une période d'apnée ou d'arrêt de la respiration plus ou moins prolongée, volontairement, ou dans certaines conditions de respiration rare, j'ai conclu de plus de cent examens que la durée de la réduction est la même, si l'on arrête le renouvellement de l'oxygène dans le sang, soit au moyen de l'isolement de la phalange du pouce par une ligature, ou bien si l'on empêche par l'apnée ou arrêt de la respiration le phénomène de réoxygénation de l'hémoglobine dans les poumons.

Par exemple, la durée de la réduction mesurée par la ligature du pouce étant de 60 secondes, si l'on produit un arrêt de la respiration pendant 20 secondes, avant de faire la ligature, on trouve que la durée de la réduction n'est que de 40 secondes pendant la ligature, c'est-à-dire que la durée de la réduction aura pour mesure 20 secondes pendant l'apnée, 40 secondes pendant la ligature, et en somme la durée de la réduction totale est de $40'' + 20'' = 60''$, la même que dans la réduction par simple ligature.

La conséquence de ce phénomène est que l'activité de la réduction mesurée au pouce représente réellement l'activité des échanges respiratoires entre le sang et les tissus dans l'ensemble de l'organisme.

II. — Chez les animaux, l'étude de la réduction de l'oxyhémoglobine se fait par des procédés tout aussi simples, et même plus directement, parce qu'il est possible d'examiner avec le spectroscope à vision directe les tissus mis à nu, comme par exemple un muscle, et aussi d'isoler les vaisseaux, les jugulaires au cou, et même le cœur chez la tortue et les batraciens, ou enfin d'examiner la circulation dans les membranes et les organes transparents. Chez le cobaye, en appliquant une ligature au coude-pied, on pourra étudier la réduction par l'examen direct de la plante du pied.

De plus, chez les animaux, il n'y a pas d'inconvénient à répéter les prises des quelques gouttes de sang suffisantes pour l'examen dans l'hématoscope.

Par ces moyens les expériences peuvent être multipliées et variées, et j'ai ainsi retrouvé chez le lapin, le cobaye, l'analogie de la durée de la réduction de l'oxyhémoglobine par l'arrêt de la respiration et par la ligature : j'ai, en outre, observé des différences remarquables dans l'action des diverses formes de l'asphyxie sur les phénomènes de la réduction.

Je ne parlerai que de quelques faits qui me paraissent d'un grand intérêt parce qu'ils concourent à démontrer l'influence du système nerveux sur les échanges respiratoires interstitiels ou sur l'activité de la réduction.

En effet, lorsqu'on détermine la mort instantanée par l'écrasement ou la section du bulbe chez le cobaye et le lapin, on observe ce résultat remarquable, que la réduction de l'hémoglobine se produit très rapidement dans le sang qui s'écoule par le nez ou les oreilles, la plaie ou les vaisseaux du cou et de l'encéphale. Tandis que, si l'on a arrêté préalablement la circulation dans un des membres postérieurs, la réduction dans le sang de la partie ainsi isolée apparaît moins rapidement que dans le sang du reste du corps, et plus particulièrement de la tête, des poumons et du cœur.

La destruction du bulbe et l'asphyxie qui en est la conséquence déterminent donc une réduction plus rapide et plus complète que la ligature ou l'apnée simple.

Bien plus, si l'on pratique préalablement la section d'un des nerfs sciatiques, la réduction produite par l'écrasement ou la section du bulbe se fait plus lentement dans le membre dont le sciatique a été coupé que dans le reste du corps, et enfin même plus lentement que dans le second membre dont la circulation est arrêtée par une ligature aussitôt avant la lésion du bulbe. La différence de la durée de la réduction dans ces cas peut varier entre 20″, 30″, et même davantage.

La première partie de ces recherches a été publiée dans le Cinquantenaire de la Société de Biologie, la seconde partie est restée inédite jusqu'à ce jour.

SUR LE RÔLE DES ORGANES DANS L'ÉLIMINATION DE L'OXYDE DE CARBONE

par MM. MISLAVSKY et CHICOSKY.

(de Kazan)

1. On sait que la dissociation de CO-Hb se produit beaucoup plus vite dans l'organisme vivant que dans le sang *in vitro*, à la même température, et, comme nous ont montré nos expériences, même avec l'insufflation d'air, d'oxygène ou d'ozone. C'est bien Cl. Bernard qui a montré le rôle actif des tissus ; mais ce phénomène, autant que nous sachions, n'avait jamais été vérifié expérimentalement. Nous avons fait quelques recherches pour élucider ce rôle, dont voici les résultats. Nous avons fait circuler le sang défibriné contenant des quantités déterminées d'O-Hb et CO-Hb à travers les organes (foie, poumons, muscles) placés dans un appareil spécial, pendant un certain temps ; les organes ainsi que le sang avaient une température de 38 à 40 degrés, maintenue pendant toute la durée de l'expérience. Après chaque passage du sang à travers l'organe, il fut artérialisé par l'insufflation d'air. Nous avons eu soin de mettre un échantillon du sang, contenant la même quantité de CO-Hb, dans un bain-marie chauffé à la température de 38 à 40 degrés, dans lequel on insufflait l'air, mais

qui ne circulait pas dans l'organe. Nous avons déterminé la quantité de O-Hb et CO-Hb dans le sang par la méthode spectrophotométrique (spectrophotomètre de M. Glan), d'après la formule double de Vierordt. Les constantes furent déterminées, pour la première ligne d'absorption, dans les régions de CO-Hb et O-Hb, avec des solutions d'hémoglobine pure.

1re Expérience. — Foie d'un chien de 9 kilog.: on fait circuler 1200 cc. de sang défibriné.

	O-Hb	CO-Hb
Après 28 minutes de circulation. . .	10.88	5.55
— 65 min. — — . . .	12.52	0.94
— 2 heures — — . . .	12.65	0.55

2me Exp. — Foie d'un chien de 4.5 kilog.: quantité de sang en circulation. 1050.

	O-Hb	CO-Hb
Au commencement.	15.45	5.08
Après 1 h. 25 min. de circulation. . .	14.20	2.25
— 2 h. 50 min. — . . .	15.57	1.61

3me Exp. — Foie d'un chien. 5,5 kilog.: quantité de sang en circulation, 550 cc.

	O-Hb	CO-Hb
Au commencement.	15.55	5.59
Après 40 min. de circulation.	14.15	5.12
— 2 heures —	14.45	2.40

4me Exp. — Poumon d'un chien de 5.5 kilog.: quantité de sang en circulation, 800 cc.

	O-Hb	CO-Hb
Au commencement.	9.45	7.05
Après 50 min. de circulation.	12.46	6.08
— 1 h. 22 min. —	14.64	5.14
— 2 h. 7 min. —	14.40	4.50

5e Exp. — Poumon d'un chien de 7.5 kilog.: quantité de sang en circulation, 1500 cc.

	O-Hb	CO-Hb
Après 5 minutes de circulation. . . .	10.08	7.86
— 25 min. — — . . .	11.78	6.51
— 1 h. 30 min. — . . .	15.12	5.62
— 1 h. 55 min. — . . .	14.5	5.56

Dans cette dernière expérience l'analyse des gaz du sang a démontré une teneur en CO de 12.09 0/0 au commencement de l'expérience et de 7.44 0/0 à la fin.

6me Exp. — Extrémités postérieures d'un chien de 5 kilogs (muscles) : quantité de sang en circulation. 920 cc.

	O-Hb	CO-Hb
Avant la circulation.	15.74	5.27
Après 44 min. de circulation.	15.77	5.46
1 h. 15 min.	15.04	5.98
2 h. 0 min.	15.64	5.25

Ces expériences démontrent suffisamment que différents tissus n'agissent pas de même façon. Tandis que nous avons une dissociation quelquefois très intense dans le foie et les poumons, les muscles nous ont donné un résultat absolument négatif.

Les dosages d'hémoglobine oxycarbonée dans le sang des animaux (chiens) empoisonnés par l'oxyde de carbone qu'on a retiré de différents organes, nous portent à penser que non seulement dans le foie et les poumons, mais encore dans les autres organes parenchymateux, la dissociation de CO-Hb est activée par les tissus. Par exemple, chez un chien de 7 kilos empoisonné avec un mélange de CO à 1 pour 100, on a trouvé (50 minutes après la mort de l'animal) 70.2 pour 100 d'hémoglobine oxycarbonée dans la veine crurale et 48,8 pour 100 dans le sang de la rate. Chez un autre chien de 7 kil. 7, empoisonné par un mélange à 0,5 pour 100 d'oxyde de carbone et d'air, on trouve 56,7 pour 100 d'hémoglobine oxycarbonée dans la veine cave inférieure, 45,2 pour 100 dans le sang de la rate, 17.6 pour 100 dans les reins et 24,6 pour 100 dans le foie. Ces derniers chiffres sont rapportés à la quantité totale d'hémoglobine dans le sang de l'animal.

Dans l'organisme intact, la dissociation de CO-Hb marche naturellement encore plus vite que dans les organes avec une circulation artificielle, mais la différence n'est pas trop grande. Comme exemples, je citerai trois expériences qui ont été faites sur un chien de 5800 grammes. L'animal, placé dans un appareil spécial, respira un mélange d'oxyde de carbone avec de l'air (0,5 p. 100). Au moment de l'arrivée de certains symptômes d'intoxication, on retirait l'animal et on déterminait les quantités d'O-Hb et CO-Hb dans le sang à plusieurs reprises. Voici les résultats :

1re Expérience. — Respiration d'un mélange à 0.5 0/0 pendant 20 min. ; dyspnée très prononcée, défécation, excrétion de l'urine, vomissement. On trouve :

	O-Hb	CO-Hb
1re Prise du sang.	7.12	7.15
2me Prise après 25 min. de respir. à l'air. .	10.62	5.01
3me Prise après 57 min. .	11.74	2.82
4me Prise après 1 h. 52 .	14.59	0.00

2me Exp. — Durée de la respiration 10 min. Mélange 0.5 0/0. Dyspnée, vomissement : l'animal tombe sur le flanc.

	O Hb	CO Hb
1re Prise du sang à la 10e min. de respir..	6.65	7.51
2me Prise 28 min. après respir. à l'air. . .	11.54	2.50
3me Prise 57 min. — . .	12.98	1.01

3me Exp. — Durée de la respiration 15 min.; même mélange. Au bout de 18 min. l'animal est engourdi et tombe sur le flanc.

	O Hb	CO Hb
1re Prise du sang et respir. à l'air.	9.94	4.74
1me Prise après 1 h. 30 de respir. à l'air. .	15.29	0.42

Mon illustre confrère et ami, M. le professeur Gréhant, a démontré, il y a longtemps, que les lapins sont beaucoup plus résistants à l'intoxication par l'oxyde de carbone que les chiens. Il était intéressant de répéter l'expérience que je citais sur un lapin. Nous avons donc fait respirer un lapin de 1560 grammes dans un mélange à 0,5 pour 100 de CO et d'air, en nous servant du même appareil. Le lapin a respiré pendant 24 minutes; quand l'animal, au bout de la 24e minute, était engourdi, on l'a retiré de l'appareil et on a pris la quantité de sang nécessaire pour déterminer le CO-Hb et O-Hb. Nous avons trouvé 12.10 pour 100 de O-Hb et 1.56 pour 100 ! de CO-Hb; et, en 30 minutes de la respiration à l'air, on trouve 15.89 de O-Hb et 0,00 de CO-Hb. Par conséquent, le lapin n'a fixé pendant 24 minutes qu'une quantité peu considérable de CO, qui de plus est éliminée en moins d'une demi-heure.

Frappé par cette vitesse d'élimination chez les lapins, nous crûmes d'abord que c'était une propriété des Rongeurs, et nous avons entrepris des expériences semblables sur les rats. Mais nous fûmes étonné de voir que les rats étaient non seulement moins réfractaires que les lapins, mais encore plus sensibles à l'intoxication par CO que les chiens.

Voici, comme exemple, une expérience sur le rat.

On fait respirer un mélange de 0.5 pour 100 à un vigoureux rat. En 9 minutes l'animal tombe sur le flanc. Son sang contient 12,55 de O-Hb et 5,92 de CO-Hb. En une heure de l'aspiration à l'air on trouve 16.77 de O-Hb et 0.22 (traces) de CO-Hb. Dans toutes les autres expériences faites sur les rats, on voit toujours se prononcer les phénomènes d'intoxication avec une teneur en CO-Hb toujours moins grande que pour les chiens.

SUR LA PRÉSENCE DANS L'ORGANISME ANIMAL D'UN FERMENT SOLUBLE RÉDUCTEUR

par MM. J. E. ABELOUS et E. GÉRARD.

(Laboratoire de physiologie de la Faculté de médecine de Toulouse)

Dès 1881, M. Armand Gautier a établi ces faits importants : 1° que les cellules de l'organisme animal vivent en partie anaérobiquement et donnent naissance à des substances réductrices; 2° que le protoplasma de la plupart des cellules est essentiellement réducteur et qu'on peut facilement, à son contact durant la vie ou *in vitro*, réduire des solutions étendues d'acide sulfindigotique et de sulfo-fuchsine, transformer les iodates et bromates alcalins en iodures et bromures, etc.

D'autre part, Bokorny a montré que le principe réducteur de la cellule est fixé dans son protoplasma, qu'il est colloïde, non dialysable, alcalin, et que son pouvoir disparaît sous l'influence des acides même très étendus.

Les expériences d'Ehrlich ont mis en évidence que les organes et tissus animaux jouissent d'un pouvoir réducteur inégal vis-à-vis de certaines matières colorantes injectées dans la circulation (bleu d'alizarine, bleu de céruléine). D'après cet auteur, le pouvoir réducteur augmente après la mort.

Enfin Binz a prouvé que le sang, le suc intestinal et certains organes, surtout le foie, peuvent réduire *in vitro* l'acide arsénique.

En premier lieu, nos recherches ont porté sur des essais de réduction des nitrates alcalins, d'abord par la pulpe des divers organes, et ensuite par les extraits aqueux ou glycérinés de ces mêmes organes. Nous avons pu démontrer que l'action réductrice observée était sous la dépendance d'un ferment soluble réducteur, et qu'elle était variable avec la nature des organes examinés. Ces faits établis, nous avons étudié l'influence des antiseptiques, de l'atmosphère gazeuse, des diverses températures, etc., sur cette diastase, et nous avons cherché à savoir si un organe *post mortem*, inclus dans l'huile, c'est-à-dire conservé à l'abri de l'oxygène, ne fabrique pas de ferment réducteur.

Dans le cours de nos expériences, nous avons été amenés à constater la coexistence d'une diastase réductrice et d'une diastase oxydante dans les organes animaux.

Dans une dernière série de recherches, nous avons pu nous convaincre que ce ferment réducteur était non seulement désoxydant, mais aussi hydrogénant, par suite de la transformation d'un dérivé nitré en composé aminé. Ce dernier résultat est important au point de vue biochimique, comme nous le verrons plus loin, pour expliquer la formation dans l'organisme de certains corps réduits et basiques.

Voici nos expériences :

1° *Pouvoir réducteur des organes animaux pulpés vis-à-vis du nitrate de potasse.* — On fait une macération de 40 grammes de rein de cheval pulpé dans 100 centimètres cubes d'eau distillée, on ajoute 8 grammes de nitrate de potasse pur et du chloroforme pour éviter l'intervention des micro-organismes; on constate, après un séjour de 12 à 15 heures dans l'étuve à 40°, que le filtrat de cette macération nitratée présente les réactions caractéristiques des nitrites (réactions de Trommsdorf en liqueur acétique, de Griess à la métaphénylène diamine, de Denigès à la résorcine et à l'acide sulfurique).

Lorsque la macération nitratée est faite avec de la pulpe rénale préalablement portée à 100°, le résultat est négatif, il n'y a pas de nitrite formé.

Ajoutons qu'on ne trouve pas les réactions de l'acide azoteux dans les macérations non nitratées de pulpe rénale.

Le rein de veau donne les mêmes résultats que le rein de cheval.

Si l'on examine, dans les mêmes conditions, le pouvoir réducteur des divers organes du cheval, on constate qu'ils réduisent pour la plupart, mais d'une façon inégale, le nitrate de potasse.

D'après les déterminations colorimétriques effectuées à l'aide du réactif de Griess, on peut ranger de la façon suivante les divers organes au point de vue de leur pouvoir réducteur :

1° Foie;
2° Rein;
3° Capsules surrénales;
4° Poumon;
5° Testicule;
6° Intestin;
7° Ovaire et glande sous-maxillaire;
8° Pancréas;
9° Rate;
10° Muscle strié;
11° Cerveau (substance blanche et grise).

On ne peut attribuer cette réduction, ni à la présence des micro-organismes, ni à l'action vitale des cellules, car la recherche et la détermination des nitrites ont été faites non seulement dans des macérations chloroformées, mais aussi dans des liqueurs additionnées de thymol à 1 pour 1000, d'essence de cannelle, d'acide salicylique, etc.

2° *Influence des diverses températures sur les macérations aqueuses nitratées de pulpe rénale.* — Quand on soumet des macérations aqueuses nitratées de pulpe rénale aux températures suivantes : 0°, 20°, 40°, 60°, 72°, 100°, on constate que la quantité de nitrite formé, presque nulle à 0°, 1°, s'accroît au delà de cette température; que entre 20° et 40° elle semble passer par un maximum; qu'à 60°, elle est diminuée et enfin qu'elle est nulle à 72°. La courbe qu'on peut ainsi établir est absolument de même nature que la courbe d'activité d'un ferment soluble en fonction de la température.

3° *Pouvoir réducteur des extraits d'organes.*

A. *Extraits aqueux.* On fait macérer, pendant 24 heures, à 42°, 250 grammes de rein de cheval pulpé dans 500 centimètres cubes d'eau distillée en présence de chloroforme. On filtre :

a) 100 centimètres cubes du filtrat limpide sont additionnés de 8 grammes de nitrate de potasse et de 2 centimètres cubes de chloroforme.

b) 100 centimètres cubes du filtrat sont soumis à l'ébullition, puis additionnés de nitrate 8 pour 100 et de chloroforme, 2 centimètres cubes.

Les deux lots sont placés, à 10 heures du matin, dans l'étuve à 42°. Le soir, à 4 heures, on recherche les nitrites :—

a — Réaction nette présence de nitrite ;
b — Pas de réaction.

Ces mélanges sont laissés toute la nuit à la température du laboratoire (20°). Le lendemain matin, pas de nitrite dans le flacon b ; au contraire, réaction très nette avec le liquide a ; la quantité de nitrite paraît augmentée.

Par conséquent, une macération aqueuse filtrée de rein de cheval et, par suite, privée de tout élément cellulaire est capable de réduire les nitrates. La température de 100° supprime cette propriété.

Les mêmes expériences répétées à la température de 55-60°, ont donné des résultats analogues.

Une macération moins concentrée de pulpe rénale (40 pour 100), placée dans les mêmes conditions, est aussi susceptible de réduire le nitrate de potasse.

B. *Extraits glycérinés.* On sait que la glycérine peut extraire les ferments solubles des organes qui les renferment (von Wittich).

Nous avons préparé un extrait glycériné de rein de cheval en faisant macérer 250 grammes de pulpe rénale dans 250 centimètres cubes de glycérine neutre, pendant 24 heures à la température de 40°. La macération filtrée a donné un liquide limpide réduisant facilement les nitrates. Par suite, la glycérine peut extraire le ferment soluble réducteur des nitrates.

4° *Influence des antiseptiques.* — Nous avons étudié, à ce point de vue, l'action du chloroforme, du thymol (1 pour 1000), de l'essence de cannelle, du fluorure de sodium (1 à 2 pour 100). Nous avons constaté que l'addition de ces antiseptiques n'empêchait pas la réduction du nitrate. Pour le bichlorure de mercure, à la dose de 1 pour 2000, la réduction est empêchée, à la dose de 1 pour 5000 l'action du ferment réducteur est encore perceptible.

5° *Influence des diverses températures sur les extraits aqueux d'organes.* — Les extraits aqueux de rein possèdent, comme les macérations de pulpe rénale, une activité qui est fonction de la température. On constate que la quantité de nitrite formé croît avec la température, qu'elle passe par un maximum entre 40 et 45°, pour décroître manifestement à 60° et devenir nulle à 71-72°. On voit que ces résultats sont absolument parallèles à ceux que nous avons observés avec la pulpe d'organe.

6° *Influence du milieu gazeux sur l'action du ferment réducteur.* — Nous avons cherché à déterminer les différences pouvant exister dans le pouvoir réducteur des extraits aqueux d'organes mis en présence de différents gaz purs. A cet effet, on a pris six lots A, B, C, D, E, F, de 50 centimètres cubes d'extrait rénal filtré, on a ajouté dans chacun d'eux 4 grammes de nitrate de potasse et 1 centimètre cube de chloroforme. Mais au préalable :

A a été mis en présence de l'oxygène ;
B — — de l'air ;
C — — d'hydrogène ;
D — — d'acide carbonique ;
E — — d'azote ;
F — — d'oxyde de carbone.

Les flacons avec leur atmosphère respective ont été maintenus soigneusement bouchés et renversés sous l'eau. Après un séjour de 22 à 25 heures à l'étuve, on procède à la recherche et au dosage colorimétrique des nitrites. Pour cela, les liqueurs sont coagulées à l'ébullition, décolorées au charbon animal pur, filtrées et ramenées toutes au même volume. On constate dès lors que la proportion de nitrite formé est maximum pour le milieu *hydrogéné*, qu'elle est un peu plus faible pour les extraits conservés en présence de *l'azote* et de *l'oxyde de carbone*, qu'elle est beaucoup plus faible dans le cas de *l'air* ou de *l'acide carbonique* et qu'enfin elle est nulle pour *l'oxygène pur*.

Il résulte de là, par conséquent, qu'en présence de l'hydrogène l'action réductrice est plus intense qu'en présence de l'air. Nous ferons remarquer que ce pouvoir réducteur ne se manifeste pas en présence d'une atmosphère composée d'oxygène pur.

7° *Influence de l'alcalinité.* — Une alcalinisation légère par le carbonate de soude paraît favoriser l'action réductrice : on obtient, dans ce cas, des quantités de nitrite un peu supérieures à celles que l'on observe sans addition de carbonate de soude.

8° *Influence de la filtration sur porcelaine dégourdie.* — Les extraits filtrés à la bougie de biscuit perdent presque complètement leur activité. La substance active est retenue par le filtre, particularité commune à beaucoup d'autres diastases.

9° *Essais de séparation du ferment réducteur.* — Dans des essais de séparation par l'alcool, nous avons obtenu un précipité qui, essoré et mis à macérer dans une solution chloroformée de nitrate de potasse, a donné lieu à la formation d'une faible quantité de nitrite. Mais l'action de l'alcool, pour si peu prolongée qu'elle soit, diminue l'activité du ferment.

10° *Action du ferment réducteur sur divers composés.* — Le ferment que nous étudions réduit non seulement le nitrate de potasse, mais aussi le nitrate d'ammoniaque : il décolore le bleu de méthylène, le sulfindigotate de soude et paraît donner de l'aldéhyde butyrique aux dépens de l'acide butyrique.

11° *Pouvoir réducteur du rein* post mortem *inclus dans l'huile.* — Nous avons cherché à savoir si le rein *post mortem* et inclus dans l'huile stérilisée ne fabrique pas de ferment réducteur. Pour cela, on fait :

1° Un extrait aqueux chloroformé (A) avec 150 grammes de rein de cheval et 200 centimètres cubes d'eau;

2° Un autre extrait (B) avec la même quantité d'eau et le même poids de rein qui avait été, au préalable, immergé dans de l'huile stérilisée pendant 24 heures et à la température de 34°.

Les filtrats des deux macérations sont ramenés au même volume, soit 200 centimètres cubes, et on ajoute à chacun d'eux 4 grammes d'azotate d'ammoniaque et 5 centimètres cubes de chloroforme. La réaction des liqueurs est faiblement alcaline. Les deux lots sont placés à l'étuve à 42° pendant 24 heures. Au bout de ce temps, les extraits sont coagulés et décolorés au charbon et les nitrites sont recherchés par le réactif de Griess et dosés colorimétriquement.

La macération A renferme une proportion de nitrite deux fois plus grande que l'extrait B. Il semble donc que le rein *post mortem* et inclus dans l'huile non seulement ne fabrique pas de ferment réducteur, mais qu'au contraire le ferment primitivement formé dans l'organe normal peut diminuer ou s'atténuer sensiblement.

12° *Coexistence d'une diastase réductrice et d'une diastase oxydante dans les organes animaux.* — Au cours de nos recherches, nous avons constaté que le temps de séjour à l'étuve exerçait une influence manifeste sur la quantité de nitrite formé. Cette quantité va en effet en croissant avec la durée du séjour à l'étuve jusqu'à la 24e heure pour diminuer ensuite. Si par exemple, la quantité de nitrite, exprimée en anhydride azoteux, est de 12 milligrammes (pour 100 centimètres cubes d'extrait de rein à parties égales et 4 grammes d'azotate de potasse) au bout de 4 heures, elle est de 22, de 50 et de 59 milligrammes au bout de 7, 16 et 24 heures, pour descendre à 28 milligrammes au bout de 48 heures.

Il semble donc qu'à un moment donné il y ait disparition d'une certaine quantité de nitrite. Nous avons été amenés à nous demander si cette diminution n'était pas la conséquence d'une oxydation d'une partie du nitrite produit, la quantité de nitrite trouvée au bout d'un certain temps ne représentant que l'excès de la réduction sur l'oxydation et, au cas où il y aurait oxydation, quel était le mécanisme qui la provoquait.

D'une part, si l'on ajoute à 100 centimètres cubes de macération de rein de cheval *préalablement bouillie* une petite quantité de nitrite de sodium, 1 milligramme par exemple, et qu'on maintienne le mélange à l'étuve pendant 24 à 48 heures, on constate qu'il n'y a pas disparition de nitrite.

Au contraire, si l'on effectue la même expérience avec la macération de rein *non soumise à l'ébullition*, la majeure partie du nitrite disparaît et, après un séjour prolongé à l'étuve, on ne retrouve plus de nitrite.

Il y a plus, nous avons constaté que le nitrite disparu a été transformé en azotate que nous avons mis en évidence par le sulfate de diphénylamine.

Pour cela, l'extrait aqueux est précipité par l'acétate mercurique et est additionné d'acide acétique et d'urée pour décomposer les nitrites avec dégagement d'azote. Après évaporation de la liqueur au bain marie, le résidu traité par une solution sulfurique de diphénylamine donne très nettement et très énergiquement la réaction des nitrates.

Nous nous sommes assurés que l'extrait aqueux de rein normal ne renfermait pas d'azotates.

La réaction des nitrates ainsi observée provient donc bien de l'oxydation du nitrite ajouté à l'extrait rénal.

Les résultats sont aussi nets quand, au lieu de l'extrait aqueux de rein, on emploie une solution aqueuse obtenue avec le précipité qui se forme quand on traite l'extrait rénal par 4 à 5 fois son volume d'alcool (précipité desséché dans le vide à basse température).

C'est donc à l'intervention d'une oxydase qu'est due la disparition du nitrite.

On peut d'ailleurs arriver à supprimer complètement, ou à peu près, l'action réductrice des extraits et laisser intacte l'action oxydante. Il suffit pour cela de soumettre préalablement la pulpe rénale à la digestion, soit par la papaïne, soit par la trypsine. On obtient ainsi, quand la digestion est assez avancée, des liqueurs qui ne réduisent plus d'une façon appréciable le nitrate de potasse ou qui, tout au plus, ne produisent qu'une quantité de nitrite infiniment moindre que lorsque la pulpe rénale n'a pas été soumise à la digestion.

Par contre, l'extrait de rein digéré oxyde les nitrites plus énergiquement que l'extrait de rein non digéré, car, dans le premier cas, l'action réductrice ne gêne plus l'action oxydante. Inversement, on peut arriver à diminuer l'action oxydante et, par suite, à obtenir un rendement plus fort en nitrite : il suffit pour cela de priver d'air l'extrait rénal nitraté et de le mettre en présence d'une atmosphère d'un gaz inerte, comme l'hydrogène. C'est ainsi que, si l'on abandonne à 42°, pendant 24 heures, deux extraits de rein de cheval additionnés de nitrate (extrait 100 centimètres cubes, azotate de potasse 8 grammes et chloroforme 2 centimètres cubes), l'un en présence de l'air, l'autre dans une atmosphère d'hydrogène, le dosage des nitrites permet de constater qu'il s'est produit dans la liqueur aérée 30 milligrammes de nitrite, exprimé en anhydride azoteux, et 38 milligrammes dans la liqueur privée d'air et laissée en contact avec l'hydrogène.

En présence de ces faits, nous nous croyons autorisés à conclure que, dans les macérations aqueuses de rein de cheval, il y a coexistence d'un ferment soluble réducteur et d'un ferment soluble oxydant, la présence de ce dernier pouvant entraîner la disparition d'une certaine proportion des produits dus au ferment réducteur.

15° *Transformation de la nitrobenzine en phénylamine ou aniline par un ferment réducteur et hydrogénant de l'organisme.* — Nous nous sommes demandés si notre ferment agissant, dans nos expériences, comme simplement désoxydant, n'était pas aussi hydrogénant et, pour nous en rendre compte, nous avons essayé de transformer un dérivé nitré, comme la nitrobenzine, en amine phénolique. Voici les faits observés :

On fait macérer pendant 24 heures à 42°, dans une atmosphère d'hydrogène, du rein de cheval pulpé dans son poids d'eau distillée en présence de chloroforme. On filtre.

A. 100 centimètres cubes du filtrat limpide sont additionnés de 40 gouttes de nitrobenzine et de 2 centimètres cubes de chloroforme et enfermés dans une atmosphère d'hydrogène.

B. 100 centimètres cubes du même filtrat sont portés à l'ébullition et additionnés d'une même quantité de nitrobenzine et de chloroforme et mis dans un flacon rempli d'hydrogène.

Les deux flacons, renversés sous l'eau, sont placés pendant 48 heures à l'étuve chauffée à 42°. Au bout de ce temps, chaque lot est agité avec de l'éther. La liqueur éthérée est décantée, évaporée, et l'on procède à la recherche qualitative de l'aniline. A cet effet, le résidu de l'évaporation est traité par une solution d'hypochlorite de calcium : on obtient, dans le cas de l'expérience A, une belle coloration bleu violacé passant peu à peu au rouge sale. Au contraire, le lot B, bouilli, ne donne rien.

Par conséquent, un extrait aqueux, limpide et chloroformé, de rein de cheval est capable de transformer la nitrobenzine en phénylamine par désoxydation et hydrogénation, suivant la formule ordinaire

$$C^6H^5(AzO^2) + 3H^2 = C^6H^5AzH^2 + 2H^2O.$$

Ainsi que le montre l'action de la chaleur, cette réaction est due, comme dans le cas de réduction des nitrates, à une action diastasique.

Le ferment réducteur contenu dans l'organisme agit donc à la fois par désoxydation et hydrogénation.

Cette transformation d'un dérivé nitré en amine peut présenter une importance considérable pour expliquer la formation dans l'organisme des bases animales par un processus identique à celui de notre ferment réducteur. Ces résultats viennent, une fois encore, corroborer l'opinion de M. Arm. Gautier, à savoir que « certaines bases se produisent dans nos tissus à l'abri de tout germe de putréfaction et durant la vie normale, en particulier dans les cellules qui vivent anaérobiquement ».

D'autre part, le fait que nous avons établi de la coexistence d'un ferment oxydant et d'une diastase réductrice et de la prédominance des fermentations réductrices en l'absence d'oxygène, semble bien confirmer également cette autre théorie, émise depuis longtemps par le même savant, que les bases animales peuvent disparaître par oxydation, ou se constituer, au contraire, lorsque diminue l'énergie des réactions générales provoquées par l'oxygène, dès que la respiration faiblit et que s'accentuent les phénomènes de réduction, comme dans certaines maladies.

Démonstration par M. le professeur CHAUVEAU, à 10 h. 1/2, dans son laboratoire, au Muséum d'Histoire Naturelle, de ses appareils pour l'étude de l'énergétique musculaire.

MARDI 7 AOUT

(Séance de l'après-midi.)

Présidence de M. le professeur HERZEN (de Lausanne).

M. de Cyon présente à la Section de physiologie quatre paires de souris dansantes japonaises. Il rappelle à ce propos ses dernières recherches sur ces animaux, dont l'origine est inconnue. Ces souris ont un labyrinthe en état rudimentaire : le plus souvent elles ne possèdent qu'une paire de canaux semi-circulaires pouvant fonctionner normalement. Leurs mouvements sont parfaitement coordonnés, mais elles ne peuvent s'orienter que dans une seule direction de l'espace. Aussi n'exécutent-elles que des mouvements de rotation et se livrent-elles pendant plusieurs heures de suite à une valse très rapide et très compliquée.

Parmi les souris présentées, plusieurs peuvent grimper, mais difficilement, sur le grillage de la cage. M. de Cyon attribue cette particularité à ce qu'elles possèdent probablement encore une seconde paire de canaux (les verticaux inférieurs) assez bien développés. M. Rawitz a, en effet, observé et décrit des cas analogues. Le fait que ces animaux, munis d'une seule paire de canaux, ne s'orientent que dans une seule direction de l'espace (comme les lamproies, avec les deux paires, ne connaissent que deux directions de l'espace), démontre directement et d'une manière éclatante que les canaux semi-circulaires sont réellement les organes périphériques du sens de l'espace, thèse que M. de Cyon soutient depuis une trentaine d'années.

Pendant la discussion soulevée par la démonstration de M. de Cyon, le professeur Mendelssohn insiste sur l'intérêt qu'il y aurait à étudier l'influence de l'héliotropisme sur les mouvements de ces animaux.

M. Wassilief, professeur de mathématiques à Kasan, relève l'importance des recherches expérimentales de M. de Cyon sur la formation de nos notions d'un espace à trois dimensions pour les géomètres et les philosophes. Il invite M. de Cyon à exposer les rapports de sa théorie avec les idées philosophiques existantes sur l'origine de nos notions de l'espace.

Après que M. de Cyon a brièvement résumé ces idées et relevé leurs lacunes, le professeur Dastre attire l'attention sur les myxines, qui ne possèdent également qu'une paire de canaux semi-circulaires, et sur l'intérêt que présenterait l'étude de leurs mouvements.

HÉTÉROPLASTIE, CHIMIE DE L'ENCÉPHALE

par M. N. A. BARBIERI

Le problème que tôt ou tard la physiologie est appelée à résoudre est la démonstration du rôle que jouent les extrémités nerveuses dans les processus évolutifs de toutes sortes des différents tissus.

Dans ce Congrès, je vous exposerai les observations que j'ai pu réunir sur ce sujet par un travail d'environ sept ans.

Je pense que l'on peut admettre que dans la fonction des différents tissus s'opère toujours, à l'état normal, une destruction lente, successive et continue de matière nerveuse, destruction précédée ou suivie d'une élaboration lente, successive et continue de matière nerveuse dans l'axe cérébro-spinal.

Des faits empruntés à la tératologie, à l'histologie, à la physiologie, à la chimie, à la clinique viennent à l'appui, me semble-t-il, de cette manière de penser.

I. PREUVES TÉRATOLOGIQUES.

Méry et Fauvel ont présenté à l'Académie des Sciences de Paris, « deux fœtus sans cervelle, ni cervelet, ni moelle épinière, quoique très bien conformés d'ailleurs ». Ces fœtus étaient venus à terme, l'un a vécu deux heures, l'autre vingt et une heures. Ces observateurs ajoutent : « De cela on tire une terrible objection contre les esprits animaux qui doivent s'engendrer dans le cerveau, ou tout au moins dans la moelle épinière. »

J'ai eu aussi, messieurs, l'occasion de voir un fœtus mâle venu à terme, sans cerveau, ni cervelet, ni protubérance annulaire. Ce fœtus a vécu sous mes yeux pendant deux jours. Je vous en présente la photographie. Pour le nourrir, on était obligé de lui introduire la cuillère à lait près de l'œsophage. Parfois, le fœtus était pris de crises violentes d'épilepsie. Il serrait vivement les poings, allongeait les bras le long du corps, abaissait légèrement la tête sur la poitrine sans faire aucun mouvement d'yeux, ni de lèvres, ni de langue. A la suite d'une de ces attaques, l'enfant mourut.

A l'autopsie, on constata à la place de l'encéphale, la présence d'une tumeur dermique, divisée en plusieurs lobes remplis d'une humeur rougeâtre. La glande pinéale était de la même nature dermique que

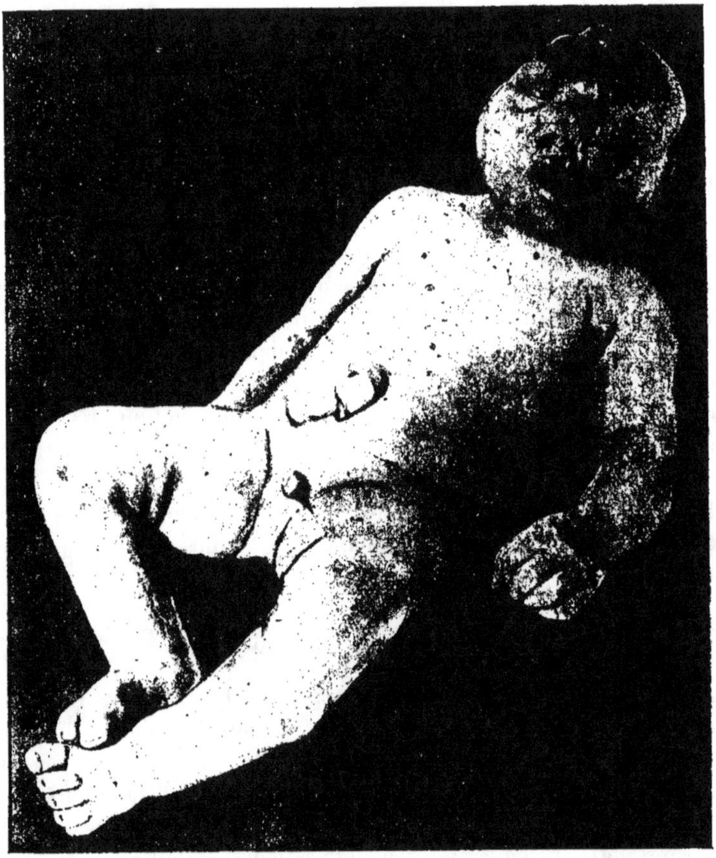

la tumeur. L'estomac était absolument vide, de telle sorte qu'il était facile de penser que l'enfant aurait pu vivre plus longtemps, si l'on n'avait eu, comme dans tous les cas semblables, une certaine horreur à le nourrir. Les nerfs étaient plus gros que d'habitude. Les autres organes étaient normaux, mais très injectés de sang. Absence de testicules. Dans les cas d'encéphalie, on remarque toujours un développement considérable du système vasculaire. On est par cela amené à conclure que, lorsque l'axe cérébro-spinal fait défaut, en totalité ou en partie, tous les autres tissus cherchent en quelque sorte à rétablir l'équilibre par une production exagérée de sang.

Le fœtus, comme on me l'a dit, restait parfaitement immobile pendant la nuit. J'ai supposé alors qu'une phase de repos, pour ainsi dire, était possible même sans le cerveau. C'est alors qu'après avoir enlevé le cerveau à des grenouilles et à des pigeons, j'ai placé ces animaux sous des cloches différentes et j'ai obtenu l'anesthésie par l'éther. Ces mêmes expériences ont été répétées en plaçant les animaux sous des cloches, dans une atmosphère d'oxygène pur et dans lesquelles, par une disposition spéciale, on pouvait à un moment donné faire agir l'éther. Dans ces conditions, j'ai obtenu l'anesthésie complète.

II. Preuves histologiques.

Les méthodes les plus employées dans l'étude du système nerveux sont de deux sortes : les solutions métalliques de métaux à poids atomique très élevé et les matières colorantes. L'emploi de ces solutions est toujours précédé d'un durcissement des pièces dans les liquides fixateurs, qui, sauf certaines solutions métalliques bien choisies, font perdre au tissu nerveux environ 50 à 60 pour 100 de son poids primitif. De là les résultats contradictoires de toutes les recherches histologiques. Or, dans l'étude du système nerveux, il est nécessaire que le poids et la forme du tissu soient rigoureusemsnt conservés et qu'en outre les substances chimiques choisies puissent, dans la limite du possible, entrer en combinaison avec les éléments constitutifs du tissu nerveux lui-même.

Ceci posé, voici en quelques mots, messieurs, la structure d'un nerf et de la cellule nerveuse, d'après ces considérations générales, mais fondamentales.

Chez les mammifères, un nerf est formé par l'ensemble de plusieurs tubes nerveux. Chaque tube nerveux est parfaitement calibré et parfaitement continu depuis son origine jusqu'à sa fin. Entre ces tubes nerveux il existe du tissu conjonctif que plusieurs observateurs ont pris pour des paquets de fibrilles du cylindraxe.

Plusieurs groupes de tubes nerveux sont séparés entre eux par d'autre tissu conjonctif, dit tissu interfasciculaire. Les tubes nerveux d'un même nerf ne sont pas toujours seulement accolés les uns aux autres, mais, à des distances variables, ils s'entre-croisent : ce qui donne aux nerfs une constitution plus ferme. La dissociation mécanique des nerfs, pratiquée à l'aide des aiguilles, provoque les incisures ou les étranglements qu'on peut éviter si l'on opère avec soin et si l'on choisit des substances chimiques bien appropriées (chlorure d'or).

Chaque tube nerveux des racines antérieures ou postérieures des nerfs spinaux (acide osmique, chlorure d'or) est formé d'une gaine conjonctive mince (gaine tubulaire) avec un contenu homogène, granuleux, transparent et très réfringent. La ligne lumineuse, désignée sous le nom de cylindraxe, est due à un jeu de la lumière, et il suffit de mouvoir la vis micrométrique du microscope ou le miroir pour voir la ligne lumineuse de chaque tube nerveux se porter tantôt à gauche, tantôt à droite, selon la volonté de l'observateur.

Si on replace ce même tube nerveux dans le même liquide employé, et si on le retire quelque temps après, on s'aperçoit que la ligne lumineuse centrale a disparu, et que la couleur de chaque tube nerveux est uniforme, parce que uniforme est le contenu de chaque tube nerveux. Les recherches pratiquées sur les nerfs à l'aide du chlorure d'or, de l'acide osmique, des substances colorantes bien employées ne m'ont jamais permis de constater la présence du cylindraxe : opinion déjà ancienne dans la science, puisque Fontana, Henle, Klein, Gerlach, sont à peu près arrivés au même résultat.

Les autres images microscopiques des tubes nerveux (cellule, croix) sont également des produits artificiels des méthodes employées, comme certains auteurs l'ont déjà remarqué.

Si l'on suit les tubes nerveux des racines postérieures dans les ganglions spinaux, on remarque que les cellules des ganglions spinaux ne contractent aucune relation avec le tube nerveux des racines postérieures[1].

Ces cellules peuvent être altérées ou dissoutes sans que la forme, le contour, la continuité même des tubes nerveux des racines postérieures soient altérés.

Chaque ganglion spinal contient de deux cents à cinq cents cellules, tandis que le nombre des tubes nerveux des racines postérieures qui traversent le même ganglion est de mille à trois mille. Ce nombre est généralement le double de celui des tubes nerveux qu'on rencontre dans les racines antérieures correspondantes (500 à 1500).

Tous les nerfs de l'économie qui sont d'origine spinale ont un plus grand nombre de tubes nerveux formés par les racines postérieures que de tubes nerveux formés par les racines antérieures. On est surpris, lorsqu'on compte les tubes nerveux des racines postérieures, de trouver, à plusieurs reprises, à côté de ces tubes, d'autres tubes d'un

1. *Comptes rendus de l'Acad. des sc.*, 9 avril 1900.

diamètre plus petit enveloppés d'une gaine conjonctive plus mince, dont le contenu est moins granuleux, plus transparent, presque limpide. Si alors on détache avec soin un segment voulu de la moelle épinière avec les racines antérieures et postérieures, les ganglions et les rameaux communicants du sympathique, on peut s'assurer que les deux cents ou cinq cents petits tube du sympathique se divisent en branches, presqu'au bord inférieur du ganglion spinal. Ces branches pénètrent dans le ganglion. Les petits tubes du sympathique (rameaux communicants), après avoir contracté une relation intime avec les cellules ganglionnaires, se réunissent entre eux d'une manière ni constante, ni précise, s'intercalent de temps à autre entre les tubes nerveux des racines postérieures et aboutissent à la cellule nerveuse par le sillon collatéral postérieur. On trouve ces mêmes petits tubes du sympathique parmi les racines d'émergence de tel ou tel autre nerf crânien, comme on pourra le voir, lorsque, avec les détails, j'exposerai la méthode.

L'origine médullaire et encéphalique du sympathique se trouve ainsi établie. Les cellules des ganglions spinaux sont les cellules du sympathique (rameaux communicants). La somme des tubes nerveux de toutes les racines antérieures et postérieures des nerfs spinaux est, chez les lapins, par exemple, d'environ 70 000[1]. Ce nombre est trop grand pour être mis en rapport avec le collet du bulbe, il est au contraire trop petit pour être mis en rapport avec les différents tissus de l'animal.

En général, dans les différents tissus, les nerfs se terminent par des extrémités libres renflées en bouton. Ces extrémités forment ainsi un système ouvert, tandis que les capillaires des vaisseaux sanguins se terminent par un système fermé. Les nerfs en se terminant se rangent en deux plexus, l'un superficiel, l'autre profond. De la disposition des fibres en deux systèmes, il résulte que, si un trouble ou une lésion quelconque atteint l'un de ces systèmes, celui-ci peut lentement être remplacé par la mise en jeu de l'autre système. Fait histologique qui se trouve en parfait accord avec les expériences de Sherrington.

La structure d'une cellule nerveuse se résume en quelques mots. C'est un corps cellulaire muni de plusieurs prolongements protoplasmatiques et fonctionnels, avec un contenu homogène et granuleux. Au centre du corps cellulaire, on trouve un noyau. Une membrane mince sépare entre eux les différents corps cellulaires ainsi que

1. Stilling est arrivé à peu près aux mêmes résultats.

leurs prolongements. Les prolongements s'entre-croisent en des points variables, comme des fils dans de la toile. Cette disposition soutient entre eux et rend fixes les éléments constitutifs de l'axe cérébro-spinal. On ignore encore si les différentes cellules sont en rapport de continuité ou de contiguité, mais on peut supposer que toutes les cellules nerveuses communiquent entre elles, car le but de toutes les cellules, c'est les nerfs. Comme il n'y a aucun rapport à établir entre l'origine des nerfs et leur terminaison, il n'y a aucun rapport à établir entre l'origine des nerfs et les cellules nerveuses.

III. Preuves physiologiques.

Le rôle que jouent les nerfs dans les processus évolutifs des différents tissus est prouvé par l'hétéroplastie[1]. Les tissus d'un mammifère peuvent être remplacés par d'autres tissus empruntés à un mammifère de la même espèce ou d'espère différente : hétéroplastie.

L'hétéroplastie est partielle ou totale selon que l'on remplace une partie ou la totalité de quelque tissu par une partie ou la totalité d'un autre tissu.

La structure du tissu emprunté doit être égale à celle du tissu porteur. L'hétéroplastie est mixte quand on remplace une partie d'un tissu par une partie d'un autre tissu de structure dissemblable, mais dont on suppose la fonction à peu près analogue à la fonction du tissu porteur. Chez les mammifères, tous les tissus qui peuvent régénérer peuvent subir l'hétéroplastie.

Si on intercale entre les bouts divisés (5 à 7 centimètres) de l'une des carotides du chien, un segment de carotide emprunté à un autre chien de même taille, qu'on suture entre eux les bords des parois artérielles, on voit la circulation se rétablir.

Le segment artériel emprunté suit les mouvements rythmiques de la carotide et une très légère transsudation se produit autour de l'adventice de ce segment.

Mais, deux ou trois heures après l'opération, la coagulation se manifeste. Cette coagulation qui est limitée au segment artériel emprunté traverse des phases différentes selon les cas. Il est possible que, si un jour on pouvait empêcher cette coagulation limitée de se produire, la circulation pourrait être rétablie. En effet, on trouve toujours une soudure complète entre les bords des parois de l'artère (carotide) et les bords des parois du segment artériel emprunté. Si

1. *Comptes rendus de l'Acad. des Sciences*, 23 avril 1900.

on réunit les bouts d'un nerf divisé (3 à 4 centimètres) à l'aide d'un segment de nerf quelconque ou à l'aide d'un ganglion spinal, on réussit, dans la plupart des cas, à rétablir la fonction. Les cellules du ganglion spinal intercalé disparaissent et seuls les tubes nerveux de ce ganglion se soudent aux tubes nerveux du nerf porteur.

Si on coupe au-dessus du vaisseau neuro-vasculaire le biceps d'un tout jeune lapin et qu'on intercale, entre les parties séparées (3 centimètres), un segment de biceps emprunté à un autre jeune lapin de même taille, on constate que plusieurs fibres musculaires se soudent entre elles et que la fonction se rétablit.

Les glandes à conduits excréteurs ne subissent pas l'hétéroplastie, tandis que celles qui n'ont pas de conduits excréteurs semblent pouvoir subir l'hétéroplastie.

Ce qu'on remarque dans l'étude de l'hétéroplastie, c'est que, tandis qu'un tissu greffé hors de ses rapports anatomiques habituels se résorbe dans un temps plus ou moins éloigné de l'opération, ce même tissu, s'il est placé entre les parties divisées d'un autre tissu du même nom, ne se résorbe guère dans la généralité des cas. Il reste à savoir si les éléments du stroma du tissu emprunté peuvent subir une évolution quelconque et reprendre leur fonction primitive, toutes les fois que le stroma du tissu emprunté a formé partie intégrale du stroma du tissu porteur. Dans ce cas, il est nécessaire de constater plus que le développement des vaisseaux, la régénération des nerfs. Or, tous les nerfs coupés régénèrent, comme on le sait, leur bout central et subissent une espèce de fusion à leur bout périphérique. On entend par fusion la destruction facile du contenu des tubes nerveux, toutes les fois que ces tubes sont séparés de la cellule nerveuse. Ainsi on trouve vides la plus grande partie des tubes nerveux d'un segment de nerf de mammifère placé sous la peau d'un autre mammifère. De même chez les mammifères des fragments de cerveau introduits avec soin entre les faisceaux musculaires ou dans la cavité péritonéale sont rapidement détruits. On ne remarque pas non plus de troubles chez un chien dans les veines duquel on a injecté une très fine émulsion du cerveau d'un autre chien[1].

1. La mort ou l'altération des nerfs divisés commence au sommet du nerf divisé et se propage plus ou moins rapidement aux extrémités nerveuses. En effet, si on immobilise un chien par piqûre du bulbe et si on lui ouvre le thorax, on peut s'assurer, après avoir coupé le nerf phrénique, que l'excitation du bout périphérique du nerf divisé est suivie d'une contraction du diaphragme. Mais si peu de temps après on veut répéter cette excitation du bout périphérique, la contraction du diaphragme ne se produit plus. Il faut alors pour l'obtenir descendre le long du nerf et pratiquer plusieurs excitations en se rapprochant du diaphragme. Pourtant quand on arrive près du diaphragme, si on n'obtient

Le bout central d'un nerf divisé peut subir un processus de tuméfaction (névrite). On n'observe pas ce même processus dans le bout périphérique.

Si les éléments du sang pénètrent à l'intérieur des tubes nerveux, il se produit une dégénérescence du bout central et du bout périphérique, car les capillaires des vaisseaux des nerfs ne pénètrent jamais dans l'intérieur des tubes nerveux. Il y a donc comme condition absolue dans la régénération des nerfs, après qu'on les a coupés, d'empêcher que les éléments du sang pénètrent à l'intérieur des tubes nerveux. Plus le nerf est petit, plus il régénère avec facilité et les extrémités nerveuses régénèrent très rapidement.

Si on pratique la ligature du bout central d'un nerf divisé, on constate la régénération de ce même bout central.

Si on pratique avec soin la ligature fractionnaire d'un nerf (fil de soie), on constate que les ligatures les plus rapprochées du bout central disparaissent les premières et le nerf auquel la ligature avait donné une forme bombée, reprend sa forme ordinaire lorsque la ligature a disparu. On peut produire l'anémie profonde d'un segment de nerf toutes les fois qu'on enveloppe d'une substance adhérente et imperméable un segment de nerf de 4 à 6 centimètres, et cela sans supprimer la fonction, car, chez les jeunes mammifères, les substances adhérentes et imperméables appliquées autour des vaisseaux sanguins de petit calibre ont la propriété d'amener une coagulation limitée à l'intérieur de ces vaisseaux. La ligature fractionnée des nerfs prouve que le contenu des tubes nerveux peut subir une désagrégation facile. Cette désagrégation est manifeste même dans l'étude de la régénération et de l'hétéroplastie des nerfs. En effet, lorsque le retour *ad integrum* d'un nerf divisé n'est pas pas possible, on remarque toujours que le contenu des tubes nerveux d'abord se segmente ou se fractionne, puis le contenu de chaque segment s'arrondit et se dispose en gouttelettes. Enfin ces gouttelettes finissent par se résorber. Les gaines tubulaires (gaine de Fontana ou de Schwann) restées ainsi vides, s'accolent et se soudent. Lorsque les gaines conjonctives de chaque tube se sont soudées, le retour de la fonction est aboli pour toujours. On constate ce même processus de désagrégation dans le

plus la contraction il faut dans ce cas exciter directement le diaphragme et la contraction se produit.

Il semble donc que les terminaisons nerveuses soient frappées par la mort avant les fibres musculaires.

Si on répète ces mêmes expériences en immobilisant par piqûre du bulbe un chien pris dans sa période préagonique on peut constater que dans un temps très bref le nerf phrénique et le diaphragme perdent leur excitabilité.

protoplasma des cellules nerveuses. On découvre l'écorce cérébrale de tout jeunes chiens ou chats. Avec la curette, on enlève de petits morceaux de cerveau (du lobe gauche par exemple), qu'on étudie à l'aide de la méthode de Golgi, tandis que d'autres morceaux similaires (lobe droit), enlevés au cerveau du même mammifère ou d'un autre jeune mammifère de même espèce et de même taille, sont étudiés par la méthode de Golgi, mais après avoir été soumis aux vapeurs de substances chimiques différentes.

On ne remarque aucune altération dans les prolongements tubulaires de toutes sortes des cellules des morceaux de l'écorce cérébrale qui n'ont pas été soumis aux vapeurs des substances chimiques. Au contraire, on remarque des altérations profondes dans les cellules de l'écorce cérébrale qui ont été soumis aux vapeurs des substances chimiques différentes. Ces substances sont de trois sortes :

1° Substances chimiques qui n'ont aucune action *in vitro* sur les cellules nerveuses : acides chlorhydrique, sulfurique, nitrique.

2° Substances chimiques qui ont une action limitée aux prolongements protoplasmatiques : acide cyanhydrique, alcool, furfurol, éther, chloroforme, acide acétique.

3° Substances chimiques qui ont une action sur la tige protoplasmatique et le corps cellulaire : ammoniaque, acétone.

Après avoir vu au microscope les altérations profondes produites par l'acétone sur la cellule nerveuse, il était nécessaire d'en chercher la cause par une étude chimique.

IV. — Preuves chimiques.

L'encéphale des mammifères (chiens, moutons, veaux, bœufs) subit la fermentation alcoolique[1]. Pour cette raison, il contient du glycogène. A la distillation, avant que passent les premières gouttes du distillé, il se dégage une quantité considérable d'acide carbonique et un autre gaz d'odeur alliacée, qui réduit le nitrate d'argent ammoniacal et alcoolique ainsi que le nitrate mercurique. Ce gaz, comme on l'a constaté à l'analyse, est l'hydrogène phosphoré.

La quantité d'acide carbonique qui se dégage prouve la présence de carbonates. La quantité considérable d'hydrogène phosphoré formé dès les premières heures où le cerveau est mis à l'étuve à 38-45 degrés, me porte à admettre dans ce tissu l'existence d'une phosphine ou d'un corps phosphoré organique dans lequel le phosphore se trouve faiblement combiné.

1. *Comptes rendus de l'Acad. des Sciences*, 30 juillet 1900.

En outre, on a constaté dans l'encéphale la présence des acides gras volatils (acides formique, valérianique, butyrique) et une quantité considérable de cholestérine qui fond à 145 degrés. L'encéphale contient encore de la margarine, de la stéarine, de l'oléine et un corps gras qui fond à 150 degrés, d'une odeur semblable à la saumure du poisson. On trouve en outre un corps intermédiaire entre la leucine et la butalanine et enfin de la kératine.

L'acide valérianique préexistant dans le cerveau frais et en quantité sensible, paraît justifier l'emploi de la valériane dans les formes dépressives de certaines maladies nerveuses. Peut-être un jour saura-t-on rattacher la formation de l'acétone (en particulier dans le diabète) à la présence constatée de butyrates et de butyrine dans ce tissu.

Les troubles du saturnisme s'expliqueraient mieux par la présence constatée de l'oléine libre.

Si on considère que la kératine n'est pas contenue dans le sang, mais qu'elle existe dans les poils, et si on se rappelle que les poils s'accroissent de la base au sommet, il n'y a qu'une seule conclusion à tirer, c'est que la kératine des poils est la kératine des nerfs.

Les acides gras volatils qui se trouvent en quantité sensible dans les tissus nerveux sont les mêmes que l'on rencontre dans la sueur. Il est donc probable que les acides gras de la sueur sont les acides gras des nerfs.

On a trouvé la leucine dans le tissu nerveux, il est donc probable que la leucine des nerfs concourt à la formation de la leucine des cornes.

Le sang d'un mammifère reste liquide toutes les fois qu'il est recueilli dans un flacon qui contient de l'hydrogène phosphoré, produit de la distillation de l'encéphale. Or, le sang menstruel ne coagule pas, il est donc probable qu'il contient en dissolution une phosphine ou un corps organique dans lequel le phosphore se trouverait faiblement combiné.

Je crois que le soufre et le phosphore, peut-être aussi l'iode et l'arsenic, se trouvent dans l'organisme des mammifères sous forme de combinaisons organiques où le phosphore et le soufre, l'iode et l'arsenic seraient faiblement combinés et prêts à rentrer en fonction dès que la nécessité se manifeste. Il est probable que par des processus encore inconnus, le soufre et le phosphore et peut-être l'iode et l'arsenic se séparent avec une grande facilité des corps avec lesquels ils sont facilement combinés. L'albumine alors donnerait lieu à la formation de ptomaïnes, de leucomaïnes, de phénols et cela justifierait la théorie des auto-intoxications.

L'encéphale du chien ou du mouton séché dans le vide subit la fermentation alcoolique. L'encéphale des chiens morts d'inanition ne subit pas la fermentation alcoolique. L'encéphale des oiseaux délayé dans l'eau semble, même à la température ambiante, subir un commencement de fermentation alcoolique. Il semble aussi, toutes proportions gardées, que l'encéphale des oiseaux contient moins d'hydrogène phosphoré que l'encéphale des mammifères. Le phosphore faiblement combiné se trouve en quantité considérable dans tous les tissus des poissons et enfin chez certains insectes et certains crustacés on trouve du phosphore presque libre qui brille dans l'obscurité.

L'anatomie comparée cherche à l'aide de l'histologie à trouver dans l'échelle zoologique quels sont les équivalents des nerfs et de la cellule nerveuse des mammifères.

La chimie trouve l'acide formique dans les fourmis, l'acide butyrique dans les glandes abdominales du Carabus niger, c'est-à-dire les mêmes éléments que dans le tissu nerveux des mammifères. La chimie trouve dans la *Strachia ornata*, dans l'*Acantia lectularia* des acides de la série acrilique, probablement semblables à ce corps d'une odeur de saumure de poisson qui se trouve dans le tissu nerveux des mammifères. Il est aussi probable que la chitine du derma-squelette des insectes est quelque chose de semblable à la kératine des mammifères.

Il est donc nécessaire de distinguer dans les nerfs la fonction physique et la fonction chimique.

Comme dans les artères, il y a à côté du pouls les transformations que subit la colonne sanguine, à côté de la fonction physique des nerfs, quelle qu'elle soit, il y a la fonction chimique des extrémités nerveuses.

La biologie étudie l'évolution de la forme des tissus, ainsi que l'évolution des espèces chimiques. Or les transformations chimiques du système nerveux s'imposent.

V. Preuves cliniques

Le diabète et la syphilis sont accompagnés de la chute des cheveux et des dents. Les cheveux tombent par abus de la vie ou par un travail intellectuel excessif. Les douleurs, très vives, font aussi tomber les cheveux. La syphilis héréditaire se reconnaît par certaines lésions des dents. Les aliénés se reconnaissent par l'odeur spéciale de leur transpiration cutanée. Les cas graves de neurasthénie sont suivis d'une augmentation de phosphore dans les urines. Dans la chorée, il y a augmentation d'acide hippurique. De même on a trouvé chez les chevaux qui fatiguent beaucoup, une augmentation d'acide hippurique.

Les exemples peuvent se multiplier à l'infini : tous prouvent la destruction centrale et périphérique du système nerveux.

Conclusions.

L'embryologie montre que l'axe cérébro-spinal et les nerfs dérivent ainsi que la peau du feuillet externe du blastoderme.

La tératologie prouve que la vie est possible même sans l'axe cérébro-spinal et, que lorsque le cerveau fait défaut, il est remplacé par une production dermique.

L'histologie montre que les nerfs ont un contenu homogène, transparent, que le lit du nerf va en augmentant depuis son origine jusqu'à sa fin et qu'il n'y a aucun rapport possible à établir entre l'origine des nerfs et les cellules nerveuses.

La physiologie montre que la narcose peut se produire même sans le cerveau et que le contenu des tubes nerveux, ainsi que le protoplasma des cellules nerveuses peut subir une désagrégation. La physiologie prouve en outre que le bout central des nerfs divisés régénèrent petit à petit dans certaines limites.

La chimie démontre que les acides gras volatils (acide formique, butyrique et valérianique) et surtout la cholésterine et la kératine se trouvent dans la peau et dans les productions dermiques.

La clinique prouve que les troubles préliminaires des maladies les plus graves se manifestent toujours sur les poils et sur les dents.

De toutes ces recherches il résulte, je crois, d'une manière très claire que l'axe cérébro-spinal représente la synthèse chimique de tous les organes dont l'analyse se fait dans les différents tissus par l'intermédiaire des terminaisons nerveuses.

Il y a donc toujours dans la fonction chimique des différents tissus une destruction lente, successive et continue de la matière nerveuse des extrémités nerveuses. Il est même probable qu'aucune fonction chimique des différents tissus ne serait possible sans l'intervention active des composants des nerfs[1].

1. Les détails de cette étude seront publiés ultérieurement.

A NOTE ON THE RESPIRATORY MURMUR

by RICHARD J. ANDERSON,

de Galway.

The Respiratory murmur which is heard over the Lung Structure proper is not so much of a Musical Sound. It is regarded by some as of the nature of a "Hum" but much lower in pitch than the sound in a beehive and complicated with a breezy sound. In Man the tone seems somewhat higher than the tone of contracting muscle. The latter corresponds to 20-40 vibrations whilst the respiratory murmur is more like 40-60 per. sec. The physical phenomena associated with this sound like every physical vital action may be pressed in to do service in accounting for some of the unexplained phenomena associated with gaseous discharge in the lungs. In view of the facts that some chemical compounds are formed and others are decomposed or altered in form by vibrations in their own substance, some of these vibrations being akin to those associated with Sound, one cannot neglect to take account of the vibrating effect of the lung tissue and its contents, the electrical condition, the condition of temperature owing to expansion. The effect of the electrical condition of the contracted diaphragm, etc., in Mammals may also have its influence. But the rush of the air through the narrow openings into the infundibula and the impact of the air upon the thin partitions separating the air cells bring us nearer apparently to the question at issue. The respiratory murmur in the Horse is more readily examined than in man, and it is easily studied in the dog, but the Heart is apt to complicate an observation which must be confined to a more limited area in a smaller animal. The interval between inspiration and expiration is appreciable owing to the lower pitch of the expiratory sound.

The actual effect of pressure of air passing through a small portion in a membrane can be easily studied, the adhesion of the gas is an important fact that must not be forgotten in summarising the results. Gases, indeed, will stick to almost anything. It seems indeed that even a bit of glass will scarcely part with adhering gas if burned or boiled, so that it is not surprising that gases should cling to organic membranes.

To ascertain the effect of pressure, a fine muslin cloth was taken with ten strands to the millimetre, and twelve ply of this was made: the thick layer so formed was fixed over the mouth of a flask and air was forced into this flask by a lateral tube. The air passed readily through the cloth as if there were no obstruction whatever.

II. A card-board was taken and a small square in the centre perforated with 16 holes. The air passed freely through these openings which were each less than a millimetre in diameter.

III. A card with a single central aperture was tied to the wide

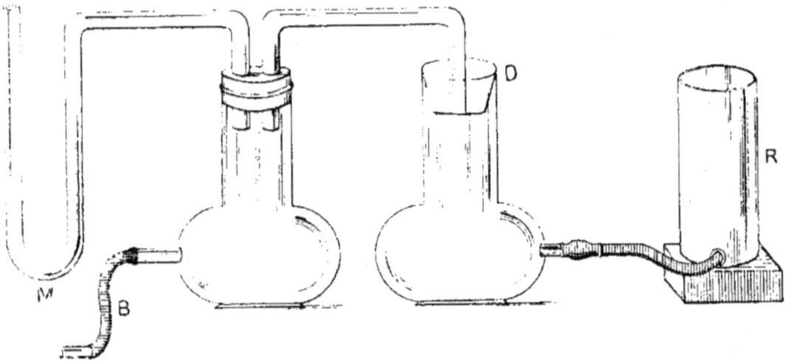

upper opening of the flask and the effect of the pressure through the tube was examined. the result showed that an appreciable obstruction was thus presented to the gas.

IV. It is well known that membranes such as a bladder, and substances such as porcelain. Indian Rubber. Charcoal, not only absorb

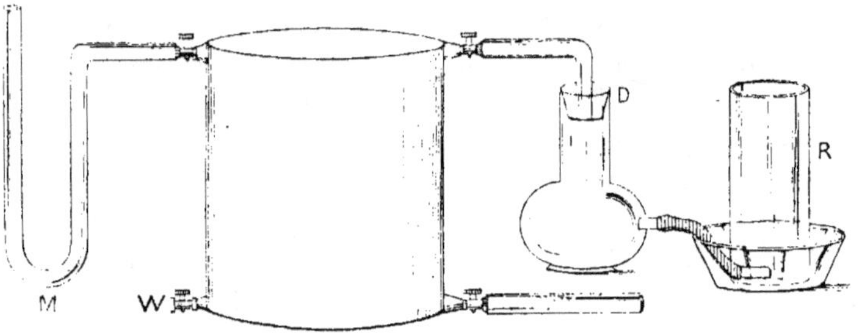

certain gases (as do certain metals also) but also that gases are transmitted with ease by some membranes and with difficulty by others; whilst the same membrane transmits one gas easily and another with difficulty. Carbonic Acid flows easily for instance, through a bladder. Simple or osmotic diffusion accounts for this, the first depends on the gas. the second on the relation of the membrane to the gas. Then the length of a fine tube compared with its breadth alters the conditions. five methods were tried to ascertain the rate of flow of air under pressure. In the first a Mercury reservoir was connected with a flask which by one tube joined the bellows and by another was connected with a second flask which was corked.

The cork was perforated by a pin less than a millimetre in diameter and a third flask fixed to this cork, whilst a side tube led to a receiver which was filled with water, inverted, and the air collected as it came through. The results showed that under a pressure of 70 mm. Hg. the flask is filled in 10 seconds. The experiment was repeated several times, and it was established that the aperture so reduced furnished a distinct obstruction. There was no sound other than the rushing air disguised during a portion of the experiment by the noise of the bellows and the bubbles.

In the second method which was employed a reservoir was used, with four tubes furnished with Stop Cocks. One tube was connected with the water-main, a second with a Manometer, a third with a receiver, a membrane was interposed in this. The pressure between the flask and the receiver caused by the water, was sufficien to produce a sound of high pitch when the membrane was tense. With a relaxed membrane the fibres forced into the hole may cause an obstruction of a complete nature.

It is evident that the air should be forced in and withdrawn in order that a condition similar to that in the lung should be brought about, I propose to do this by a plan which I think will prove efficient. Even if we keep in mind that the very nature of waves suggests periods of rarifaction and condensation, the areas of action are in the lungs very small : and whatever be the importance of the inquiry it would appear as if the effects of waves of sound here, were the same as in vibrating membranes or plates. Not that the parts take up the waves of an amplitude precisely the same as that of the communicating body. It is not, indeed, necessary that such should be the case. A failure to comply with the requirements of the soun ding body might lead to a change in the physical or chemical constitution. A fluid may take up only a vibration peculiar to itself, but the vibrations such as they are may react modifying and being modified.

The suggestions contained in the above are made to gain attention for an imperfectly worked side of physiological physics.

SUR L'ACIDITÉ NORMALE DE LA GÉLATINE

par M. le professeur A. DASTRE,

de Paris.

La gélatine est un produit industriel que les chimistes n'ont pas obtenu à l'état pur, c'est-à-dire entièrement débarrassé des substances minérales qui la souillent.

Cependant, dans l'énumération de ses propriétés, les ouvrages mentionnent celle-ci : la gélatine est une substance neutre aux réactifs.

En réalité, la gélatine n'est pas un corps neutre. Elle est doublement acide. Elle est rendue acide par les impuretés qu'elle conserve de sa préparation, acide chlorhydrique, acide sulfurique, etc. Elle est, enfin, acide par elle-même.

Les *acides de préparation* sont en quantité plus ou moins grande selon les marques commerciales que l'on examine. Dans les échantillons les plus purs que j'aie eus entre les mains, j'ai vu cette acidité varier de près d'un tiers. L'acidité, évaluée en acide chlorhydrique, a oscillé entre 0 gr. 911 de HCl et 0 gr. 622 pour 100 grammes de gélatine.

On peut se débarrasser facilement de ces acides étrangers dus à la préparation. Et la même opération d'ailleurs enlève, en même temps, les matières salines. C'est la dialyse. La gélatine, avant le traitement, réagit au nitrate d'argent, au chlorure de baryum ; elle fournit à l'incinération des cendres qui contiennent une faible proportion d'acide phosphorique et de la chaux en quantité notable.

La dialyse enlève ces matières minérales en partie. En tous cas la gélatine dialysée cesse bientôt de réagir au nitrate d'argent et au chlorure de baryum. De plus, et c'est là le fait intéressant, son acidité diminue jusqu'à un certain degré, où elle reste fixe, si longtemps que l'on veuille ensuite prolonger l'opération. Cette acidité stable et permanente de la gélatine correspond à 0 gr. 455 de HCl pour 100 grammes de gélatine. Elle ne varie plus après le 7e jour de dialyse.

La gélatine dialysée constitue la forme la plus pure de gélatine que l'on connaisse. Elle contient moins d'impuretés que celle que l'on obtient par tout autre procédé, soit environ 5 pour 100 de cendres. Elle présente un degré d'acidité constant. La gélatine pourrait être nommée *acide gélatinique*.

L'opération qui tend à enlever l'acide a donc une limite infranchissable. On arrive à cette même limite par une route inverse. On peut, en effet, neutraliser la gélatine ordinaire ou dialysée avec la soude. Partant du corps ainsi obtenu, gélatinate de soude et sels sodiques, on recourt encore à la dialyse. Celle-ci enlève les sels, puis s'attaque au gélatinate, le dissocie et élimine l'alcali. Après 6 à 7 jours, la gélatine s'acidifie ; le degré d'acidité augmente et au bout de quelque temps se fixe à la même valeur que nous avons indiquée tout à l'heure, c'est-à-dire à 0 gr. 455 de HCl pour 100 grammes de gélatine.

Nous considérons donc comme établie notre assertion que la gélatine est un acide organique. Le second point qui ressort de nos études, c'est que le meilleur procédé de préparation de la gélatine, celui qui fournit le produit le plus pur, c'est la dialyse prolongée. Enfin, en troisième lieu, nous avons étudié les propriétés de la gélatine dialysée par rapport aux gélatines ordinaires : en particulier, la capacité d'absorption ou de gonflement, la gélification, la solubilité, la liquéfaction, la force de rétraction. Nous nous contenterons de dire un mot de cette dernière. Si l'on fait sécher au vide sec de la gélatine dialysée coulée en plaque sur une lame de verre bien nettoyée, la substance se rétracte avec une telle force qu'elle arrache des éclats de verre. Je présente quelques-unes de ces plaques. Si la dessiccation se fait sur une lame de platine épaisse, celle-ci est courbée et enroulée.

MERCREDI 8 AOUT

(Séance du matin)

Présidence de M. le professeur PAVLOV (de St-Pétersbourg).

PRÉSENTATION D'UN SCHÉMA AUTO-MOTEUR DE CIRCULATION EXPÉRIENCES SUR LA DYNAMIQUE DU POULS DANS SES RAPPORTS AVEC LA TENSION ARTÉRIELLE

par M. V. PACHON,

de Bordeaux.

I. Le modèle de schéma de circulation que vous voyez, Messieurs, fonctionner devant vous, a l'avantage d'être auto-moteur et de présenter, dans un appareil de dimensions relativement très restreintes, les conditions nécessaires à l'étude pratique des régimes circulatoires, tels qu'il se présentent en hémo-dynamique. C'est, à ce titre, à la fois un appareil d'enseignement et de recherches expérimentales. C'est là aussi ce qui constitue sa caractéristique propre. Dans de tels appareils on ne se préoccupe guère ordinairement que de reproduire une vue d'ensemble, le plus souvent très générale, de la mécanique cardio-vasculaire. Celui-ci se trouve, au contraire, particulièrement adapté à l'étude analytique des éléments d'un régime circulatoire, à la détermination précise du sens et de la grandeur d'influence de chacun des facteurs commandant à ces divers éléments. Il se prête, d'autre part, à une reproduction minutieuse du pouls ainsi qu'à l'étude détaillée des variations multiples de ce phénomène, dont la complexité apparait bien vite à quiconque en aborde l'étude, et dont le dossier expérimental présente plus d'une lacune à combler.

Pour se prêter aux diverses études qui viennent d'être mentionnées, un schéma de circulation doit satisfaire à des conditions déterminées. Il en est deux, nécessaires et suffisantes. En premier lieu, il doit être possible d'établir des régimes circulatoires définis, pouvant se maintenir un certain temps parfaitement égaux à eux-mêmes. En second lieu, l'expérimentateur doit pouvoir, au cours d'un régime circulatoire donné, faire varier isolément ou simultanément chacun des facteurs, dont est fonction ce régime. Entrons donc dans le détail des divers organes qui permettent à notre schéma auto-moteur de circulation de remplir ces conditions.

a) **Établissement d'un régime circulatoire défini.** — Un régime circulatoire, ou hémo-dynamique, se trouve défini dans un territoire vasculaire déterminé, quand, pour une masse liquide donnée, on a des valeurs fixes du débit systolique ventriculaire, du rythme et de la force d'impulsion cardiaques, enfin du tonus des petits vaisseaux contractiles. La masse liquide logée dans le schéma restant la même, le problème est donc celui-ci : assurer 1° un débit fixe, avec une force d'impulsion égale de la poire de caoutchouc, dont la compression simule la systole; 2° un rythme régulier de compression et de détente de la poire, qui représente le jeu du cœur; 3° un calibre fixe des petits tubes, dont l'ensemble représente une nappe de capillaires. La dernière des conditions se trouve facilement remplie : il suffit de laisser le liquide, tout le temps de l'expérience, circuler sur une même étendue de tubes capillaires. Les deux premières conditions sont idéalement satisfaites par l'automatisme même du fonctionnement de l'appareil. Les compressions de la poire (*rythme cardiaque*) s'exécutent, on le voit, avec un rythme régulier. Il est facile aussi de se convaincre que la grandeur de compression (*débit ventriculaire*), ainsi que le temps de compression (*vitesse de pénétration liquidienne, force d'impulsion cardiaque*) de la poire présentent dans le temps des valeurs égales à elles-mêmes. Toutes ces particularités sont assurées par le jeu d'un organe compresseur auto-moteur. Cet organe se compose essentiellement d'un petit moteur électrique[1] et d'un bâti général, dont le socle est surmonté de deux colonnes métalliques de forme triangulaire, qui portent deux axes transversaux (inférieur et supérieur) de rotation, auxquels, par un système approprié de volants, est communiqué le mouvement du petit moteur. La poire de caoutchouc (cœur) du schéma de circulation est disposée sur le socle, contre l'une des colonnes du bâti. L'axe de rotation fixé à l'extrémité supérieure des deux colonnes métalliques porte, d'un côté, un disque muni d'une bielle à laquelle est articulée en genou une tige de compression. La bielle, qui est fixée au disque, participe ainsi à son mouvement circulaire. La tige de compression porte une palette métallique plane et ronde, destinée à comprimer la poire, et coulisse dans une glissière

1. Ce petit moteur électrique (type dynamo-Gramme, anneau Siemens), d'une puissance de 1/15 de cheval, fonctionnant convenablement sous une tension de 10 volts, donnant son rendement maximum avec une tension de 20 volts, est très pratique pour maintes adaptations en physiologie. Le modèle en a été établi par M. LOUET, constructeur-électricien, 8, rue Castillon, Bordeaux. C'est aussi M. Louet qui a bien voulu se charger de la construction de tout l'organe compresseur auto-moteur de mon appareil. Je tiens à le remercier ici de la grande complaisance qu'il a mise à satisfaire aux variantes successives de mes exigences et de mes desiderata.

qui assure une direction exactement verticale au mouvement alternatif de haut en bas, que lui communique, grâce à son articulation en genou, la bielle fixée au disque que meut l'axe supérieur de rotation. Celui-ci porte à son autre extrémité un organe spécial, destiné à produire une détente absolument brusque de la poire après sa compression. Le but auquel répond cette adaptation particulière est exposé dans la note ci-après[1]. Le champ, dans lequel se meut la palette-compresseur le long de la colonne métallique, au pied de laquelle se trouve disposée la poire, est ainsi toujours le même et la grandeur de compression (*débit ventriculaire*) de la poire garde, dès lors, une même valeur. Pour une puissance mécanique donnée du moteur électrique, que l'on peut graduer, grâce à un rhéostat placé sur le trajet du courant venu des accumulateurs, les intervalles de compression (*rythme cardiaque*) et le temps de compression (*vitesse de pénétration liquidienne, force d'impulsion cardiaque*) de la poire sont, d'autre part, toujours identiques à eux-mêmes. Et ainsi se trouve réalisée, pour un temps variable au gré de l'expérimentateur, la fixité des éléments qui définissent un régime circulatoire en hémo-dynamique. Premier résultat, qu'il nous fallait obtenir.

b) **Production, en cours de régime circulatoire, de variations brusques, isolées ou simultanées, des divers facteurs dont dépend ce régime.** — Toutes choses égales du côté de la masse liquide, un régime circulatoire, en hémo-dynamique, dépend, nous l'avons vu, de la valeur du rythme et de la force d'impulsion cardiaques, du débit systolique ventriculaire et enfin du tonus des petits vaisseaux contractiles. C'est donc chacun de ces termes qu'il faut pouvoir faire varier à tout instant, soit isolément, soit simultanément.

Variations du rythme et de la force d'impulsion. — Ces deux éléments varient toujours dans le même sens, au cours du fonctionnement cardiaque. L'accélération du cœur va avec une augmentation de la force d'impulsion, le ralentissement avec une diminution de cette force d'impulsion, qui représente la vitesse de pénétration de l'ondée ventriculaire dans le système artériel, et qu'il faut bien prendre soin de ne pas confondre avec la valeur volumétrique de cette ondée, c'est-à-dire avec la grandeur de l'évacuation ventriculaire. Dans notre schéma auto-moteur, il suffira, pour provoquer à tout moment des variations parallèles du rythme et de la force d'impulsion, de diminuer ou d'augmenter la résistance (simple manœuvre du curseur du rhéostat) au passage du courant électrique. On provoquera ainsi, à volonté.

1. De l'influence de la vitesse de décontraction cardiaque sur la grandeur du dicrotisme. Démonstration expérimentale.

de l'accélération ou du ralentissement du rythme de compression et du temps de compression (vitesse de pénétration liquidienne).

Variations du débit systolique ventriculaire. — Un artifice simple permet, dans notre schéma, de faire varier cet élément. Il suffit d'avoir à sa disposition de petites planchettes d'épaisseur variable, que l'on place sous la poire de caoutchouc. Suivant l'épaisseur de la planchette, la poire se trouve soulevée plus ou moins haut, c'est-à-dire plus ou moins rapprochée de la palette-compresseur qui, elle, se meut dans un champ fixe. La grandeur dont est comprimée la poire, c'est-à-dire sa grandeur d'évacuation (*débit ventriculaire*) peut présenter, dès lors, les valeurs les plus variables, au gré de l'expérimentateur. La richesse du jeu de planchettes doit seulement répondre à la quantité de ses désirs.

Variations du tonus des petits vaisseaux contractiles. — Un artifice également très simple permet, dans notre schéma de circulation à tubes élastiques, de reproduire la contractilité des petits vaisseaux. Au cours du cycle circulatoire, à une distance assez éloignée (3-4 mètres) de la poire, alors que des branchements divers ont été déjà établis (division des artères), la masse liquide circulante rencontre alors sur son trajet deux systèmes de petits tubes élastiques d'assez fin diamètre (*capillaires physiologiques élastiques et contractiles*). Ces deux systèmes, représentant donc une assez large surface de capillaires, peuvent être mis en action, c'est-à-dire traversés par le courant circulatoire, soit isolément, soit simultanément. La manœuvre d'un robinet, qui donne ou ferme passage au courant dans l'un des systèmes capillaires, suffit à ce rôle. Les deux systèmes capillaires fonctionnant, on a une large surface vasculaire, on est en *vaso-dilatation*. L'un des deux systèmes fonctionnant seul, on a une moindre surface capillaire : les vaisseaux sont resserrés, on est en *vaso-constriction*. Là aussi l'expérimentateur peut, à son gré, produire toute une série de gammes d'effets constricteurs ou dilatateurs. Il lui suffit, pour cela, de disposer sa nappe capillaire entre deux larges planchettes reliées par des écrous à vis, qu'il serrera au gré de sa volonté. Il pourra — disposition qui aura l'avantage de laisser la nappe capillaire entièrement à la vue des auditeurs, au cas d'une démonstration d'enseignement — il pourra, dis-je, simplement disposer le long des petits tubes capillaires des pinces à pression ou mieux (les tubes de caoutchouc ne seront pas détériorés) une série de petits robinets dont il limitera à volonté la lumière.

En résumé, il sera possible de créer, à tout instant, des régimes circulatoires nouveaux, de même qu'il nous était possible de réaliser et de maintenir un temps convenable un régime circulatoire défini. Un tel schéma auto-moteur de circulation réunit donc, comme nous le disions au début, les conditions nécessaires à l'étude pratique et détaillée des régimes circulatoires tels qu'ils se présentent en hémodynamique.

Il nous a permis, en particulier, d'établir d'une manière que nous croyons précise, les règles générales qui définissent avec leurs diverses nuances, les rapports complexes du pouls et de la tension artérielle. Permettez-moi de faire précisément devant vous, Messieurs, à l'aide de ce schéma, la série d'expériences qui permettent de définir et de comprendre exactement ces rapports.

II. Démonstration expérimentale des lois suivantes [1] :

I. Les données mécaniques, au milieu desquelles se produit le phénomène du pouls, ne permettent pas d'établir une formule fixe de ses variations, considérées en fonction seule de la tension artérielle.

II. Dans des cas déterminés, au cours de modifications de la tension artérielle, le sens définitif de variation de la force du pouls n'est pas commandé par la résistance que représente cette tension. Dans ces cas, la force du pouls varie dans le même sens que la tension artérielle constante.

La force du pouls croît comme la tension artérielle constante dans tous les cas où des modifications des éléments de puissance (débit et force d'impulsion systoliques) de l'onde pulsatile se produisent avec une grandeur prépondérante, en même temps que les variations concomitantes de la tension artérielle (cas de la digitale).

La force du pouls décroît comme la tension artérielle constante dans tous les cas où se produit une diminution d'énergie telle des facteurs de puissance de l'onde pulsatile, que cet effet dépresseur l'emporte sur l'effet favorable résultant du moindre état de tension de l'artère (cas de débilité cardiaque, sous des influences organiques ou toxiques [2]).

III. La forme du pouls et, en particulier, son accident principal, le dicrotisme, peut présenter des variations, dont le sens n'est pas com-

1. La tension moyenne, dans les divers régimes successivement créés, est donnée par des manomètres compensateurs de Marey, étagés le long du cycle circulatoire. La pression variable (pouls) est enregistrée aux divers niveaux, dont on a la tension, par des sphygmoscopes convenablement construits (règles de L. Frederico-Anslaux, *Trav. du lab. de L. Fredericq*, t. IV, 1891-92).

2. Un cas type de ce genre est présenté par le cœur du chien, aux dernières phases de l'intoxication diphtéritique aiguë [cf. R. Moulinier, Du mécanisme des troubles circulatoires dans l'intoxication diphtéritique expérimentale aiguë (*Thèse de Bordeaux*, 1898)].

mandé par les modifications concomitantes de la tension artérielle considérée comme élément de résistance[1].

DE L'INFLUENCE DE LA VITESSE DE DÉCONTRACTION CARDIAQUE SUR LA GRANDEUR DU DICROTISME ARTÉRIEL. DÉMONSTRATION EXPÉRIMENTALE

par M. V. PACHON,

de Bordeaux.

J'ai eu l'occasion, dans un travail publié l'an dernier[2], d'attirer l'attention sur la part d'influence qu'exerce la vitesse de décontraction cardiaque dans le mécanisme de production et dans la détermination de la grandeur du dicrotisme artériel. J'ai montré que c'était là un élément qui, influençant directement la vitesse de chute des sigmoïdes, influence du fait même l'« onde de clôture sigmoïdienne » (Buisson, Chauveau, Marey, Grashey, Hürthle, Tigerstedt, L. Fredericq, etc.), c'est-à-dire l'onde réfléchie centrifuge née sous l'influence du choc d'une ondée rétrograde contre les valvules sigmoïdiennes, au moment même de leur clôture. Deux facteurs principaux interviennent nécessairement, d'une façon constante, pour déterminer la vitesse de chute des sigmoïdes et, par ricochet, la puissance du choc de l'ondée de retour contre ces valvules (puissance de choc qui détermine, à son tour, la grandeur de l'onde réfléchie secondaire dicrote). Ces deux facteurs sont : d'une part, la poussée exercée par la tension artérielle, dont les variations se traduisent par des variations de même sens de la force de propulsion, c'est-à-dire de la vitesse de l'ondée rétrograde ; et, d'autre part, l'appel produit par la décontraction cardiaque. Or, si le premier facteur d'influence est nettement important, le second mérite aussi d'être examiné. Le raisonnement mécanique

1. Cf. la note ci-jointe sur le dicrotisme. — Je prie le lecteur, qui s'intéresse à ces questions, de vouloir bien se reporter au mémoire que j'ai écrit sur ce sujet dans le *Journal de Physiologie et de Pathologie générale*, 1899, p. 1130-1140 (Des rapports de la force et de la forme du pouls avec la tension artérielle).

2. V. PACHON. La vitesse de décontraction du cœur et son influence sur le dicrotisme. *Journal de Phys. et de Path. générale*, 1899, p. 1130-1140. — Du non-parallélisme du sens de variation de l'onde primaire et de l'onde dicrote du pouls artériel, dans quelques cas déterminés (respiration, attitudes). *Id.*, 1899, p. 1144-1148.

impose, en effet, d'admettre que la vitesse de décontraction cardiaque constitue pour la chute des sigmoïdes et le reflux de l'ondée rétrograde une force d'appel, par conséquent un élément d'influence sur la grandeur de l'onde de clôture sigmoïdienne, soit du dicrotisme.

C'est précisément cette influence, dont je me propose de vérifier expérimentalement la réalité devant vous, Messieurs. Permettez-moi seulement de rappeler tout d'abord quelques lignes de Marey, qui me paraissent particulièrement à leur place ici : « Chaque fois qu'on a fait une hypothèse sur la cause d'un phénomène, on doit en chercher la confirmation au moyen de l'expérience. Or, pour les phénomènes de la vie qui sont du ressort de la physique ou de la mécanique, la vérification la plus démonstrative consiste à reproduire ces phénomènes en dehors de l'organisme vivant, en réunissant dans certains appareils les conditions nécessaires à cette reproduction. »[1]

C'est pour répondre à ces principes posés par Marey que j'ai adapté à mon schéma auto-moteur de circulation, en outre du compresseur à bielle antérieurement décrit[2], un autre organe très différent de compression et de décompression, destiné à produire une détente absolument brusque de la poire, dont la compression et la décompression simulent le jeu du cœur. Ce second organe de compression se compose tout d'abord d'une came à courbe d'escargot, qui participe au mouvement de rotation de l'axe transversal supérieur porté par les deux colonnettes métalliques de notre appareil, et aux deux extrémités duquel sont fixés, d'une part, le disque auquel est fixée la bielle du compresseur ordinaire, et, d'autre part, la came spéciale dont il est maintenant question. Dans son mouvement de rotation, l'arc de la came-escargot glisse sur l'extrémité taillée en biseau d'une tige métallique à laquelle elle imprime ainsi une poussée. Cette poussée se traduit, pour la tige, par un mouvement exactement vertical de haut en bas, grâce à des directrices fixées à la colonnette, le long de laquelle se meut la tige. Le mouvement de descente de la tige métallique, dont l'extrémité inférieure porte une palette-compresseur, est arrivé à son maximum juste au moment où sur le biseau de son extrémité supérieure glisse le point le plus excentrique de la came-escargot. A ce moment, l'effet compresseur est également terminé. La détente absolument brusque de la poire de caoutchouc (cœur) du schéma se trouve alors assurée par la détente d'un ressort qui enlace la tige-compresseur et se trouve comprimé par le mouvement de

1. E.-J. Marey, *La circulation du sang à l'état physiologique et dans les maladies*. Paris, 1881, p. 155.
2. Cf. la communication précédente.

descente de cette tige. Dès que la dépression verticale de la came escargot se présente au biseau supérieur de la tige compresseur, celle-ci se trouve dans ces conditions brusquement refoulée en haut par la détente immédiate du ressort à laquelle rien ne s'oppose. Et ainsi est réalisée une décompression absolument brusque de la poire du schéma.

Soit donc notre schéma en fonctionnement. Pour des valeurs égales de rythme cardiaque, de débit ventriculaire, de tonus, c'est-à-dire de calibre des petits vaisseaux, examinons le dicrotisme dans les deux cas de décompression *absolument brusque* et de décompression relativement *moins brusque* de la poire. Il nous suffit, pour cela, en nous plaçant dans des conditions définies de régimes circulatoires semblables (l'expérience rigoureuse exige ici une très grande patience), de disposer la poire du schéma tantôt sous le compresseur à came (compression *très* brusque), tantôt sous le compresseur à bielle (compression *moins* brusque). Je fais, Messieurs, l'expérience comparative.

Les résultats sont, vous le voyez, absolument nets[1]. Dans le cas de décompression *très brusque*, le dicrotisme est beaucoup *plus aigu* que dans le cas de décompression moins brusque ou lente. Dans les deux ordres d'expériences, le rythme et l'amplitude du pouls sont nettement superposables, signes de l'identité des régimes comparés, dans lesquels a donc varié le seul facteur « vitesse de détente » de la poire. La conclusion s'impose, dès lors, que l'un des facteurs essentiels qui interviennent dans le mécanisme de production et dans la détermination de la grandeur du dicrotisme artériel est la vitesse avec laquelle le cœur revient au repos après sa systole, soit la vitesse de décontraction cardiaque.

C'est là une preuve de plus, vraiment décisive, de l'origine centrale de l'onde dicrote, qui est bien une onde de clôture des sigmoïdes, liée qu'elle est à tous les facteurs influençant cette clôture.

C'est là aussi un fait qui, en nous apprenant à connaître pour le dicrotisme un facteur d'influence particulier n'ayant rien à voir avec l'amplitude du pouls, nous permet de comprendre plus nettement et plus complètement l'indépendance — et non la solidarité étroite — que présente l'onde primaire et l'onde dicrote du pouls, au point de vue de leurs variations de sens inverse, quand on les examine à certains moments ou dans certaines conditions du fonctionnement physiologique. Telles les variations inverses de ces deux ondes, aux deux

1. M. le professeur Pavlov, président de séance, MM. Dastre, de Cyon, Mislavsky, Gréhant, Gley, Weiss, etc., ont pu particulièrement s'en rendre compte.

phases de la respiration et sous l'influence des attitudes assis, debout, couché[1]. Toutes variations, dans lesquelles notre nouveau facteur intervient pour déterminer le sens définitif des variations de grandeur du dicrotisme. D'autres applications pratiques du même ordre se présenteront encore, pour peu qu'on veuille, dans chaque cas particulier de variation du dicrotisme, prendre en considération le facteur spécial d'influence que nous venons d'apprendre à connaître[2]. L'ordre nouveau d'investigations, auquel conduit une telle étude sur la dynamique du dicrotisme artériel, se rattache d'autre part à la question générale de l'*élasticité cardiaque*, dont la valeur et les variations physiologiques sont, on peut dire, entièrement à connaître, et qu'il serait plus d'une fois utile de pouvoir apprécier en pathologie. A ce titre, ces recherches représentent encore un point de départ.

RECHERCHES CRYOSCOPIQUES ET CHIMIQUES SUR LES MODIFICATIONS DE LA SÉCRÉTION RÉNALE PROVOQUÉES PAR DES INJECTIONS SALÉES A DIVERS DEGRÉS DE TENSION OSMOTIQUE

par MM. HALLION et CARRION.

(de Paris).

Nous avons réalisé, depuis quelques années, un grand nombre d'expériences relatives à l'influence qu'exercent, sur diverses fonctions, des injections intra-vasculaires de solutions salées. Notre but principal était de contribuer ainsi à l'étude des phénomènes osmotiques, dont les belles recherches de Winter venaient de nous montrer l'importance en physiologie. En effet, injectant dans le sang des solutions de tensions osmotiques diverses[3], nous pouvions faire varier, dans un sens défini, les rapports osmotiques entre le sang et le reste de l'organisme, et exagérer ainsi, pour les mieux mettre en évidence, les phénomènes d'osmose et de diffusion qu'il s'agissait d'observer.

1. Cf. V. PACHON, *Journ. de Phys. et de Path. gén.*, 1899, *loc. cit.*

2. Dans cet ordre d'idées, le professeur MAREY a bien voulu écrire, à propos de ces recherches, qu'il y avait là « un champ nouveau qui s'ouvre à la séméiologie », (*C.-R. Acad. Sc.*, 17 décembre 1900, rapport sur le prix Montyon, physiologie.)

3. La plupart de nos expériences ont été faites avec des solutions de NaCl dont le titre variait entre 6 et 10 pour 1000; c'est à ces solutions que nous appliquons au cours de cet article, le terme de solutions isotoniques, par un abus de langage destiné à simplifier notre exposé.

Pour apporter dans nos premières recherches la plus grande simplicité, nous nous sommes à peu près bornés, jusqu'à présent, à employer des solutions contenant une seule substance dissoute, et cette substance a été le chlorure de sodium, pour plusieurs raisons. D'abord c'est de toutes les substances constituantes de l'organisme, celle qui, de par son abondance et sa grande diffusibilité, joue un rôle prépondérant dans l'équilibre des humeurs; ce point avait été mis en lumière par Winter. D'autre part, étant donné que, dans l'organisme, la quantité des molécules de NaCl est considérable par rapport à la quantité des autres molécules dissoutes, on peut établir entre ces deux quantités des différences assez grandes, sans altérer énormément leur proportion réciproque[1]. D'ailleurs les expériences classiques de MM. Dastre et Loye, les applications expérimentales et thérapeutiques de la solution salée dite sérum physiologique, ont clairement montré l'innocuité relative du chlorure de sodium en tant qu'agent chimique.

Nous rapporterons ici succinctement quelques résultats de nos recherches, sans grands commentaires ; nous nous réservons de les détailler ailleurs, et d'en rapprocher ceux que divers auteurs ont eux-mêmes obtenus par des procédés différents[2].

La plupart de nos expériences ont porté sur des chiens (nous négligerons ici quelques expériences sur le lapin). Le titre des solutions a varié entre 0 et 120 grammes de NaCl pour 1000 ; les quantités injectées ont été assez considérables, d'ordinaire 100 à 200 centimètres cubes par kilogramme ; la vitesse d'injection n'a jamais dépassé (sauf exceptions voulues) 7 centimètres cubes par kilogramme et par minute : c'est la limite inférieure de la « vitesse toxique » pour les injections à 7 pour 1000, telle que MM. Dastre et Loye l'ont fixée.

On recueillait l'urine émise pendant l'injection : on notait de moment en moment les quantités de liquide injecté et d'urine sécrétée : on évaluait ensuite les variations que présentait l'urine aux diverses phases. Le point de congélation nous intéressait spécialement : M. Winter, dont les recherches avaient inspiré les nôtres, s'est obligeamment chargé de l'évaluer: nous lui devons les plus vifs remerciements, les déterminations cryoscopiques ayant été au nombre de plusieurs cen-

1. En employant une solution saline complexe, telle que l'eau de mer convenablement diluée, on troublerait moins encore la proportion normale des substances dissoutes; c'est pour cela sans doute que l'eau de mer est mieux tolérée pour l'organisme que la simple solution de NaCl, comme Quinton l'a montré et comme l'un de nous l'a vérifié. Nous avons commencé d'aborder, avec les mêmes procédés de recherche, l'étude des solutions complexes.

2. En ce qui regarde les solutions salées isotoniques, nous avons pu, incidemment, vérifier l'exactitude de tous les faits qui ont été signalés par MM. Dastre et Loye, au sujet des injections de 7 pour 1000.

taines. Nous dosions également les chlorures, souvent la densité et le résidu sec. Fréquemment nous avons exploré la pression artérielle et la température. Dans une série d'expériences, nous avons étudié aussi les modifications de sang : point de congélation, teneur en chlorures, en hémoglobine, parfois densité, teneur en albumine et en résidu sec, dénombrement des éléments figurés. Plusieurs fois nous avons analysé diverses sécrétions (suc gastrique, suc intestinal, salive, bile) et des transsudats. Les résultats obtenus, ainsi que diverses valeurs que le calcul permet d'en déduire, ont été relevés en courbes, de manière à faciliter les comparaisons et à faire mieux apparaître les rapports. Les courbes urinaires étaient de deux sortes : courbes de composition centésimale et courbes de vitesse, celles-ci montrant la rapidité relative avec laquelle s'éliminaient les divers éléments dosés.

La *quantité* d'urine émise est toujours augmentée. L'abondance et la rapidité de la diurèse sont en raison directe de la concentration de la solution injectée : avec les solutions fortement hypertoniques, la diurèse est presque immédiate, et devient rapidement telle que la quantité émise dépasse la quantité injectée dans le même temps.

La *tension osmotique*, autrement dit la *concentration moléculaire*, a été déterminée par l'*abaissement du point de congélation*. Pour faciliter certaines comparaisons, nous l'exprimions par les nombres qui auraient représenté la teneur en NaCl, pour 1000, de solutions de NaCl pur, présentant la même proportion de molécules dissoutes que l'urine considérée.

Cette valeur s'abaissait progressivement, quel que fût le titre de la solution injectée, atteignait un minimum à peu près au moment où la diurèse était à son maximum, puis remontait ; d'une façon générale, l'évolution de la tension osmotique était opposée à la courbe de la diurèse.

Particularité intéressante, le minimum de tension osmotique de l'urine fut le plus souvent inférieur à la tension osmotique de la solution injectée. Exemple : solution injectée : 4,2 pour 1000 ; minimum de tension osmotique de l'urine exprimée en NaCl : 2,5 dans une expérience, 2,5 dans une autre. Mettant à part des injections faites avec de l'eau pure (sans doute aussi des injections de NaCl extrêmement diluées, qui manquent à notre série d'expériences), nous avons constaté que ce phénomène était d'autant plus fréquent que les solutions injectées s'écartaient davantage du titre isotonique.

Ajoutons que le minimum de tension osmotique observé dans l'urine présente en général (ceci était à prévoir) une valeur absolue d'autant plus faible que l'injection a été moins concentrée, il est aussi d'autant plus faible, que l'injection a été plus abondante et plus rapide.

Enfin, même quand la solution injectée présentait une tension osmotique très supérieure à la tension osmotique normale de l'urine du chien, l'urine émise sous l'influence de l'injection avait une tension osmotique bien inférieure à la normale. L'interprétation de ces différents faits mériterait une discussion. Bornons nous à faire observer que les injections hypotoniques montrent à quel degré le rein peut s'adapter à l'élimination rapide de l'eau. Dans de rares cas pathologiques, on a vu la teneur moléculaire de l'urine s'abaisser au-dessous de celle du plasma sanguin; dans nos expériences, le chiffre des molécules urinaires pour 1000 est inférieur non-seulement au chiffre total des molécules du plasma, mais encore au chiffre des molécules chlorées du plasma. Ce résultat, obtenu sans aucune altération histologique préalable du rein, présente une certaine importance théorique. En effet, la théorie de Koranyi, relative à la sécrétion rénale, admet que le glomérule sécrète une solution saline dont la teneur moléculaire est au moins égale à la teneur du sang en molécules chlorées : le minimum de concentration moléculaire de l'urine serait représenté théoriquement par ce dernier chiffre; nous avons obtenu expérimentalement un minimum beaucoup plus bas.

D'autre part, les résultats obtenus avec les solutions hypertoniques attestent que l'entraînement du chlorure de sodium par l'urine présente, sans doute en raison de son association nécessaire avec une certaine quantité d'eau et de substances non chlorées, une limite que nous nous efforcerons ultérieurement de préciser.

Si maintenant on considère non plus le tant pour cent de molécules dissoutes dans l'urine, mais le tant par minute, c'est-à-dire la *vitesse moyenne d'élimination des molécules dissoutes*, on voit que celle-ci augmente.

La *teneur en chlorure de sodium* diminue avec les injections hypotoniques, augmente avec les injections hypertoniques, se maintient sensiblement à son niveau premier avec les solutions voisines de l'isotonie.

Quant à la *vitesse de sécrétion du NaCl*, elle est toujours accrue, même avec l'injection d'eau pure. Ce dernier cas montre qu'à défaut d'un apport actuel de chlore, l'urine n'élimine pas l'eau introduite sans entraîner un minimum de chlore, qu'elle emprunte nécessairement à l'organisme lui-même.

Le *résidu sec* de l'urine subit des variations de même sens que le chlorure de sodium.

Il est intéressant, étant connus les chiffres relatifs aux chlorures de l'urine et ceux qui se rapportent à l'ensemble des substances dissoutes, d'en déduire, par soustraction, ceux qui concernent les *substances dissoutes non chlorées*, celles-ci étant représentées normalement d'une manière très prépondérante par les produits de dissociation de la matière azotée.

On voit ainsi que, d'une façon générale, non seulement le tant pour cent de *molécules non chlorées* diminue dans l'urine, mais encore leur vitesse d'élimination décroît. Il en est de même du *poids des substances non chlorées*. Nous avons signalé ces faits, il y a quelques années, au sujet des injections de NaCl voisines du titre dit physiologique, et MM. Claude et Balthazard l'ont confirmé en ce qui regarde les solutions hypertoniques. Nous avons constaté, pour notre part, que ce phénomène est d'autant plus marqué que la solution est plus riche en NaCl et injectée en plus grande abondance. Il n'apparaît pas tout de suite, il est précédé d'un phénomène inverse, c'est-à-dire d'une exagération dans la rapidité d'émission des matériaux non chlorés. Aussi n'aurait-il pas lieu, peut-être, avec des injections très peu abondantes ou extrêmement lentes ; c'est un point que nous aurons à vérifier. Il nous a paru, d'autre part, qu'il ne se montre pas avec les solutions fortement hypotoniques, mais nos expériences à ce sujet sont incomplètes [1].

La *densité* de l'urine se modifie dans le même sens que son résidu. L'évaluation approximative qu'elle fournit du résidu urinaire donne lieu aux mêmes considérations, sur la vitesse d'élimination des éléments non chlorés.

Si l'on divise le poids des substances non chlorées par le nombre de molécules qui leur correspond, on obtient le *poids moléculaire moyen* de ces substances. On peut s'assurer ainsi que le poids moléculaire diminue sous l'influence des injections. Ainsi, pendant la période de grande diurèse, les molécules non chlorées sont à la fois moins abondantes et moins lourdes.

Cette donnée est intéressante, en ce qu'elle suggère plusieurs hypothèses. Certaines molécules urinaires complexes ont-elles subi des dédoublements augmentant le nombre des molécules ? Certains sels d'un poids moléculaire relativement faible sont-ils devenus proportionnellement plus abondants ? Peut-être le chlorure de sodium a-t-il pour satellites, dans l'urine, d'autres éléments minéraux, entraînés avec lui par l'eau éliminée en excès. Ce sont des points qu'il sera

1. Parmi les substances non chlorées, nous en avons dosé deux directement dans quelques expériences : ce sont l'urée et les phosphates. L'une et l'autre nous ont paru subir un ralentissement dans leur élimination; mais nous n'oserions l'affirmer avec une absolue certitude.

important d'élucider : ne l'ayant pas fait encore, nous nous abstiendrons de développer des suppositions insuffisamment fondées.

Nous aurons à examiner si la séduisante théorie de la sécrétion rénale, proposée par Koranyi dans de récents travaux, peut s'appliquer aux faits que nous avons indiqués. Bornons-nous à dire que cette théorie rendrait assez bien compte de plusieurs de ces faits, mais se vérifie moins exactement dans nos expériences que dans les expériences et observations de Koranyi. Au surplus, les formules données par cet auteur s'appliquent moins bien à la sécrétion rénale du chien même normale, qu'à celle du lapin et de l'homme, sur lesquels il a expérimenté.

RECHERCHES SUR CERTAINES MODIFICATIONS APPORTÉES A L'ÉTAT DU SANG PAR DES INJECTIONS SALÉES DE TENSIONS OSMOTIQUES DIVERSES

par MM. HALLION et CARRION.

(de Paris).

Quoique nos recherches sur l'état du sang aient été moins nombreuses que nos recherches sur l'urine, et bien qu'elles aient été limitées à la période même pendant laquelle se poursuit l'injection et au voisinage immédiat de cette période, nous avons obtenu quelques renseignements dignes d'intérêt.

Quand on cherche, comme nous l'avons fait, à modifier la masse totale, la composition centésimale et la concentration moléculaire du plasme sanguin, on constate que le sang *résiste* d'une façon remarquable aux perturbations qu'on lui impose. On sait avec quelle constance, à l'état normal, le sang maintient sa fixité : nos expériences, en mettant en jeu d'une manière exagérée les mécanismes par lesquels cette fixité se réalise, contribuent, et contribueront davantage quand nous les aurons variées et multipliées, à mettre ces mécanismes en lumière. On doit à M. Hamburger des recherches du même ordre « sur la régulation de la composition du sang dans la pléthore hydrémique artificielle, l'hydrémie et l'anhydrémie » (*Zeitsch. für Biol.*, 1890, p. 259), recherches dont nous pourrons confirmer les résultats principaux tout à l'heure.

Les variations de la *masse totale du sang* peuvent être déduites des variations centésimales, de divers éléments. Si, par exemple, la proportion d'albumine a diminué de moitié, c'est que la masse du sang aura doublé. Toutefois, les variations des substances dissoutes pourraient tenir, au moins pour une part, à des échanges intervenus entre le sang et les tissus, et il est préférable de choisir comme terme de comparaison l'hémoglobine, qui, à moins d'une hématolyse suivie d'hémoglobinurie (phénomène qui a manqué dans nos expériences, même avec les solutions hypotoniques), n'abandonne pas le sang, et s'y maintient avec la même valeur absolue. On peut encore tabler sur la numération des globules rouges; quant aux globules blancs, ils subissent des variations de nombre[1] indépendantes des variations de volume du sang.

C'est ainsi que nous avons pu, surtout par l'étude colorimétrique du sang, sinon établir en valeur absolue, du moins apprécier dans ses proportions, comme l'avaient fait MM. Dastre et Loye pour les injections à 7 pour 1000, les variations de la masse sanguine.

Il était intéressant de calculer ce que celle-ci fût devenue, si le sang avait retenu la quantité d'eau injectée, diminuée de la quantité d'eau éliminée dans le même temps, et de comparer la valeur obtenue par ce calcul à la valeur constatée directement : cette comparaison établit la mesure des échanges d'eau survenus entre le sang et le reste de l'organisme. Avec les injections hypertoniques, la quantité d'eau éliminée excédant la quantité injectée, le calcul précédent indiquerait une diminution de la masse du sang; or, c'est l'inverse qui a lieu, c'est-à-dire que la masse du sang augmente, empruntant de l'eau à l'organisme et doublant parfois sa valeur primitive. Rapidement, après l'injection, ce phénomène cesse.

Avec les injections isotoniques (une seule expérience a été pratiquée avec une solution fortement hypotonique et a donné le même résultat) le calcul indiquerait au contraire une augmentation de la masse de sang; de fait, celle-ci s'accroît, mais, comme l'ont vu Dastre et Loye, l'augmentation constatée est toujours beaucoup moindre que l'augmentation calculée. Qu'est devenue l'eau excédante, qui dépassait, dans une injection avec une solution à 7,5 pour 1000, le quart du poids du corps? La suractivité des sécrétions, les œdèmes et épanchements qui se produisent parfois ne suffisent pas à en rendre raison : la plus grande partie de cette eau a été absorbée par les tissus, sans que ceux-ci d'ailleurs présentent à l'autopsie rien qui ressemble à une infiltration œdémateuse.

L'augmentation de la masse sanguine tend par elle-même à aug-

1. En général, hypoleucocytose plus forte que ne l'impliquerait l'augmentation de volume du sang pendant l'injection, et hyperleucocytose consécutive considérable; cela surtout avec les injections hypertoniques.

menter la *pression artérielle*. De fait, la pression artérielle augmente, mais faiblement, et c'est avec raison que MM. Dastre et Loye ont insisté sur ce point (pour les injections à 7 pour 1000). *L'ampliation des réseaux vasculaires*, soit passive, soit par vaso-dilatation active, donne place au sang en excès; cette ampliation, qui se démontre aisément par la méthode pléthysmographique, est particulièrement notable au niveau des reins, comme l'a vu Mayer. Ces faits expliquent pour une part l'intensité de la diurèse.

Nos expériences de cryoscopie sur le sang ont été relativement peu nombreuses; d'autre part, quelques-unes d'entre elles ont porté sur le sérum et d'autres sur le plasma additionné d'oxalate de soude, et nous craignons de ne pouvoir ramener exactement les uns aux autres, par le calcul, les chiffres des deux séries. Quoi qu'il en soit, il apparaît nettement que le *point de congélation* du plasma sanguin tend à une remarquable fixité; c'est, parmi les qualités du sang que nous avons examinées, celle qui varie relativement le moins.

La *teneur du sang en chlorures* est intéressante à étudier. Cette valeur tend à maintenir sa fixité. C'est ainsi que, malgré l'injection d'une solution fortement hypotonique (4,2 pour 100), la teneur en chlore, exprimée en NaCl, est restée sensiblement fixe. C'est ainsi encore qu'à la suite des injections hypertoniques les chiffres indiquent qu'une grande partie du chlore injecté a rapidement quitté le sang, indépendamment de celui qui s'est éliminé par l'urine. Quelques recherches spéciales nous ont montré que, dans ce dernier cas, les sucs gastrique et intestinal, ainsi que les transsudats, contenaient une très grande proportion de chlore, tandis que la salive et la bile en renfermaient relativement peu.

Les déplacements du chlorure de sodium jouent certainement, avec les déplacements de l'eau, un rôle des plus importants dans le maintien de cette fixité. Nous avons vu, en effet, dans nos expériences, ce sel quitter en partie le sang, ou inversement, suivant que les injections tendaient à augmenter ou à diminuer la concentration moléculaire du sang. Ce rôle des chlorures comme agents compensateurs des déficits moléculaires, nous a paru bien net et conforme aux vues de Winter[1].

Les injections de solutions salées ont habituellement pour effet d'*élever la température* du corps. L'hyperthermie est, d'une façon

1. Il nous a semblé aussi qu'il intervenait, mais dans une nature moindre, des échanges d'albumine entre le sang et le reste du corps : certaines données, trop rudimentaires encore pour nous autoriser à des conclusions fermes, nous donnent à croire que les albumines circulantes subissent en outre des modifications qualitatives (variation des proportions entre la serine et la globuline).

générale, en raison directe du titre de la solution infectée, et nous avons vu des solutions concentrées faire monter le thermomètre au delà de 44° dans le rectum. Il serait important d'étudier systématiquement le processus de cette fièvre expérimentale; c'est un sujet que nous aborderons ultérieurement. Il est peu probable, étant donné que la peau devient brûlante et montre dans ces conditions une circulation très active, qu'il y ait là une diminution dans la perte de chaleur. Mais, s'il y a surproduction de chaleur, on doit admettre une augmentation des processus chimiques de désintégration; et l'urine montrerait plutôt une diminution dans l'abondance des déchets. Que conclure, sinon que les déchets formés en excès s'éliminent par une autre voie. Peut-être des déchets azotés, ne trouvant pas place dans l'urine, s'éliminent-ils par l'intestin. Peut-être aussi (nous le croirions d'autant plus volontiers que MM. Garnier et Lambert ont vu les injections salées augmenter les combustions dans le muscle isolé) la dépense d'énergie est-elle ici, comme dans l'exercice musculaire, produite aux dépens de matériaux hydrocarbonés. Les déchets seraient, en pareil cas, de l'eau et de l'acide carbonique. Aussi serait-il important d'étudier systématiquement les gaz de la respiration : nous nous proposons de le faire, et nous aurions abordé cette recherche déjà, si le laboratoire n'était dépourvu des ressources indispensables.

Tels sont les principaux faits, que nous ont montrés nos expériences : il en est que nous avons pu formuler sans restriction, et qui, coordonnés entre eux, permettent, croyons-nous, des conclusions nettes; d'autres doivent demander leur confirmation ou leur explication à des recherches complémentaires.

LES FONCTIONS DE L'HYPOPHYSE CÉRÉBRALE

par M. E. DE CYON.

Depuis mes premières communications faites en 1898[1] sur le rôle de l'hypophyse, j'avais continué les recherches expérimentales sur cet organe et sur les produits qu'il sécrète. Un exposé détaillé de ces recherches et des méthodes employées est sur le point de paraître

1. *Arch. f. die g. Physiologie de Pflüger*, vol. LXXI, LXXII et LXXIII. *Comptes rendus*, 18 avril 1898.

dans les *Archives de physiologie* de Pflüger. Voici le résumé des principaux résultats obtenus :

1). L'hypophyse a une double destination physiologique.

a) Elle préserve le cerveau de dangereux afflux de sang et le protège contre les conséquences de trop fortes pressions dans la boîte crânienne; b) elle régularise les échanges organiques du corps.

2). L'hypophyse protège le cerveau par deux voies : A, par voie mécanique : chaque augmentation de pression dans la cavité de l'hypophyse provoque un notable renforcement et un ralentissement des contractions cardiaques, accompagnés d'une légère élévation de la pression sanguine. Ces contractions, qui présentent le caractère des pulsations dynamiques[1], doivent accroître considérablement la vitesse de la circulation veineuse, surtout dans les corps thyroïdes, et dégager ainsi le cerveau du trop plein de sang. B, par voie chimique : l'hypophyse produit deux substances, dont l'une, — l'hypophysine — agit surtout sur le cœur en excitant longuement les deux terminaisons des nerfs pneumogastriques; l'autre rétrécit les petites artères du cerveau et augmente l'action des nerfs accélérateurs : les pulsations dynamiques sont le résultat de cette double excitation des nerfs antagonistes du cœur.

3.) L'intervention de l'hypophyse dans les oxydations se manifeste par une notable augmentation des échanges organiques et par une grande diminution du poids du corps[2]. Cette intervention se produit très probablement par l'intermédiaire du système nerveux.

4). Le tonus des nerfs pneumogastriques est dû en grande partie à la pression qui existe dans la cavité de l'hypophyse : une simple ouverture de cette cavité suffit souvent pour provoquer une accélération des battements du cœur.

5). L'hypophyse peut être mise en état d'excitation par voie réflexe en excitant à l'aide des vapeurs d'ammoniaque les terminaisons nasales des nerfs trijumeaux.

6). Une excitation prolongée de l'hypophyse est suivie d'une attaque de convulsions épileptiformes, probablement par suite de l'anémie cérébrale. Ces convulsions sont accompagnées, chez les lapins, de plusieurs cris stridents. Je n'ai pas réussi à élucider si certains phénomènes oculaires, qu'on observe souvent pendant l'excitation de l'hypophyse, sont les produits directs de cette excitation.

En somme, l'hypophyse est en première ligne un appareil auto-régu-

1. Voir le *Dictionnaire de physiologie* de CH. RICHET, vol. III, L'innervation du cœur.
2. LANCEREAUX. *Bull. de l'Acad. de méd.* 22 novembre 1898.

lateur, dont le fonctionnement détermine la quantité de sang contenu dans la boîte cranienne.

DISCUSSION

M. HERZEN (de Lausanne). — 1° L'écoulement quadruplé par les veines de la thyroïde n'est pas spécial à celle-ci : *ubi stimulus ibi affluxus* ; l'écoulement sanguin est aussi quadruplé dans la glande sous-maxillaire par l'irritation de la corde du tympan. Je serais donc enclin à interpréter le phénomène plutôt comme une congestion *sécrétoire* en vue d'augmenter l'excrétion du produit qui excite le pneumogastrique, que comme une cause *mécanique* de diminution de la pression intra-crânienne.

2° Je ne crois pas que l'accès de convulsions épileptiformes qui survient après l'irritation de l'hypophyse soit un effet de l'anémie (très relative) du cerveau : des expériences sur la couche corticale m'ont montré qu'une anémie bien plus considérable ne fait qu'en augmenter l'excitabilité ; il faut une anémie complète et foudroyante pour produire des convulsions ; d'autre part, un simple évanouissement, même une forte syncope, ne sont pas suivis de convulsions. Je ne dis pas qu'il faille attribuer celles-ci à l'irritation électrique, mais la cause n'en est pas, me semble-t-il, dans la *faible et courte* diminution d'irrigation du cerveau.

M. DE CYON. — 1° Les changements dans la circulation que provoque l'excitation de l'hypophyse se produisent *instantanément*, il est donc impossible d'admettre que cette excitation n'agirait qu'en augmentant la quantité de l'iodothyrine dans les glandes thyroïdes.

2° L'interprétation des convulsions épileptiformes qui surviennent *après* l'excitation prolongée de l'hypophyse présente en effet de grandes difficultés. Leur attribution à l'anémie subite du cerveau n'est qu'une hypothèse, qui jusqu'à présent est la seule admissible.

CRITIQUE DE LA THÉORIE DITE PHYSIOLOGIQUE DES ÉMOTIONS

par M. Ch. A. FRANÇOIS-FRANCK,

(de Paris).

Dans la conception courante du mécanisme des actes émotifs, tant psychiques qu'expressifs, le cerveau, recevant une impression extérieure, sensorielle ou autre, ou bien subissant le souvenir d'une impression antérieure, est considéré comme suffisant à produire *à lui tout seul* l'ensemble des conséquences de l'impression qu'il a subie.

C'est de lui qu'émanent les manifestations émotives, circulatoires, respiratoires, sécrétoires et autres phénomènes organiques : c'est lui qui est le point de départ des expressions émotives produites par les jeux de physionomie, l'attitude, le geste, etc. C'est lui, enfin, qui élabore, sans aucun concours extérieur, les phénomènes d'idéation qui constituent la perception émotive et les sensations variées qui lui sont correspondantes.

En un mot, le cerveau impressionné réagit sans avoir besoin d'une assistance étrangère à lui-même et commande à tous les actes qui dérivent de l'impression première.

Cette conception est dite la *conception idéaliste de Herbart*.

La psychologie moderne, pénétrant de plus en plus dans l'analyse des actes émotifs, grâce au concours de la physiologie, a, en quelque sorte, renversé les termes de cette conception classique : elle a saisi l'un des phénomènes organiques qui accompagnent l'émotion, le trouble circulatoire momentané qui lui est associé, et a fait de ce phénomène le rouage principal de toute la série : c'est aux variations du courant artériel général qu'ont été subordonnées toutes les opérations cérébrales, et le cerveau est devenu, dans ses actes les plus délicats, le serviteur des changements massifs qui peuvent se produire dans la circulation générale : sa personnalité a disparu ; ce n'est plus qu'un organe passif subissant sans résistance le contre-coup des variations de la pression artérielle. Celle-ci augmente-t-elle sous l'influence d'une constriction dominante des artérioles, l'exagération de l'apport sanguin au cerveau amène une suractivité fonctionnelle qui s'exprime par l'exubérance des manifestations motrices dans les états mentaux les plus différents, comme la joie et la colère. La pression artérielle, au contraire, s'abaisse-t-elle sous l'influence d'une vaso-dilatation prépondérante résultant d'une modification vaso-motrice active ou inhibitoire, le cerveau subit une spoliation sanguine qui entraîne une diminution de son activité ; de là, les manifestations dépressives des grandes émotions, de la terreur, par exemple, des douleurs violentes, ou celles de la tristesse et du chagrin.

Telle est la conception *physiologique* des émotions, celle de James et de Lange, adoptée par les plus autorisés des psychologues actuels et qui, malgré les discussions auxquelles elle a donné lieu, s'introduit, sous le couvert de la physiologie, dans la psychologie contemporaine.

Si l'on nous disait que, sous l'influence d'une stimulation psychique, l'appareil vaso-moteur *cérébral*, celui qui préside à la répartition du sang dans les différentes parties du cerveau, qui règle le courant sanguin des circonvolutions, est impressionné dans un sens ou dans l'autre suivant la nature et le degré de l'impression provocatrice, et produit ainsi, dans les circonvolutions, une exagération ou une diminution de l'apport sanguin et, par suite, intervient comme un élément essentiel dans l'activité du cerveau, nous n'aurions pas d'opposition sérieuse à présenter sur le fond même de cette conception. Mais ce n'est pas ainsi que la question est présentée dans la théorie dite « physiologique » des actes émotifs : la circulation cérébrale subit passivement le contre-coup des variations de la circulation générale et n'y résiste en aucune façon.

Si bien qu'on arrive à voir dans le cerveau l'humble vassal de la circulation générale, comme si cet organe, dont la prépondérance fonctionnelle n'est cependant niée par personne, n'avait à sa disposition aucun moyen de défense et de régulation.

Nous ne pouvons nous résigner à accepter cette déchéance, et, pour idéaliste que soit la conception ancienne, nous persistons à la considérer comme valable ; tout au moins nous n'apercevons aucune bonne raison qui nous autorise à en faire l'abandon.

C'est donc la critique de la théorie physiologique des actes émotifs que nous voulons présenter ici au nom même de la physiologie dont se recommande la conception de James-Lange[1].

§ I. — *Critique des arguments invoqués à l'appui de la théorie dite physiologique.*

Sur quels arguments expérimentaux repose la conception vasomotrice des émotions?

Relevons ceux que fait valoir en sa faveur l'un des principaux défenseurs de la théorie physiologique, le Dr Lange, dans son étude psycho-physiologique des émotions.

Lange rappelle les effets bien connus de la compression carotidienne produisant, avec l'anémie mécanique du cerveau, la dépression psychique et la perte des fonctions motrices : cette anémie correspondrait aux états émotifs dans lesquels les vaisseaux périphériques relâchés s'emplissent de sang aux dépens de la circulation cérébrale.

De ce que l'anémie du cerveau produite par une influence extérieure (compression des carotides ou arrêt du cœur) entraîne des effets dépressifs, s'ensuit-il que, dans la grande terreur par exemple, quand

1. LANGE, dans son étude psycho-physiologique des émotions (trad. de G. DUMAS. Paris, 1895), résume sa conception dans la formule suivante : « Suivant toutes les expériences physiologiques, rien ne s'oppose donc à l'hypothèse que l'expression physique immédiate de l'émotion soit une modification vaso-motrice et que les autres manifestations physiques soient produites par les troubles vaso moteurs.... » (*Loc. cit.*, p. 95.) « C'est au système vaso-moteur que nous devons toute la part émotionnelle de notre vie psychique, nos joies et nos peines, nos heures de bonheur et de malheur.... » (*Loc. cit.*, p. 136.)

l'individu perd conscience de tout ce qui l'entoure et sent le sol se dérober sous lui, la condition prochaine de cet acte de dépression soit l'anémie du cerveau produite par une spoliation sanguine intense et rapide? Ne peut-on pas soutenir, avec au moins autant de raison, que les vaisseaux du cerveau lui-même se sont activement resserrés, entraînant ainsi le défaut d'irrigation du tissu et une anémie tout aussi aiguë et profonde que le pourrait faire l'emmagasinage du sang dans les vaisseaux périphériques?

Lange, d'autre part, invoque à l'appui de sa conception mécanique des émotions à caractère actif, expansif, celles qui se traduisent par l'exubérance de mouvements, par la dépense de vie au dehors et au dedans, comme dans la joie ou certaines formes de colère, les observations anciennes de A. Cooper et celles plus récentes de Mosso sur le gonflement (disons congestion) du cerveau sous l'influence des émotions. Or, pour Lange, il s'agit ici d'un phénomène subordonné, passif, résultant d'une poussée artérielle augmentée, produite elle-même par la contraction active des artérioles aortiques : Mosso avait déjà formulé une subordination semblable, apportant au moins à son appui cette constatation expérimentale qu'au moment même où le cerveau devient turgescent, les vaisseaux cutanés se resserrent.

Quand on voit une glande en fonction devenir turgescente, ou un muscle en action se gorger de sang, vient il à l'idée de personne, aujourd'hui que Claude Bernard et Ludwig nous ont édifiés sur le mécanisme vaso-dilatateur local de cette congestion physiologique, de supposer que la turgescence de cette glande ou de ce muscle est le résultat passif d'une vaso-constriction s'opérant dans une autre partie de l'organisme? Évidemment non : chacun sait bien qu'il se produit là un phénomène de vaso-dilatation locale en rapport avec la mise en jeu de l'élément actif de l'organe et nullement subordonné à une poussée artérielle de provenance étrangère.

En opposition avec cette donnée simple et au-dessus de toute contestation, voici qu'on nous présente le plus important et le plus délicat de nos organes comme subissant passivement l'effet d'une vaso-constriction lointaine, assez importante pour élever la pression dans les artères et commandant par cet intermédiaire à la congestion fonctionnelle du cerveau. Une telle interprétation n'a pas même la vraisemblance pour elle : dire que l'organisme travaille pour le cerveau en lui fournissant un apport sanguin plus abondant quand le besoin s'en fait sentir, c'est énoncer une vue intéressante, ce n'est pas fournir un argument.

Le cerveau jouit d'un grand nombre de moyens de défense contre les excès de la pression sanguine. Quelques-uns de ces procédés protecteurs nous sont connus, quand ce ne serait que l'intervention de l'hypophyse, dont M. de Cyon vient d'exposer le rôle défensif. En présence d'un tel luxe de précautions, il faudrait donc se résigner à admettre que la poussée augmentée du sang artériel général va trouver le cerveau en état de passivité, en distendre les vaisseaux à un degré quelconque qui n'aura de limite que la résistance même de ces vaisseaux et l'obstacle apporté par la boîte crânienne à l'expansion de l'organe ? C'est précisément contre cette éventualité qu'est organisée la défense, et ce serait ici le cas ou jamais de la voir mise en jeu.

Mais il y a plus : le cerveau peut, comme une glande, comme un muscle, subir une congestion physiologique, réglée par des organes nerveux ayant les mêmes attributions, et proportionnée dans sa valeur, dans son étendue, dans son siège, aux besoins fonctionnels du moment. Au lieu d'un phénomène massif, s'étendant forcément à la totalité de l'organe, comme ce serait le cas d'une congestion imposée, d'origine lointaine, sans répartition possible, il se produit ici un acte congestif localisé et adapté.

La réciproque peut être admise quand il s'agit de la mise en fonction de la zone psycho-sensorielle, comme dans les actes émotifs : l'appareil cortical qui préside aux diverses manifestations sensitives subirait, comme condition prochaine de sa mise en jeu, la même vaso-dilatation active, localisée, préparant le travail des éléments nerveux, tout comme la vaso-dilatation fonctionnelle de la glande fournit aux éléments sécréteurs les matériaux de leur action.

Ici, comme là, le phénomène circulatoire local est indépendant de la variation circulatoire générale qui peut survenir parallèlement à lui, sollicité par la même influence provocatrice, mais ne jouant aucun rôle direct dans sa production.

Si nous concevons la possibilité pour le cerveau de se congestionner activement lui-même, comme le fait une glande, et de se congestionner partiellement dans la région appelée à fonctionner, c'est reconnaître implicitement que cet organe est pourvu des appareils nerveux nécessaires, de nerfs vaso-dilatateurs.

Ce que nous disions tout à l'heure de la congestion active localisée aux circonvolutions motrices, implique forcément la présence de ces appareils vaso-moteurs dans le cerveau, mais la démonstration directe de leur existence n'a pas encore été, à notre avis, rigoureusement fournie : nous l'avons dit déjà dans notre étude sur l'action cérébrale du sympathique cervical présentée à l'Académie de médecine l'année dernière[1].

Les expériences d'excitation directe du cordon cervical du sympathique ne nous avaient pas donné la preuve de l'existence dans ce cordon de vaso-dilatateurs cérébraux, bien que toutes les présomptions fussent en faveur de leur présence, puisque ce même cordon renferme, associés dans la même gaine, des vaso-dilatateurs et des vaso-constricteurs pour les tissus superficiels de la tête (Dastre et Morat). Dans nos expériences, comme dans celles des autres physiologistes, seul apparaissait l'effet vaso-constricteur cortical de l'excitation, masquant sans doute, là comme ailleurs, le phénomène vaso-dilatateur, en raison de la prédominance d'activité des nerfs vaso-constricteurs. Nous ne considérions pas comme suffisamment établies les conclusions de M. Cavazzani, qui aurait obtenu l'action vaso-dilatatrice cérébrale du sympathique avec le procédé des circulations artificielles céphaliques. Or, voici que dans leur travail sur la physiologie du sympathique cervical chez l'homme, travail dont nous venons précisément de rendre compte à l'Académie[2], MM. Jonnesco et Floresco (de Bucarest) affirment l'action vaso-dilatatrice corticale du sympathique : dans trois cas de craniectomie latérale chez l'homme, avec une excitation faible du sympathique cervical, ces expérimentateurs ont observé une vaso-dilatation caractérisée par l'engorgement des vaisseaux de la pie-mère et par l'augmentation de l'écoulement du sang. Les excitations fortes du même nerf produisaient au contraire la vaso-constriction. Ces expériences sur l'homme fourniraient donc la preuve de l'existence de vaso-dilatateurs corticaux et donneraient une base solide à l'interprétation que nous proposons, celle d'une congestion fonctionnelle localisée, indépendante.

Faut-il accorder plus de créance à cet autre argument développé par Lange que certaines substances comme l'alcool provoquent des troubles circulatoires cérébraux à caractère congestif suivis de manifestations cérébrales violentes rappelant celles de la colère, ou bien des manifestations dépressives semblables à celles de la tristesse? Ces faits ne nous paraissent avoir aucun rapport avec la question qui nous occupe : les conséquences cérébrales de l'imprégnation des tissus par l'alcool sont liées à l'action même de ce poison sur les éléments nerveux, et les phénomènes circulatoires qui l'accompagnent

1. François-Franck. Critique physiologique de la sympathicectomie, *Bull. Acad. méd.*, 1899.

2. Rapport sur un travail de MM. Jonnesco et Floresco intitulé : « Physiologie du sympathique cervical chez l'homme », *Bull. Acad. méd.*, 14 août 1900.

ne sont évidemment que le résultat du contact de l'alcool et des cellules nerveuses. Que le cerveau se congestionne en pareil cas, comme la face et le reste du tégument, cela n'a rien à voir dans la discussion, et l'argument tournerait plutôt contre la conception physiologique, vaso-motrice, des émotions: le fait essentiel, en effet, n'est pas la modification circulatoire cérébrale, c'est l'action directe de l'alcool sur le cerveau.

Cet argument indirect n'est donc pas plus valable que les précédents, et nous ne trouvons en aucun point des travaux psycho-physiologiques une raison de modifier, au profit de la conception nouvelle, l'ancienne théorie des actes émotifs.

Si les variations circulatoires générales, évoquées par l'impression psychique, étaient capables, suivant le sens dans lequel elles se produisent, de déterminer les états émotifs et secondairement leurs manifestations, il faudrait pouvoir réaliser l'expérience décisive suivante: en créant d'emblée une élévation de pression aortique semblable à celle que peut produire une excitation psychique, c'est-à-dire en élevant artificiellement la pression par la compression de l'aorte abdominale, par exemple, on devrait provoquer, dans la circulation cérébrale, les variations congestives que l'on suppose commander aux manifestations émotives actives et déterminer chez l'individu des sensations correspondantes. On sait bien qu'il n'en est rien et qu'on ne causera ni joie ni colère en procédant ainsi; le seul effet cérébral de cette hypertension provoquée dans le cercle supérieur est une sensation de gène, de plénitude circulatoire, sans aucun rapport avec un état émotif défini.

§ 2. — *Modifications circulatoires générales et cérébrales produites par les excitations émotives, cérébrales, directes et sensitives.*

La discussion soulevée par les physio-psychologues qui adoptent la conception vaso-motrice des émotions, aura eu, du moins, cet heureux résultat de provoquer des recherches approfondies sur l'état de la circulation chez l'homme et chez les animaux soumis à des excitations émotives. Nous n'avons pas à insister ici sur cette série d'études; nous n'en voulons retenir qu'un seul point, particulièrement visé dans nos leçons sur l'expression des émotions[1]: il s'agit de l'identité des modifications circulatoires dans les trois conditions suivantes: *excitation émotive; excitation directe du cerveau; excita-*

1. *Leçons sur l'expression des émotions*. Cours du Collège de France, 2e semestre 1906.

tion des nerfs sensibles. Depuis que nous avons commencé à aborder ces questions, en 1876, dans un travail sur les effets des impressions douloureuses[1], la technique s'est perfectionnée et nous avons pu agrandir le champ de nos recherches, en interrogeant simultanément un grand nombre d'organes et de tissus vasculaires et en examinant en même temps les variations qui se produisent dans l'état du cœur et dans la pression artérielle.

Or, sans autre détail, nous pouvons dire qu'une excitation émotive se comporte exactement comme une excitation sensitive générale et celle-ci comme une excitation directe de la zone excitable du cerveau : sous chacune de ces trois influences, les vaisseaux se dilatent dans les muscles et dans la peau, ils se resserrent dans les viscères abdominaux et dans le poumon, la pression s'élève dans les artères et le cœur augmente de fréquence et d'énergie.

C'est là une série très habituelle ; mais parfois les réactions subissent une inversion plus ou moins complète, en ce sens que les vaisseaux cutanés se resserrent tout aussi activement que ceux des viscères profonds : dans le second cas, la pression artérielle subit nécessairement une beaucoup plus grande élévation.

Qu'advient-il dans ces deux séries de la circulation cérébrale ? L'examen direct des changements de volume du cerveau, tout aussi bien que l'étude du courant sanguin intra-crânien, établit la parfaite indépendance de la circulation cérébrale par rapport à la circulation générale : on peut dire que toute excitation émotive, cérébrale directe ou sensitive générale, produit la congestion active du cerveau, quel que soit au même moment l'état de la circulation aortique. Or, cette congestion du cerveau *précède* toujours l'élévation de la pression artérielle ; elle ne peut donc lui être subordonnée et doit être comprise comme une réaction circulatoire *locale*, au même titre que la vaso-dilatation cutanée et musculaire.

§ 5. — *Provocation d'expression émotive par l'excitation directe du cerveau.*

S'il fallait enfin une preuve décisive de l'indépendance du cerveau par rapport aux variations émotives de la circulation générale, nous la trouverions dans certains résultats des excitations localisées à la zone motrice du cerveau : c'est encore un point que nous ne pouvons qu'effleurer, nous bornant aux faits essentiels.

1. François-Franck, *Comptes rendus du Laboratoire de Marey*, II, 1876, G. Masson, éditeur.

Quand on excite, avec de très faibles décharges d'induction, appliquées un temps très court sur une partie circonscrite de la zone motrice des animaux supérieurs, en choisissant ceux qui, comme le singe et comme le chat, traduisent leurs impressions par des attitudes appropriées et même par des jeux de physionomie, on peut provoquer aisément des expressions émotives très satisfaisantes. David Ferrier, Horsley et nous-même avons obtenu ainsi les expressions les plus variées. Une excitation corticale localisée provoque chez l'animal l'attitude et la physionomie de l'*attention*, celles de la *peur*, détermine une série d'actes adaptés à un objet déterminé dans la *préhension*. Or, ici, qu'avons-nous fait? Une simple excitation cérébrale (que nous assimilerons à une stimulation psychique) a évidemment éveillé chez l'animal toute la série des mécanismes cérébraux qui aboutissent à une manifestation extérieure appropriée au genre d'impression subie (peur, colère, attention).

Ce n'est certainement pas la conséquence d'un état circulatoire général, mais bien l'effet immédiat cérébral d'une excitation corticale localisée; en effet, l'examen simultané de la pression artérielle montre bien qu'aucune variation importante ne s'est produite qui pût être invoquée comme la raison d'une congestion fonctionnelle du cerveau. D'autre part, dans ce cas particulier, tout comme dans la série des stimulations émotives, comment pourrait-on subordonner des actes aussi différents, correspondant à des sensations aussi dissemblables, à une modification circulatoire univoque?

S'il y avait à discuter ici, ce ne serait certainement pas sur ce point que porterait la discussion; celle-ci se ramènerait à la question du mécanisme de l'effet cérébral de l'excitation, question complexe entre toutes et qui a si fortement divisé les physiologistes depuis que l'étude des localisations cérébrales a été entamée par la découverte de Hitzig et Fritsch en 1870; sans y revenir ici, et pour rester dans l'ordre d'idées qui nous occupe, nous laisserons entrevoir l'intérêt de la conception de H. Munck, qui voyait dans la manifestation motrice des excitations corticales la représentation d'images commémoratives suscitées chez l'animal par la stimulation artificielle du cerveau.

En tout cas, ces expériences nous semblent très démonstratives, et leur exposé, tout sommaire qu'il est, complète la série des arguments qu'on peut aujourd'hui faire valoir contre la théorie vaso-motrice des émotions, contre la passivité cérébrale et en faveur de la conception appelée *idéaliste*, aussi improprement, du reste, qu'a été qualifiée de *physiologique* la conception de James-Lange.

EXPÉRIENCE SUR L'AGGLOMÉRATION DES BACILLES ET LA FORMATION DE ROULEAUX PAR LES CORPUSCULES DU SANG

par sir Lauder BRUNTON,

de Londres.

Il y a deux années que j'ai montré cette expérience au Congrès de physiologie à Cambridge, mais je ne l'ai pas publiée et je crois qu'il ne sera pas sans intérêt de la montrer ici. L'expérience est bien simple. Elle tend à montrer que l'agglomération des bacilles et la formation en rouleaux des corpuscules rouges du sang sont phénomènes du même ordre et dépendent tous deux de la tension de la surface entre des corps solides et le liquide dans lequel ils nagent. Quand on prend des allumettes pour imiter des bacilles, qu'on les couvre avec un enduit de savon et qu'on les jette dans l'eau, ils nagent chacun pour soi et ne montrent pas une grande tendance à s'agglomérer. Ils sont mouillés par l'eau et ne s'agglomèrent pas. Mais dès l'instant qu'on ajoute de l'acide à l'eau, les allumettes s'agglomèrent, l'acide décompose le savon et fait une couche d'acide graisseux sur la surface des allumettes. Elles ne sont plus mouillées par l'eau et en conséquence elle s'agglomèrent. On met dans de l'eau de la potasse caustique, on neutralise l'acide et les allumettes se dégagent l'une de l'autre et ne s'agglomèrent plus. La potasse caustique change l'acide graisseux en savon et les allumettes se mouillent encore par l'eau. Par l'addition de lacmus à l'eau on peut montrer le changement de la réaction dans l'eau et observer que la réaction acide correspond au flottement libre des allumettes et la réaction acide à leur agglomération.

On peut déterminer aussi l'agglomération quand on couvre les allumettes très simplement avec du pétrole ou de la vaseline, de telle manière qu'elles ne se mouillent pas par l'eau.

On peut répéter cette expérience avec des disques en liège qui sont lestés avec du plomb de telle sorte qu'ils nagent perpendiculairement dans l'eau. Quand on les trempe dans du pétrole, ils forment des rouleaux et ils se comportent de la même manière que les allumettes quand on les couvre avec du savon. Quand on les jette dans l'eau acidulée, ils forment des rouleaux; quand on neutralise l'acide, ils nagent librement.

SÉCRÉTIONS INTERNES ET PRESSION SANGUINE

par M. le professeur Ch. LIVON,

de Marseille.

Dans une série d'expériences faites sur l'action des extraits glandulaires sur la pression sanguine, j'ai cherché à bien mettre en lumière, jusqu'ici, les effets variables que l'on obtient et qui sont quelquefois diamétralement opposés, suivant l'organe dont on injecte l'extrait dans le torrent circulatoire. En comparant les résultats obtenus, j'ai été amené à établir une division entre les glandes dont j'avais expérimenté les extraits que je faisais moi-même, toujours de la même façon et au moment de les injecter.

Parmi ces extraits, les uns donnent par leur introduction dans les veines une augmentation de pression, les autres, au contraire, une diminution. Le phénomène est constant si l'on a soin de se placer toujours dans les mêmes conditions.

En présence de ces résultats, une division toute naturelle se présente ; d'un côté les organes glandulaires dont les extraits produisent une augmentation de pression ou glandes hypertensives, et d'un autre, ceux dont les extraits donnent naissance à un effet inverse, une diminution de pression ou glandes hypotensives.

Parmi les organes sur lesquels ont porté mes expériences :

Les capsules surrénales, l'hypophyse, la rate, la parotide, le corps thyroïde, le rein forment la première catégorie ;

Le foie, le thymus, le pancréas, le poumon, le testicule, l'ovaire et l'amygdale forment la seconde.

Quel pouvait être le mécanisme d'une action aussi nette et aussi évidente, au moins pour certains extraits à effet important ?

Je me suis adressé à deux organes glandulaires, dont les effets hypertensifs sont très marqués : la capsule surrénale et la glande pituitaire ou hypophyse.

Dans une série d'expériences, je suis arrivé à démontrer que l'extrait de corps pituitaire et l'extrait de capsule surrénale avaient une action inhibitrice sur les centres du nerf dépresseur.

En effet, lorsque sur un lapin normal chez qui on a isolé et préparé convenablement un des nerfs dépresseurs, on vient à injecter dans la circulation veineuse de l'extrait de corps pituitaire ou de capsule surrénale, on voit la pression sanguine éprouver une grande ascension, qui persiste plusieurs minutes, en même temps que sont modifiés le rythme et l'impulsion cardiaques.

Si pendant cette hypertension, l'on fait l'excitation du nerf dépresseur entier ou de son bout supérieur, on ne constate nullement la chute brusque de la pression que donne toujours cette excitation sur le lapin normal.

Suivant les doses d'extrait injectées, l'inhibition est plus ou moins complète, on peut dire qu'elle est proportionnée à la quantité d'extrait injectée. On peut encore mieux démontrer cette action inhibitrice en expérimentant de la façon suivante :

Le lapin est préparé comme d'usage, on fait l'excitation du bout céphalique du dépresseur, immédiatement se produit l'effet ordinaire, la chute caractéristique de la pression. Si pendant cette période d'hypotension, on injecte dans une veine de l'extrait de capsule surrénale, par exemple, on voit aussitôt se manifester, malgré l'excitation persistante du dépresseur, l'élévation de la pression, comme si le nerf dépresseur n'était pas excité. C'est là, évidemment, la preuve expérimentale de l'inhibition du centre vaso-dilatateur du nerf dépresseur par certains extraits organiques.

Quelquefois le phénomène n'est pas aussi simple, et l'on assiste à une sorte de lutte entre les phénomènes hypertensifs et hypotensifs, et l'on obtient des tracés présentant de grandes oscillations de la pression sanguine. Ces oscillations, connues sous le nom de phénomène de Traube-Hering, semblent bien avoir pour cause l'action des sécrétions internes sur les centres vaso-constricteurs et vaso-dilatateurs.

Les expériences que je poursuis m'ont donné aussi d'autres résultats qui permettent, je crois, d'admettre que, lorsque, sous l'influence d'une circonstance quelconque, il y a exagération de la fonction sécrétoire hypertensive ou hypotensive, au bout d'un moment, le groupe opposé se met en activité pour compenser l'effet perturbateur, et c'est ainsi qu'entre ces deux fonctions glandulaires, il finit par s'établir un équilibre maintenant la pression sanguine à son point physiologique.

En dernier lieu, j'ai expérimenté l'extrait fait avec des amygdales d'enfants : c'est surtout dans le cours de ces expériences que j'ai pu constater le fait de la manière la plus nette.

L'extrait d'amygdale, injecté comme d'usage dans le torrent de la circulation, donne comme premier effet une hypotension : mais en poursuivant l'observation on voit au bout de quelques minutes la pression se relever peu à peu, atteindre le point initial, et enfin le dépasser pour arriver en hypertension. Cette hypertension dure elle-même quelques minutes, puis la pression, après de grandes oscillations (phénomène de Traube-Hering), finit par revenir à son point normal physiologique.

C'est bien là la preuve expérimentale de cette balance dont j'ai parlé entre les sécrétions hypertensives et les sécrétions hypotensives.

Ce sont là quelques faits, il s'agit de savoir si l'on peut généraliser les résultats. C'est à l'expérimentation à nous répondre.

ANALYSE ET SYNTHÈSE DES VOYELLES

par M. MARAGE,

de Paris.

J'ai refait avec la méthode graphique les expériences que j'avais entreprises sur les voyelles en me servant de la photographie des flammes manométriques. J'ai pu ainsi non seulement constater l'exactitude des premiers résultats que j'avais obtenus, mais encore cela m'a permis d'expliquer les divergences qui existaient entre les expérimentateurs.

La méthode des flammes de Kœnig a l'avantage d'être excessivement sensible, très maniable et très exacte; mais elle ne permet pas de pousser aussi loin l'étude des voyelles que la méthode graphique, qui cependant est moins sensible.

Les tracés que j'ai obtenus par une méthode quelconque m'ont indiqué ceci simplement :

A est formé d'un groupe de trois vibrations ;

É, O, d'un groupe de deux :

I, OU, de vibrations équidistantes; la somme de vibrations représente le vocable, c'est-à-dire la note du résonateur buccal. Le nombre de groupements représente la note fondamentale sur laquelle la voyelle est émise.

D'après ces résultats, j'ai fait la synthèse des voyelles en remplaçant les résonateurs par des moulages de la cavité buccale prononçant la voyelle, et le larynx par une sirène de M. Pellat, modifiée de la façon suivante :

Le plateau fixe est percé d'une seule fente triangulaire représentant l'espace glottique : le plateau mobile est percé de fentes égales entre elles et dirigées suivant les rayons : ce plateau est renfermé dans une petite caisse cylindrique de hauteur négligeable, et l'air s'échappe par un tube perpendiculaire placé au-dessus de la fente fixe.

Pour reproduire A, il suffit d'avoir trois fentes ouvertes séparées par une fente fermée, de manière à obtenir un groupement de trois vibrations; le nombre total de vibrations représente la vocable, le nombre du groupe de trois représente la note fondamentale : le tracé de ces voyelles synthétiques l'indique très nettement : si l'on place au-dessus du tube un des moulages en plâtre correspondant à A, la voyelle est beaucoup plus parfaite ; mais il faut que la note de ce résonateur soit à l'unisson avec la vocable, c'est-à-dire avec la somme des vibrations du larynx; s'il n'en est pas ainsi, la voyelle est encore perçue, mais elle est modifiée ainsi que son tracé.

Pour obtenir É et O, il faut que les fentes du plateau mobile soient réunies par groupes de deux séparés par une fente bouchée ; pour passer de É à O, on doit modifier la fente fixe. Cette fente est très large pour O et très étroite pour E.

Pour obtenir I et OU, il faut que toutes les fentes soient ouvertes sans intervalle ; mais, pour passer d'une voyelle à l'autre, il faut faire varier le diamètre des fentes, qui sont larges pour OU, étroites pour I.

On peut donc donner la définition suivante :

Les voyelles sont dues à une vibration aéro-laryngienne intermittente renforcée par la cavité buccale et produisant OU, O, A, É, I, lorsque celle-ci se met à l'unisson de la somme des vibrations ; transformée par la cavité buccale et donnant naissance aux autres voyelles, lorsque cet unisson n'existe pas ; le nombre des intermittences donne la note fondamentale.

Si la cavité buccale fonctionne seule, on a la voyelle chuchotée.

Si le larynx fonctionne seul, on a la voyelle chantée.

Si les deux fonctionnent en même temps, on a la voyelle parlée.

MERCREDI 8 AOUT

(Séance de l'après-midi)

Conférence de M. E. J. MAREY sur l'histoire de la chronophotographie et démonstration de ses appareils, dans son laboratoire du Parc des Princes (Bois de Boulogne).

JEUDI 9 AOUT

(*Séance du matin*)

Présidence de M. le professeur SCHERRINGTON (de Liverpool).

PROPRIÉTÉS PHYSIOLOGIQUES DES NITRILES

par M. Edmond FIQUET,

de Paris.

Les nitriles ont des propriétés physiologiques très actives, l'acide cyanhydrique en est le premier terme. Les travaux récents de Lang, Verbrugghe, Meurice, Heymans et Masoin sur les nitriles normaux et les dinitriles nous ont montré l'importance de cette étude.

On ne sait encore rien sur les nitriles non saturés et les nitriles à fonction complexe dont la plupart ne sont pas encore connus.

J'ai imaginé une méthode qui me permet de les obtenir en même temps que leurs dérivés carboxylés et phénolés. On fait réagir les aldéhydes en général sur l'acide cyanacétique à chaud à la pression ordinaire avec ou sans addition d'acide acétique glacial selon les cas, on obtient tout d'abord le nitrile carboxylé qui cristallise par refroidissement et qu'on peut purifier par cristallisations successives dans l'alcool.

Pour avoir le nitrile normal, on décompose son dérivé carboxylé dans le vide à température élevée: celui-ci, après avoir dégagé de l'acide carbonique, se transforme en nitrile qu'on purifie par cristallisation ou par congélation.

J'a pu préparer ainsi le nitrile cinnamique, les nitriles ortho, méta, para-méthylcinnamique: ortho, méta, para-nitrocinnamique; cinnaménylacrylique: crotonique; ortho, méta para-oxycinnamique ainsi que tous les dérivés carboxylés de ces nitriles [1].

Au point de vue physiologique, ce sont des corps antithermiques, ils ont, de plus, une action marquée sur le système nerveux et la respiration. Ils sont toxiques à doses généralement peu élevées, et les accidents d'intoxication peuvent se subdiviser en trois phases.

C'est d'abord une phase de dyspnée, d'irrégularité respiratoire. Puis

1. L'étude chimique de ces nitriles a été présentée au Congrès de chimie pure, Paris, 1900.

l'animal devient somnolent, déprimé, en état de stupeur entrecoupé de mouvements convulsifs plus ou moins accentués. Enfin l'animal se paralyse, cette paralysie d'abord limitée au train de derrière se généralise, en même temps la respiration devient de plus en plus pénible et l'animal meurt le plus souvent en état d'asphyxie. L'autopsie ne révèle autre chose que de la congestion viscérale.

La substitution d'un groupe carboxyle dans la molécule d'un nitrile a pour effet de diminuer cette toxicicité.

L'acétonitrile donne ainsi naissance à l'acide cyanacétique. Ce dernier n'est toxique qu'à la dose de trois grammes par kilogramme d'animal, tandis que l'acétonitrile produit la mort à une dose voisine de un gramme. On retrouve dans l'acide cyanacétique les propriétés générales des nitriles, il est antithermique, diurétique, il agit sur la respiration et le système nerveux de la même manière. Il est assez peu stable en présence de l'eau, mais ses solutions ne se transforment pas en acétate d'ammoniaque comme celles de l'acétonitrile, elles deviennent au contraire très dangereuses. Après une dizaine de jours, une solution d'acide cyanacétique devient environ trois fois plus toxique. Cette propriété me paraît devoir être attribuée non à une hydratation, mais à une transformation en un isomère instable, probablement l'acide isocyanétique que Calmels avait signalé autrefois dans le venin de crapaud.

Le nitrile cinnamique qui est le premier terme de la série non saturée se conduit physiologiquement comme les autres nitriles, il est très toxique, il tue à la dose de 2 centigrammes par kilogramme d'animal. Après avoir substitué un carboxyle dans sa molécule, sa toxicité est dix fois moins élevée et devient voisine de 0,25 par kilogramme d'animal, et les propriétés de ce dérivé sont celles des nitriles en général.

Que va-t-il arriver maintenant si nous introduisons dans la molécule du nitrile cinnamique un groupement phénolique?

Cette substitution phénolique peut donner naissance à trois isomères, les nitriles ortho, méta, para-oxycinnamiques.

Le premier est instable, je ne le connais que par son dérivé carboxylé. Le nitrile paraoxycinnamique est environ vingt fois moins toxique que le nitrile cinnamique.

Le nitrile métaoxycinnamique produit la mort à des doses comprises entre 1 gr. 25 et 1 gr. 50 par kilogramme d'animal, on peut donc le considérer comme dépourvu de toxicité.

Cette innocuité des dérivés phénoliques est encore plus accentuée s'ils sont carboxylés : ainsi l'acide para-oxycinnamique est mortel à la dose de 1 gramme et l'acide méta à la dose de 5 grammes par kilogramme d'animal. Les symptômes d'intoxication ne sont plus ceux des nitriles, on observe bien toujours de la dyspnée, mais la paralysie est peu accentuée et les mouvements convulsifs sont exagérés, ce sont plutôt ceux des phénols[1].

J'ai été frappé de la grande analogie entre les caractères d'intoxication par les nitriles et ceux des urines des diabétiques en imminence de coma. Je me suis demandé si la cause de ces accidents ne serait pas la présence des nitriles dans l'économie. Les petites quantités d'urine dont je disposais et peut-être aussi la transformation facile de ces nitriles en sels ammoniacaux ne m'ont pas permis jusqu'alors de les isoler.

La présence de ces nitriles dans l'organisme est rationnelle, car les matières albuminoïdes elles-mêmes sont des nitriles qui ne sont pas toxiques à cause de leur constitution. Si nous troublons l'ordre de cet édifice moléculaire en faisant intervenir une action oxydante ménagée au moyen du permanganate de potasse, bioxyde de manganèse et acide sulfurique, acide azotique, etc., nous donnerons naissance à des nitriles tels que l'acide cyanhydrique et le nitrile valérique dont la présence *in vitro* a été démontrée.

Dans l'organisme, ce sont les agents d'oxydation et d'hydratation qui constituent les principaux processus de désassimilation des matières albuminoïdes. Chez les diabétiques, le processus d'oxydation est entravé et la meilleure preuve, c'est que le glucose, qui normalement devrait être brûlé suivant l'équation

$$C^6 H^{12} O^6 + 6 O^2 = 6 Co^2 + 6 H^2 O,$$

demeure sans modification dans le sang et passe dans les urines.

Les phénomènes d'hydratation persistent cependant, car ils sont liés à la vie de la cellule, ils transforment le groupe nitrile en carboxyle par fixation de deux molécules d'eau et donnent naissance à de l'ammoniaque.

Les acides oxybutyriques proviendraient de l'hydratation des nitriles amidobutyriques. Si à un moment donné la perturbation de l'organisme diabétique s'aggrave encore, le processus d'hydratation sera lui-même entravé, les nitriles provenant de la désassimilation imparfaite des substances albuminoïdes demeureront intacts et détermineront par leur extrême toxicité le coma diabétique et peut-être dans d'autres cas des accidents d'urémie.

1. Ces expériences seront développées dans les *Archives internationales de Pharmacodynamie et de Thérapie* et dans le *Journal de Physiologie et de Pathologie générale*, 1900.

Il en résulterait donc que la cause première de la présence de ces nitriles serait une insuffisance d'activité ou une viciation des ferments qui président à l'assimilation et à la désassimilation et par conséquent aux fonctions générales de l'organisme.

L'EAU DE MER, MILIEU ORGANIQUE. — CONSTANCE DU MILIEU MARIN ORIGINEL COMME MILIEU VITAL A TRAVERS LA SÉRIE ANIMALE

par M. René QUINTON.

(de Paris.)

Je vais démontrer : 1° que la vie animale, à l'état de cellule, est apparue dans les mers; 2° qu'à travers toute la série évolutive, la vie a maintenu pour ses phénomènes cellulaires, à l'intérieur de chaque organisme, ce milieu marin des origines, en sorte que tout organisme est un véritable aquarium marin, où vivent dans les conditions aquatiques des origines, les cellules qui le constituent.

a. L'origine aquatique de toutes les formes animales est d'abord flagrante. Les seules espèces animales qui respirent, selon le mode aérien, présentent toutes dans leur embryogénie une respiration branchiale primitive (fentes branchiales des Vertébrés aériens, par exemple). De plus, cette origine aquatique est marine. Les formes d'eau douce, en effet, ne sont jamais que des formes secondaires, doublant simplement, çà et là, les formes marines, qui, seules, composent l'ossature presque tout entière du règne animal. C'est ainsi que la disparition de toutes les formes d'eau douce n'entraînerait la disparition que de 1 classe, 4 ordres, tandis que celle des formes marines entraînerait la disparition totale de 6 groupes, 11 embranchements, 40 classes, 111 ordres. Ainsi tous les organismes animaux dérivent d'organismes marins. Les cellules primordiales, d'où sont dérivés ces organismes ancestraux, furent donc nécessairement des cellules marines.

b. La vie animale, en créant des organismes de plus en plus compliqués et indépendants, a toujours maintenu les cellules constituant ces organismes dans un milieu marin.

Ceci est d'abord flagrant pour les premiers organismes de la série animale : Éponges, Polypes, Coraux, Méduses, etc. Chez ces organismes, ouverts, comme l'on sait, au milieu extérieur, le milieu intérieur de l'animal est l'eau de mer elle-même ; celle-ci pénètre l'organisme tout entier par une multitude de canalicules, assimilables aux capillaires. L'eau de mer elle-même baigne toutes les cellules.

Chez les Invertébrés marins plus élevés, un phénomène d'une importance de premier ordre se produit. La membrane branchiale est perméable aux sels, en sorte que, par simple osmose, le milieu intérieur de l'animal est encore le milieu marin, ce dont témoigne par ailleurs l'analyse chimique directe. L'hémolymphe, en effet, présente une composition minérale identique à celle de l'eau de mer.

Enfin, chez les organismes les plus élevés de la série animale, les plus éloignés de la souche marine, l'expérience montre encore l'identité du milieu vital et du milieu marin.

Je rappellerai mes expériences déjà publiées (*Soc. de Biol.*, 1897-1898). A. — Un chien, saigné à blanc par l'artère fémorale, est réinjecté d'une quantité d'eau de mer égale à celle du sang perdu (l'eau de mer était ramenée à l'isotonie). Le lendemain, l'animal trotte. En quelques jours, l'hémoglobine est reconstituée, et le rétablissement complet. B. — Trois chiens sont injectés en eau de mer, le premier, des 66 centièmes de son poids, le second, des 81 centièmes, le troisième (Hallion), des 104 centièmes de son poids. Pendant toute l'injection, les animaux cessent à peine d'être normaux. En 24 heures, le rétablissement est effectué. C. — Le globule blanc est le témoin par excellence du milieu vital d'un organisme. D'autre part, sa délicatesse est telle qu'il est réputé ne vivre dans aucun milieu artificiel. Sa vie dans l'eau de mer devait être particulièrement démonstrative. Je me suis adressé expressément, à travers toute la série évolutive, aux globules blancs des organismes les plus éloignés de la souche marine (Mollusques pulmonés, Insectes, Poissons d'eau douce, Batraciens, Reptiles, Oiseaux, Mammifères, Homme). Tous, enlevés à l'organisme, et portés brusquement dans l'eau de mer, y vivent à volonté.

L'analyse chimique confirme enfin cette identité du milieu vital et du milieu marin. Les sels du plasma sanguin sont les sels mêmes de l'eau de mer. Ils vont même jusqu'à se sérier entre eux dans les deux cas dans le même ordre d'importance : 1° Na, Cl; 2° K, Ca, Mg, S; 3° Si, C, P, Fl, Fe, AzH^4, I. Bien mieux, l'analyse chimique révélait dans l'eau de mer, à des choses extrêmement minimes, la présence de certains corps non admis dans l'organisme. Or, ces corps y existent, à l'état normal, d'une façon constante, à des doses voisines. Un ouvrage prochain (*L'Eau de Mer, milieu organique*) l'établira longuement. Ces nouveaux corps, absolument constitutifs des organismes les plus élevés, sont : le Brome, le Manganèse, le Cuivre, le Zinc, le Plomb, l'Argent, le Lithium, l'Arsenic, le Bore, le Baryum, le Strontium. Ils font passer le nombre des corps organiques, de 12 ou 15 actuellement reconnus, à 26. Cinq autres sont prévus.

De tout ce travail, 1° une loi nouvelle résulte : « La vie animale, apparue à l'état de cellule dans les mers, a maintenu, à travers toute la série évolutive, les cellules constituant les organismes dans un milieu marin » ; 2° une conception également nouvelle de l'organisme : « Un organisme, si élevé que soit le rang qu'il occupe dans l'échelle animale, est une colonie de cellules marines. »

L'ECTOSCOPIE, MÉTHODE POUR ÉTUDIER LA DILATABILITÉ DES ORGANES

par M. A. BIANCHI,

de Parme et Paris.

C'est une branche de la phonendoscopie qui sert à étudier la contractilité et la dilatabilité d'un organe ou de plusieurs organes, et en conséquence leur degré d'élasticité et les déplacements imprimés par l'organe ou par les organes rétrécis ou dilatés aux organes environnants. Son nom, que je présente ici pour la première fois, veut dire recherche de la dilatabilité des organes.

Pour accomplir une telle étude, il faut prendre, sur le sujet debout, le tracé phonendoscopique de l'organe en examen, soit isolément, soit avec les organes environnants.

Si on veut étudier la contractilité de l'organe, l'on projettera, sur la partie du corps qui couvre l'organe même, une douche d'eau froide à 10 degrés pendant 1 minute. Tout de suite, on fera un nouveau tracé phonendoscopique.

La comparaison du premier tracé avec celui-ci nous donnera le degré de contractilité de l'organe et les déplacements des organes environnants.

Pour étudier sa dilatabilité on projettera une douche chaude à 40 degrés pendant 2 minutes, on fera de nouveau le tracé et la comparaison entre le tracé primitif et celui-ci nous donnera la dilatabilité de l'organe et les déplacements des organes environnants.

La comparaison du tracé obtenu par l'eau froide avec celui obtenu par l'eau chaude nous donnera le degré de dilatabilité totale de l'organe, ou son degré d'élasticité.

Ce simple moyen d'étude nous permet de constater une série

toute nouvelle de faits ayant d'importantes applications physiologiques et thérapeutiques.

En général les organes caves se modifient mieux et plus vite que les solides : ainsi le poumon, l'estomac, les intestins, le cœur ont des changements fort importants : moins larges sont les changements du foie, de la rate, des reins, du cerveau, des muscles.

Un organe dilaté a une action centrifuge sur les organes environnants: un organe rétréci a une action centripète sur les organes environnants.

On peut modifier ainsi avec un jet localisé non seulement un seul organe séparément, mais encore une partie seule d'un organe; ainsi on peut actionner un seul lobe pulmonaire, une seule partie du cœur, une seule partie d'intestin, etc.

Les applications thérapeutiques sont très importantes et très nombreuses; l'ectothérapie est destinée à un résultat bien utile, et dans une foule de conditions morbides, où les médicaments ou la chirurgie sont impuissants, l'ectothérapie sera d'utilité réelle. Pour vous citer un seul fait, il suffira de vous dire qu'on peut, avec l'action dilatante localisée sur le poumon rétréci, guérir radicalement et pour toujours les modifications pulmonaires et viscérales produites en conséquence d'anciennes pleurésies.

L'ectoscopie dans sa simplicité et dans sa facilité d'exécution donne un jour scientifique sur les phénomènes empiriques de l'hydrothérapie localisée et un moyen de mensuration de la dilatabilité des organes d'une large application scientifique et pratique.

N. B. — Toutes les expériences sur le sujet ont été faites dans l'établissement hydrothérapique du Dr Rodet à Auteuil. Les expériences de dilatation générale des organes, préliminaires à l'ectoscopie et à l'ectothérapie, ont été accomplies en commun avec M. le Dr Félix Regnault dans les bains turcs de l'Hammam, dans l'établissement balnéaire de la Seine à Grenelle et chez le Dr Rodet à Auteuil.

VARIATIONS DIURNES DES ORGANES ÉTUDIÉES PAR LA PHONENDOSCOPIE. ÉVOLUTION DE LA MÉTHODE PENDANT TROIS ANS

par M. A. BIANCHI,

(de Parme et Paris).

Pendant le temps écoulé entre le Congrès internationnal de Moscou de 1897 et celui de Paris de 1900, la phonendoscopie étant acceptée sans discussion par tout le monde, je me suis occupé de la perfectionner et de l'appliquer à une étude méthodique des variations des organes dans l'état physiologique et pathologique.

Toutes ces études, accomplies dans les laboratoires et les cliniques de Paris, ont eu l'honneur de l'aide moral et matériel des maîtres et des collègues, et c'est avec la reconnaissance la plus grande que je suis heureux de leur rendre publiquement les plus vifs remerciements.

Grâce à ma nomination par le Gouvernement français de membre de la Commission d'hygiène et de physiologie présidée par le professeur Marey et chargée de l'étude des individus qui ont pris part aux exercices physiques et aux sports, j'ai pu étudier dans toutes leurs modalités les modifications des organes dans les divers exercices, comparer les variétés dues à la race, à l'âge, aux habitudes.

Ainsi rassemblant un matériel très abondant et très varié, je suis parvenu à établir des lois fondamentales qui règlent l'évolution des organes dans ses diverses modalités.

Les tracés que je vous présente aujourd'hui sont une partie des résultats de mes observations faites à l'aide de la phonendoscopie, et appréciées aussi par le jury de l'Exposition (président Pinard et rapporteur Tuffier) lequel a bien voulu lui décerner une médaille en signe d'encouragement.

Le phonendoscope présenté à l'Exposition a été un peu modifié : avec une ouverture dans la caisse on peut, dans le cas où les vibrations seraient trop fortes ou s'il y avait des bruits accessoires, diminuer l'intensité des vibrations et éliminer ces bruits.

Cette modification nous permet ainsi de rendre plus facile la délimitation des organes. J'ai encore fait des phonendoscopes d'un volume très réduit, qui nous permettent d'accomplir très bien l'examen, et qui sont d'une facilité très grande à transporter et à manier. Charles Verdin à Paris, Martin Wallach à Rome et à Cassel, George Pilling à Philadelphie construisent avec le plus grand soin ces divers appareils.

Les variations diurnes des organes peuvent être considérées selon les modalités de forme, de volume, de position et des rapports des organes même.

1° Pour la forme, un seul organe, l'estomac, la modifie sensiblement selon son état de plénitude ou de vacuité. Après vient le côlon et spécialement le cæcum. L'estomac normal qui le matin a la forme d'une petite cornemuse, après l'ingestion de la nourriture prend celle d'une poche de grandeur différente, en rapport direct avec la quantité et la qualité de la nourriture, la résistance des parois et des points d'attache et le soutien des organes sous-jacents, c'est-à-dire des intestins.

2° Pour le volume, tous les organes ont des variations diurnes bien marquées. Pendant la journée le volume des organes augmente progressivement, avec des alternatives plus ou moins notables; pendant la nuit le volume des organes diminue graduellement. En général le volume des organes augmente plus pendant la saison chaude que pendant la froide: ce phénomène est sensible spécialement pour les poumons, le cœur et le foie.

Le minimum de volume des organes se trouve le matin à déjeuner; fait exception le côlon : si on travaille avant de manger, les premiers à augmenter sont les poumons et le cœur, pendant que les autres continuent leur diminution progressive; si on mange tout de suite après le lever, l'estomac augmente le premier et les poumons et le cœur lui font suite; viennent après le foie, la rate et les reins. Le côlon, et spécialement sa partie cæcale, diminue sensiblement après la première défécation de la journée, pour augmenter ensuite graduellement de volume.

Pendant la journée, selon le genre de vie et selon la nourriture, nous avons des alternatives d'augmentation et de diminution des organes, mais rarement la diminution atteint l'intensité de celle du matin. Pendant la nuit, dans l'état physiologique, le premier organe à diminuer est le poumon; ensuite viennent le cœur, l'estomac, les reins, la rate, le foie; le cæcum augmente progressivement pendant la nuit, si on n'a pas de défécation extraordinaire.

L'âge, la race, la condition, le sexe, peuvent varier les modalités du phénomène, qui reste dans ses grandes lignes toujours le même.

On voit que les organes qui, pendant la journée, travaillent à absorber les gaz (poumon), à absorber la nourriture (estomac), à pousser le sang (cœur), à emmagasiner les aliments (foie), à modifier les éléments de réduction (reins et rate), ou se reposent pendant la nuit, ou donnent aux tissus les éléments nutritifs dont ils se sont chargés, ou les accumulent dans les diverses voies d'élimination pendant la nuit, comme dans le côlon, pour les chasser le matin.

Lorsque ce cycle physiologique est suspendu ou interrompu, nous avons la condition pathologique des variations diurnes du volume des organes.

3° La position des organes présente encore des variations diurnes bien marquées. Toujours, en passant de la position couchée à la position debout, il y a une descente des organes; ce sont les organes solides, comme le cœur, le foie, la rate, le rein, qui, déplaçant le diaphragme, aident la descente des poumons et de l'estomac; mais cette descente est limitée par la condition de plénitude solide ou gazeuse des intestins et par l'état de plénitude de la vessie: à peine l'intestin et la vessie se vident-ils que la descente augmente et cette augmentation devient bien plus importante lors de l'ingestion de la nourriture. La marche, le travail manuel augmentent en général cette descente; le repos, le travail du bureau la limitent. En général, la descente des organes continue jusqu'au soir avec des alternatives d'arrêt ou de soulèvement pendant la digestion et le repos. Dans la nuit la position couchée remet tout à sa place, et pendant que les organes diminuent de volume, leur position physiologique initiale est retrouvée.

Il est inutile de répéter que, dans les modifications pathologiques d'un ou de plusieurs organes, le tableau des déplacements des organes est largement modifié.

4° En conséquence de ces variations de forme, de volume, de place des organes, les rapports réciproques entre eux sont changés. C'est ici la partie la plus importante, car tous ces changements de rapports doivent donner des changements différents de pression, d'innervation, d'actions réflexes, d'irrigation, de sécrétions. C'est ici la partie vraiment physiologique des variations diurnes des organes, laquelle a besoin d'être étudiée par les vrais amis de la science pour être éclaircie.

C'est dans ce but que je vous ai entretenu sur ce sujet, car le champ tout neuf ouvert par la phonendoscopie à la connaissance du travail intime des organes a besoin de l'aide et conseil de vos études et de vos expériences.

Pour ma part, comme j'ai eu l'honneur de déposer, à l'époque du Congrès international de 1897, dans le laboratoire de physiologie de Moscou, le premier tracé de l'estomac étudié pendant une journée, j'aurai l'honneur de donner au laboratoire de physiologie de la Sorbonne le premier tracé des modifications de l'estomac pendant une année, tracé qui mesure sept cents mètres environ, bien heureux si ce produit de mon travail pourra témoigner ma reconnaissance envers l'Université de Paris et ses maîtres.

THÉORIE DYNAMIQUE DE LA NATURE ET DE LA VIE

par M. le professeur SKVORTZOFF,

de Kharkoff.

Messieurs,

Je me trouve dans une situation délicate, non pas pour moi personnellement, mais dans l'intérêt de la question qui me préoccupe, mes fautes personnelles pouvant nuire à cette question.

Plusieurs conditions me mettent dans l'embarras : en premier lieu, je m'exprime très mal en français et par suite je crains de provoquer des malentendus. Ensuite, il me faut exposer en un quart d'heure une doctrine qui embrasse tout l'univers et la vie. Enfin cette doctrine est différente de ce qui est ordinairement admis. Je m'attends à un froid accueil, surtout de la part des savants.

Il y a plus de trois ans que j'ai commencé à propager cette doctrine de vive voix et par écrit. Au Congrès des Naturalistes et Médecins à Kieff, je l'ai exposée dans la section d'astronomie et dans la section d'hygiène. Dans la première, silence complet : dans l'autre, bon gré mal gré, on a beaucoup applaudi, grâce à l'intervention d'un professeur de physique qui a dit que ma doctrine n'est pas absurde. Au Congrès de Climatologie à Saint-Pétersbourg — il y a ici des témoins — beaucoup d'applaudissements, mais peu de compréhension de la question.

Voici un livre qui vient de paraître en Russie. C'est un manuel ou vade-mecum pour mes auditeurs et pour les médecins. Ce livre contient la septième exposition imprimée de ma doctrine, la plus complète et la plus logique. Je dois dire que, depuis deux ans, j'ai introduit ma doctrine au fond même de mon enseignement à l'Université. Jusqu'à présent, en Russie, personne ne disait ni *oui* ni *non*.

Je ne crois pas que le silence soit le signe de l'accord ni, non plus, du mépris complet. Il me semble que c'est le signe du malentendu ou de la perplexité. La science se divise en un grand nombre de rameaux qui ont donné à leur tour une quantité de branches et de branchettes. Les savants, à présent, se spécialisent souvent dans un étroit canton de la science. Et chacun d'eux considère son terrain comme défendu : tout autre savant qui y pénètre est accusé de dilettantisme.

Ainsi, un professeur d'hygiène prend la liberté de parler et d'écrire des questions fondamentales de physique, de chimie, d'astronomie, de géophysique, de géologie, de biologie générale et particulière, végétale ou animale.

Au fait, n'est il pas étrange qu'un hygiéniste ne puisse s'occuper des questions générales de l'univers et de la vie? Au premier abord, il peut sembler que cet hygiéniste est un de ces amateurs de science, qui tiennent à la solution du problème éternel de l'univers et de la vie. Depuis trente-cinq ans je m'occupe de science positive en général, et depuis vingt-cinq ans je suis professeur d'hygiène, science que je définis comme la biologie appliquée, où sont expliquées les corrélations de la vie avec le milieu extérieur dans le but d'assurer la santé. Mon livre est intitulé : *Éléments d'hygiologie et d'hygiène*. La partie « Hygiologie » comprend l'explication des corrélations de la vie avec les conditions naturelles, et la partie « Hygiène » l'explication des corrélations modifiées par la culture humaine.

Mais les conditions de la vie n'embrassent pas seulement la terre, mais tout l'univers. Le soleil éclaire et chauffe la terre ; on dit qu'il est la cause de toute action sur la terre. La lune aussi a une influence sensible.

Les propriétés physiques et chimiques de la terre déterminent elles-mêmes les propriétés des êtres vivants et par suite de l'homme. Déjà Hippocrate s'est occupé de l'exploration des eaux, de l'air, des cieux, au point de vue de la santé.

De même que les enfants font d'innombrables questions à leurs parents, de même nous, savants, nous devons faire vis-à-vis de notre mère Nature. Et alors, nécessairement, surgissent les questions générales.

J'ai fait et je continue de faire de telles questions. Beaucoup des réponses étaient pour moi insuffisantes. Beaucoup de questions sont restées sans réponse. En étudiant les différents phénomènes de la nature en général, il est très facile de remarquer que la science positive contient beaucoup de questions controversées, et donc — pour ainsi dire — pendantes. En remarquant les phénomènes on les note, mais on leur accorde très peu d'importance dans la nature et dans la vie.

Voici les questions de magnétisme et d'électricité terrestres. Il y a plus de trois cents ans que Gilbert a écrit : *Magnus magnes ipse est globus terrestris*. Il y a plus de soixante-dix ans que Gauss a défini la vertu magnétique de la terre en 8464 unités (l'unité est une barre d'acier du poids d'une livre, magnétisée jusqu'à saturation). Il y a presque cent ans qu'Ampère a reconnu que le magnétisme terrestre est lié indissolublement aux courants électriques de la terre. Aupara vant encore, Franklin a démontré que l'orage est un phénomène électrique.

Maintenant on sait que les changements de la force du magnétisme terrestre ne se produisent pas seulement dans les cas d'aurore polaire, de tremblements de terre, d'éruption volcanique, de tempête, etc., etc.; mais aussi que les constants changements de la position de la terre, relativement au soleil et à la lune, provoquent d'incessants changements dans l'état du magnétisme terrestre. L'un ou l'autre état de la surface du soleil (protubérances, taches) et les phases de la lune ont une grande influence sur l'état électro-magnétique de la terre, et par suite sur tous les phénomènes météorologiques (Arrhénius et Ekholm). En dernier lieu, Arrhénius a donné des preuves convaincantes de l'influence des phases de la lune sur des phénomènes comme la menstruation, la conception, les attaques d'épilepsie.

Le célèbre physicien anglais Tait a trouvé qu'un gramme de vapeur d'eau d'une force électromotrice égale à un volt, en passant à l'état liquide, peut manifester une force égale à 150 milliards de volts. Or, les transformations de l'eau dans l'air et dans la terre ont lieu constamment.

Je dois dire que la pensée de l'électricité, comme forme d'énergie fondamentale primaire, est née chez moi quand j'ai cherché la réponse à la question de savoir pourquoi l'eau se volatilise surtout vite en temps de congélation.

Chez nous, en Russie, par exemple, le linge mouillé, exposé à l'air, sèche d'autant plus vite qu'il fait plus froid. L'infranchissable boue dans les rues de nos villes se fait praticable après la première bonne gelée. J'ai peur, messieurs, de vous fatiguer en indiquant beaucoup d'autres faits, qui sont très peu étudiés et considérés, et qui se produisent constamment dans notre milieu extérieur.

Tout le monde sait quelle position prédominante ont acquise, maintenant, dans les domaines de la chimie physique et de l'électrochimie, les doctrines d'Arrhénius et de Van't Hoff sur la nature des solutions, et la doctrine de Vernst et Ostwald sur l'origine des courants galvaniques. Ainsi que les études de la vie de la terre doivent commencer par l'étude du magnétisme et de l'électricité terrestres, de même les études de la vie organique doivent commencer par l'étude de la nature des solutions aqueuses de sels, au milieu desquelles seulement sont possibles les phénomènes de la vie : et ici je n'ai, moi du moins, entendu que très peu parler de cela. La digestion, l'assimilation, la simple absorption, tout l'échange de la matière dans notre corps n'a lieu que grâce à des solutions salines.

Au point de vue électrogène ou dynamique, la chaleur se présente partout comme la forme d'énergie conséentive, secondaire. Cela s'applique non seulement au milieu extérieur, mais aussi au milieu intérieur de la vie.

La surface de la terre s'échauffe et s'éclaire. Mais le soleil ne donne à la terre ni la chaleur ni la lumière. L'une et l'autre se forment dans les limites de la terre avec son enveloppe aérienne.

D'après certaines lois de l'électro-physique, les constants changements de corrélation entre la terre et le soleil dans l'espace (comme la suite des relations de la terre autour de son axe et autour du soleil) posent des conditions à l'origine de constants courants électriques et électro-magnétiques primaires, secondaires et suivants, qui enserrent la terre et pénètrent dans son intérieur, et qui, au milieu des plus hautes couches de l'air, dans les endroits d'aurore polaire, posent des conditions à l'origine de la lumière, tandis que, dans les plus basses couches de l'air, comme dans la terre elle-même, en vertu de la même cause, se forme la chaleur, proportionnellement à la force du courant et au nombre carré des résistances. Par cela, il n'y a pas de nécessité d'estimer le soleil comme le globe incandescent, il peut même être froid, et, malgré cela, il peut chauffer et éclairer la terre, comme on le dit ordinairement.

La terre peut être froide jusqu'à son centre, comme le fond de l'Océan, mais en même temps elle peut avoir la température intérieure connue, et peut servir de lieu aux phénomènes volcaniques et sismiques.

Dans notre organisme la même chose se passe. Il a une certaine température constante qui ne dépend pas immédiatement de l'oxydation, mais dépend de courants galvaniqués. Chaque cellule vivante se présente comme un élément galvanique avec courant constant, qui se forme, grâce à des passages constants d'anions et de cations d'un milieu à l'autre.

Les substances organiques ne subissent de changements qu'en dépendance de l'électrolyse des substances inorganiques. Sans ces dernières, les substances organiques seraient mortes. A ce point de vue, l'importance est extrême de l'observation d'Ehrlich qui a fait voir expérimentalement que le paraplasma se trouve dans l'état de vie aérobie, au lieu que l'endoplasma se trouve à l'état de vie anaérobie. C'est pourquoi il est possible de regarder la cellule comme l'élément galvanique oxydant réduisant.

Je ne puis pas faire ici une grande quantité de deductions qui découlent d'elles mêmes de ma doctrine, et qui jettent une lumière nouvelle sur toute la vie de la nature en général et des organismes en particulier.

Je vous prie, messieurs, encore une fois, d'excuser ma mauvaise explication. Mais l'esprit vivifie, la forme tue. Je ne pouvais soulever devant vos yeux qu'un coin de rideau. Par cela, je puis espérer seulement en votre attention, mais non en votre conviction. J'espère que dans l'auditoire de la célèbre Sorbonne, dans la Faculté des sciences de Paris, mes paroles ne seront pas sans laisser de traces. Je serai bien aise, si l'on y trouve un grain de vérité, quelque petit qu'il soit. Ce grain peut donner un fruit utile à la science et à l'humanité. Ce serait ma récompense et ma fierté.

RÉSUMÉ

1. Au fond de tous les processus et phénomènes de la nature et de la vie se trouve cette forme d'énergie qu'on appelle *électrique*, dans toutes ses variétés. Donc la *chaleur* présente un phénomène secondaire; de plus sa forme radiante, comme la *lumière*, apparaît le plus proche dérivé de la forme fondamentale de l'énergie.

2. Une telle conception donne la possibilité de beaucoup mieux expliquer l'origine, la structure et le destin de l'Univers, ainsi que la *vie organique*, qui en est inséparable et qui est, en général, un pareil phénomène, lié aux changements physico-chimiques, comme la vie de l'Univers.

3. S'accordant avec les principes de chimie physique et surtout d'électro-chimie, *tous les processus de la vie ont leur base dans les courants galvaniques*. Ces courants dépendent de la différence qui existe dans la *pression osmotique* des matières dissoutes, dissociées et seulement polarisées (asymétriquement construites). Parmi eux surtout la grande signification s'applique aux éléments (paires) galvaniques *oxydants-réduisants*, au nombre desquels appartiennent toutes les cellules de chaque organisme vivant. Les *organismes compliqués* représentent les batteries des éléments susdits. Ils se distinguent par les détails de leur structure et de leur composition, mais non par leurs qualités essentielles ou primaires.

4. La plus importante manifestation ou le processus d'évolution du monde organique consiste dans la tendance de la vie à s'*isoler* du milieu extérieur, au moins dans les limites de ses phénomènes les plus essentiels. La vie est inadmissible hors du milieu aquatique et sans la participation de l'*eau* dans les changements physico-chimiques de chaque élément vivant. A cause de cela, ayant formé les différents

téguments, la vie a élaboré le *milieu intérieur*, analogue au milieu extérieur. Le représentant typique du premier (c'est-à-dire du milieu intérieur) chez les animaux et chez les hommes est le *sang* (avec la lymphe et les sucs des tissus). Une telle spécialisation du milieu immédiat de la vie a donné à cette dernière (la vie) la possibilité d'évolution dans l'organisation intérieure et de complication dans les phénomènes de la vie. Cette complication est liée aux spécialisations relatives à la température intérieure, à la nourriture et à la reproduction.

Tous ces côtés spécialisés de la vie animale s'unissent au moyen du *système nerveux sympathique*, dont le moteur périphérique est le tissu des *muscles plats*.

5. Pour la *corrélation* avec le milieu extérieur, la vie a élaboré le *système nerveux cérébro-spinal*, qui a, pour mouvoir les *muscles striés* et pour percevoir les sensations, les *organes des sens extérieurs*. Parmi ces organes, la *peau* (le derme) a la plus proche relation à des processus intérieurs de la vie.

Cette peau est isolée de l'extérieur dans de certaines limites par l'enveloppe *diélectrique*, l'épiderme. Cela montre que les *téguments extérieurs* des animaux et des hommes, par suite de leur influence sur le cours de la vie et ses changements, doivent avoir la grande importance, comme le confirment les observations constantes et les diverses expérimentations.

6. La théorie dynamique a non seulement une importance scientifique, mais aussi pratique en ce qui concerne l'hygiène et la médecine.

PROJET D'ÉTABLISSEMENT D'UN SYSTÈME MÈTRE-GRAMME-JOUR POUR L'UNIFICATION DES MESURES PHYSIOLOGIQUES

par M. le docteur J. de Rey-PAILHADE,

de Toulouse

Au Congrès international de physiologie tenu à Cambridge, en 1898, on a décidé d'unifier les appareils usités en physiologie. Nous avons l'honneur de demander que cette excellente mesure soit complétée par l'adoption d'une unité naturelle de temps, subdivisée en parties décimales, afin de supprimer les unités disparates de seconde, minute, heure et jour.

Prenons le jour pour unité naturelle, comme le veut l'astronomie et la physiologie, nous avons les valeurs suivantes :

1° Jour.		Unité ou 24 heures.
2° Centième de jour. . . .	valant	$14^m.24^s$ ou 1/4 d'heure environ.
3° Millième de jour. . . .		$1^m.26^s.4$ ou 1 min. 1/2 environ.
4° Cent-millième de jour. .	—	$0^s.864$ ou seconde diminuée.

Ces valeurs se rapprochent assez de nos unités actuelles. En rapportant toutes les données physiologiques à une de ces valeurs de temps, on passera aux autres au moyen d'un simple déplacement de virgule. Certains calculs qu'il faut faire en physiologie seront simplifiés d'une manière très considérable. Le Congrès international de chronométrie vient de se donner la mission d'étudier la réalisation de l'application du système décimal au temps.

On trouvera de plus amples détails et des tables de calcul dans la *Revue scientifique* du 11 février 1899.

Nous avons été amené à proposer ce système à la suite de l'emploi que nous en fîmes pour l'étude du *philothion* ou hydrogénase, qui est un ferment soluble réducteur.

L'industrie horlogère fournit déjà d'excellents appareils mixtes donnant les deux manières de compter le temps.

NOUVELLES RECHERCHES SUR L'EXCITABILITÉ ÉLECTRIQUE ET LA FATIGUE MUSCULAIRE EXPÉRIMENTALE

par M. le docteur Mariano ALURRALDE,

de Buenos-Ayres.

Depuis un an, sur les conseils de mon maître, j'ai entrepris au laboratoire une série d'expériences au moyen desquelles j'essaie d'étudier comparativement les phénomènes que présentent les nerfs et les muscles excités, pendant un certain temps, jusqu'à l'épuisement de leur excitabilité. Mon but, en procédant de cette manière, est d'essayer d'établir : 1° si les muscles à l'état normal s'épuisent dans un temps donné et de la même manière sous l'action des divers courants employés communément en électrothérapie et en physiologie: 2° une fois épuisée l'excitabilité des muscles, quelle espèce de courant est capable, *dans ces conditions*, de déterminer une contraction musculaire?

Sans aborder, dans ce résumé, le détail des expériences et du mode d'expérimentation, les conclusions auxquelles j'arrive sont :

1° L'excitation par les chocs faradiques détermine, à égalité d'intensité, une première secousse de grande amplitude; cette amplitude diminue à partir de la seconde et des suivantes à cause d'un certain degré de rétrécissement musculaire qui persiste tant que l'épuisement continue.

2° Ce rétrécissement musculaire est d'autant plus prononcé que le nombre d'interruptions dans l'unité de temps est plus considérable, sans arriver pourtant au tétanos musculaire.

3° Le muscle épuisé par les C.F. réagit *toujours* sous l'action d'un courant galvanique.

4° Les chocs galvaniques produits dans ces conditions sont capables de rendre passagèrement et pour un temps très court l'excitabilité à une patte galvanoscopique qui, peu d'instants auparavant, a été épuisée par les chocs faradiques, de telle sorte que les C.F. produits de nouveau déterminent une série de contractions d'amplitude variable.

5° Le muscle épuisé par les C.F. réagit *toujours* avec les D.A. comme avec les D.D. d'un condensateur, mais plus fortement avec les premières.

Le courant galvanique produit :

1° Un rétrécissement musculaire qui n'est pas persistant.

2° La période de durée de l'excitabilité direct du muscle est beaucoup plus courte que celle du nerf pour les C.F.

3° Le muscle une fois épuisé, un changement de pôles lui rend passagèrement son excitabilité; épuisée de nouveau, celle-ci peut reparaître plusieurs fois de la même manière.

4° L'épuisement musculaire une fois produit, *aucune forme de courant n'est capable de déterminer une contraction*, même en employant les plus fortes intensités.

Avec les décharges du condensateur on obtient les résultats suivants :

1° Le rétrécissement musculaire n'est pas persistant et l'amplitude de la contraction est en raison directe de la capacité du condensateur.

2° La période de durée de l'excitabilité directe ou indirecte du nerf et du muscle *est beaucoup plus longue* que celle qu'on obtient avec le C.F. et les C.G. réunis.

3° Si l'on excepte l'épuisement produit par les chocs galvaniques, *les décharges alternatives sont-elles capables de déterminer une contraction dans un muscle qui se montre complètement rebelle à toute autre forme de courant?*

DE L'ACTION DE L'ÉLECTRICITÉ ATMOSPHÉRIQUE ET DE L'OZONE SUR LES ÊTRES VIVANTS

par M. le docteur FOVEAU DE COURMELLES,

de Paris.

L'électricité atmosphérique agit physiologiquement sur nos organes et leurs fonctions, quand elle existe à dose modérée, encore à déterminer, autour de nous. Il est certain qu'elle est la résultante des agents météoriques de l'espace, et que l'ensemble de ceux-ci, peut-être l'électricité seule, est la cause des différences individuelles selon les climats, différences non extérieures, mais profondes, dans les goûts, les aspirations, les aptitudes sexuelles.

En nos pays, nous percevons peu les variations électriques dont les écarts sont plutôt faibles, mais en Afrique l'électricité sature l'espace d'une façon continue; qu'on en juge par le récit de mon beau-frère, M. Fernand Wegler :

« Pendant les quelques années que j'ai passées dans l'extrême sud de l'Algérie et dans le nord du Sahara, j'ai observé maints phénomènes de toutes sortes; mais le plus curieux est celui que je vis vers le mois d'août 1895, lorsque nous revenions de Ouargla pour venir à Ghardaïa.

« Nous nous trouvions, avec une partie de l'escadron de spahis sahariens, dans les environs du pont de Zelfana, l'oued M'Zab, endroit très sablonneux. Il était à peu près 5 heures du soir, la journée avait été accablante de chaleur, lorsque tout à coup le ciel devint noir, de gros nuages roulaient à peu de distance du sol; le vent, la pluie, faisaient rage; la tourmente était telle, que de gros cailloux se détachaient du sol pour suivre l'ouragan, sous l'influence du vent.

« Voyant l'impossibilité de continuer notre route, nous nous couchâmes enveloppés dans nos burnous. Après deux heures d'attente, nous nous levâmes, ainsi que nos mehara (dromadaires coureurs) qui s'étaient couchés, le nez au vent et la tête reposée sur le sol. Lorsque tout le monde fut debout, j'aperçus au bout de la croix que forme le pommeau de la selle des mehara un point lumineux ressemblant assez à une phosphorescence violette : c'était un point de contact d'électricité. Dans un mouvement que je fis par inadvertance, je levai en l'air mon bâton en bois ordinaire qui me servait à frapper mon mehari, et, au bout de ce bâton, il y avait une flamme bleue assez semblable à une flamme d'alcool. J'agitai mon bâton dans tous les sens : la flamme suivait et semblait être un éclair qui zébrait l'obscurité. Mais, lorsque je baissais d'une certaine hauteur, la flamme disparaissait. Très amusés de ce phénomène inconnu de nous tous, nous en renouvelâmes l'expérience, avec le même succès : l'un de nous, entre autres, la fit avec son sabre, et je remarquai que la flamme était plus longue et plus vive.

« Quelques instants après, un éclair, d'une force et d'une clarté que je n'avais pas encore vues, sillonna les nues, et, après son passage, je fus extraordinairement étonné de ne plus rien voir : j'étais totalement aveuglé et il me fallut une bonne heure pour recouvrer la vue.

« Un autre jour, à la suite d'un violent siroco (vent chaud et sec du sud), mon burnous de laine était si chargé d'électricité, qu'au moindre mouvement on entendait un crépitement d'étincelles dont le bruit ressemblait assez à du verre mince que l'on briserait. En passant la main dessus, on ressentait des commotions électriques peu fortes, mais qui, lorsqu'on les répétait, finissaient par produire une douleur à la saignée du bras.

« Les tentes, qui constituent exclusivement les maisons militaires du Sahara, sont elles-mêmes chargées d'électricité, et lorsqu'on effleure la toile avec les cheveux, on sent immédiatement une effluve électrique qui parcourt le crâne et la nuque.

« Les animaux sont aussi des réservoirs d'électricité. Lorsqu'on passe la main sur le corps d'un dromadaire, on produit des étincelles, des craquements et des commotions, mais très peu sensibles.

« Tous ces phénomènes électriques s'observent surtout après une journée de siroco.

« Je me suis vu avoir toute la journée, pendant que soufflait le siroco, un mal de tête intolérable qui disparaissait le soir lorsque le vent était tombé, phénomène qui se produit souvent lorsque le soleil se couche. La respiration est alors plus libre, probablement parce qu'il y a moins d'électricité dans l'air. Une autre fois, la nuit, ayant un accès de rhumatisme crânien, j'arrivai à me guérir en appuyant ma tête sur du sable et m'y endormant.

« L'odeur d'ozone se perçoit surtout pendant que souffle le siroco et disparait lorsqu'il est passé. »

J'ai eu l'occasion, depuis 1897 que je connais les faits de surproduction électrique de l'air africain, d'en apprendre un certain nombre d'autres, analogues.... Les Touaregs, habiles coureurs et voleurs, habitent ce pays si électrique et si ozoné. Empruntent-ils au fluide aérien leur agilité, leurs mœurs... ?

Quant aux influences morbides pour les étrangers, on sait que généralement les Européens, dont les combustions sont suractivées, paient leur tribut à la fièvre, et que, sans le Dr Maillot et l'introduction du sulfate de quinine dans la thérapeutique, contre la victorieuse saignée d'alors, l'Algérie eût été abandonnée. Que de fois, le Dr Maillot, mort il y a peu d'années, et qui m'honorait de son amitié, me raconta ses difficultés.

Et cette puissance de la fièvre sur les « déracinés » qui vont là-bas, cette suractivité des combustions vitales, comme elle démontre notamment les propriétés physiques, chimiques, physiologiques, organoleptiques de l'ozone obtenu par l'électrisation de l'oxygène de l'air!

En physiologie, on admet généralement que les globules du sang (hémoglobine) transforment dans l'organisme l'oxygène en ozone; cependant certains auteurs nient cette modification, estimant, au contraire, que l'ozone formerait dans le sang de l'oxyhémoglobine toxique et stable: cette hypothèse expliquerait l'action pathologique de cet agent: à la proportion de 1/2000e, sur les lapins, cochons d'Inde, chiens, oiseaux..., il produit, après une première période d'excitation suivie de dépression, de l'inflammation de la trachée, des bronches, des poumons, l'engouement pulmonaire avec desquamation de l'épithélium vésiculaire. Après la mort, le ventricule et l'oreillette droits sont remplis par des caillots noirs consistants; le sang noir, surchargé de fibrine, témoigne de l'intensité des processus d'oxydation. A dose infime, l'action ne dépasse pas la période d'excitation. Marat avait déjà constaté, sur des animaux de petite taille foudroyés, ces mêmes phénomènes retrouvés depuis par M. Brouardel à l'autopsie des victimes de l'accident de la fête des Tuileries, il y a quelques années.

Mais les thérapeutes et les physiologistes ne sont pas d'accord; ainsi le Dr Arthur Ransom, de Manchester, établit, pour le traitement de la phtisie pulmonaire, l'innocuité et même l'avantage des inhalations de 2000 à 4000 pouces cubiques d'oxygène ozonisé, mais cela n'indique pas la proportion d'ozone: le Dr P. de Pietra-Santa le trouvait, pour l'air des montagnes, un excellent élément thérapeutique: aux Eaux-Bonnes, par exemple, le Dr M. Cazaux n'admet qu'une action locale sur la gorge: d'autres auteurs ont fait de l'ozone une panacée: il est évident qu'ils méconnaissent les données et les expériences physiologiques. En revanche, divers praticiens ont signalé, à la suite d'inhalations sans mesure de l'ozone par des tuberculeux, des crachements de sang, de l'irritation.... Rien ne paraît plus vraisemblable en se reportant aux faits cités. J'ai toujours évité les accidents, dans ma pratique, en faisant préalablement barboter l'ozone, destiné à être inhalé, dans des mélanges de teintures balsamiques variées, térébenthine, eucalyptus.

Les divers cliniciens et physiologistes, qui ont étudié l'ozone sérieusement, n'en ont pu faire une panacée.

M. H. Kuborn a fait même remarquer qu'à raison de 21 000 à 22 000 inspirations en vingt-quatre heures, introduisant de 11 000 à 12 000 litres d'air dans les poumons, l'action de la quantité d'ozone inhalée qui peut atteindre en poids 0 gr. 0004, lente, mais continuelle, est loin d'être négligeable : sur les montagnes l'ozone en excès (M. de Thierry, Janssen) pourrait bien être la cause du *mal des montagnes*. Et les succès contre la tuberculose par l'effluve ozonée de haute fréquence le démontrent encore. J'ai même eu, ces temps derniers, une malade qui, sous cette action, a augmenté de 2100 grammes en quatorze jours, tout en voyant disparaître sa toux, son oppression.

Il résulte encore des données acquises par l'expérience, que l'ozone est un désodorant ; qu'il détruit les produits organiques volatils ; les linges étendus à l'air se décolorent et se purifient ; qu'il suspend les putréfactions, mais sans détruire les agents de celles-ci ; que les bactéries sont, en général, plus répandues autour de nous, lorsqu'il se montre en faible quantité. Toutefois, cet effet pourrait bien dépendre de l'humidité atmosphérique, laquelle, en favorisant la production de l'ozone, amène simultanément la diminution des microbes. Mais ici cet effet est double, car l'action microbicide de l'oxygène électrisé est devenue indéniable, le problème de la stérilisation des eaux par son moyen étant presque un fait accompli et pratique : Siemens et Halsks l'appliquent aux eaux de la Sprée, le baron Tyndall, en Hollande ; Andreoli, G. Seguy, Otto, en France et en Angleterre. Que cette stérilisation soit due non à l'ozone, mais à l'électricité génératrice, comme le veulent certains adversaires de l'ozone, peu importe, puisque l'un ne va pas sans l'autre !

∴

Les sources de l'ozone et de son agent causal, l'électricité atmosphérique, sont multiples dans la nature : les oxydations lentes, le frottement des particules d'eau dans la vaporisation, la transformation dans l'air des vapeurs en vésicules et de celles-ci en gouttelettes, dégagent de l'électricité comme dans la machine industrielle d'Armstrong.... Ainsi, les molécules d'air, sec ou humide, amènent l'électrisation de l'oxygène en contact avec elles. D'autre part, étant donnée l'influence réciproque de l'électricité négative du sol, et positive de l'atmosphère, c'est-à-dire de faibles tensions électriques, et qui s'exercent sans discontinuité, étant donné encore que l'électricité artificielle s'obtient par électrisation de l'oxygène et qu'enfin une concordance parfaite existe entre la marche de l'électromètre et la quantité d'ozone, les divers auteurs qui se sont occupés de la question de l'ozone atmosphérique, depuis Houzeau, Bérigny, de Pietra-Santa, Marié-Davy, Kuborn, Van Bastelaer, les Services ozonométriques de France et de Belgique ont pu poser les conclusions suivantes : l'ozone artificiel et l'ozone atmosphérique sont de même nature, et l'ozone existe partout, parce que les facteurs auxquels il doit son origine se trouvent partout à la surface du globe et de l'atmosphère qui l'enveloppe.

Pour bien étudier l'électricité et l'ozone atmosphériques, résultant des mouvements aériens, il faut faire la part des facteurs météorologiques : humidité, vents, chaleur, qui en favorisent ou entravent la production; de l'action des agents ambiants, des principes volatils d'origine organique qui le détruisent, de celle des gaz, des combinaisons azotées qui s'attaquent à l'ozone ou en annihilent la réaction, formant de l'azotate d'ammoniaque, une base spéciale que j'ai découverte, mais non déterminée.... Kuborn et Wolfhügel considèrent l'influence des acides et composés nitreux, à l'état normal de l'atmosphère, comme négligeable; pour eux encore l'action de l'azote nitrique, des nitrates et nitrites n'est appréciable que lorsque ces agents ont été versés par les pluies.

L'arsénite de potasse pour donner l'ozone est un procédé de laboratoire que l'on ne peut vulgariser; le papier réactif ioduro-amidonné de composition typique, pour inexact qu'il puisse paraître de prime abord, et placé dans les conditions indiquées *aux services ozonométriques de la Belgique et de la France*, par M. Van Bastelaer et moi-même, réduit à leur minimum les causes de nature à fausser les résultats. Ces papiers, toujours les mêmes, fournissent des résultats comparables et des moyennes suffisamment exactes. Le réactif de la *Société épidémiologique de France* est fait de papier *neutre* Berzélius, trempé dans l'empois suivant : amidon, 1 gramme; iodure potassique, 1 gramme; eau distillée, 100 grammes; faire sécher à l'ombre et découper en bandelettes sensibles. M. Van Bastelaer qui, depuis quinze ans, dose, avec 200 collaborateurs, l'ozone, en Belgique, a pu formuler comme suit les conditions nécessaires pour atteindre presque la rigueur scientifique en ce domaine, et en somme, connaître en même temps l'électricité et l'ozone : 1° tenir compte des influences variables, favorables ou défavorables des éléments de l'atmosphère. Ou bien les variations sont périodiques, annuelles, saisonnières, voire quotidiennes, et elles sont mesurables, ou bien elles sont accidentelles, et leur intervention dans les moyennes ne modifie pas sensiblement celles-ci; 2° s'initier à la topographie des lieux où l'on observe et à la nature du sol.

. . .

Pour arriver à déterminer exactement, en un endroit quelconque, l'influence de l'ozone sur la santé, il importe donc : 1° de se rendre un compte exact de la topographie du lieu d'observation; 2° de mettre, en regard des données ozonométriques, les indications fournies par le baromètre, le thermomètre, l'hygromètre, les vents, etc.; 3° de relever enfin la morbidité, les maladies saisonnières et la longévité des habitants.

En ce qui concerne les rapports de l'ozone avec la marche des épidémies, les auteurs qui ne s'en sont pas occupés spécialement, bien qu'en tenant momentanément compte de tous les éléments leur paraissant propres à éclairer la question, n'ont abouti, lors des deux dernières épidémies de grippe, dans le récent choléra, qu'à des résultats négatifs. Ces échecs tiennent-ils à des causes particulières, inconnues? C'est probable, comme on le verra tout à l'heure, pour des années d'observations par un même hygiéniste. Mais ces tentatives infructueuses n'ont pas empêché des cliniciens distingués, comme M. Kuborn, de conclure : « Il n'est pas douteux que l'ozone existe partout, parce que les facteurs auxquels il doit son origine se trouvent partout, à la surface du globe et dans l'atmosphère qui l'enveloppe. » Il est très regrettable de constater que trop de médecins se désintéressent de la météorologie médicale. On dirait qu'étourdis par les brillantes conquêtes de la bactériologie, ils ne voient plus que dans le microbe l'origine de la maladie, et que là où le microbe ne se trouve pas c'est qu'il échappe encore à nos investigations. Mais pour quelques graves maladies spécifiques humaines — et nous arrivons à peine à dix pour nous permettre de faire une croix — dont ces agents pathogènes paraissent être le point de départ avéré, il en reste l'immense majorité qui relèvent des causes météorologiques, telluriques ou autres, et dont l'attention ne peut être détournée. Il me paraîtrait encore prématuré de vouloir fixer le degré d'ozonisation qui conviendrait plus spécialement en telle ou telle circonstance. »

Et M. Kuborn affirme encore :

« 1° Que la présence régulière de l'ozone dans l'atmosphère d'une localité est l'un des plus sûrs indices de la salubrité de cette localité :

« 2° Que l'absence régulière d'ozone doit la rendre suspecte ;

« 3° Que le séjour dans les milieux régulièrement ozonisés, toutes autres considérations défavorables étant écartées, convient particulièrement aux gens surmenés, aux lymphatiques, aux chloro-anémiques, aux candidats à la tuberculose, aux sujets atteints de bronchite chronique humide, aux dyspeptiques, à certains neurasthé niques, qui supporteraient mal le séjour marin. »

Depuis (séance du 30 mars 1895), M. Van Bastelaer a signalé, à l'Académie, toute une série d'épidémies en 1895, à Anvers, Ath, Turnhout, Verviers, Herva, Coochristy..., qui ont coïncidé avec une dépression du titre ozométrique.

Plus confirmatif est le Dr Baker (de Lausing), au Michigan, qui assimile, comme action physiologique sur l'organisme humain, l'excès d'ozone à un peu de gaz chlore qui serait inhalé. Cet éminent observateur a fait vingt années de recherches, et a dressé le tableau statistique de ces vingt années. Les résultats sont des plus instructifs, quoique parfois contradictoires — en apparence au moins — avec les essais de théorie déjà faits sur les connexions des phénomènes morbides et atmosphériques.

Parler ici d'épidémie peut sembler en dehors du domaine physiologique, mais outre que ce Congrès n'a pas de section d'hygiène, ne peut-on dire, sans conteste, qu'un phénomène épidémiologique est l'exagération d'actions physiologiques sur un ensemble d'individus, par suite de faits extérieurs, donnant tout à coup une intensité anormale aux fonctions ordinaires des organes, intensité en plus ou en moins, du reste?

« La diarrhée et le choléra morbus sont visiblement contrôlés — dit le Dr Baker, dans un travail que nous traduisons — par la température atmosphérique, s'élevant quand la température s'est élevée, et tombant quand la température descend. » Si nous ne savions déjà, grâce au même observateur, qu'au Michigan l'ozone est, pour ainsi dire, en raison inverse de la température, nous conclurions — comme le faisait remarquer, au Congrès des Sociétés savantes de 1896, M. Le Roy de Méricourt, pour la grippe à Madagascar — qu'il y a un excès d'ozone et qu'au lieu de choléra, la grippe devrait sévir. D'ailleurs l'état électrique semble varier surtout avec les vents et les régions (Marat).

Les anomalies sont donc très importantes à signaler, car elles sont plus apparentes que réelles.

« La fièvre rémittente suit l'élévation ou la descente de l'ozone atmosphérique, il y a plus de maladies, les mois où il y a moins d'ozone. » Et toujours, dans le travail du Dr Baker, l'affirmation est étayée d'un tableau statistique justificatif et de diagrammes instructifs.

« L'influenza coïncide exactement avec l'ozone atmosphérique, plus il y a d'ozone, plus nous avons d'influenza, moins d'ozone, moins d'influenza.

« La pneumonie est en rapport avec la température et l'ozone atmosphérique : plus l'atmosphère est froide, partant, plus il y a d'ozone et plus il y a de pneumonies ; plus l'atmosphère est chaude, partant, moins il y a d'ozone et moins de pneumonies, par conséquent. Beaucoup de ces maladies sont attribuées aux germes inhérents à l'individu, mais ces germes ont d'autant plus de facilité d'accès sous l'influence du froid, rhume, air sec, ozone et vent.

« La diphtérie dépend beaucoup de la vélocité du vent, de la température de l'atmosphère et de l'ozone atmosphérique.

« Les angines suivent le froid extérieur, le vent et l'ozone. Les rhumatismes suivent les angines.

« Le rhumatisme et la phtisie sont en rapport avec l'ozone atmosphérique.

« La fièvre typhoïde provient des impuretés et du manque d'eau. » Pour cette maladie, Gaillard (Américain) et Boekel trouvèrent que l'ozone manque dans les pays infestés.

Le même observateur, de Lausing, toujours avec tableaux à l'appui, constate que, de 1877 à 1887, la fièvre intermittente, la scarlatine et la diphtérie diminuent presque de moitié.

En résumé, l'électricité atmosphérique agit sur les organes, comme l'ozone, ou plutôt l'ozone qui est concomitant, fatalement lié à la présence du fluide aérien, donne sa note dominante aux phénomènes physiologiques sur les êtres vivants.

L'ozone est un puissant antiseptique et un puissant tonique, mais vénéneux quand il dépasse la dose permise par l'organisme, dose encore à déterminer, du reste.

L'ozone active la circulation et, à ce titre, semble produire, par sa présence, en excès ou par défaut, dans l'atmosphère, des épidémies par suractivité ou ralentissement des échanges organiques. Cette présence en plus ou en moins a été constatée par de nombreuses et prolongées observations, lors de certaines épidémies, grippe, choléra....

TABLE DES MATIÈRES

Cinquième séance.

Mardi 7 août, matin.

Sixième séance.

Mardi 7 août, après-midi.

Septième séance.

Mercredi 8 août, matin.

Huitième séance.

Mercredi 8 août, après-midi.

Neuvième séance.

Jeudi 9 août, matin.

TABLE DES AUTEURS

45762. — PARIS. IMPRIMERIE LAHURE
9, rue de Fleurus.

Masson et Cie, Éditeurs

Libraires de l'Académie de Médecine

120, Boulevard Saint-Germain, Paris (VIe)

EXTRAIT

DU

CATALOGUE MÉDICAL

Décembre 1900

Pr 219.

La librairie Masson et Cie envoie gratuitement et franco de port les catalogues suivants à toutes les personnes qui lui en font la demande.

— **Catalogue général** *contenant, classés par subdivisions, tous les ouvrages publiés à la librairie ainsi que la liste de ses différents journaux et revues.*

— **Catalogues de l'Encyclopédie scientifique des Aide-Mémoire**

I. Section de l'ingénieur.

II. Section du biologiste.

— **Catalogue des ouvrages d'enseignement.**

Des prospectus spéciaux des différents grands Traités publiés par la librairie sont également adressés sur demande.

LIBRAIRIE MASSON ET Cie, BOULEVARD St-GERMAIN

Traité de Pathologie générale

PUBLIÉ PAR

CH. BOUCHARD

MEMBRE DE L'INSTITUT
PROFESSEUR DE PATHOLOGIE GÉNÉRALE A LA FACULTÉ DE MÉDECINE DE PARIS

SECRÉTAIRE DE LA RÉDACTION

G.-H. ROGER

Professeur agrégé à la Faculté de médecine de Paris. Médecin des hôpitaux.

COLLABORATEURS :

MM. Arnozan — D'Arsonval — Benni — R. Blanchard — Boulay — Bourcy — Brun — Cadiot — Chabrié — Chantemesse — Charrin — Chauffard — Courmont — Dejerine — Pierre Delbet — Devic — Ducamp — Mathias Duval — Féré — Frémy — Gaucher — Gilbert — Gley — Guignard — Louis Guinon — J.-F. Guyon — Hallé — Hénocque — Hugounenq — Lambling — Landouzy — Laveran — Lebreton — Le Gendre — Lejars — Le Noir — Lermoyez — Letulle — Lubet-Barbon — Marfan — Mayor — Ménétrier — Netter — Pierret — G.-H. Roger — Gabriel Roux — Ruffer — Raymond Tripier — Vuillemin — Fernand Widal.

6 vol. grand in-8°, avec figures dans le texte.

Sous la puissante impulsion du professeur Bouchard, la pathologie générale a pris une place prépondérante dans les études du monde médical. C'est qu'elle fournit des enseignements indispensables à toutes les branches de la médecine : elle fixe les idées sur les grands problèmes que soulève l'étude de l'homme : elle éloigne le médecin des changeantes données de l'empirisme et lui apprend à réfléchir sur les phénomènes qu'il observe, à discuter et à comprendre les interventions qu'il doit faire.

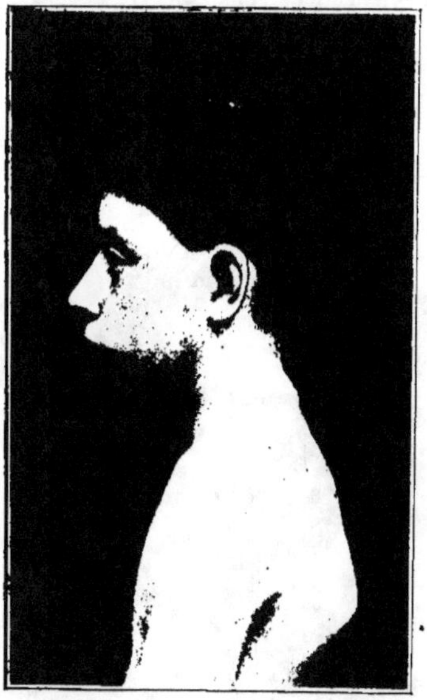

Tome V. Fig. 65. Faciès myopathique.

Pour être véritablement utile, la pathologie expérimentale doit constamment s'efforcer de réunir et de synthétiser les données de la clinique et de l'expérimentation. C'est dans cet esprit qu'est conçu l'enseignement du professeur Bouchard : c'est dans cet esprit qu'a été écrit le livre dont il dirige la publication. Si tous les collaborateurs ont conservé leur indépendance, tous cependant ont suivi la même idée directrice qui assure à l'œuvre son unité.

Le plan adopté est d'ailleurs fort simple. Il consiste à rechercher par quel mécanisme agissent les causes pathogènes, par quels procédés l'organisme répond à l'attaque, par quels moyens le médecin peut apprécier à leur juste valeur les troubles morbides, les rattacher à leur cause et modifier leur évolution.

C'est la première fois, croyons-nous, qu'une pléiade de savants s'est groupée autour d'un maître illustre, pour élever un pareil monument à l'étude de la pathologie générale. L'intérêt qu'a soulevé cet ouvrage dans le monde scientifique étranger montre que nulle part n'existait l'équivalent d'une telle œuvre, et dès à présent, deux traductions, l'une en italien, l'autre en espagnol, ont été publiées.

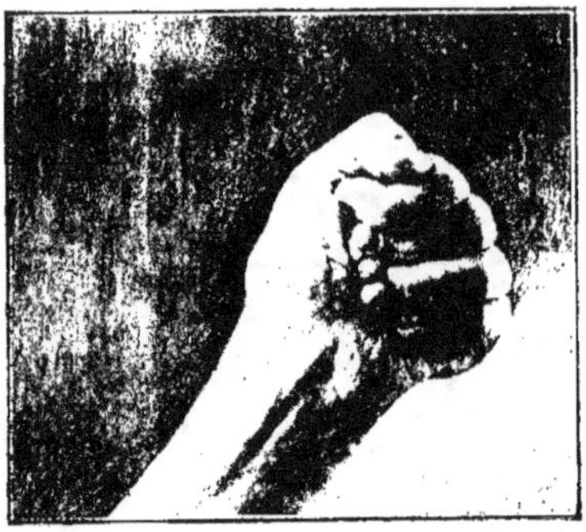

Tome V. Fig. 170. — Déformation de la main par contraction excessive dans un cas de maladie de Parkinson.

DIVISION DE L'OUVRAGE

TOME Ier. — *1 vol. grand in-8° de 1018 pages avec figures dans le texte :* **18** *fr.*

Introduction à l'étude de la pathologie générale, par G.-H. Roger, professeur agrégé à la Faculté de médecine, médecin de l'Hôpital de la porte d'Aubervilliers. — Pathologie comparée de l'homme et des animaux, par G.-H. Roger et P.-J. Cadiot. — Considérations générales sur les maladies des végétaux, par P. Vuillemin, chargé de cours à la Faculté de médecine de Nancy. — Pathogénie générale de l'embryon. Tératogénie, par Mathias Duval, professeur à la Faculté de médecine de Paris. — L'hérédité et la pathologie générale, par Le Gendre, médecin des hôpitaux. — Prédisposition et immunité, par Bourcy, médecin des hôpitaux. — La fatigue et le surmenage, par Marfan, professeur agrégé à la Faculté de médecine de Paris, médecin des hôpitaux. — Les Agents mécaniques, par Lejars, professeur agrégé à la Faculté de médecine de Paris, chirurgien des hôpitaux. — Les Agents physiques. Chaleur. Froid. Lumière. Pression atmosphérique. Son, par Le Noir. — Les Agents physiques. L'énergie électrique et la matière vivante, par d'Arsonval, membre de l'Institut, professeur au Collège de France. — Les Agents chimiques. Les caustiques, par Le Noir. — Les intoxications, par G.-H. Roger.

TOME II. — *1 vol. grand in-8° de 940 pages avec figures dans le texte :* **18** *fr.*

L'Infection, par Charrin, professeur agrégé à la Faculté de médecine de Paris, médecin des hôpitaux. — Notions générales de morphologie bactériologique, par Guignard, membre de l'Institut, professeur à l'École de pharmacie. — Notions de chimie bactériologique, par Hugounenq, professeur à la Faculté de médecine de Lyon. — Les microbes pathogènes, par Roux, professeur agrégé à la Faculté de médecine de Lyon. — Le sol, l'eau et l'air agents des maladies infectieuses, par Chantemesse, professeur à la Faculté de médecine de Paris, médecin des hôpitaux. — Des maladies épidémiques, par Laveran, membre de l'Académie de médecine. — Sur les parasites des tumeurs épithéliales malignes, par Ruffer. — Les parasites, par L. Blanchard, professeur à la Faculté de médecine de Paris, membre de l'Académie de médecine.

TOME III. — *1 vol. in-8° de plus de 1500 pages avec fig. dans le texte, publié en deux fascicules :* **28** *fr.*

Fasc. I. — Notions générales sur la nutrition à l'état normal, par E. Lambling, professeur à l'Université de Lille. — Les troubles préalables de la nutrition, par Ch. Bouchard, professeur à la Faculté de médecine, membre de l'Institut. — Les réactions nerveuses, par Ch. Bouchard et G.-H. Roger, professeur agrégé à la Faculté de médecine de Paris, médecin de l'Hôpital de la porte d'Aubervilliers. — Les processus pathogéniques de deuxième ordre, par G.-H. Roger.

Fasc. II. — Considérations préliminaires sur la physiologie et l'anatomie pathologiques, par G.-H. Roger. — De la fièvre, par Louis Guinon, médecin des hôpitaux de Paris. — L'hypothermie, par J.-F. Guyon. — Mécanisme physiologique des troubles vasculaires, par E. Gley, professeur agrégé à la Faculté de médecine de Paris. — Les désordres de la circulation dans les maladies, par A. Charrin, professeur agrégé à la Faculté de médecine de Paris, professeur remplaçant au Collège de France, médecin des hôpitaux. — Thrombose et embolie, par A. Mayor, professeur à la Faculté de médecine de Genève. — De l'inflammation, par J. Courmont, professeur agrégé à la Faculté de médecine de Lyon, médecin des hôpitaux. — Anatomie pathologique générale des lésions inflammatoires, par M. Letulle, pro-

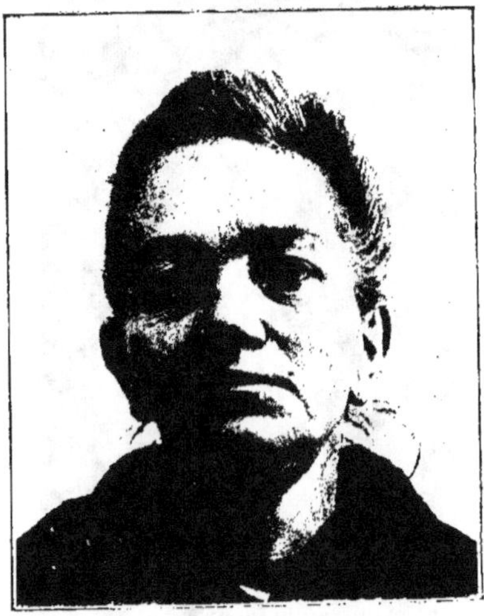

Tome V. Fig. 17. Paralysie bulbaire par névrite périphérique, avec participation du facial supérieur.

fesseur agrégé à la Faculté de médecine de Paris, médecin de l'hôpital Boucicaut. — Les altérations anatomiques non inflammatoires, par P. Le Noir, médecin des hôpitaux. — Les tumeurs, par P. Ménétrier, professeur agrégé, médecin de l'hôpital Tenon.

TOME IV. *1 vol. in-8° de [illegible] pages avec figures dans le texte :* **16** *fr.*

Évolution des maladies, par Ducamp, professeur à la Faculté de médecine de Montpellier. — Sémiologie du sang, par A. Gilbert, professeur agrégé, médecin de l'hôpital Broussais. — Spectroscopie du sang. Sémiologie, par A. Hénocque, directeur-adjoint du Laboratoire de physique biologique du Collège de France. — Sémiologie du cœur et des vaisseaux, par R. Tripier, professeur à la Faculté de médecine de Lyon et Devic, agrégé à la Faculté de Lyon, médecin des hôpitaux. — Sémiologie du nez et du pharynx nasal, par M. Lermoyez, médecin de l'hôpital Saint Antoine, et M. Boulay, ancien interne des hôpitaux. — Sémiologie du larynx, par M. Lermoyez et M. Boulay. — Sémiologie des voies respiratoires, par M. Lebreton, médecin des hôpitaux. — Sémiologie générale du tube digestif, par P. Le Gendre, médecin de l'hôpital Tenon.

TOME V. *1 vol. in-8° de [illegible] pages avec nombreuses figures dans le texte :* **28** *fr.*

A. Chauffard, professeur agrégé à la Faculté de médecine de Paris, médecin des hôpitaux : Pathologie générale et Sémiologie du foie. — X. Arnozan, professeur à la Faculté de médecine de Bordeaux : Pancréas. — C. Chabrié, sous-directeur du

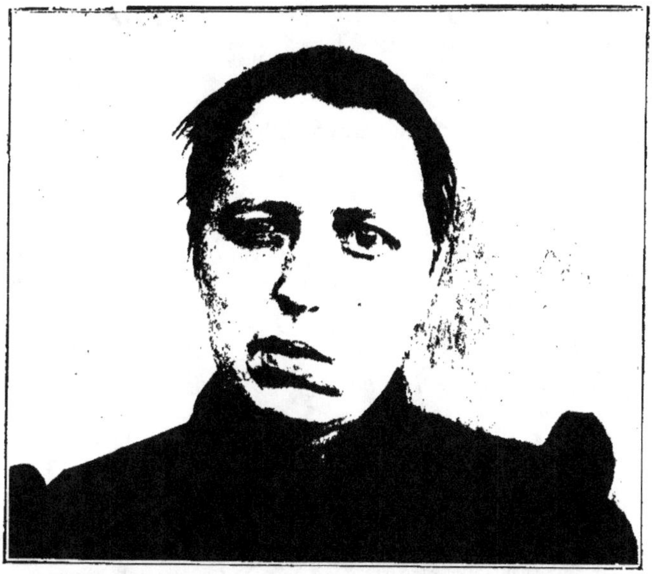

Tome V. Fig. [illegible]. — Paralysie faciale gauche par lésion du rocher.

Laboratoire de Chimie appliquée à la Faculté des Sciences de Paris : Analyse chimique des urines. — Noël Hallé : Analyse microscopique des urines (histo-bactériologique). — A. Charrin, professeur remplaçant au Collège de France : Le rein, l'urine et l'organisme. — Pierre Delbet, professeur agrégé à la Faculté de médecine de Paris, chirurgien des hôpitaux : Sémiologie des organes génitaux. — J. Dejerine, professeur agrégé à la Faculté de médecine de Paris, médecin des hôpitaux : Sémiologie du système nerveux. Cet article comprend plus de [illegible] pages et est illustré de très nombreuses photographies, schémas et dessins.)

CONDITIONS DE LA PUBLICATION (Décembre 1900)

Le Traité de Pathologie générale est publié en six volumes. Chaque volume est vendu séparément, et le prix en est fixé suivant l'étendue des matières.

Les tomes I et II sont vendus chacun. **18** fr.	Le tome IV est vendu . . . . **16** fr
Le tome III formé 2 part. et est vendu. **28** fr.	Le tome V est vendu . . . . **28** fr

Il est accepté des **souscriptions** au **Traité de Pathologie générale** à un *prix à forfait*, quels que soient l'étendue et le prix de l'ouvrage complet.

Ce prix à partir de ce jour a été élevé de **112 francs** à **120 francs**, *et restera tel, dans tous les cas, jusqu'à la publication du tome VI.*

TOME II

1 vol. grand in-8° de 8?? pages, avec figures dans le texte : **16** fr.

Fièvre typhoïde, par A. CHANTEMESSE, professeur à la Faculté de médecine, médecin des hôpitaux de Paris. — *Maladies infectieuses*, par F. WIDAL, professeur agrégé, médecin des hôpitaux de Paris. — *Typhus exanthématique*, par L.-H. THOINOT, professeur agrégé, médecin des hôpitaux de Paris. — *Fièvres éruptives*, par L. GUINON, médecin des hôpitaux de Paris. — *Erysipèle*, par E. BOIX, chef de laboratoire à la Faculté. — *Diphtérie*, par A. RUAULT. — *Rhumatisme articulaire aigu*, par ŒTTINGER, médecin des hôpitaux de Paris. — *Scorbut*, par TOLLEMER, chef de laboratoire à la Faculté.

TOME III

1 vol. grand in-8° de 702 pages, avec figures dans le texte : **16** fr.

Maladies cutanées, par G. THIBIERGE, médecin de l'hôpital de la Pitié. — *Maladies vénériennes*, par G. THIBIERGE, médecin de l'hôpital de la Pitié. — *Maladies du sang*, par A. GILBERT, professeur agrégé, médecin des hôpitaux de Paris. — *Intoxications*, par H. RICHARDIÈRE, médecin des hôpitaux de Paris.

TOME IV

1 vol. grand in-8° de 680 pages, avec figures dans le texte : **16** fr.

Maladies de l'estomac, par A. MATHIEU, médecin de l'hôpital Andral. — *Maladies du pancréas*, par A. MATHIEU, médecin de l'hôpital Andral. — *Maladies de l'intestin*, par COURTOIS-SUFFIT, médecin des hôpitaux de Paris. — *Maladies du péritoine*, par COURTOIS-SUFFIT, médecin des hôpitaux de Paris. — *Maladies de la bouche et du pharynx*, par A. RUAULT, médecin honoraire de la Clinique laryngologique de l'institution nationale des Sourds-Muets.

TOME VI

1 vol. grand in-8° de 612 pages, avec figures dans le texte : **14** fr.

Maladies du nez et du larynx, par A. RUAULT, médecin honoraire de la Clinique laryngologique de l'Institution nationale des Sourds-Muets. — *Asthme*, par É. BRISSAUD, professeur à la Faculté de médecine de Paris, médecin de l'hôpital Saint-Antoine. — *Coqueluche*, par P. LE GENDRE, médecin des hôpitaux. — *Maladies des bronches*, par A.-B. MARFAN, professeur agrégé à la Faculté de médecine de Paris, médecin des hôpitaux. — *Troubles de la circulation pulmonaire*, par A.-B. MARFAN, professeur agrégé à la Faculté de médecine de Paris, médecin des hôpitaux. — *Maladies aiguës du poumon*, par NETTER, professeur agrégé à la Faculté de médecine de Paris, médecin des hôpitaux.

TOME VII

1 vol. grand in-8° de 550 pages, avec figures dans le texte : **14** fr.

Maladies chroniques du poumon par A.-B. MARFAN, professeur agrégé à la Faculté de médecine de Paris, médecin des hôpitaux. — *Phtisie pulmonaire*, par A.-B. MARFAN, professeur agrégé à la Faculté de médecine de Paris, médecin des hôpitaux. — *Maladies de la plèvre*, par NETTER, professeur agrégé à la Faculté de médecine de Paris, médecin des hôpitaux. — *Maladies du médiastin*, par A.-B. MARFAN, professeur agrégé à la Faculté de médecine de Paris, médecin des hôpitaux.

Le TOME V sera publié ultérieurement

TOME V. 1 fort vol. de 948 pages avec 167 figures. . . . . 20 fr.

Broca. Vices de développement de la face et du cou. Face, lèvres, cavité buccale, gencives, langue, palais et pharynx.
Hartmann. Plancher buccal, glandes salivaires, œsophage et larynx.
Broca. Corps thyroïde.
Walther. Maladies du cou.
Peyrot. Poitrine.
Delbet. Mamelle.

TOME VI. 1 fort vol. de 1127 pages avec 218 figures. . . . . . . 20 fr.

Michaux. Parois de l'abdomen.
Berger. Hernies.
Jalaguier. Contusions et plaies de l'abdomen. Lésions traumatiques et corps étrangers de l'estomac et de l'intestin.
Hartmann. Estomac.
Jalaguier. Occlusion intestinale. Péritonites. Appendicite
Faure et Rieffel. Rectum et Anus.
Quénu. Mésentère. Rate. Pancréas.
Segond. Foie.

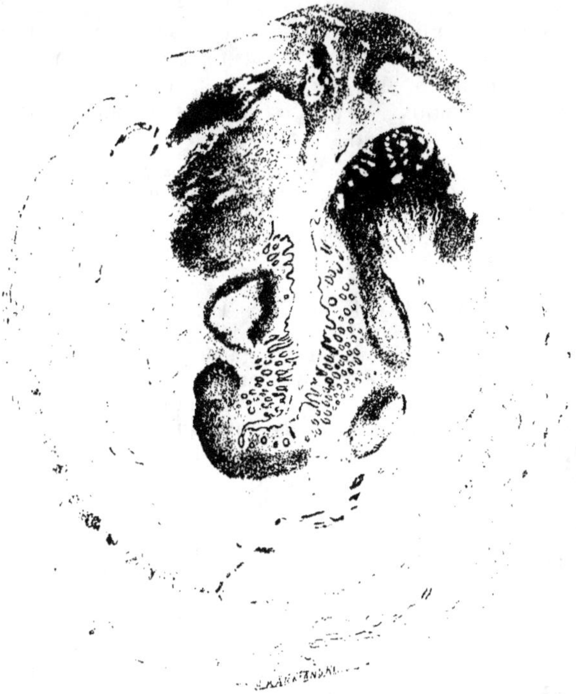

Tome VI. Fig. 116. Appendicite folliculaire perforante.

TOME VII. 1 fort vol. de 1272 pages avec 297 figures dans le texte. 25 fr.

Walther. Bassin.
Rieffel. Affections congénitales de la région sacro-coccygienne.
Tuffier. Rein. Vessie. Uretères. Capsules surrénales.
Forgue. Urèthre et prostate.
Reclus. Organes génitaux de l'homme.

TOME VIII. 1 fort vol. de 971 pages avec 163 figures dans le texte. 20 fr.

Michaux. Vulve et Vagin.
Pierre Delbet. Maladies de l'utérus.
Segond. Annexes de l'utérus, ovaires, trompes, ligaments larges, péritoine pelvien.
Kirmisson. Maladies des membres.

TABLE ALPHABÉTIQUE des 8 volumes du *Traité de Chirurgie*.

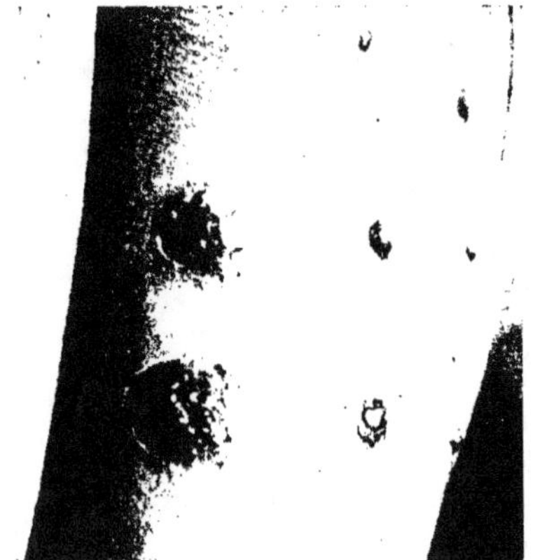

logie, l'histochimie et l'hématologie seront traitées dans la mesure indiquée par l'état actuel de ces connaissances et par leur importance relative aux dermatoses en particulier. Les plus grands développements seront réservés à la description clinique basée sur l'observation précise et minutieuse des faits, assurés que nous serons, en cela, de faire œuvre durable.

Afin de mieux fixer les types dermatologiques, et pour permettre aux

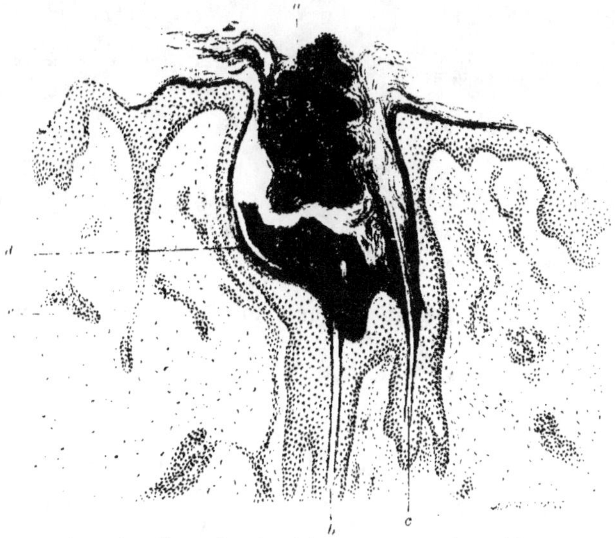

Fig. [illegible]. Coupe d'acné pustuleuse passant par le comédon.

praticiens de médecine générale de les connaître à coup sûr, nous annexerons au texte, en grand nombre, des planches coloriées et des dessins en noir, aussi exacts que l'on peut actuellement les réaliser.

Et, à titre complémentaire, nous indiquerons, toutes les fois où cela pourra être utile, les numéros correspondants des magnifiques reproductions *ad naturam* accumulées dans le merveilleux musée de l'hôpital Saint-Louis, et dues au talent de Baretta.

TOME PREMIER

1 fort vol. in-8° avec 230 figures en noir et 24 planches en couleurs.
Richement cartonné toile. **36** fr.

Anatomie et Physiologie de la Peau. — Pathologie générale de la Peau. — Symptomatologie générale des Dermatoses. — Acanthosis nigricans. — Acnés. — Actinomycose. — Adénomes. — Alopécies. — Anesthésie locale. — Balanites. — Bouton d'Orient. — Brûlures. — Charbon. — Classifications dermatologiques. — Dermatites polymorphes douloureuses. — Dermatophytes. — Dermatozoaires. — Dermites infantiles simples. — Ecthyma.

SOUS PRESSE : Tome II contenant les articles : *Eczéma*, par ERNEST BESNIER. *Electricité*, par BROCQ. — *Electrolyse*, par BROCQ. — *Elephantiasis*, par DOMINICI. *Eosinophilie*, par LEREDDE. *Épithélioma*, par DARIER. *Eruptions artificielles*, par THIBIERGE. *Erythème*, par BODIN. — *Erythrodermie*, par BROCQ. — *Favus*, par BODIN. — *Folliculites*, par HUDELO. — *Furonculose*, par BAROZZI. — *Gale*, par DUBREUILH. *Greffe*, par BAROZZI. — *Herpès*, par DE CASTEL. *Ichtyose*, par THIBIERGE. *Impetigo*, par SABOURAUD. — *Keratodermie*, par DUBREUILH. *Keratose pilaire*, par VEYRIERES. — *Langue*, par BÉNARD. *Lèpre*, par MARCEL SÉE. — *Leucokératose*, par BÉNARD. *Lichens*, par BROCQ.

Traité d'Anatomie Humaine

PUBLIÉ SOUS LA DIRECTION DE

P. POIRIER et **A. CHARPY**

Professeur agrégé à la Faculté de médecine de Paris
Chirurgien des hôpitaux

Professeur d'anatomie à la Faculté de médecine de Toulouse

AVEC LA COLLABORATION DE

O. AMOEDO — A. BRANCA — B. CUNÉO — P. FREDET
P. JACQUES — TH. JONNESCO — E. LAGUESSE — L. MANOUVRIER
A. NICOLAS — M. PICOU
A. PRENANT — H. RIEFFEL — CH. SIMON — A. SOULIÉ

5 vol. grand in-8° avec figures noires et en couleurs

ÉTAT DE LA PUBLICATION (Décembre 1900)

TOME I. (*Deuxième édition, revue et augmentée.*) — **Embryologie**. Notions d'embryologie. **Ostéologie**. Considérations générales. Des membres. Squelette du tronc. Squelette de la tête. **Arthrologie**. Développement des articulations. Structure. Articulations des membres. Articulations du tronc. Articulations de la tête. *Un volume grand in-8°, avec 807 figures* . . . . . **20 fr.**

TOME II. 1er Fascicule : **Myologie**. Embryologie. Histologie. Peauciers et aponévroses. *Deuxième édition revue et augmentée. Un volume grand in-8°, avec 331 figures* . . . . . **12 fr.**

2e Fascicule : **Angéiologie** (Cœur et Artères). Histologie. *Un volume grand in-8°, avec 145 figures* . . . . . **8 fr.**

3e Fascicule : **Angéiologie** (Capillaires. Veines). *Un volume grand in-8°, avec 75 figures* . . . . . **6 fr.**

TOME III. — 1er Fascicule : **Système nerveux**. Méninges. Moelle. Encéphale. Embryologie. Histologie. *Un volume grand in-8°, avec 201 figures* . . **10 fr.**

2e Fascicule : **Système nerveux**. Encéphale. *Un volume grand in-8°, avec 206 figures* . . . . . **12 fr.**

3e Fascicule : **Système nerveux**. Les Nerfs. Nerfs crâniens. Nerfs rachidiens. *Un volume grand in-8°, avec 205 figures* . . . . . **12 fr.**

TOME IV. — 1er Fascicule : **Tube digestif**. Développement. Bouche. Pharynx. Œsophage. Estomac. Intestins. *Deuxième édition, revue et augmentée. Un volume grand in-8°, avec 201 figures* . . . . . **12 fr.**

2e Fascicule : **Appareil respiratoire**. Larynx. Trachée. Poumons. Plèvre. Thyroïde. Thymus. *Un volume grand in-8°, avec 121 figures* . . . . . **6 fr.**

3e Fascicule : **Annexes du tube digestif**. Dents. Glandes salivaires. Foie. Voies biliaires. Pancréas. Rate. **Péritoine**. *Un volume grand in-8°, avec 361 figures* . . . . . **16 fr.**

IL RESTE A PUBLIER

Les Lymphatiques qui termineront le tome II.

Les organes génitaux-urinaires et les **organes des sens** qui formeront le tome V.

Le prolongement caudé du lobule de Spigel dans le lobe droit du foie adulte (colliculus caudatus de Haller) obture en partie la fente de Winslow.

Récemment Klaatsch a donné une interprétation tout à fait spéciale de l'hiatus de Winslow. (Voy. *Bibliographie*, p. 1005 ; ou le premier travail de Brachet (cf. p. 945) et le *Traité d'em-*

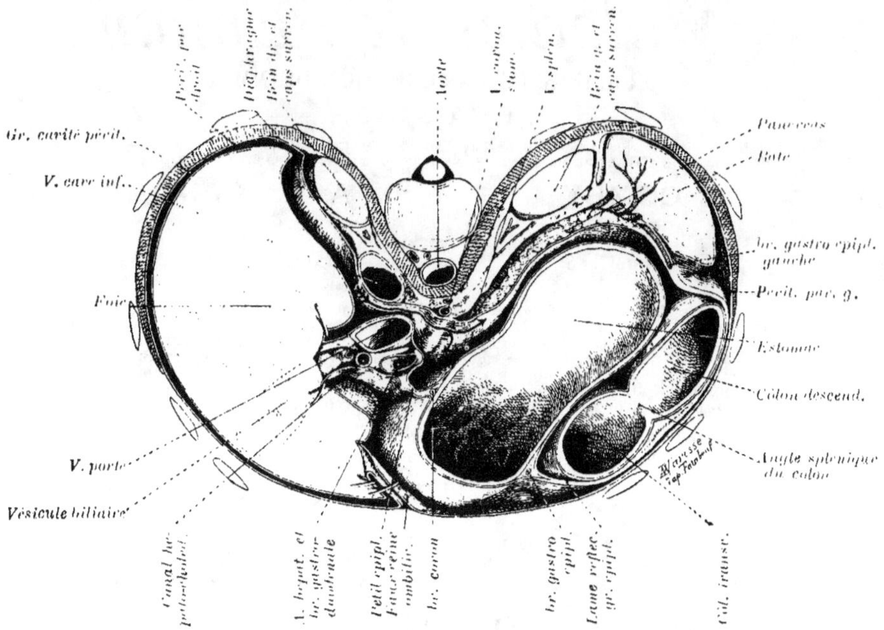

FIG. 577. — Coupe transversale de l'abdomen, au-dessus du seuil de l'hiatus de Winslow, et vue perspective des organes sous-jacents. Reproduction d'un dessin inédit, d'après nature, du Prof. L.-H. Farabeuf. La disposition de l'estomac relativement au côlon est expliquée par le schéma 577 *bis*.

La flèche qui traverse l'hiatus de Winslow, entre la veine cave et la veine porte, franchit l'arc de l'hépatique. Elle peut pénétrer, en arrière de l'estomac, à gauche de la faux de la coronaire (poche rétro-stomacale) ou descendre dans le sac épiploïque.

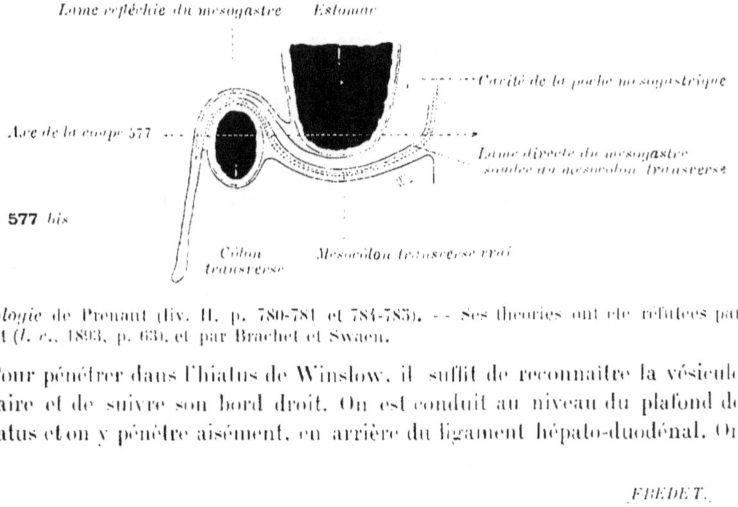

577 *bis*

bryologie de Prenant (liv. II, p. 780-781 et 784-785). — Ses théories ont été réfutées par Toldt (*l. c.*, 1893, p. 63), et par Brachet et Swaen.

Pour pénétrer dans l'hiatus de Winslow, il suffit de reconnaître la vésicule biliaire et de suivre son bord droit. On est conduit au niveau du plafond de l'hiatus et on y pénètre aisément, en arrière du ligament hépato-duodénal. On

Traité de Physiologie

PAR

J.-P. MORAT

PROFESSEUR A L'UNIVERSITÉ DE LYON

ET

Maurice DOYON

PROFESSEUR AGRÉGÉ A LA FACULTÉ DE MÉDECINE DE LYON

Ce Traité de Physiologie formera 5 volumes dont voici le détail :

I. — **Fonctions élémentaires.** — Prolégomènes. — Nutrition en général. — Physiologie des tissus en particulier (moins le système nerveux).

II. — **Fonctions d'innervation et du milieu intérieur.** — Système nerveux. — Sang; lymphe; liquides interstitiels.

III. — **Fonctions de nutrition.** — Circulation : calorification.

IV. — **Fonctions de nutrition** (suite). — Digestion; respiration; excrétion.

V. — **Fonctions de relation.** — Sens. — Langage; expression: locomotion. **Fonctions de reproduction**, à l'exception du développement embryologique.

Ces volumes ne seront pas publiés dans l'ordre ci-dessus, mais le seront dans celui de leur achèvement.

Chaque volume sera, pendant tout le cours de la publication, vendu séparément à des prix qui varieront selon l'étendue de chacun.

Toutefois, les éditeurs acceptent, dès à présent, **au prix à forfait de 50 francs**, des souscriptions à l'ouvrage **complet**.

Les souscripteurs payeront en retirant chaque volume le prix marqué : mais le tome V et dernier leur sera fourni gratuitement ou à un prix tel qu'ils n'aient, en aucun cas, payé plus de 50 francs pour le total de l'ouvrage.

Volumes publiés :

III. — **Fonctions de nutrition.** — Circulation, par M. Doyon; calorification par J.-P. Morat. 1 volume grand in-8 avec 173 figures noires et en couleurs **12** fr.

IV. — **Fonctions de nutrition** (suite et fin). — Respiration : excrétion, par J.-P. Morat; Digestion : absorption, par M. Doyon. 1 volume grand in-8 avec 167 figures en noir et en couleurs. **12** fr.

C'est un grand traité de physiologie, tel qu'il n'en était pas paru depuis la troisième édition (1888) de l'ouvrage classique de Beaunis, que les auteurs ont eu le courage d'entreprendre et qu'ils mèneront certainement à bien, si l'on en juge par le remarquable spécimen qui forme le premier volume.

E. Gley (*Archives de physiologie*).

... En résumé, à en juger par le spécimen que nous avons sous les yeux, MM. Morat et Doyon sont en train de doter nos bibliothèques d'un ouvrage précieux et très bien fait en ce sens qu'ils savent le rendre complet sans le grossir démesurément. Leur *Traité de physiologie* conviendra au débutant, à l'étudiant avancé et à toutes les personnes qui ont besoin de prendre une idée générale ou de remonter à l'origine des faits qui ont permis de la dogmatiser.

D. Arloing (*Lyon médical*).

sciences expérimentales, car nous avons remarqué trop souvent que beaucoup de physiologistes ne faisaient pas la distinction convenable entre elles.

Contrairement à notre principe de passer rapidement sur les questions de physique pure, nous avons aussi donné quelque développement à la mécanique et aux actions moléculaires. Il est, en effet, souvent difficile pour le physiologiste de lire des traités de mécanique générale, et nous avons cherché à en exposer les notions les plus indispensables.

Dans ce même volume, se trouve tout ce qui a rapport à la mécanique animale, à la chaleur et aux actions moléculaires, cependant une grande partie des phénomènes de la contraction musculaire a été renvoyée au troisième volume qui contient l'électrophysiologie.

Ce premier volume sera suivi prochainement, nous l'espérons, par un deuxième volume contenant toutes les applications de l'optique géométrique et des radiations.

Enfin le troisième volume est réservé à l'Électricité et à l'Acoustique.

Nous avons fait tous nos efforts pour mener cet ouvrage à bonne fin; il nous semble avoir réuni pour cela les meilleures conditions, il suffit pour s'en convaincre de lire la table de noms de nos collaborateurs et de se rappeler celui de notre éditeur dont l'éloge n'est plus à faire : puissions-nous avoir fait œuvre utile.

TOME PREMIER

1 fort volume in-8° avec 591 figures dans le texte : **25** fr.

Ce volume contient : Des erreurs dans les mesures. Principes généraux de mécanique, par M. G. Weiss. — Propriétés des solides. Résistance des matériaux. Architecture des os, par M. Gariel. — Architecture des muscles. Principes généraux de méthode graphique. La contraction musculaire, par M. G. Weiss. — Locomotion humaine, par M. Paul Richer. — La locomotion animale, par M. Marey. — Principes généraux d'hydrostatique et d'hydrodynamique, par M. Weiss. — Cœur. Cardiographie, par M. Wertheimer. — Circulation du sang dans les vaisseaux. Pression et vitesse, pouls et sphygmographie, par M. E. Meyer. — Pléthysmographie, par M. Hallion. — Capillarité et tension superficielle. Solubilité des solides. Imbibition, par M. A. Imbert. — Filtration, par M. Gariel. — Osmose, par M. A. Dastre. — Propriétés des gaz. Analyse des gaz. Gaz du sang. Phénomènes physiques de la respiration, par M. J. Tissot. — Principes généraux de la chaleur, par M. Weiss. — Thermométrie, par M. Gariel. — Température, par M. J.-P. Langlois. — Calorimétrie. Étuves et régulateurs de température, par M. C. Sigalas. — Chaleur animale, par M. Laulanié. — Travail fourni par les animaux. Rendement des moteurs animés. Propagation de la chaleur. Protection des animaux, par M. Gariel. — Influence de la pression sur la vie, par MM. P. Regnard et P. Portier. — Influence des agents atmosphériques sur les éléments cellulaires, par M. A. Charrin. — Actions hygrométriques sur les végétaux. Influence de la chaleur sur les végétaux. Actions mécaniques sur les végétaux, par M. Mangin.

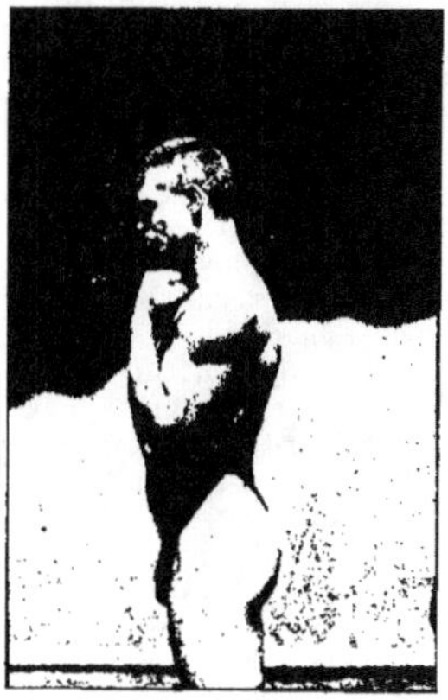

Tome I. Fig. 117. III. — Mouvement rapide. Flexion.

Précis d'Obstétrique

PAR MM.

A. RIBEMONT-DESSAIGNES
Agrégé de la Faculté de médecine.
Accoucheur de l'hôpital Beaujon,
Membre de l'Académie de médecine

G. LEPAGE
Professeur agrégé à la Faculté de médecine de Paris.
Accoucheur de l'hôpital de la Pitié

CINQUIÈME ÉDITION

AVEC 590 FIGURES DANS LE TEXTE DONT 437 DESSINÉES PAR M. **RIBEMONT-DESSAIGNES**

1 vol. grand in-8° de XXIV-1405 pages, relié toile. . . . **30 fr.**

Le Précis d'Obstétrique est un bel et bon ouvrage, appelé à rendre de grands services aux praticiens par son plan et son exécution qui sont parfaits. Tenant le milieu entre les Manuels qui tentent les étudiants, mais ne leur apprennent pas grand' chose, et les traités magistraux qu'ils n'ont guère le temps ni les moyens d'aborder, cet ouvrage nous paraît réaliser parfaitement le but des auteurs d'être un livre d'enseignement proprement dit. Et cet enseignement, c'est, dans ses grandes lignes, celui de M. Tarnier et de M. Pinard.

(*Revue scientifique.*)

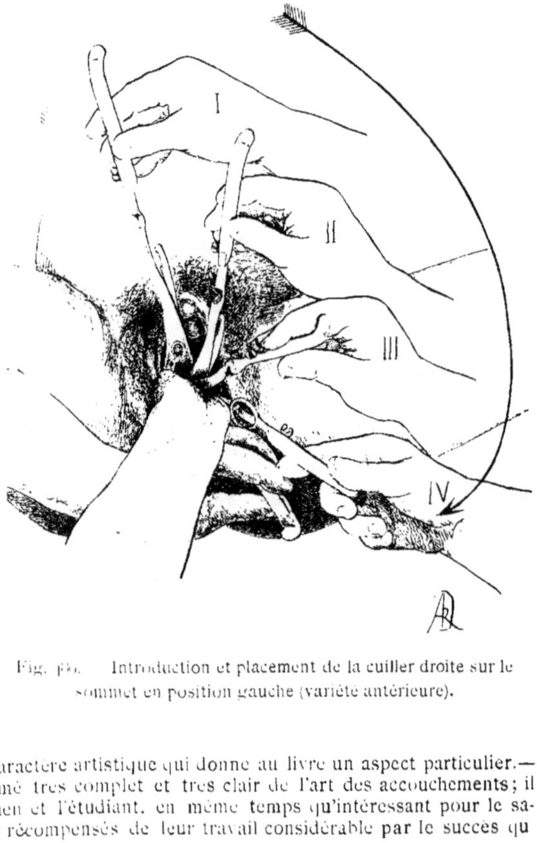

Fig. [illegible]. Introduction et placement de la cuiller droite sur le sommet en position gauche (variété antérieure).

Cet ouvrage est appelé à rendre de grands services, non seulement à l'étudiant qui prépare ses examens, mais aussi au praticien, abandonné qu'il est, la plupart du temps, au milieu des multiples difficultés de la clinique et avec une instruction pratique souvent insuffisante....

.... Nous devons aussi parler de la partie iconographique de l'ouvrage : tous les dessins qui sont l'œuvre personnelle de M. Ribemont-Dessaignes joignent à une exactitude photographique un caractère artistique qui donne au livre un aspect particulier.— Ce précis est donc le résumé très complet et très clair de l'art des accouchements ; il est pratique pour le clinicien et l'étudiant, en même temps qu'intéressant pour le savant, et les auteurs seront récompensés de leur travail considérable par le succès qui les attend.

(*Revue de chirurgie.*)

Traité de Gynécologie

CLINIQUE ET OPÉRATOIRE

Par le Dr Samuel POZZI

Professeur agrégé à la Faculté de médecine, Chirurgien de l'hôpital Broca.
Membre de l'Académie de médecine

TROISIÈME ÉDITION, REVUE ET AUGMENTÉE

1 vol. in-8° de XXII-1270 pages, avec 628 fig. dans le texte. Relié toile. **30 fr.**

..... L'ordonnance générale du traité n'est pas changée, mais de nombreuses additions et des figures multiples sont venues l'enrichir. La thérapeutique chirurgicale des opérations pelviennes, en particulier, a été complètement revisée, et M. Pozzi, tout en restant laparotomiste convaincu, reconnait à l'hystérectomie vaginale la large place qui lui est due.... Au point de vue thérapeutique, je mentionnerai, comme nouvelles, les pages relatives aux différents procédés d'hystéropexie vaginale recommandés ces derniers temps, celles qui sont consacrées au traitement chirurgical du prolapsus, enfin, et surtout, un petit chapitre relatif à la chirurgie conservatrice des ovaires. — L'anatomie pathologique et la bactériologie tiennent une grande place : de nombreuses figures originales inédites viennent très heureusement compléter des descriptions qui seraient un peu ardues à la simple lecture.

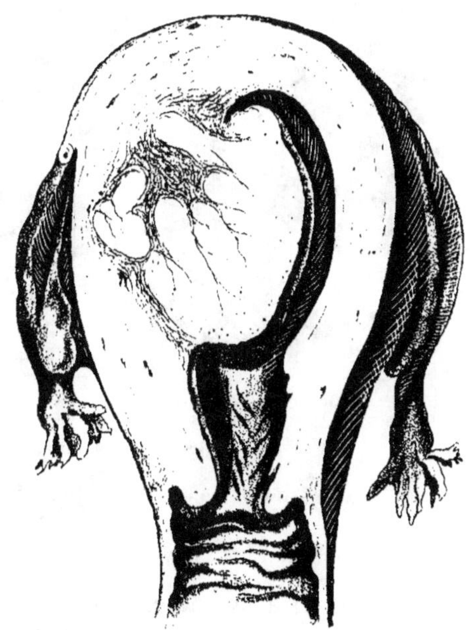

Fig. 251. — Sarcome de la muqueuse utérine.

Partout l'auteur a cherché à être aussi complet que possible, de là une abondance d'indications bibliographiques et de courtes analyses bien fondues ensemble, dont le chercheur tirera grand profit. Mais M. Pozzi a eu soin également de donner toujours son opinion personnelle, permettant ainsi aux jeunes de bénéficier de sa longue expérience. Nous retrouvons ainsi dans cette troisième édition toutes les qualités des deux premières ; il est facile d'en prédire le grand succès.

E. Bonnaire. *Presse médicale.*

Traité de Chirurgie d'urgence

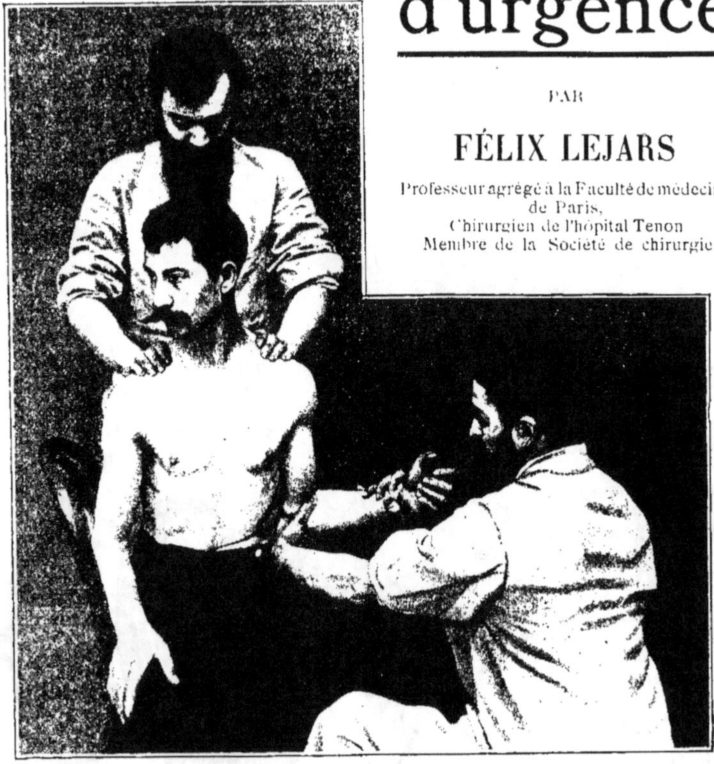

PAR

FÉLIX LEJARS

Professeur agrégé à la Faculté de médecine de Paris,
Chirurgien de l'hôpital Tenon
Membre de la Société de chirurgie

Fig. 321. — Luxation intra-coracoïdienne — Essai de réduction par le procédé de Kocher.
1re *manœuvre complémentaire : Le coude est reporté le plus loin possible en arrière.*

TROISIÈME ÉDITION, REVUE ET AUGMENTÉE

Plus de **670** figures dont la plupart dessinées d'après nature par le **Dr E. DALEINE** et environ **170** photographies originales.

1 volume grand in-8°, d'environ 950 pages. Relié toile. **25 francs**

Le succès de deux éditions enlevées en quelques mois prouve mieux que tout éloge la valeur et l'utilité du *Traité de Chirurgie d'urgence* du Dr F. Lejars.

Fidèle à la méthode qui lui a assuré le succès, le Dr Lejars s'est contenté de rendre cette nouvelle édition à la fois plus complète et plus pratique.

Des additions considérables, des remaniements importants ont été faits au texte et des dessins inédits et des photographies originales ont enrichi encore l'illustration déjà hors de pair et universellement appréciée qui fait de cet ouvrage un véritable album.

Ainsi amélioré, le *Traité de Chirurgie d'urgence* se présente pour la troisième fois au public. Il trouvera auprès de lui l'accueil élogieux et empressé qu'il a déjà rencontré et dont les extraits suivants de la presse scientifique ne donnent qu'une incomplète expression.

... Par cette courte analyse, j'aurai voulu engager praticiens et étudiants à lire cet excellent traité. Tous y puiseront avec avantage des notions d'une utilité éminemment pratique et la multiplicité des figures leur facilitera merveilleusement à chaque pas la compréhension du texte...

(*Presse médicale.*)

... L'auteur a voulu offrir au public un traité essentiellement simple et pratique, permettant à tout médecin, en présence d'un cas de chirurgie d'urgence, de poser une médication thérapeutique et d'être à même de la remplir ; c'est dire l'immense service que cet ouvrage est appelé à rendre partout où le chirurgien de profession fait défaut....

(*Revue de Chirurgie.*)

... Non è inopportuno aggiungere che alla bontà del libro corrisponde la bellezza dell' edizione, nella quale disegni originali e fotografie sono ritratti con esattezza e finezza non comuni.

(*La Clinica Chirurgica.*)

Ohne theoretische Auseinandersetzung und ohne viel Gelehrsamkeit führt uns Lejars unmittelbar aus Krankenbett und schildert uns den — vielfach selbsterlebten — Krankheitsfall mitt einer Anschaulichkeit und Klarheit, dass wir glauben, die Gefahr vor unseren Augen zu sehen....

(*Klinisch-therapeutische Wochenschrift.*)

Der Werth des Buches ruht nicht allein in dem reichem Inhalt, sondern ganz besonders in den vortrefflichen Darstellung, welche vollendet klar, obendrein durch ein Fülle instructivster neuer Zeichnungen ergäntz wird, dann durch den modernen, fortgeschrittenen Standpunkt, welche der Verfasser in allen klinischen und technischen Fragen einnimmt. Die neuesten Erfahrungen und Vorschläge sind berücksichtigt : die Serumtherapie wie die Gelatineinjection, die moderne Hirnchirurgie wie die Fortschritte der Bauchchirurgie und die Naht der Herzwunden ; die deutsche Litteratur ist fleissig mit verwerthet.

HELFERICH.

(*Zeitschrift für Chirurgie.*)

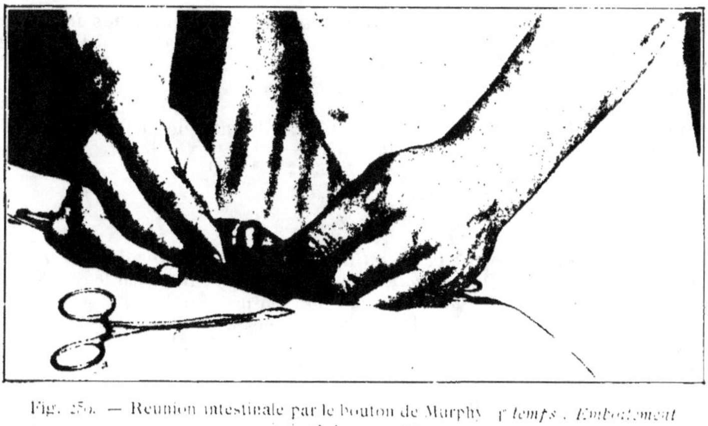

Fig. 250. — Réunion intestinale par le bouton de Murphy (1er *temps*). *Emboîtement à fond des 2 moitiés.*

ARTHUS. — ***Éléments de Chimie physiologique,*** par MAURICE ARTHUS, professeur de physiologie et de chimie physiologique, à l'Université de Fribourg (Suisse). *Troisième édition*, revue et corrigée. 1 vol. in-16 diamant, avec figures dans le texte, cartonné toile. **4 fr.**

BARD. — ***Précis d'anatomie pathologique,*** par M. L. BARD, professeur à la Faculté de Médecine de Lyon, médecin de l'Hôtel-Dieu. *Deuxième édition, revue et augmentée*. 1 volume in-16 diamant, avec 125 figures, cart. à l'anglaise, tranches rouges. . . . . **7 fr. 50**

BAZY. — ***Maladies des Voies urinaires, Urètre, Vessie***, par le Dr BAZY, chirurgien des hôpitaux, membre de la Société de chirurgie. 2 vol. petit in-8° de l'*Encyclopédie des Aide-Mémoire*.

I. *Moyens d'exploration et traitement*. 2e édition.
II. *Séméiologie*
III. *Thérapeutique générale. Médecine opératoire.*
IV. *Thérapeutique spéciale.*

Chaque volume séparément. **2 fr. 50**

BERLIOZ. — ***Manuel de Thérapeutique,*** par le Dr BERLIOZ, professeur à la Faculté de médecine de Grenoble, avec une préface par M. BOUCHARD, professeur à la Faculté de médecine de Paris. 4e édition revue et augmentée. 1 vol, in-18 diamant, cartonné toile anglaise, tranches rouges. . . . . **6 fr.**

BLOCQ ET LONDE. — ***Anatomie pathologique de la moelle épinière.*** 45 *planches en héliogravure*, avec texte explicatif, par PAUL BLOCQ, ancien interne des hôpitaux, chef des travaux anatomo-pathologiques à la Salpêtrière et ALBERT LONDE, directeur du service photographique à la Salpêtrière. Ouvrage précédé d'une préface de M. le professeur CHARCOT. 1 vol. in-4° relié toile. . . . **48 fr.**

BONNIER. — ***L'Oreille***, par PIERRE BONNIER. 5 vol. petit in-8° de l'*Encyclopédie des Aide-Mémoire*.

I. *Anatomie de l'oreille.*
II. *Pathogénie et mécanisme.*
III. *Physiologie : Les Fonctions.*
IV. *Symptomatologie de l'oreille.*
V. *Pathologie de l'oreille.*

Chaque volume séparément. **2 fr. 50**

BOTTEY. — ***Traité théorique et pratique d'hydrothérapie médicale,*** par le Dr F. BOTTEY, médecin de l'Établissement hydrothérapique de Divonne. 1 volume grand in-8° . . . . **10 fr.**

BOUCHARD (CH.) — ***Leçons sur la thérapeutique des maladies infectieuses.*** — (***Antisepsie***), professées à la Faculté de médecine de Paris, par M. CH. BOUCHARD, membre de l'Institut. 1 vol. grand in-8°. . . . . **9 fr.**

BRAULT. — ***Les Artérites***, par A. BRAULT, médecin de l'hôpital Tenon, chef des travaux pratiques d'anatomie pathologique à la Faculté de médecine. 2 vol. petit in-8° de l'*Encyclopédie des Aide-Mémoire*.

I. *Les Artérites, leur rôle en pathologie*. 1 vol.
II. *Les Artérites et les Scléroses*. 1 vol.

Chaque volume séparément. **2 fr. 50**

BRISSAUD. ***Anatomie du cerveau de l'homme.*** — *Morphologie des hémisphères cérébraux ou cerveau proprement dit*. Texte et figures par le Dr E. BRISSAUD, professeur agrégé à la Faculté de médecine. 1 atlas grand in-4°, de 43 planches gravées sur cuivre, représentant 270 préparations, grandeur naturelle, avec explication en regard de chacune ; et 1 volume in-8° de 580 pages, avec plus de 200 figures schématiques dans le texte. 2 vol. reliés toile anglaise. . . **80 fr.**

Leçons sur les maladies nerveuses (Salpêtrière, 1893-1894), recueillies et publiées par HENRY MEIGE. 1 vol. gr. in-8° avec 240 fig. (schémas et photographies). . . . . **18 fr.**

— ***Leçons sur les maladies nerveuses*** (*Deuxième série* : hôpital Saint-Antoine), recueillies et publiées par Henry Meige. 1 vol. grand in-8° avec 165 figures dans le texte . . . . 15 fr.

BROCA (A.). — ***Traitement des tumeurs blanches.*** Ostéo-arthrites tuberculeuses des membres chez l'enfant, par A. Broca, chirurgien de l'hôpital Trousseau, professeur agrégé à la Faculté de médecine. 1 vol. in-8° de l'*Encyclopédie des Aide-Mémoire*. . . . . 2 fr. 50

BROUSSES. — ***Manuel technique de massage***, par le Dr J. Brousses, médecin-major de 2e classe. 2e édition. 1 vol. in-16, avec nombreuses figures, cartonné toile, tranches rouges. . . . . 4 fr.

Centenaire de la Faculté de médecine de Paris (1794-1894), par le Dr A. Corlieu. 1 vol. in-4°, imprimé par l'Imprimerie Nationale et accompagné d'un album in-4° de 130 portraits des professeurs de la Faculté reproduits d'après des documents authentiques. Les 2 volumes. . . . . 100 fr.

CHARRIN. — ***Leçons de pathogénie appliquée.*** *Clinique médicale, Hôtel-Dieu* (1895-1896), par A. Charrin, professeur agrégé, médecin des hôpitaux, directeur adjoint au laboratoire de Pathologie générale, assistant au Collège de France, Vice-président de la Société de Biologie. 1 vol. in-8°. . . . . 6 fr.

— ***Poisons de l'organisme***, par le Dr A. Charrin. 3 vol. petit in-8° de l'*Encyclopédie des Aide-Mémoire*.

I. *Poisons de l'urine*, Paris, 1893.
II. *Poisons du tube digestif*, Paris, 1895.
III. *Poisons des tissus*, Paris, 1897.

Chaque volume séparément. . . . . 2 fr. 50

— ***Les Défenses naturelles de l'organisme*** : *Leçons professées au Collège de France*, par A. Charrin. 1 vol. in-8°. . . . . 6 fr.

CHAUVEL ET NIMIER. — ***Traité pratique de Chirurgie d'armée***, par J. Chauvel, médecin-principal de 1re classe, professeur à l'École du Val-de-Grâce, et H. Nimier, médecin-major de 2e classe, professeur agrégé à l'École du Val-de-Grâce. 1 vol. in-8° avec 126 figures dessinées par le Dr J.-E. Pesmes, médecin aide-major de 1re classe. . . . . 12 fr.

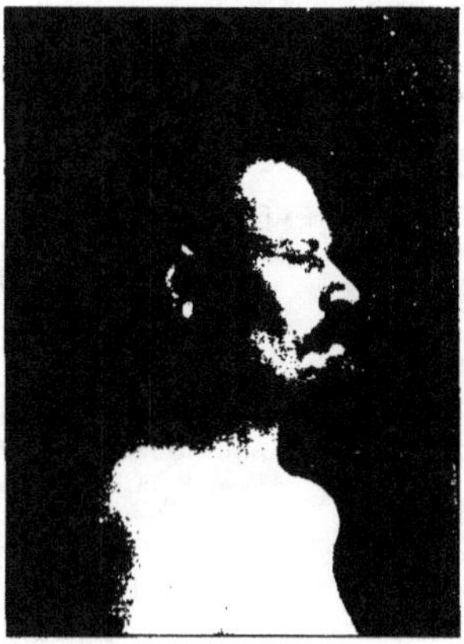

Figure extraite du *Manuel de Pathologie interne*, de M. G. Dieulafoy.

DASTRE. — ***Les Anesthésiques.*** *Physiologie et applications chirurgicales*, par M. Dastre, professeur de physiologie à la Sorbonne. 1 vol. in-8°. . . . . . 5 fr.

DIEULAFOY. — ***Manuel de Pathologie interne***, par G. Dieulafoy, professeur de clinique médicale de la Faculté de médecine de Paris, médecin de l'Hôtel-Dieu, membre de l'Académie de médecine. *Treizième édition entièrement refondue et considérablement augmentée*. 4 vol. in-16 diamant avec figures en noir et en coul., cart. à l'anglaise, tranches rouges 28 fr.

— ***Clinique médicale de l'Hôtel-Dieu de Paris***, par le professeur G. Dieulafoy. 3 vol. gr. in-8°, avec figures dans le texte.

I. 1896-1897. 1 vol. in-8°. . . . 10 fr.
II. 1897-1898. 1 vol. in-8°. . . . 10 fr.
III. 1898-1899. 1 vol. in-8°. . . . 10 fr.

DUCLAUX. — ***Pasteur. Histoire d'un esprit***, par E. Duclaux, membre de l'Institut, directeur de l'Institut Pasteur, professeur à la Sorbonne et à l'Institut Agronomique. 1 vol. gr. in-8° avec 22 figures dans le texte. . . . . 5 fr.

— ***Traité de microbiologie***, par E. Duclaux.

Tome I. *Microbiologie générale*. 1 vol. gr. in-8° avec figures . . . . . . 15 fr.
Tome II. *Diastases, toxines et venins*. 1 vol. gr. in-8° avec figures . . . 15 fr.
Tome III. *Fermentation alcoolique*. 1 vol. gr. in-8° avec figures . . . . 15 fr.
L'ouvrage formera 7 volumes qui paraîtront successivement.

DUFLOCQ. ***Leçons sur les bactéries pathogènes***, *faites à l'Hôtel-Dieu annexe*, par P. Duflocq. 1 vol. in-8° . . . . **10 fr.**

DUPLAY. ***Cliniques chirurgicales de l'Hôtel-Dieu***, par Simon Duplay, professeur de clinique chirurgicale à la Faculté de médecine de Paris, membre de l'Académie de médecine, chirurgien de l'Hôtel-Dieu. Recueillies et publiées par les Drs M. Cazin, chef de clinique chirurgicale à l'Hôtel-Dieu, et L. Clado, chef des travaux gynécologiques à l'Hôtel-Dieu.

1re série. 1 vol. in-8° avec figures dans le texte. **7 fr.**
2e série. 1 vol. in-8° avec figures dans le texte. **8 fr.**
3e série. 1 vol. in-8° avec figures dans le texte. **8 fr.**

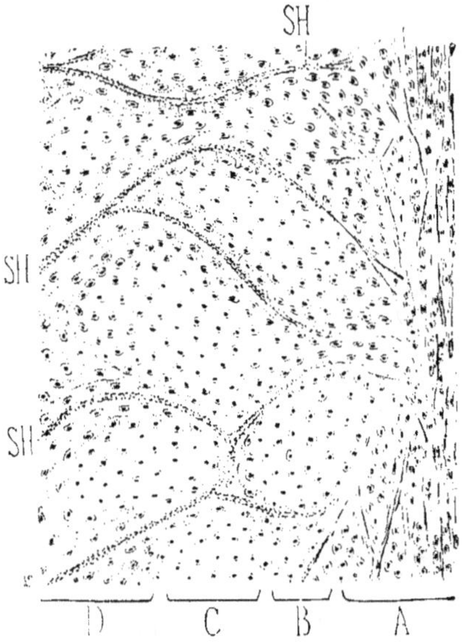

Figure extraite du *Précis d'Histologie*, de M. Mathias Duval. — Schéma de l'ossification périostique.

DUVAL. — ***Atlas d'embryologie***, par M. Mathias Duval, professeur d'histologie à la Faculté de médecine de Paris, membre de l'Académie de médecine. 1 vol. in-4°, avec 40 planches en noir et en couleurs, comprenant ensemble 652 figures. Cartonné toile . . . . **48 fr.**

— ***Précis d'histologie***, par M. Mathias Duval, professeur à la Faculté de médecine de Paris, membre de l'Académie de médecine. *Deuxième édition, revue et augmentée*. 1 vol. gr. in-8° avec 427 figures dans le texte. **18 fr.**

FAISANS. ***Maladies des organes respiratoires***. *Méthodes d'exploration, signes physiques*, par Léon Faisans, médecin de la Pitié. *Deuxième édition*. 1 vol. petit in-8°, de l'*Encyclopédie des Aide-Mémoire*. . . . . **2 fr. 50**

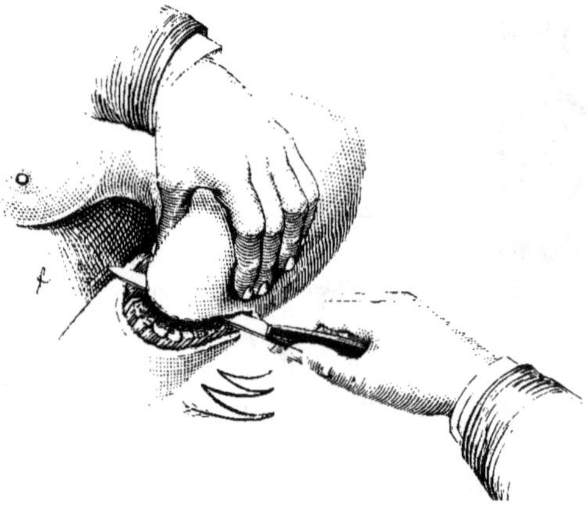

Figure extraite du *Précis de Manuel opératoire*, de M. L.-H. Farabeuf.

FARABEUF. — ***Précis de manuel opératoire***. *Ligatures, Amputations, Résections, Appendice*, par M. L.-H. Farabeuf, professeur à la Faculté de médecine de Paris, membre de l'Académie de médecine. *Quatrième édition entièrement revue*. 1 vol. petit in-8°, avec 799 figures. **16 fr.**

FÉLIZET. ***Les Hernies inguinales de l'Enfance***, par le Dr G. Félizet, chirurgien de l'hôpital Tenon (Enfants-Malades). 1 vol. grand in-8°, avec 73 figures dans le texte. . . . . . **10 fr.**

GAUTIER (A.). ***Cours de Chimie minérale et organique***, par M. Arm. Gautier, membre de l'Institut, professeur de chimie à la Faculté de médecine de

Paris. *Deuxième édition*, revue et mise au courant des travaux les plus récents. 2 vol. grand in-8°, avec figures dans le texte.

I. *Chimie minérale*. 1 vol. grand in-8°, avec 244 figures dans le texte. **16 fr.**

II. *Chimie organique*. 1 vol. grand in-8°, avec 72 figures. . . . . . . **16 fr.**

— ***Leçons de Chimie biologique normale et pathologique***. *Deuxième édition*, publiée avec la collaboration de M. Arthus, professeur de physiologie à l'Université de Fribourg. 1 vol. in-8°, avec 110 figures. . . . . **18 fr.**

— ***La Chimie de la cellule vivante***, par M. Arm. Gautier. *Deuxième édition*. 1 vol. petit in-8° de l'*Encyclopédie des Aide-Mémoire*. . . . . **2 fr. 50**

GILIS. ***Précis d'Embryologie*** adapté aux sciences médicales, par Paul Gilis, professeur agrégé à la Faculté de médecine de Montpellier, avec préface par M. le professeur Duval. 1 vol. in-18 diamant, avec 175 figures. Cartonné toile, tranches rouges. . . . . **6 fr.**

GLEY. ***Essais de philosophie et d'histoire de la Biologie***, par E. Gley, professeur agrégé à la Faculté de médecine de Paris, assistant près la chaire de Physiologie générale au Muséum d'Histoire naturelle. 1 vol. in-16. . . **3 fr. 50**

GOUGUENHEIM et GLOVER. ***Atlas de laryngologie et de rhinologie***, par A. Gouguenheim, médecin de l'hôpital Lariboisière, et J. Glover, ancien interne de la clinique laryngologique de l'hôpital Lariboisière. 1 vol. in-4°, avec 37 planches en noir et en couleurs, comprenant ensemble 246 figures, et 47 figures dans le texte. Légendes en langue anglaise et en langue française, relié toile. . . . . **50 fr.**

GRASSET. — ***Consultations médicales sur quelques maladies fréquentes***, par le Dr Grasset, professeur de clinique médicale à l'Université de Montpellier, correspondant de l'Académie de médecine. *Quatrième édition, revue et considérablement augmentée*. 1 vol. in 16, reliure souple, peau pleine. **4 fr. 50**

— ***Leçons de Clinique médicale***, faites à l'hôpital Saint-Éloi de Montpellier par le Dr J. Grasset, professeur de clinique médicale à l'Université de Montpellier, correspondant de l'Académie de médecine, lauréat de l'Institut.

1re série (1886-1890). 1 vol. in-8°, avec 10 planches. . . . . **12 fr.**

2e série (novembre 1890-juillet 1895). 1 fort vol. in-8°, avec une figure dans le texte et 10 planches lithographiées. . . . . **12 fr.**

3e série (novembre 1895-mars 1898). 1 vol. in-8° de VII-826 pages, avec 20 planches hors texte, dont 10 en couleurs et 6 en phototypie. . . . **15 fr.**

— ***Traité pratique des maladies du système nerveux***, par le professeur Grasset, en collaboration avec le Dr Rauzier. *Quatrième édition*. 2 vol. grand in-8°, avec 33 planches hors texte et 122 figures dans le texte (*Ouvrage couronné par l'Institut : Prix Lallemand*). . . . . **45 fr.**

HAYEM. ***Du Sang et de ses altérations anatomiques***, par G. Hayem, professeur à la Faculté de médecine de Paris, médecin des hôpitaux, membre de l'Académie de médecine. 1 vol. in-8°, avec nombreuses figures noires et en couleurs dans le texte, relié toile à biseaux. . . . . **32 fr.**

— ***Leçons sur les maladies du sang*** (*Clinique de l'hôpital Saint-Antoine*), par Georges Hayem, recueillies par MM. E. Parmentier, médecin des hôpitaux, et R. Bensaude, chef du laboratoire d'anatomie pathologique à l'hôpital Saint-Antoine. 1 vol. in-8°, avec 4 planches en couleurs. . . . . **15 fr.**

HÉNOCQUE. — ***Spectroscopie biologique***, par le Dr Albert Hénocque, directeur adjoint du laboratoire de physique biologique du Collège de France. 3 vol. petit in-8° de l'*Encyclopédie des Aide-Mémoire*.

I. *Spectroscopie du sang*. Avec figures dans le texte.

II. *Spectroscopie des organes, des tissus et des humeurs*. Avec figures dans le texte.

III. *Spectroscopie de l'urine et des pigments*.

Chaque volume est vendu séparément . . . . **2 fr. 50**

KIRMISSON. ***Leçons cliniques sur les maladies de l'appareil locomoteur*** (*os, articulations, muscles*), par le Dr Kirmisson, professeur agrégé à la Faculté de médecine, chirurgien des hôpitaux, membre de la Société de chirurgie. 1 vol. in-8°, avec figures dans le texte . . . . **10 fr.**

Traité des maladies chirurgicales d'origine congénitale, par le Dr E. KIRMISSON. 1 vol. in-8°, avec 311 figures dans le texte et 2 planches en couleurs. . . . . **15 fr.**

LACASSAGNE. — *Précis de médecine judiciaire*, par M. A. LACASSAGNE, professeur à la Faculté de médecine de Lyon. 2e édition. 1 volume in-18 diamant, avec 47 figures dans le texte et 4 planches en couleur, cartonné à l'anglaise, tranches rouges . . . . **7 fr. 50**

— *Précis d'hygiène privée et sociale*, par M. A. LACASSAGNE. 4e édition revue et augmentée. 1 vol. in-16 diamant, cartonné à l'anglaise, tranches rouges. . . . . **7 fr.**

LALESQUE. — *Cure marine de la phtisie pulmonaire*, par le Dr F. LALESQUE, ancien interne des hôpitaux de Paris. 1 vol. in-8° avec planches, dessins, tableaux et graphiques. . . . . **6 fr.**

LAMY. — *La syphilis des centres nerveux*, par le Dr HENRI LAMY, ancien interne des hôpitaux de Paris. 1 vol. petit in-8° de l'*Encyclopédie des Aide-Mémoire*. . . . . **2 fr. 50**

LANGLOIS. — *Le Lait* par P. LANGLOIS, chef du Laboratoire de physiologie à la Faculté de médecine. 1 vol p. in-8° de l'*Encyclopédie des Aide-Mémoire*. **2 fr. 50**

LANNELONGUE. — *La Tuberculose chirurgicale*, par O. LANNELONGUE, professeur à la Faculté de médecine de Paris. 1 vol. petit in-8° de l'*Encyclopédie des Aide-Mémoire* . . . . **2 fr. 50**

LAULANIÉ. — *Énergétique musculaire*, par F. LAULANIÉ, professeur de physiologie à l'École vétérinaire de Toulouse; avec une préface de M. CHAUVEAU, de l'Institut. 1 vol. petit in-8° de l'*Encyclopédie des Aide-Mémoire*. . . . **2 fr. 50**

LAUNOIS. — *Manuel d'Anatomie microscopique et d'Histologie*, par MM. P.-E. LAUNOIS, professeur agrégé à la Faculté de Paris, médecin des hôpitaux. Préface de M. MATHIAS DUVAL, professeur d'histologie à la Faculté, membre de l'Académie de médecine. *Deuxième édition entièrement refondue*. 1 vol. in-16 diamant, cartonné toile. . . . . **8 fr.**

LAVERAN. — *Du Paludisme* et de son hématozoaire, par A. LAVERAN, membre de l'Académie de médecine, membre correspondant de l'Institut de France. 1 vol. grand in-8°, avec 4 planches en couleur et 2 planches photographiques . **10 fr.**

— *Traité du Paludisme*, par A. LAVERAN. 1 vol. grand in-8° avec 27 figures dans le texte et une planche en couleurs . . . . **10 fr.**

Traité d'hygiène militaire par le Dr LAVERAN. 1 vol. in-8°, avec 270 figures. . . . . **16 fr.**

LEJARS. — *Leçons de chirurgie* (La Pitié 1893-1894), par le Dr FÉLIX LEJARS, professeur agrégé à la Faculté de médecine de Paris, chirurgien des hôpitaux. 1 vol. grand in-8°, avec 128 figures. . . . . **16 fr.**

LELOIR ET VIDAL. — *Symptomatologie et anatomie pathologique des maladies de la peau*, par MM. LELOIR, professeur à la Faculté de médecine de Lille, et E. VIDAL, médecin de l'hôpital St-Louis. Un atlas de 54 planches grand in-8°, tirées en couleur, et accompagnées d'un texte explicatif, relié toile. **70 fr.**

LETULLE. — *L'Inflammation* (Études anatomo-pathologiques), par le Dr MAURICE LETULLE, professeur agrégé à la Faculté de médecine de Paris. 1 vol. avec 21 figures et 12 planches en chromolithographie hors texte, relié toile. . **20 fr.**

Manuel de pathologie externe, par MM. RECLUS, KIRMISSON, PEYROT, BOUILLY, professeurs agrégés à la Faculté de médecine de Paris, chirurgiens des hôpitaux. Nouvelle édition, illustrée de 720 figures, 4 vol. in-8° avec figures dans le texte. . . . . **40 fr.**

I. *Maladies des tissus et des organes*, par le Dr P. Reclus, avec figures dans le texte.

II. *Maladies des régions : Tête et Rachis*, par le Dr Kirmisson, entièrement refondue et augmentée, avec figures dans le texte.

III. *Maladies des régions : Poitrine et abdomen*, par le Dr Peyrot, entièrement refondue et augmentée, avec figures dans le texte.

IV. *Maladies des régions : Organes génito-urinaires*, membres, par le Dr Bouilly, avec figures dans le texte.

Chaque volume est vendu séparément . . . . **10** fr.

MARIE. — ***Leçons sur les maladies de la moelle***, par le Dr Pierre Marie, professeur agrégé de la Faculté de médecine de Paris, médecin des hôpitaux. 1 vol. in-8°, avec 244 figures dans le texte. . . . . **15** fr.

— ***Leçons de clinique médicale*** (Hôtel-Dieu 1894-1895), par le Dr Pierre Marie. 1 vol. in-8°, avec 57 figures dans le texte. . . . . **6** fr.

MAURIAC. — ***Traitement de la syphilis***, par M. Charles Mauriac, médecin de l'hôpital Ricord (Hôpital du Midi). 1 vol. in-8° . . . . **15** fr.

MÉGNIN. — ***La Faune des cadavres***, *application de l'entomologie à la médecine légale*, par M. P. Mégnin, membre de l'Académie de médecine. 1 vol. petit in-8° de l'*Encyclopédie des Aide-Mémoire*. . . . . **2** fr. **50**

MERKLEN. — ***Examen et séméiotique du cœur***, *signes physiques*, par le Dr Pierre Merklen, médecin de l'hôpital Laënnec. *Deuxième édition*. 1 vol. petit in-8° de l'*Encyclopédie des Aide-Mémoire*. . . . . **2** fr. **50**

METCHNIKOFF. — ***Leçons sur la pathologie comparée de l'inflammation***, faites à l'Institut Pasteur en avril et mai 1891, par Élie Metchnikoff, chef de service à l'Institut Pasteur. 1 vol. in-8° avec 65 fig. et 3 pl. en coul. . . **9** fr.

MONOD ET TERRILLON. — ***Traité des maladies du testicule et de ses annexes***, par MM. Ch. Monod et O. Terrillon, professeurs agrégés à la Faculté de médecine de Paris, chirurgiens des hôpitaux. 1 vol. in-8° avec 92 figures dans le texte. . . . . **16** fr.

MONOD ET VANVERTS. — ***L'Appendicite***, par le Dr Ch. Monod, professeur agrégé à la Faculté de médecine de Paris, chirurgien de l'hôpital Saint-Antoine, membre de l'Académie de médecine, et J. Vanverts, interne des hôpitaux de Paris. 1 vol. petit in-8° de l'*Encyclopédie des Aide-Mémoire*. . . . . **2** fr. **50**

OLLIER. — ***Traité expérimental et clinique de la régénération des os*** et de la production artificielle du tissu osseux, par le Dr Ollier, chirurgien en chef de l'Hôtel-Dieu de Lyon. Ouvrage qui a obtenu le grand prix de chirurgie. 2 vol. in-8°, avec figures dans le texte et planches en taille-douce. . . . . . . **30** fr.

— ***Traité des Résections*** et des opérations conservatrices que l'on peut pratiquer sur le système osseux, par le Dr L. Ollier, professeur de clinique chirurgicale à la Faculté de médecine de Lyon. 3 volumes grand in-8° avec figures. . . . . **50** fr.

Tome I. *Introduction. — Résections en général*. 1 vol. in-8° avec 127 figures dans le texte . . . . **16** fr.

Tome II. *Résections en particulier. Membre supérieur*. 1 vol. in-8° avec 156 figures . . . . **16** fr.

Tome III. *Résections en particulier. Résections du membre inférieur, tête et tronc*. 1 vol. in-8° avec 224 figures. . . . . **22** fr.

— ***La Régénération des os et les résections sous-périostées***, par le Dr L. Ollier. 1 vol. petit in-8° de l'*Encyclopédie des Aide-Mémoire*. . **2** fr. **50**

PANAS. — ***Traité des maladies des yeux***, par Ph. Panas, professeur de clinique ophtalmologique à la Faculté de médecine, chirurgien de l'Hôtel-Dieu, membre de l'Académie de médecine, membre honoraire et ancien président de la Société de chirurgie. 2 vol. grand in-8° avec 453 figures et 7 planches en couleurs. Reliés toile. . . . . **40** fr.

PANAS. — ***Leçons de clinique ophtalmologique***, *professées à l'Hôtel-Dieu*, par Ph. Panas, recueillies et publiées par le Dr A. Castan (de Béziers). 1 vol. in-8°, avec figures dans le texte. . . . . **5 fr.**

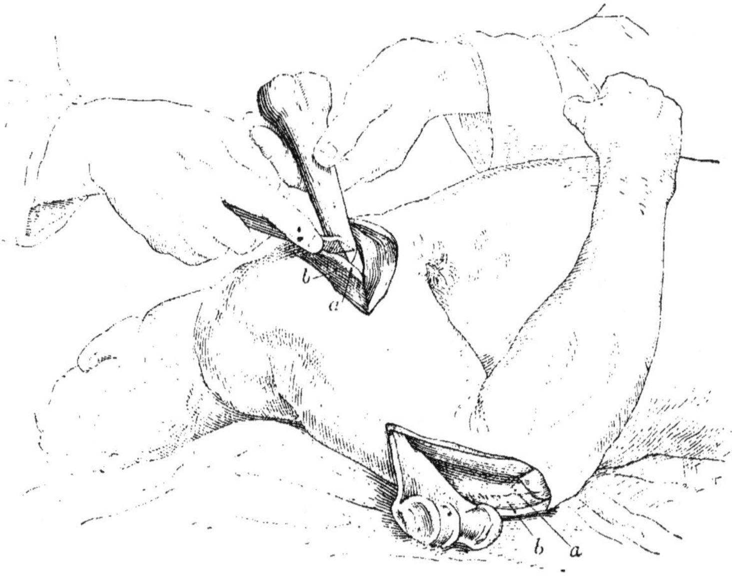

Figure extraite du *Traité des Résections* de M. L. Ollier.

PANAS ET ROCHON-DUVIGNEAUD. — ***Recherches anatomiques et cliniques sur le glaucome et les néoplasmes intra-oculaires***, par le professeur Panas et le Dr Rochon-Duvigneaud, ancien chef de clinique de la Faculté. 1 vol. in-8°, avec 41 figures dans le texte. **7 fr.**

POLIN ET LABIT. — ***Examen des aliments suspects***, par MM. H. Polin et H. Labit, médecins-majors de l'armée. 1 vol. petit in-8° de l'*Encyclopédie des Aide-Mémoire*. . . . . **2 fr. 50**

PONCET ET BÉRARD. — ***Traité clinique de l'actinomycose humaine***. *Pseudo-actinomycoses et botryomycose*, par Antonin Poncet, professeur de clinique chirurgicale à l'Université de Lyon, ex-chirurgien en chef de l'Hôtel-Dieu, membre correspondant de l'Académie de médecine et Léon Bérard, ex-prosecteur, chef de clinique chirurgicale à l'Université de Lyon, lauréat de l'Académie de médecine. *Ouvrage couronné par l'Académie de médecine et par l'Institut.* 1 vol in-8°, avec 45 fig. dans le texte et 4 planches hors texte en coul. . **12 fr.**

PONCET ET DELORE. — ***Traité de la cystostomie sus-pubienne chez les prostatiques***. *Création d'un urèthre hypogastrique. Application de cette nouvelle méthode aux diverses affections des voies urinaires*, par Antonin Poncet et Xavier Delore, ex-prosecteur, ancien chef de clinique chirurgicale à l'Université de Lyon. 1 vol. in-8° avec 42 figures dans le texte. . . . . **8 fr.**

— ***Traité de l'uréthrostomie périnéale*** *dans les rétrécissements incurables de l'urèthre : création au périnée d'un méat contre nature*, par Antonin Poncet et Xavier Delore. 1 vol. in-8° avec 11 figures dans le texte . . . . . . **4 fr.**

PROUST. — ***La Défense de l'Europe contre le choléra***, par M. le professeur Proust, inspecteur général des services sanitaires. 1 vol. in-8° . . . . . . **9 fr.**

— ***Douze conférences d'hygiène*** *rédigées conformément aux programmes du*

12 *août* 1890, par A. PROUST, professeur à la Faculté de médecine. Nouvelle édition. 1 vol. in-18. Cartonné toile . . . . 2 fr. 50

L'Orientation nouvelle de la politique sanitaire, par A. PROUST. 1 vol. in-8°, avec nombreuses figures et plans dans le texte et une carte en couleurs. 10 fr.

La Défense de l'Europe contre la Peste et la Conférence de Venise de 1897, par le professeur PROUST. 1 volume in-8° avec figures et 1 carte en couleurs . . . . 9 fr.

PRUNIER. ***Les Médicaments chimiques,*** par LÉON PRUNIER, membre de l'Académie de médecine, pharmacien en chef des hôpitaux de Paris, professeur à l'École supérieure de pharmacie.

I. *Composés minéraux.* 1 vol. grand in-8° avec 137 figures dans le texte. 15 fr.

II. *Composés organiques.* 1 volume grand in-8° avec 47 figures, dans le texte. . . . . 15 fr.

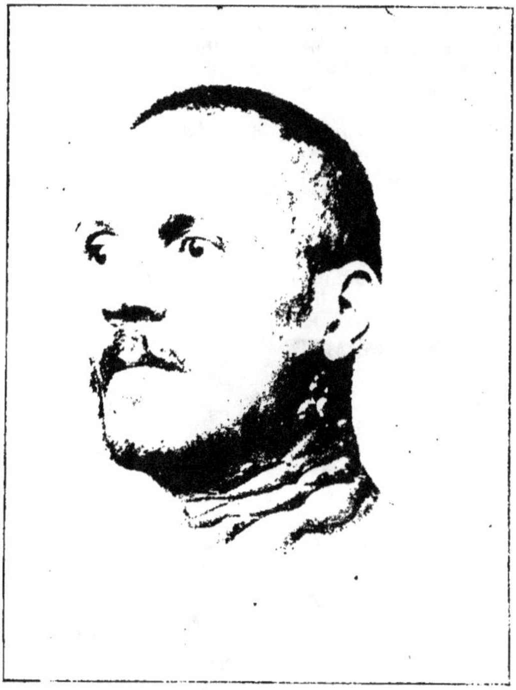

Figure extraite du *Traité clinique de l'actinomycose humaine,* de MM. A. Poncet et L. Bérard.

RANVIER. — ***École pratique des Hautes Études. Laboratoire d'histologie du Collège de France.*** Travaux publiés sous la direction de L. RANVIER, professeur d'anatomie générale, Membre de l'Institut, avec la collaboration de M. L. MALASSEZ, directeur adjoint, et des répétiteurs et préparateurs du cours.

Tomes I à XVII (1784-1899). Chaque vol. in-8° avec pl. hors texte. . . 20 fr.
Les tomes V et VIII ne se vendent plus séparément.

Traité technique d'histologie. 2e édition entièrement refondue et corrigée, par M. L. RANVIER. 1 vol. gr. in-8° de 880 pages, avec 414 gravures dans le texte et 1 planche en chromo . . . . 12 fr.

REDARD. ***Traité pratique des déviations de la colonne vertébrale,*** par P. REDARD, ancien chef de clinique chirurgicale de la Faculté de médecine de

Paris, chirurgien en chef du dispensaire Furtado-Heine, membre correspondant de l'American Ortopédic Association. 1 vol. grand in-8°, avec 231 figures dans le texte . . . . **12** fr.

REDARD et LARAN. — ***Atlas de Radiographie*** : *Chirurgie infantile et orthopédique*, par P. REDARD et F. LARAN. 1 vol. in-4°, contenant 48 planches en photocollographie, avec leur explication, relié toile. . . . . **25** fr.

REGNARD. — ***La Cure d'altitude***, par le Dr PAUL REGNARD, membre de l'Académie de médecine, professeur de physiologie générale à l'Institut national agronomique, directeur-adjoint du laboratoire de physiologie de la Sorbonne. *Deuxième édition*. 1 fort vol. grand in-8°, avec 29 planches hors texte et 110 figures dans le texte, relié toile pleine. . . . . **15** fr.

RÉNON. ***Étude sur l'Aspergillose chez les animaux et chez l'homme***, par M. RÉNON, ancien interne des hôpitaux de Paris. 1 vol. in-8°, avec figures dans le texte. . . . . **5** fr.

SOLLIER. ***Guide pratique des maladies mentales*** (Séméiologie. — Pronostic. Indications), par le Dr PAUL SOLLIER, chef de clinique adjoint des maladies mentales à la Faculté. 1 vol. in-18 diamant, cartonné toile, tranches rouges. **5** fr.

SOULIER (H.). ***Traité de thérapeutique et de pharmacologie***, par M. H. SOULIER, professeur à la Faculté de médecine de Lyon, membre correspondant de l'Académie de médecine. ***Additionné d'un memento formulaire des médicaments nouveaux*** (1901). *Ouvrage couronné par l'Académie des sciences et par l'Académie de médecine*. 2 vol. grand in-8°. . . . . **25** fr.

TRABUT. — ***Précis de Botanique médicale***, par L. TRABUT, professeur d'histoire naturelle médicale à l'École de médecine d'Alger. *Deuxième édition*, entièrement refondue. 1 vol. in-8°, avec 954 figures. **8** fr.

TUFFIER. — ***Chirurgie du poumon***, par le Dr TUFFIER, professeur agrégé à la Faculté de médecine de Paris, chirurgien de l'hôpital de la Pitié. 1 vol. in-8°. . . . . . . **6** fr.

WURTZ (R.). — ***Technique bactériologique***, par R. WURTZ, professeur agrégé à la Faculté de médecine de Paris, médecin des hôpitaux. *Deuxième édition*. 1 vol. petit in-8° de l'*Encyclopédie des Aide-Mémoire*. . . **2** fr. **50**

Précis de bactériologie clinique, par le Dr R. WURTZ. *Deuxième édition*, avec tableaux synoptiques et figures dans le texte. 1 vol. in-16 diamant, cartonné à l'anglaise, tranches rouges. . . . **6** fr.

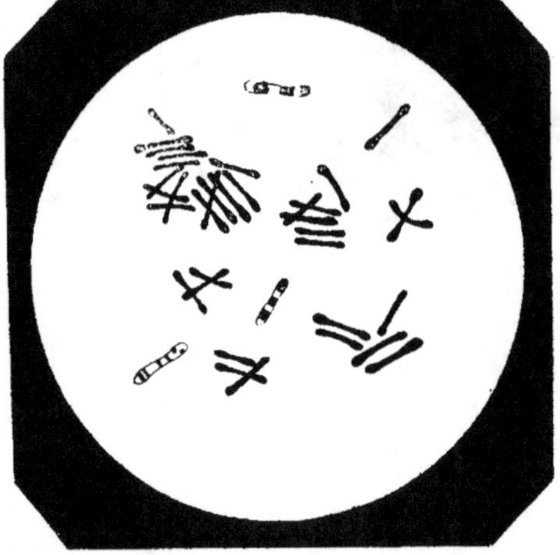

Figure extraite de la *Bactériologie Clinique*, de M. R. WURTZ. Bacille de la Diphtérie.

ZAMBACO. ***Voyages chez les lépreux***, par le Dr ZAMBACO-PACHA, membre correspondant de l'Académie de médecine de Paris, ex-chef de clinique à la Faculté de médecine. 1 vol. in-8°, avec une carte indiquant les localités lépreuses. . . . . **8** fr.

Les Lépreux ambulants de Constantinople, par le Dr ZAMBACO-PACHA, membre associé national de l'Académie de médecine de Paris, membre correspondant de l'Académie de Saint-Pétersbourg, etc. 1 fort vol. in-4°, avec 48 planches hors texte en noir et en couleurs, relié toile . . . . **90** fr.

11511. — Imprimerie Lahure, 9, rue de Fleurus, à Paris.

[illegible] — Imprimerie Lahure, rue de Fleurus, 9, à Paris.

www.ingramcontent.com/pod-product-compliance
Lightning Source LLC
LaVergne TN
LVHW010601180726
843502LV00001B/101
* 9 7 8 2 3 2 9 5 8 2 5 6 6 *